Second Edition
의료에서의
의사소통기술 교육과 학습

Teaching and Learning
Communication Skills in Medicine
by Suzanne Kurtz / Jonathan Silverman / Juliet Draper

Copyright ⓒ Suzanne Kurtz / Jonathan Silverman / Juliet Draper 2010
Korean Translation Copyright ⓒ AURUM Publishing Corp., 2021

This Korean edition is published by arrangement with CRC Press
All rights reserved

이 도서의 한국어판 저작권은 베스툰코리아 에이전시를 통한 저작권사와의 독점 계약으로 도서출판 아우룸에 있습니다. 저작권법에 의해 한국 내에서 보호를 받는 저작물이므로 무단전재와 복제를 금합니다.

의료에서의 의사소통교육과 학습

Second Edition

Teaching and Learning Communication Skills in Medicine

Suzanne Kurtz | Jonathan Silverman | Juliet Draper 원저

역자 박현수

아우름

저자

Suzanne Kurtz
Professor of Communication
Faculties of Education and Medicine
University of Calgary, Alberta, Canada

Jonathan Silverman
Associate Clinical Dean and Director of Communication Studies
Scholar of Clinical Medicine
University of Cambridge, UK

Juliet Draper
Director
Eastern Deanery Cascade Communication Skills TEaching Project, UK

서문

Frederic W Platt
Jan van Dalen

역자

박현수

서울대학교 의과대학 의학과 의학박사 (2010)
제주대학교 의학대학 응급의학교실 (2013 - 2022)
SimTiki Simulation Center, John A. Burns School of Medicine,
University of Hawaii International Fellow (2019 - 2021)
Certified Healthcare Simulation Educator,
Society of Simulation in Healthcare (2020)
호스피스완화의료 전문 의사 교육과정 이수, 중앙호스피스센터 (2021)
국립중앙의료원 응급의료센터 (2022 -)

목차

역자 서문 ...12
추천사 1 ...13
추천사 2 ...15
서문 ...18

이 책에 대해 ...22
저자에 대해 (About the authors) ...23
감사의 글 ...24

소개 ...26

근거 기반 접근법 (Evidence-based approach) ...26
기본 전제 ...28
이 책은 누구를 대상으로 하는가? ...33
책의 구성 ...35
유럽과 북미 모두를 대상으로 한 이 책은
다른 환경의 문제를 어떻게 해결하였는가? ...35

1부 의사소통 기술의 교육과 학습의 개요 ...37

1장 이유(The 'why'): 의사소통기술을 가르치고 배우는 근거 ...38

소개
왜 의사소통기술을 가르치는가? ...39
의사소통기술이 이러한 문제를 극복하고 환자,
의사 및 치료 성과에 변화를 줄 수 있다는 증거가 있는가? ...42
의사소통기술은 교육하고 학습할 수 있는 것인가? ...45

Teaching and Learning Communication Skills in Medicine

2장 '무엇': 우리가 가르치고 배우려 노력하는 것을 정의하기 ...53

    소개
    촉진자와 프로그램 책임자가
    무엇을 가르쳐야 하는지 이해하는데 왜 도움이 필요한가?   ...54
    의사소통기술의 유형 및 상호 관련성   ...56
    의료 면담에 대해 가르치고 배우는데
    내용과 과정 기술을 분리할 경우 생기는 문제   ...58
    의사-환자 의사소통기술의 전반적인 교육과정   ...61
    캘거리-캠브리지 관찰 지침   ...61
    명확한 전체 구조의 필요성   ...72
    의사소통 교육과정에 포함시킬 과정 기술 선택하기   ...74
    요약   ...78

3장 '어떻게': 의사소통기술을 가르치고 배우는 방법의 원리 ...80

    소개
    왜 의사소통교육과 학습에 기술-기반
    접근 방식(skills-based approach)을 취해야 하는가?   ...81
    어떤 교육 및 학습 방법이 임상에 적용 가능한가?   ...86
    왜 체험적 학습 방법(experiential learning methods)을
    사용해야 하는가?   ...86
    의사소통기술 교육에 문제-기반 접근 방식
    (problem-based approach)을 사용하는 이유는 무엇인가?   ...96
    더 이상 강의식(didactic) 교수법은 필요 없는 것인가?   ...101

4장 적절한 교육 방법의 선택 및 사용 ...102

소개
적절한 교육 방법의 선택 ...103
방법 연속체의 왼쪽 방법 사용하기 ...104
방법 연속체의 오른쪽 방법 사용하기 ...108

2부 의사소통기술 교육과 학습의 실제 ...129

5장 체험 교육에서의 면담 분석과 피드백 제공 ...132

소개
의사소통기술 교육에서 분석과 피드백의 수행 ...132
전통적인 피드백 규칙: 강점과 약점 ...133
상담의 의제-주도 성과-기반 분석
(Agenda-led outcome-based analysis) ...137
의사소통기술 교육에서 효과적으로 피드백 표현하기 ...146

6장 과정 운영: 서로 다른 학습 맥락에서 의사소통기술 촉진하기 ...154

소개
의제-주도 성과-기반 분석
(Agenda-led outcome-based analysis)의 실제 ...155
다양한 맥락에서
의제-주도 성과-기반 분석을 사용하는 방법의 예 ...156
진료실이나 병실에서의 '현장(in-the-moment)' 교육 ...173

7장 과정 운영: 참여와 학습을 극대화할 수 있는 촉진 도구 ...180

소개
환자와의 의사소통에 촉진을 연관 짓기 ...181
참여 및 학습 극대화 전략 ...182
어려움을 다루기 위한 전략 ...196

8장 과정 운영: 연구(research)와 이론(theory) 소개, 학습의 확장(expanding)과 강화(consolidation) ...213

소개
개요: 강의식 교육을 소개하고
체험과 토론을 확장 및 강화하는 방법 ...214
기회가 있을 때 의사소통의 개념,
원칙 및 연구에 대해 소개하기 ...215
이론 및 연구 근거를 소개하고
학습을 강화하기 위한 실질적인 제안 ...219

3부 의사소통기술 교육과정 구성 ...237

9장 의사소통기술 교육과정 설계의 원칙 ...239

소개
체계적인 의사소통 수련을 위한 개념적 틀 ...240
학습자가 늘어나는 기술들을
습득하는 것뿐만 아니라 시간이 지나도
이를 유지하고 사용할 수 있도록 어떻게 보장하는가? ...242
의사소통 프로그램의 내용을
어떻게 선정하고 조직화할 것인가? ...245
의사소통 프로그램의 각 구성 요소에 대한
적절한 방법을 어떻게 선택하는가? ...252
의사소통을 다른 임상 기술 및 나머지 교육과정과
어떻게 통합할 것인가? ...252

10장 의학 교육의 각 단계별
의사소통 교육과정 설계에서의 구체적 이슈들 ...257

소개
학부 의학 교육 ...257
전공의 및 연수 교육 ...263
의학 교육의 모든 단계에 걸쳐 의사소통 교육과정을
어떻게 조정해야 하는가? ...272

11장 학습자의 의사소통기술 평가 ...276

소개
형성 평가(formative assessment)와
종합 평가(summative assessment) ...277
우리가 평가하려는 것은 무엇인가? ...280
평가 도구의 특성 ...281
평가는 어떤 형식을 취해야 하는가? ...286
형성 평가 및 종합 평가에서 피드백을
사용할 수 있는 형식은 무엇인가? ...291
실제 평가는 누가 하나? ...296

12장 의사소통기술 교육을 위한 강사진 육성 강화 ...297

소개
촉진자를 위한 교육이 왜 그렇게 중요한가? ...298
촉진자의 기술 향상시키기 ...299
어떻게 하면 그런 교육을 하는 것에 대한 지위를
보장하고 보상을 극대화할 수 있을까? ...310

13장 교육과정 만들기: 넓은 맥락 ...312

소개
의학 교육 내 의사소통 교육과정의
추가 개발 및 적용을 촉진하기 ...313
미래를 내다보기: 다음은 어디인가? ...318

부록 ...323

부록 1 의사소통 교육과정의 예 ...324
부록 2 두 가지 캠브리지-캘거리 과정 지침 서식 ...332
부록 3 시뮬레이션 환자 사례 개발 프로토콜 ...339
부록 4 OSCE 기록지 예 ...346
부록 5 의학 기술 평가: 의사소통 과정 기술 ...351
부록 6 캘거리-캠브리지 지침을 사용한 노트 ...353

역자 서문

이 책은 캐나다 캘거리 대학과 영국 캠브리지 대학 등 북미 지역의 의과대학 학생 수업이나 실습, 전공의 교육, 연수 강좌 등에서 '환자와 의사소통하는 기술'을 교육하는 방법에 대한 책으로 저자들은 구체적인 교육 방법을 제시하고 이에 대한 연구 근거를 덧붙이는 형식으로 내용을 기술 하였습니다.

이 책을 환자와의 의사소통기술을 교육하고자 하는 여러 의학 교육 관계자들에게 추천하고자 합니다. 개인적으로는 2, 5, 7장의 내용이 도움이 되었습니다.

이 책을 추천해 주신 연세대학교 원주의과대학 박경혜 선생님께 감사드립니다.

번역 기간 물심양면으로 응원해준 사랑하는 아내 지영과 모든 기쁨을 나누고자 합니다.

추천사 1

'의사소통을 할 수 없다면 당신이 알고 있는 것은 아무런 의미가 없을 것이다.'

1982년 Chris Gardner가 언급한 보건의료 전문가에게 의사소통을 가르치고 평가하고 배우는 것의 중요성은 이 한 문장으로 요약된다. 1970년대에 보건 의료 전문가들 사이의 그리고 의사와 환자 사이의 의사소통의 질이 보건 의료의 질에 영향을 미친다는 것이 알려 지기 시작하였다. 1980년대에는 이 분야에 대한 교육활동이 형태를 갖추기 시작하였지만, 의사소통의 기술에 대해 적어도 의료 분야에서는 알려진 것이 많지 않았다. 많은 교육활동들은 다양하고 창의적인 접근을 통한 직관으로 개발되었다.

수십 년의 시간이 흐르면서 많은 연구들이 발표되었고, 의사소통기술의 교육과 평가, 학습에 대한 견고한 기초가 다져졌다. 이제 우리는 어떤 기술이 추천되는지, 그것이 왜 그렇고 어떻게 학생들을 도울 수 있는지 꽤 잘 알고 있고 그에 대해 감사해 하고 있다. 이는 보건의료 전문가들을 훈련시키는 과정에 의사소통기술 교육 프로그램을 마련하게 된 견고한 초석을 제공했다.

1998년 환자와 의사소통하는 기술 그리고 의료에서의 의사소통기술 교육과 학습 (Skills for Communicating with Patients and Teaching and Learning Communication Skills in Medicine)의 첫 출판은 그 시초라고 여겨지고 있다. 이를 통해 캘거리-케임브리지 지침을 구성하는 보건의료 전문가의 의사소통 교육에 관한 모든 연구 결과의 포괄적 검토가 이루어졌다. 나와 같은 의사소통 과정 책임자들과 연구자들은 단숨에 의사소통과 그 교육에 대한 근거에 기초한 지침을 가지게 되었다. 이 책들은 빠르게 세계적인 독자층을 만들었고, 네덜란드어 번역에 기여한 나 자신이 자랑스럽게 생각된다.

이 두 책이 '가장 높은 곳에서 돋보이는(lonely at the top)' 몇 가지 이유가 있다 - 하나는 명백하다: 근거에 대한 강조이다. 초창기 의학에서 의사소통은 이상주의와 신념에 강하게 기반을 두고 있었다. 이러한 방법이 때로 조롱당하는 것은 당연하다: 우리는 합리적으로 토론할 논쟁거리가 거의 없었다. 하지만 시대는 변했다. 전체적으로 우리의 동료들은 시간을 낭비하지 않았음을 알 수 있다. 이제 의사소통기술은 근거를 통해 가장 잘 입증된 의료 기술의 영역으로 간주될 수 있다.

책들이 명확한 언어로 쓰여져 출판된 것도 칭찬의 이유 중 하나다. 저자들은 '공통 언어(common language)로 분리된 두 나라' 출신이었다(Churchill 이후). 그러나 문화적 어려움은 극복, 적어도 인정되었다: 저자들은 그들이 말한 것을 실천했다.

또 다른 찬사의 이유는 저자들이 의사와 환자 사이의 의사소통과 촉진자-학습자 사이의 의사소통의 유사점을 일관되게 활용한 점이다. 간단히 말해, 의사와 환자 사이의 의사소통기술뿐만 아니라 촉진자와 학습자 사이의 의사소통에 대한 구성 원칙으로서 캘거리-캠브리지 지침을 사용하여 그 유용성을 입증했다. 그런 일관성이 두 책을 궁극적으로 신빙성 있게 만들었다.

그리고 이제 두 책 모두 두 번째 판이 나왔다. 참고문헌의 추가만으로도 이 새로운 판들을 환영하지만, 저자들은 더 나아갔다. 그들은 우리의 세계가 빠르게 발전하고 있고 우리가 6년 전과 같은 방식으로 의사들과 상담하거나, 수련하지 않는다는 것을 깨달았다. 새로운 판은 평가뿐만 아니라 의사소통 내용과 과정 사이의 구별에 대해서도 관심을 높였다. 두 책 모두 우리가 다루고 있는 분야를 명확히 하는 데 도움이 되기 때문에 그 반가움이 더 컸다. 더 나은 정의와 운영을 통해 우리는 중요한 분야인 의료 의사소통의 지식을 더 발전시킬 수 있다. 무엇이 중요한지를 볼 때, 이 책들은 잠재적인 큰 개선에 비하면 작은 투자가 될 것이다.

저자들이 존경할 만한 작품을 계속 써주길 진심으로 바란다. 몇 년 뒤면 제 3판이 나올 것이라 기대한다!

Jan van Dalen
Skills lab Universiteit Maastricht
Maastricht The Netherlands
September 2004

추천사 2

1959년 내가 의업을 시작했을 때, 나의 선생님들은 면담 기술에 있어 수세기 동안의 전통적인 관행을 계승한 사람들이었다. 나를 비롯한 넋을 잃은 학생 청중 앞에서, 그 선생님들은 부드럽게 혹은 퉁명스럽게 질문을 했고, 우리도 같은 방식으로 일을 해 나아가고 있다. 그들이 우리에게 제시하는 것들은 환자들이 제시하는 진단 퍼즐에 적용할 수 있는 자료로 임상의들이 요구를 만족시켜 주리라 믿는 질문의 체계였다. 그들은 그 과정이 환자에게 어떤 느낌을 주는지에 대해 거의 걱정하지 않았고, 폐쇄형 질문(closed question) 공세를 넘어서는 기술도 거의 없었다. 오늘날, 많은 의사들과 의대생, 전공의들은 여전히 이 같은 기술을 사용하고 있다.

한편, 다른 학자들은 사람들이 어떻게 배우고 소통하며 이해하는지에 대한 정보를 발표하고 있었고, 몇몇 의사들은 환자와 대화하는 방식을 바꾸면 미칠 수 있는 영향, 즉 환자의 편안함, 참여도, 치료 계획 준수에 대해 큰 향상을 맛보게 되었다. 의사-환자 의사소통의 혁명은 계속되고 있으며, 비록 우리 나이든 의사들 중 일부는 살아서 완전한 승리를 보지 못하겠지만, 학계 의사들도 이러한 새로운 기술을 배우고 그들의 학생들을 위해 모범을 보이려 하고 있으며, 북미와 영국의 몇몇 의과대학에서는, 이러한 새로운 지식을 가진 의사들이 보다 효과적이고 인간적인 의료 면담을 수행하는 데 필요한 기술을 교육하는 프로그램에 전념하고 있다.

환자 중심의 의사소통을 강조하는 모든 책들은 성공하기 위해서 의대 교수들과 학생들 모두의 저항을 극복해야 한다. 학문적 편견은 실험실 과학과 사실에 기초한 의학에 치우쳐 있으며, 의과대학의 많은 교수들은 여전히 질문을 통해 자료를 가장 잘 얻을 수 있다고 믿고 있다. 학생들의 저항은 더 미묘하다. 원칙적으로는 환자 중심의 의료 행위에 찬성하지만, 전통적 의학 교육과정의 부담이 밀려드는 느낌을 받으면, 평생 의사소통을 해온 그들이 왜 더 의사소통을 학습해야 하는지 궁금해 하는 이들이 많다.

그래서 의사와 환자 간의 의사소통에 대한 교재가 성공하려면 가르치는 것뿐만 아니라 설득할 수 있어야 한다. 최신 연구에서 유용하고, 접근 가능하고, 포괄적이며, 기초가 되는 자료를 제시하는 의학 면담 교재만이 이러한 저항을 극복할 가능성이 있다. 환자와 소통하기 위한 기술 (Skills for Communicating with Patients) 제2판은 이 모든 것을 해냈다. 저자인 Jonathan Silverman, Suzanne Kurtz, Juliet Draper는 의사와 환자 모두의 요구를 충족시킬 수 있는 임상 정보를 도출하는 방법을 풍부하게 설명할 뿐만 아니라, 이러한 서술들을 적절한 문체와 빈틈없는 학문적 내용들로 적절히 제시하여 좋은 본보기가 되고 있다.

이 책의 바탕은 임상의들에게는 의학 면담에서 수행해야 할 5가지 이상의 순차적 과제 (면담 시작하기, 정보 수집하기, 신체 검진 수행하기, 환자에게 설명하기와 계획하기, 끝내기)와 연속적인 2가지 과제(구조 제공하기 및 환자와의 관계 수립)가 있다는 저자들의 논문이 구성하고 있다. Silverman, Kurtz, Draper는 각각의 목표를 달성하는 데 필요한 단계를 독자들에게 안내한다. 각 과제에 대한 부분에서는 학생과 임상의가 성공적으로 진행한 의학 면담의 예를 제시하며, 이를 통해 실제 임상의들을 관찰, 감사 및 분석하는 것을 독자가 확인할 수 있도록 해설을 제공한다. 사실, 이 책의 특별한 즐거움 중 하나는 이 세 작가의 통일된 목소리를 발견한 것이었다.

내가 의학적 의사소통을 시작한 지 45년이 지난 지금, 우리는 환자와 대화하는 기술에 기여한 작품을 많이 접할 수 있다. 하지만 이 책은 포괄적이고, 인간적인 어조로, 특히 학문적인 면이 강하기 때문에 환자와 소통하기 위한 기술이 그 중 최고이다. 그 안에 저자들의 과정과 절차에 대한 권고를 뒷받침하는 연구를 찾을 수 있다. 초보자에서 전문가에 이르기까지 모든 독자들은 새로운 지식을 얻게 될 것이고, 새로운 지식을 얻는 대로 즐길 수 있게 될 것이다.

하지만 이 기술들을 가르치는 것은 어떨까? 가르치기 위해서는 사람들이 어떻게 학습하는지, 무엇이 학습을 방해하는지, 그리고 새로운 관행을 배우는 것에 대한 저항을 극복하는 방법을 이해해야 한다. 다행히 Kurtz, Silverman, Draper는 의료에서의 의사소통기술 교육과 학습 (Teaching and Learning Communication Skills in Medicine)이라는 동반 서적을 제공한다. 그들은 우리에게 '경험만으로는 이 분야에 대한 수련이 부족하고, 나쁜 습관의 공고히 할 뿐'이라는 것을 일깨워준다. 그리고 그들은 우리가 얻은 자료만큼 환자들로부터 자료를 얻기 위해 사용하는 그 수단에도 신경을 써야 한다고 경고한다.

저자들은 강의, 시연, 개인 훈련, 면담 비디오, 개인 지도 등 많은 교육 방식에 대해 논의한다. 그들은 의사소통기술을 가르치는 가장 효과적인 도구로서 관찰과 피드백을 추천한다. 그들은 우리가 피드백의 변형을 이해하고 학생들의 태도와 그들의 능력을 구별할 수 있도록 도와준다. 그들은 기술 수련이 항상 필요하고, 덜 위협적일 수 있으며, 심지어 태도 변화로 이어질 수 있기 때문에 의사소통에 기술 수련에 집중하라고 권한다. 첫 번째 책과 같이 이 두 번째 책에서도 그들은 연구에서 논의한 방법들에 기초하여 핵심 연구들을 지적으로 적절하게 제시한다.

나에게 가장 흥미로웠던 점은 어떻게 개인 학습자가 자신의 스타일을 발전시키면서 숙련도의 기준에 맞춰 가르칠 수 있을 것인가 하는 딜레마다. 이 작가들은 우리에게 특정 기술에 대해 가르치고, 시연하고, 연습해야 한다고 주장하지만 역설적으로 학생들에게 자신이 원하는 대로 자신의 욕구를 정의하고, 그들이 가고자 하는 곳으로 이끌도록 요구한다. 우리가 그 업적을 이룰 수 있을 때 교육자로서 성공할 것이다. 이 과정에서 우리가 균형을 잡을 수 있도록 도와줄 사람이 있다면 Kurtz, Silverman, Draper일 것이며 모든 의학 교육자들이 이 책을 통해 그러한 혜택을 받을 수 있기에 모두가 읽어야 한다고 추천한다.

Frederic W Platt MD
Clinical Professor Department of Medicine
University of Colorado Health Science Center
Bayer Institute for Health Care Communication Regional Consultant
September 2004

서문

의료에서의 의사소통기술 교육과 학습(Teaching and Learning Communication Skills in Medicine)은 의료에서 의사소통기술을 개선하는 것에 대한 두 권의 동반 서적 중 하나이며, 이 두 권 모두 의학 교육(학생, 전공의 및 연수 교육)의 모든 단계와 전문의나 일반의 모든 분야 의사의 의사소통에 대한 교육과 학습에 포괄적인 접근 방법을 제공한다. 1998년 출간 이후 이 책과 동반 서적인 '환자와 의사소통하는 기술(Skills for Communicating with Patients)'은 '의학적 면담에 관한 최초의 근거에 기반 한 교과서'(Suchman 2003)로 전 세계 의사소통기술 강의의 표준 교재로 자리매김했다.

근거에 기초한 이 두 책의 두 번째 판을 제작함에 있어 1998년 판이 발표된 이후의 다음과 관련한 발전과 변화를 반영하고자 한다.

- 의료에서의 의사소통에 관한 연구
- 의료 의사소통에 대한 이론적 및 개념적 접근법
- 의료 및 실습 교육
- 의료 시스템 및 의료 관련 의사소통이 발생하는 기타 상황

지난 6년간 의사소통기술 교육 분야에서 엄청난 발전이 있었다. 의사소통 프로그램은 많은 국가에서 모든 수준의 의학 수련과 주류 교육의 일부가 되었다. 의사소통기술에 대한 종합 평가를 인증하는 것은 지역 및 국가적으로 많은 학생 교육 과정 및 전공의 교육 프로그램의 구성 요소로 확립되었다. 의사소통기술 교수진을 위한 강좌의 개발도 증가하고 있다. 그리고 지난 6년간 의사-환자 관계와 의사 교육에 관한 2000개 이상의 논문이 Medline에 등재되면서 이 분야에서 연구가 폭발적으로 증가하고 있다.

이 두 권의 두 번째 판은 이러한 모든 발전 과정을 반영하고 있다. 우리는 현재 크게 증가하고 있는 연구 근거와 교육 및 실습 평가의 변화와 관련하여 두 책을 모두 개정했다. 물론 우리는 지난 6년 동안 우리만의 교육을 발전시켜 왔고, 그 경험에서 탄생한 많은 아이디어들도 포함하고 있다.

이 사랑스런 수고는 이 책들의 저자들에게 많은 도움이 되었다. 우리는 전문적

인 동료들로부터 글과 만남을 통해 많은 것을 배웠고, 독자들의 제안과 아이디어로부터 많은 도움을 받았다. 우리는 우리의 교육 방식을 반추하고 근거 기반에 대해 다시 고민할 수 있는 엄청난 기회를 누렸다. 우리는 지난 몇 년간 우리가 경험한 다양한 많은 것을 고려하여 개념화 공식화할 수 있었던 이 기회를 소중히 여기고 있다. 즐겁게 제작해 온 만큼 독자들도 이 최종 결과를 즐길 수 있기를 바란다.

여기서는 두 책의 근거를 설명하고 두 번째 판에서 변경된 내용을 간략히 설명하고자 한다. 이 책의 초판인 의료에서의 의사소통기술 교육과 학습에서는 의사소통기술 교육과정을 구성하는 방법을 살펴보고, 의사소통기술 교육 프로그램의 핵심 내용을 구성하는 개별 기술을 문서화하고, 의학 교육의 특수한 분야에 채택된 구체적인 교육 및 학습 방법을 심도 있게 살펴보았다. 이 책의 초판은 다음과 같이 구성되었다.

- 의사소통기술을 가르치는 전반적인 근거 - 의학에서 의사소통기술을 가르치고 배우는 '이유(why)', '내용(what)' 및 '방법(how)'
- 효과적인 의사-환자 사이의 의사소통을 구성하는 각각의 기술
- 이러한 기술을 실제로 발표, 학습 및 사용하기 위한 체계적인 접근법
- 다음을 포함한 적절한 교육 및 학습 방법에 대한 자세한 설명:
  ○ 경험적 교육과정(experiential teaching session)에서 분석 및 피드백에 대한 혁신적인 접근 방식
  ○ 참여와 학습을 극대화하는 주요 촉진 기술
- 의사소통기술 프로그램에 사용되는 특정 교육 방법을 입증하는 원칙, 개념 및 연구 근거
- 의사소통기술 교육과정을 실제로 구성하기 위한 전략.

이 책의 두 번째 판에는 다음과 같은 내용이 포함되었다.:

- 책 전체에 걸쳐 연구 근거를 완전히 갱신했다.
- 2003년에 처음 설명한 캘거리-캠브리지 지침의 향상된 버전을 통합하기 위해 2장을 다시 썼다(Kurtz 외 연구진. 2003). 이 향상된 지침은 두 번째 판의 핵심이다. 최초의 캘거리-캠브리지 지침은 효과적인 의사-환자 사이 의사소통기술을 설명하고 의료 면담에서 이러한 기술을 분석하고 가르칠 수 있는 근거 기반 구조를 제공하기 위해 개발되었다. 향상된 버전은 의료 의사소통의 내용과 과정을 보다 명확히 설명하고, 기존의 임상 방법과 효과적인 의사소통기술을 명시적으로 통합하는 포괄적인 임상 방법을 촉진한다.
- 4장에서 시뮬레이션 환자의 가치와 활용에 대한 논의를 상당히 확대했다.
- 의사소통기술의 분석과 피드백, 전략에 대한 그리고 다양한 학습 맥락에서의 경험적 교육과정에 대한 보다 포괄적인 논의를 가능하게 하기 위해 5장과 6장을 재설계했다.
- 모든 의학 교육 수준에서 교육과정과 프로그램 개발에 대한 우리의 논의를

확대했다. 먼저 9장에서 교육과정 전반에 걸쳐 실행되는 공통 요소를 설명한 다음 10장에서는 여러 다른 수준의 의학 교육 및 학습에 대한 구체적인 전략을 제공했다. 전공의 수준의 의사소통기술 교육에 대해서는 광범위하게 급증하는 변화를 감안하여, 전문가와 일차 진료 전공의 프로그램에 구현된 여러 교육과정과 프로그램 제안을 구체적으로 포함시켰다.

- 점차로 중요해지는 의사소통기술의 평가 분야에 대해서는 새로운 장을 확대 제공했다(11장).
- 중요한 촉진자 교육 및 교수진 개발에 대해서도 새로운 장을 포함시켜, 이 주제에 대한 우리의 논의를 확대했다(12장).
- 마지막으로 의사소통기술 교육이 이후 어디로 가야 할지에 대한 우리의 비전을 확장했다(13장).

동반서인 '환자와 의사소통하는 기술'의 초판에서는 의사-환자 사이 의사소통의 구체적인 기술에 대해 보다 상세히 탐구했다. 우리는 의료 면담에서 이러한 기술을 사용하는 방법뿐만 아니라 일상적인 외래 진료 이후의 임상 결과에 대해서도 조사했다. 이 책은 다음을 제시했다.

- 의사소통기술 교육 프로그램의 핵심 내용을 구성하는 개별 기술
- 기술과 그에 대한 우리의 교육과 학습을 체계화하는 데 도움이 되는 면담의 전반적인 구조
- 의료 면담에서 이러한 각각의 핵심 기술을 사용하는 것에 대한 상세한 설명과 근거
- 기술의 중요성을 검증하고 의사와 환자 모두에게 잠재적인 이득을 구체화하는 원칙, 개념 및 연구 근거
- 각 기술을 실제 사용하는 방법에 대한 제안
- 이러한 핵심 의사소통기술이 특정 의사소통 이슈와 과제를 해결하는 데 행하는 주요 역할에 대한 토론.

환자와 소통하기 위한 기술 2판에는 다음과 같은 내용이 수록되어 있다.

- 책 전체에 걸쳐 연구 근거를 완전히 갱신했다.
- 2003년에 처음 설명한 캘거리-캠브리지 기침의 향상된 버전을 통합하기 위해 책의 구조와 각 장을 재설계했다(Kurtz 외 연구진, 2003).
- 이제 책 전체가 포괄적 임상 방법을 설명하고, 기존의 임상 방법과 효과적인 의사소통기술을 명시적으로 통합하도록 보장했다.
- 제3장('정보 수집')을 확장하여 정보 수집의 내용과 과정 기술, 전반적인 (complete) 병력 청취와 집중적인(focused) 병력 청취 및 임상 추론이 의사소통 과정 기술에 미치는 영향을 고려했다.
- 면담 구조에 대한 자료를 정보 수집의 하위 구조가 아닌 별도의 장(4장)으로 분리하고, 관계 수립과 마찬가지로 면담 전반에 걸쳐 이어지는 연속적인 형태

로 개념화했다.
- 제5장에서는 의료 조직 및 지역 사회, 환자 및 임상의사간의 관계와 조정을 강화해야 하는 필요에 대해 추가하였다.
- 6장('설명 및 계획')에서는 중요성이 더해가는 의사결정 공유하기, 일치성 및 위험성에 대한 설명 관련 이슈에 대해 탐구를 심화시켰다.
- 의료 면담의 특정 의사소통 이슈에 접근하는 방법과 캘거리-캠브리지 지침의 핵심 과정 기술과의 관계를 8장에서 자세히 살펴보았다.

우리는 독자들이 두 권을 모두 공부하도록 권한다. 언뜻 보기에 이 책은 교사 전용으로, 동반 서적은 학습자 전용으로 보일 수 있지만, 이것은 우리의 의도와는 거리가 멀다.

- 촉진자는 '어떻게'를 가르치는지 뿐만 아니라 '무엇'을 가르칠 것인가에 대해서도 많은 도움이 필요하다. 우리는 촉진자들이 그들의 경험적 교육과정에서 학습을 극대화하고자 한다면 의사소통기술의 사용과 그에 수반되는 연구 근거에 대한 깊은 지식이 얼마나 필수적인지를 보여주었다.
- 학습자는 '학습 방법'과 '학습 내용'을 이해해야 한다. 의사소통기술 교육의 원리를 이해하면 학습자가 의사소통 교육과정 전반에 걸쳐 자신의 학습을 극대화하고, 학습 참여도를 개선하며, 관찰 및 연습의 가치를 이해하고, 건설적인 피드백을 제공하여, 지지적인 분위기 형성에 기여할 수 있다.

의사소통기술 교육에는 교사와 학습자 사이에 미세한 차이가 있다. 교육자들은 직업 생활을 통해 소통에 대한 발견을 계속하고 학생들에게 배울 것이다. 학습자들은 동료들을 가르칠 뿐만 아니라 곧 공식적이든 비공식적으로든 롤모델로서든 차세대 의사들의 의사소통기술 교육자가 된다. 어떤 의사도 이 책임을 면할 수 없다.

Suzanne Kurtz
Jonathan SIlverman
Juliet Draper
September 2004

이 책에 대해

이 책과 동반 서적은 세 작가의 즐겁고 알찬 협업이 빚어낸 결과물이다. 그것은 1993년 Silverman 박사가 캐나다 캘거리 대학의 의과대학에서 Kurtz 교수와 안식년을 보내는 것으로 시작되었다. Kurtz 교수와 그의 동료들은 1989년부터 영국의 East Anglian 지역에서 대학원 일반 실습에서 의사소통기술을 가르치는 방법뿐만 아니라 의료에서 의사소통 교육과정을 개발, 확장하고 있었다. 12년이 넘는 기간 동안 세 작가의 협력으로 아이디어와 방법이 교차 수정되었고, 이 두 책의 초판과 2판을 모두 집필하게 되었다.

   Kurtz 교수와 Silverman 박사는 모두 첫 번째 저자로 동등하며, 이러한 동등성을 반영하기 위해 Kurtz 교수는 의료에서의 의사소통기술 교육과 학습의 첫 번째 저자로, Silverman 박사는 환자와 의사소통하는 기술의 첫 번째 저자로 등재되었다.

저자에 대해
(About the authors)

Suzanne M Kurtz 박사는 캐나다 캘거리 대학의 의학 교육 의사소통 분야 교수이다. 그녀는 의료 및 교육에서 의사소통 교육과정과 임상 능력 평가의 의사소통 및 교육 개선과 관련해 의료 및 교육, 학생, 전공의, 개업의, 간호사, 의료 전문가, 환자 그룹, 교육자 및 관리자들과 함께 일해 왔다. 1977년부터 캘거리 의과대학의 학생 의사소통 프로그램을 지도했으며, 의과대학 학생, 전공의, 교수진 및 교직원을 위한 효과적인 의사소통 프로그램 수립에 관한 세부 사항에 대해 국내외의 모든 의학 교육 수준에서 협의를 해왔다. 최근에는 수의학 분야의 동료들과 함께 그 분야의 의사소통기술 프로그램을 개척하고 있다. 다양한 문화 및 분야를 넘나들며, 법률과 사업 분야에서 의사소통 교육과정, 팀 구성 및 갈등 관리, 네팔, 동남아시아, 남아프리카에서 보건 및 교육과 관련된 몇 가지 국제 개발 프로젝트에도 협력해 왔다. 그녀의 출판물에는 VM Riccardi와 공동 저술된 이전 책인 "Communication and Counseling in Health Care"(1983년 출판)가 있다.

Jonathan Silverman 박사는 케임브리지 대학 임상의과대학의 의사소통 연구 책임자이며, Cambridgeshire의 Linton에서 근무하는 일반 의사다. 1988년부터 의사소통기술을 가르치는 데 적극적으로 참여했으며 1999년까지 East Anglia Deanery에서 대학원 지역 일반의 의사소통기술 교육 실습의 촉진자로 활동했다. 1993년 그는 Suzanne Kurtz 교수와 함께 케임브리지 대학의 의학부에서 의사소통기술을 가르치고 연구하면서 안식년을 보냈다. 1999년 그는 케임브리지 대학의 학부 의사소통 교육과정 연구책임자가 되었다. 그는 영국 전역과 유럽, 북미에서 의사소통 기술 교육 세미나를 열었다. 그는 MRCS 의학적 의사소통기술 검사의 외부 평가자이며 영국의 수의학 교육에서 의사소통기술 개발에 밀접하게 관여해 왔다. 그는 의료 면담 교육 협회의 공동 회장이다.

Juliet Draper 박사는 영국 Eastern Deanery Cascade Communication Skills Teaching Project의 책임자입니다. 그녀는 이제 임상 실무에서 은퇴하여 주로 교육자들을 가르치고 의사소통 능력에 문제가 있는 의사들을 평가하고 돕는 데 시간을 보내고 있다. 그녀는 의사소통기술과 치료 사이의 연관성을 탐구하는 다학제 교육에 계속해서 관심이 있다.

감사의 글

이 책은 전 세계의 환자, 학습자, 연구와 교육 분야 동료들의 도움이 없었다면 저술되지 못했을 것이다. 그들은 우리에게 많은 것을 가르쳐 주었고 우리는 그들에게 큰 빚을 졌다.

많은 사람들이 아이디어, 지원 및 시간을 직간접적으로 지원했으며, 특히 우리의 가족, 그리고 우리와 정기적으로 함께 일한 사람들, 즉 우리 과정의 촉진자, 우리의 동료, 그리고 우리를 보조하는 행정 보조자, 배우, 시청각 기술자들까지 도움을 주었다.

특히 의사소통과 환자 옹호에 대한 선견지명과 많은 노력 그리고 초기의 지원과 기여, 지각 있는 질문과 코멘트에 대해 Vincent M Riccardi 박사님께 감사드린다.

특히 Catherine Heaton 박사가 캘거리에서 학부 의사소통 교육과정의 공동 감독 및 공동 저자로 15년간 창의적 작업과 지속적인 지원을 해준데 대해 감사의 말씀을 드린다. 교육 및 평가 프로그램에 대한 그녀의 실질적이고 전문적인 기여와 그 기간 동안 학습자 및 환자와의 업무는 우리의 작업과 두 권의 책에 큰 영향을 미쳤다. 우리는 또한 Meredith Simon이 오랜 세월동안 베테랑 지도자로서 그리고 1999년부터 2003년까지 캘거리 의사소통 과정 공동 책임자로서 제공한 통찰력, 기여, 지원에 감사한다.

특히 Bob Berrington과 Arthur Hibble이 1996년 East Anglia의 일반의 촉진자를 위한 지침을 작성할 수 있도록 시간을 보장해 준 것에 대해 감사드린다. 이 시간은 이 책의 초판 집필에 상당한 자극을 주었다. 또한 캠브리지 대학 임상 의과대학의 Chris Allen, Paul Siklos, Diana Wood에게 감사의 뜻을 전할 뿐만 아니라 East Anglia 지역에서의 의사소통 교육을 지속적이고 열렬히 지원해 주신 데 대해 감사드린다. 캠브리지에서 의사소통기술 교육에 있어 창조적인 비전을 가지고 있고 끊임없는 지원을 해주며 캘거리-캠브리지 지침의 향상된 버전을 공동 집필해 주신 John Benson 씨에게 특별히 감사드린다. East Anglian에 있는 Cascade 프로그램의 모든 회원들에게 지난 7년간 건설적인 아이디어와 대화에 경의를 표한다.

우리는 또한 캘거리 대학의 의사소통 프로그램의 지속적이고 실질적인 행정적 지원에 대해 Annette La Grange와 Bruce Clark(교육학부), Penny Jennett, Wally Temple, John Baumber, Allan Jones, Jill Nation, John Tows 및 의료 기술 프로그램 위원회(의학부) 회원들에게 감사를 표한다.

그들의 조언, 도움, 격려에 Cindy Adams, Arthur Clark, Kathy Frankouser, Brian Gromoff, Renee Martin, David Sluyter, Roberta Walker, Penny Williamson, Steve Attmore, Joanna Griffiths, John Spencer, Annie Cushing, Angelia Hall, Jane Kidd, Kathy Boursicot, Nicky Britten, John Perry, Chris Abell and Rachel Howells.
에게도 진심으로 감사한다.

마지막으로, Radcliffe에 있는 Andrew Bax와 모든 팀원들이 우리의 작업에 대한 지속적인 믿음과 책 제작에 대한 제안을 하고 노력해 준 것에 대해 감사를 드리고 싶다.

오랜 시간 동안 우리를 지지해 주시고 소통과 관계, 사랑에 대해 많은 것을 가르쳐주신 우리 가족을 위해 이 두 권의 책을 바친다.

아버지 Earl Kurtz께, 사랑하는 기억으로, 어머니 Esther Kurtz, Kathy (Kurtz), Sam Frankhouser, John Kurtz, Ellen Manobla, 그리고 Doug와 Abbey, John, David, Kristin, Steven, Peter에게.

Suzanne Kurtz

나의 부모님 Alma와 Sydney Silverman, 나의 아내 Barbara 그리고 우리의 아이들 David, Cathy 그리고 Ellie에게.

Jonathan Silverman

많은 것을 알게 모르게 가르쳐준 나의 대가족, 특히 내 남편 Peter와 우리 아이들 Chloe, Susie, Tim에게.

Juliet Draper

소개
근거 기반 접근법 (Evidence-based approach)

이 책의 저자들은 의학에서 의사소통기술의 중요성을 열정적으로 믿고 있다. 이 책과 동반 서적을 쓰는 최우선 목표는 실제로 의사와 환자의 의사소통기술을 향상시키는데 도움을 주는 것이다. 이러한 목표를 달성하기 위해 이 책은 촉진자, 프로그램 책임자 및 학습자가 의사소통기술을 향상 시키고 의사소통기술 프로그램을 개발할 수 있는 실제 근거에 기반한 내용을 바탕으로 제작하였다. 교육의 개선은 의사들의 진료시 의사소통 능력 향상으로 직결되어 환자 진료와 건강 결과에 있어 상당한 향상을 가져올 것이다.

이전의 대부분의 교재들은 의학 그 자체로 의사소통에 중점을 두었지, 촉진자, 프로그램 책임자 및 학습자들이 이 과목을 가르치고 배우는 것을 돕기 위해 실용적으로 쓰여지지 못하였다. 그러나 오랜 세월 동안 쌓인 경험을 통해 우리는 교육과 학습이 매우 보람되지만 복잡하고 도전적인 작업이라는 것을 알게 되었다. 따라서 이 책을 통해 우리는 다음을 이루려 노력했다.

- 학생 및 개업의의 의사소통 능력을 향상 시키려 하였다.
- 촉진자와 학습자가 의사소통의 중요성에 대한 이해력에서 실제로 의사소통에 대해 가르치고 배울 수 있는 능력으로 나아갈 수 있도록 하였다.
- 프로그램 책임자와 촉진자에게 이 필수 과목을 가르칠 수 있는 연구 근거, 개념, 원칙 및 기술을 제공하였다.
- 의학 교육자와 관리자에게 기관 내에서 우수한 의사소통 능력 프로그램을 개발하는 것의 중요성을 납득시키려 하였다.

우리는 또한 의사소통기술 교육의 통합이 필요하다고 생각한다. 본 문서에서는 다음을 설명한다.

- 이 과목의 교육을 학생, 전공의 및 연수 교육의 3단계로 조정하였다.
- 외과, 가정의학과, 내과, 정신의학과 등 모든 전문 의학 분야에서 의사소통기술을 가르치고 배우는 것의 중요성을 보여주고, 임상 진료의 모든 영역에 걸친 의사소통 및 의사소통기술 교육의 광범위한 공통점을 보여주었다.
- 의사소통기술 교육의 이슈와 과제가 국가의 경계를 넘어 얼마나 유사한지를 보여주고 북미, 유럽 및 세계 다른 지역에서 동등한 효과를 가질 제안과 해결

책을 제공하였다.

하지만, 믿음과 열정만으로는 의학 교육의 변화를 이끌어내기에는 충분하지 않습니다. 교육 이후의 의료 역량이 광범위하게 개선되었다는 우리의 주장을 뒷받침할 근거가 없다면, 의사소통에 관한 내용과 같은 새로운 내용이 넘쳐나고 있는 의학 교육과정에 실질적으로 도입될 수 없으므로 최종 목표는 다음과 같다.

- 의사소통기술 교육 및 학습에 대한 근거 기반 접근 방식을 제공한다.

이 책에서는 의학에서 의사소통기술을 가르치고 배우는 것의 중요성과 효과를 입증하는 개념, 원칙, 연구 근거를 제공한다. 동반 서적에서는 의료 의사소통의 개별 기술을 심도 있게 살펴보고, 이러한 기술을 효과적으로 사용하면 일상적인 임상 역량과 환자의 건강 결과 모두를 개선할 수 있다는 상당한 근거를 기술한다. 이 서론에서는 목표의 이면에 있는 근거를 설명하고자 한다. 아래에 설명된 전제에 기반하여 접근한다.

기본 전제

의사소통은 임상 역량에 필수적인 핵심 임상 기술이다.

지식의 기반, 의사소통기술들, 문제 해결 능력 및 신체 검진은 임상 역량의 4가지 필수 요소로, 모두 함께 훌륭한 임상 역량의 핵심을 형성한다. 의사소통기술은 의학 수련 중에서 선택하는 부가적인 것이 아니다. 적절한 의사소통기술이 없다면 우리의 모든 지식과 지적 노력은 쉽게 낭비될 것이다.

의사소통은 가르쳐야 하는 학습되는 기술이다.

의사소통은 성격적 특성이 아니라 학습된 기술의 연속체이다. 의학에서의 의사소통은 신체 검진과 같은 다른 핵심 임상 기술과 마찬가지로 엄격하게 교육되어야 한다.

의사소통기술을 효과적으로 가르쳐야 한다.

지난 25년 동안 국가 및 국제기구 차원에서 전문 의료 기관으로부터 의사 양성 및 평가를 개선하라는 압력이 증가했다 (General Medical Council 1978; American Medical Colleges 1984; American Board of Pediatrics 1987; Workshop Planning Committee 1992; Cowan and Laylaw 1993; General Medical Council 1993, 2002; Royal College of Physicians and Surgeons 1996; British Medical Association 1998, 2003; Association of American Medical Colleges 1999;Horowitz 2000; Batalden 외 2000; 2002; Department of Health 2003, 2004; World Federation for Medical Education 1994). 그러나 의사소통 능력 프로그램이 채택된 경우에도 항상 효과적으로 교육된 것은 아니었다. (Whitehouse 1991; Novack 외 1993; Hargie 외 1998; Association of American Medical Colleges 1999). 이 책에서는 단순히 종이 위에 인상적으로 표현된 프로그램을 제작하는 것 이상의 것을 할 필요가 있는지 살펴보았다. 의사소통 프로그램은 학습자의 의사소통 능력을 효과적이고 지속적으로 변화시켜야 한다. 우리는 의학에서 효과적인 의사소통 능력을 확립하는 과정에서 이루어지는 진척 상황을 살펴보고, 그 진척의 단위를 탐색하

며, 그러한 과정에서의 어려움을 극복할 수 있는 방법을 제시하고자 한다.

의사소통기술 교육은 다르다.

의사소통기술은 다른 과목을 가르치는 것과 다르다. 첫째, 그것은 독자적인 주제와 방법을 가지고 있다. 심장에 대해 가르치는 방법을 안다고 해서 반드시 의사소통기술을 가르칠 수 있는 것은 아니다. 정상적인 대화에서 의사소통하는 방법을 안다고 해서 환자와 대화하는 구체적인 기술을 이해하는 것도 아니다. 의사소통은 전문적인 수준으로 발전되어야 하는 전문 기술이다. 둘째, 의사소통은 인지적인 다른 임상 기술과는 상당히 다른 종류의 내용을 포함한다. 성격적 특성은 아니지만 의사소통 능력은 자기 개념, 자존감, 개인 스타일과 밀접하게 연관되어 있다. 이것은 학습자와 교육자들에게 추가적인 압박을 가한다. 의사소통은 또한 신체검진과 같은 간단한 절차적 기술보다 훨씬 더 복잡하다. 면담을 배우는 것은 질적인 것이고 양적인 것과 다르다. 하지만 의사소통이 본질적으로 복잡하다는 것은 항상 더 많이 배울 수 있다는 것을 의미하지는 않는다(Davidoff 1993). 세 번째, 모든 사람은 실질적인 경험과 의사소통 지식을 가지고 있다. 신체검진처럼 처음부터 시작하는 것이 아니라, 우리 모두는 약간의 전문 지식을 가지고 있다. 넷째, 우리는 이 과목을 공부하는데 있어 우리 자신과 타인의 감정에 대해 이해하려 노력해야 하는데, 이것은 의학 교육의 인지적이고 기술적인 부분에서는 쉽게 다룰 수 없는 부분이다.

촉진자와 프로그램 책임자는 의사소통기술 교육의 '내용(what)'과 '방법(how)'을 모두 알아야 한다.

의사소통은 가르치기 어려운 과목이다. 점점 더 많은 임상 교수진이 학생으로서 강력한 의사소통 프로그램의 혜택을 받았거나 교육자 과정에 참여했지만, 의사소통 교육의 주제와 방법은 여전히 의학 교육자와 임상의 사이에서 잘 알려져 있지 않다. 대부분의 의사소통 촉진자와 프로그램 책임자들은 의사소통기술에 대해 전혀 교육을 받지 못하였다. 이러한 촉진자들은 흔히 경험을 통해 의사소통에 관련된 구체적인 기술, 즉 의사소통기술 교육의 '무엇'에 대한 충분한 지식을 가지고 있을 것이라 여겨져 왔기 때문에 그들이 배워야 할 것은 주제를 가르치는 '방법'뿐이다. 이와 대조적으로 이 책은 '무엇'과 '어떻게' 모두를 동등하게 촉진자와 프로그램 감독들에게 교육하는 것에 중점을 두고 있다. 둘 다 매우 중요하다.

의사소통기술 교육과 학습은 근거에 기반을 두어야 한다.

의사소통기술 교육 및 학습에 대한 접근 방식을 안내하는 포괄적인 이론 및 연구 근거가 현재 존재한다. 의사소통 교육과정에 포함시킬 의사소통기술과 교육 방법의 선택을 안내하기 위해 이루어진 25년 이상 축적된 연구가 존재한다. 우리는 어떤 기술과 방법이 임상 진료(Stewart 외 연구진. 1999)와 의사소통 교육(Aspergren, 1999)에서 실제로 효과가 있는지를 알고 있다. 이러한 연구 결과를 통해 이제 교육과정에 정보를 제공하고 의사소통기술 교육과정을 발전시켜야 한다(Swewart와 Rotter 1989; Simpson 외 연구진. 1991; Makoul 2003; Suchman 2003). 이 책에서는 학습자의 행동 변화를 오래 지속시키는 데 효과적인 교육 방법을 설명한다. 동반 서적에서는 프로그램 감독, 촉진자 및 학습자가 해당 과목의 기본 토대를 완전히 이해하는 데 도움이 되도록 가르칠 특정 기술에 대한 근거를 제공한다. 또한, 우리는 근거를 가르치는 과정 자체에서 적극적으로 활용할 수 있는 방법을 제시하였다.

전문의와 일반의에게 의사소통기술을 가르치는 통일된 접근법이 필요하다.

일부 논평가들은 의사소통기술 교육 및 학습 내용이 전문 진료 과목에서 발견되는 실무와 일반의 진료 환경에서 똑같이 적절하지는 않다고 제안했다. 이러한 서로 다른 맥락에는 매우 다른 기술이 필요하기 때문이라 한다. 하지만 우리는 이러한 견해에 동의하지 않으며, 과거 이러한 주장이 의사소통 수련의 발전을 저해한 것에 책임을 져야한다고 강하게 느끼고 있다. 의사소통 능력에 관한 개념과 연구 노력은 처음에는 일반의나 정신의학에서 많이 이루어졌기 때문에 전문가들은 그 결과가 업무의 특수한 필요성과 무관하며 한 학문에서 얻은 교훈을 다른 학문으로 이전할 수 없다고 쉽게 말해 왔다. 저자들은 광범위한 전문 분야에서 의사소통을 가르친 경험이 많으며, 다양한 환경에서 의사와 의과대학 학생들의 의사소통 능력을 관찰했다. 비록 다른 맥락들이 미묘한 강조의 차이를 요구할 수는 있지만, 우리는 많은 경험을 통해 유사성이 차이점보다 훨씬 많고 기본 원칙과 핵심 의사소통기술은 동일하다는 것을 알 수 있었다. 전문성 사이의 장벽은 의사소통기술보다는 주제의 차이에 더 가깝다. 2차 및 3차 진료 환경에서 수행된 보다 최근의 연구는 우리의 인식이 옳음을 확인해 주었다. 이 책에서는 핵심 유사성을 부각시키면서도 각 맥락에서 발생하는 차이점을 다루는데 의사소통기술을 가르치는 일관된 접근 방식을 제공하였다. 영국과 북미 모두에서 수의학 교육에 의사소통기술을 도입하는 것을 촉진한 우리의 최근 경험은 광범위한 의료 상황에서 의사소통 기술 관련 핵심 기술은 동일하다는 우리의 믿음을 강화시켜 주었다.

문화와 국경을 뛰어넘는 의사소통기술에 대한 통일된 접근이 가능하다.

영국, 북미와 다른 나라들 사이에는 문화, 환자 기대, 의학 수련, 임상 관리, 의료 시스템 등에서 매우 많은 차이가 있기 때문에 이렇게 넓은 청중에게 어필하는 의사소통기술 교육에 관한 책을 쓰기는 매우 어렵다고 한다. 이에 대해서도 우리는 동의하지 않는다. 저자들은 영국과 캐나다 모두에서 동일한 기본 기술, 동일한 학습 원리, 동일한 기본 기술을 사용했다. 특히 Kurtz 교수는 많은 국가와 문화에서의 의료 상담을 관찰했으며 제3세계 여러 나라의 의료 환경에서 의사소통 프로그램을 개발하는 데 동일한 방법을 사용했다. 의심할 여지없이 의사-환자 및 교사-학습자 관계에 영향을 미치는 문화적 차이가 존재하며 고려해야 한다. 그러나 우리의 경험상, 이러한 모든 나라에서 의사소통기술과 의사소통기술 교육에 있어 차이보다는 유사성이 훨씬 더 컸다. 실제로, 두 책의 초판은 많은 국가에서 사용되고 있으며 핵심 기술(두 책의 핵심 부분)을 설명하는 지침이 여러 언어로 번역되었다. 이상하게도, 연구와 이론이 항상 국가 사이를 잘 오가지는 않았고 교육 프로그램은 다른 곳에서 이루어진 진보를 고려하지 않는 경향이 있다. 우리 책의 초판처럼 각종 Consensus statements (Simpson 외 연구진. 1991; Makoul과 Schofield 1999; 2001 Participants in the Bayer-Fetzer Conference on Physician-Patient Communication in Medical Education), Stewart와 Rotter의 Communication with Medical Patients(Stewart와 Roter 1989), 여러 지역에서 열린 International conferences in Oxford (1996), Amsterdam (1998), Chicago (1999), Barcelona (2000), Warwick (2002), Bruges (2004), European Association for Communication in Healthcare(EACH)와 같은 국제기구들은 이러한 국제적, 문화적 장벽을 허물고 있다. 우리는 그 과정이 우리의 동반 서적 제 2판에서도 이어지길 바란다.

학부 과정, 전공의 과정 및 연수 교육에 대한 의사소통기술에 대한 공동 접근 방식이 필요하다.

우리는 특히 학부, 전공의 및 연수 교육(CME) 모두에서 의사소통기술을 가르치고자 한다. 다시 말하지만, 우리는 학부, 전공의 및 CME 환경에서 동일한 핵심 기술을 배우고 가르치는 동일한 교육 방법을 사용한다. 이 책은 의학 교육의 세 가지 단계로 확장시키는 지속적이고 일관성 있는 의사소통기술 교육 프로그램의 필요성(Laidlaw et al. 2002), 이전 학습을 검토하고 반복할 필요성, 그리고 학습자가 한 단계에서 다음 단계로 이동할 때 보다 복잡한 상황 및 과제로 전환되는 중요한 특성을 보여준다. 그 다음 우리는 의사소통기술 강의의 조화로운 교육과정의 필요성을 보여주고, 학습자 경력의 여러 단계에서 이 과정의 특정 측면을 어떻게 처리하는 것이 가장 좋은지에 대해 논의한다. 또한 각 단계에서 의사소통기술 교육에 대한 다양한 도전 과제를 살펴보고 각 환경에서 어떻게 성공적으로 적용할 수 있는지 고려하였다. 다시 말하지만, 우리는 교육 방법에 대한 엄격한 규정집을 제공하는 것이 아니라, 촉진자가 사용 가능한 자료와 방법을 자신의 특정 상황에 맞게 사용할 수 있도록 하는 여러 유연한 방법들을 제공한다.

의사소통기술 교육에 대한 기술 기반 접근은 필수적이다.

이 책은 의도적으로 태도에 기반한 접근 방식보다는 의사소통 교육에 대한 기술 기반의 접근 방식을 취한다. 경험적 기술 기반 교육은 이해력, 지식과 태도를 행동으로 전환하는 최종의 공통 경로이다. 우리는 의사소통 프로그램에서 기술과 태도뿐만 아니라 그들에게 동기를 부여하는 근본적인 의도, 신념, 가치관 모두를 다루는 것이 중요하다고 생각한다. 그러나 이 책에서는 학습자의 행동을 변화시킬 수 있는 필수적인 요소인 기술 기반 접근에 주로 초점을 맞추고 있다. 인지적 작업이나 태도적 작업은 학습자가 왜 특정한 방식으로 의사소통해야 하는지에 대한 개념을 이해하는 데 도움이 되지만, 오직 기술 기반 접근 방식만이 학습자가 이러한 의도와 태도를 실천에 옮길 수 있는 기술을 제공한다.

기존에 출간된 많은 교재들과 달리 이 책은 분노, 중독, 윤리, 다문화, 성별 문제 등 특정 의사소통 이슈를 가르치기보다 핵심 의사소통기술을 가르치는 데 훨씬 더 많은 공간을 할애하고 있다. 핵심 기술은 근본적으로 중요하다. 일단 습득이 되면 분노, 중독, 소식 전하기, 문화 문제 등 구체적인 의사소통 문제와 도전 과제를 훨씬 더 쉽게 해결할 수 있다. 이전에 발표된 많은 교재들은 핵심 기술에 대한 간략한 설명만 거친 후 이러한 특정 이슈로 빠르게 넘어갔다. 우리의 목표는 이 불균형을 바로잡는 것이다. 모든 의사소통 과제를 해결하는 주요 자원으로서 핵심 기술을 안전한 틀로 제공하고자 한다. 각 이슈에 대해 새로운 기술 집합을 만들 필요가 없다. 대신, 핵심 기술의 대부분이 관련될 가능성이 높지만, 그 중 일부는 더 큰 의도, 강도, 인식을 가지고 사용할 필요가 있다는 것을 알면 된다. 우리는 이러한 핵심 기술과 그것을 적용하는 숙달 수준에 대해 깊이 이해할 필요는 없다. 하지만 우리가 설명하는 핵심 기술은 모든 상황에서 효과적인 의사-환자 간 의사소통의 기초가 된다. 이 책에서는 주로 기술을 기반으로 하는 프로그램에서 기술, 태도 및 이슈에 대해 가르치는 방법을 살펴본다.

이 책은 누구를 대상으로 하는가?

촉진자 및 프로그램 책임자

본 서적의 주요 독자 중 하나는 학생, 전공의 또는 연수 교육, 북미 유럽 또는 기타 지역에서 의사소통 능력 프로그램을 가르치고 기획하며 개발하는 데 관여하는 촉진자 및 프로그램 책임자이다.

우리는 이러한 독자의 집합이 통일된 집단을 나타내지 않으며 많은 독자들이 다음과 같은 매우 다양한 배경을 가지고 있다는 것을 인정한다.

- 의료:
  - 지역 사회, 병원 또는 연구 기반의 의사
  - 일반 진료 의사
  - 정신건강의학과 의사
  - 전문의들
  - 간호사들
  - 보건 전문가
- 비의료:
  - 의사소통 전문가
  - 심리학적 배경이나 상담 배경을 가진 사람들
  - 의학 교육자
  - 연구원

우리의 가장 최근의 독자들은 수의학 분야 의사, 교육자, 그리고 수의학 분야의 연구자들로서 인간 의학에서 의사소통기술에 대해 연구 및 경험을 통해 배운 것을 수의학에서의 의사소통을 증진시키기 위한 토대로서 활용하고 있다.

이러한 다양성은 이 책을 쓰는 데 있어 문체적 어려움을 야기했다. 가끔 우리는 책 속에서 촉진자를 모두 의사인 것처럼 언급하기로 했다. 우리는 촉진자가 학습자 그룹에게 '우리는 모두 환자와 비슷한 문제를 가지고 있다'고 말하는 것을 인용할 수 있다. 비록 이 책의 세 저자와 같이 우리 독자가 모두 의료인은 아니지만 말이다. 우리가 이 장치를 사용하는 이유는 '의사들이 모두 하는 일은…'라고 말하는 것이 바람직하다고 느끼기 때문이다. 비록 우리가 모두 의사가 아니더라도 우리 자신을 그런 설명에 포함시켜 '의사 때리기'로 보이지 않게 하는 것이 도움이 된다고 생각한다. 의사가 아닌 사람은 학습자와 상호작용하는 것이 의사와 환자 간의 상호작용과 비슷하며, 이것은 우리 모두에게 매우 도움이 된다. 의학 분야 간 소통의 성격이 각 분야를 강화하고 풍요롭게 했다. 우리는 비의료 촉진자들도 우리가 모든 촉진자가 의사이거나 의사여야 한다는 것을 의미하지 않는다는 것을 이해하길 바란다.

모든 의학 교육 수준의 학습자

우리는 독자들이 의사소통기술 프로그램의 '무엇'에 대해 보다 심도 있게 논의한 동반 서적뿐만 아니라 이 책도 읽기를 간절히 바란다. 의사소통 능력 교육의 '어떻게'를 이해하면 관찰 시점, 지지적 분위기에 기여해야 할 필요성, 그룹 구성원 모두의 건설적 피드백의 중요성을 이해함으로써 학습자들 스스로의 참여도를 높일 수 있다. 의사소통 능력 프로그램에서 학습자는 서로의 학습에 중요한 '촉진자(facilitator)'가 된다. 또한, 모든 의사들이 교육의 원리를 이해하고 의학 교육자가 되라는 것이 아니라 다른 의사들을 교육하지 않더라도 환자를 교육하는 데 모두 관여하고 있는 것이다.

전공의 및 개업의

학습자 자신이든, 직장의 비공식 교육자든, 다음 세대의 의사에게 롤모델이 되는 의사와 전공의가 의사소통기술과 의사소통기술을 이해하는 것은 중요하다.

의학 교육 관리자, 기금 지원 기관 및 의료 정치인

권위와 권력이 있는 위치의 사람들은 의사소통기술을 배우고 가르치는 것의 중요성을 이해하는 것이 필수적이다. 또한 의료 기관, 보건 관리 조직(HMO), 병원 및 보건 당국, 의학 협회, 기금 기관 및 의료 관련 정치인이 성공적인 커뮤니티를 개발하고 유지하는 데 필요한 자원, 인력 및 교육과정을 평가하는 것이 중요하다. 또한, 독자들은 의사소통 교육과정의 개발자와 이 주제를 뒷받침하고 검증한 학자들에게 감사해야 할 필요가 있다.

책의 구성

우리는 이 다양한 독자들이 쉽게 자료를 접할 수 있도록 책을 서로 관련된 세 부분으로 나누었다.

1부는 의사소통 교육과정의 핵심인 의료에서의 의사소통기술을 가르치고 학습하는 '이유(why)', '내용(what)' 및 '방법(how)'에 대한 개요를 제공한다.

2부에서는 이러한 요소들을 모아서 실제로 적용하는 방법에 대해 알아본다. 당신이 이 분야에 참여하게 될 것인지 아니면 현재 과정의 대안을 찾고 있던지 간에 이 장에서는 의료에서의 의사소통을 교육하고 학습하는 전략과 기술들 그리고 안목을 제공해 준다. 이러한 자료 중 다수는 환자와 더 효과적으로 작업하는 데에도 적용된다.

3부는 의료의 의사소통 교육과정 개발을 둘러싼 이슈와 과제를 살펴보고, 향후 의사소통 교육과정의 방향을 예측한다.

우리는 독자들이 우리의 두 권의 동반 책을 핸드북으로 사용할 후 있게 하기 위해 구조를 조직화하고, 상세한 목차 및 신중하게 개발된 색인을 제공하여 모든 수준의 학습자들이 쉽게 찾을 수 있도록 하고 학습자들이 원하는 모든 부분을 언제든지 이용할 수 있도록 하였다.

유럽과 북미 모두를 대상으로 한 이 책은 다른 환경의 문제를 어떻게 해결하였는가?

특히 다양한 독자들을 위해 이 책을 어떻게 쓰느냐가 문제였다. 너무 많은 단어와 구절들이 미묘하게 다른 의미를 가지고 있어서 불필요한 혼란을 피하기 위해 신중히 걸러야 했다. 책을 읽는 내내 우리는 특정한 단어들을 일관되게 사용하기로 결정했다 - 우리는 이 부족함에 대해 용서를 구하며 독자들이 우리의 규약을 그들 자신의 맥락에 맞게 번역할 수 있기를 바란다. 예를 들어, 다음과 같은 용어를 사용하려고 했다.

consultant(상담사) 보다 specialist(전문의)
register(수습의)나 trainee(훈련생) 보다 resident(전공의)
course organiser(과정 구성인) 보다 program director(프로그램 책임자)
preceptor(전임자)나 trainer(훈련사) 보다 facilitator(촉진자)
student(학생), resident(전공의), continuing medical education(연수 교육자) 보다 learner(학습자)
외과(surgery) 보다 office나 clinic(외래)
follow-up visit(재방문) 보다 review(재방문)

몇몇 분야는 더 어려운 것으로 판명되었다. 우리는 의료 면담(medical interview)과 상담(consultation)이라는 용어를 함께 사용했다. 우리는 또한 북미에서의 다른 의미에도 불구하고 영국 용어 일차 진료(General practice)와 북미 용어 가정 의학(family medicine)을 같은 의미로 사용했다.

네덜란드 프랑스어, 노르웨이어 및 스페인어로 번역된 캘거리-캠브리지 지침은 당사 웹 사이트에서 제공한다.

이러한 정보는 www.med.ucalgary.ca/education/learningresources 및 www.skillscascade.com에서 확인할 수 있다.

1부
의사소통 기술의 교육과 학습의 개요

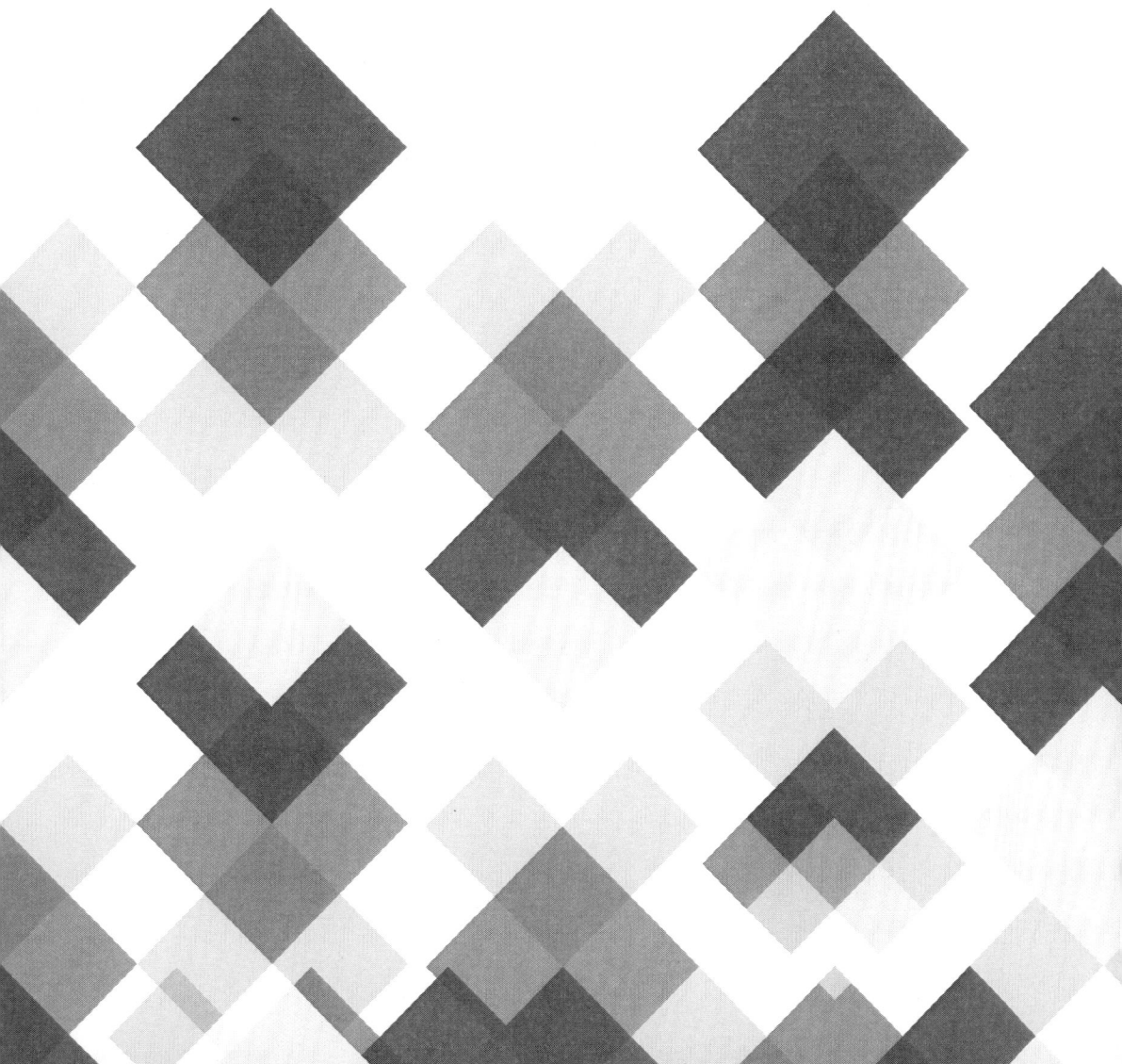

1장
이유(The 'why'): 의사소통기술을 가르치고 배우는 근거

소개

처음부터 시작합시다 - 대체 왜 의사소통기술(communication skills)을 가르치려 노력하기 시작하는가? 왜 우리는 그것이 그렇게 중요하다고 생각하는가? 이미 의사소통기술을 공부하기 위해 많은 시간을 들였는데 더 노력을 해야 하는 어떤 정당한 이유가 있는가? 의학 교육의 세 단계- 의과대학 과정(undergraduate), 전공의 수련(residency), 연수 교육(continuing medical education) - 모두에서 교육과정 계획자들은 왜 이 의사소통기술 교육을 열성적으로 받아들여 교육 프로그램 내에 포함시키려 하는가?

만약 그렇게 하면, 과연 효과는 있는 것일까? 그러한 교육을 하면 효과적으로 오랜 기간 지속되는 학습자의 의사소통기술의 변화를 만들어 낼 수 있는가, 아니면 단순히 서류상으로만 인상적으로 남는 것은 아닌가? 당신의 기관이 '우리는 뭔가를 하고 있다. 봐라'라고 말할 수 있도록 해주는 의미뿐인 것은 아닌가? 또는 '이 모든 노력은 충분히 가치가 있다 - 우리의 학생들과 그들의 환자들은 현재 그리고 미래에 확실한 혜택을 받을 수 있다'고 말할 수 있을 만큼 충분한 이론과 연구 근거를 가지고 있는 것인가?

이 장에서 우리는 의사소통기술 교육에 대한 탄탄한 이론과 연구 근거를 제공하고자 한다. 그러기 위해서는 다음과 같은 질문에 대답할 필요가 있다.

1. 왜 의사소통기술을 가르치는가?
- 의료 면담(medical interview)을 공부하는 것은 중요한가?
- 의사와 환자 사이의 의사소통에 문제가 있는가?
- 의사소통기술이 이러한 문제를 극복하고 환자, 의사 및 치료 성과에 변화를 줄 수 있다는 근거가 있는가?

2. 의사소통기술은 가르치고 배울 수 있는 것인가?
- 의사소통기술을 가르치고 배울 수 있다는 근거가 있는가?
- 그 배움이 유지(retain)된다는 근거가 있는가?

3. **의사소통기술을 습득하기 위해 의사들과 그 환자들이 들이는 노력만큼 그 대가는 가치가 있는가?**
   ○ 의사소통기술을 가르치는데 노력을 쏟는 것은 의사와 환자 모두에게 가치 있는 보상을 가져다주는가?

만약 이 질문들에 대답이 하나라도 '그렇지 않다'면, 우리 모두는 긴장을 풀고 변화가 필요할 것이라는 걱정 없이 원래의 우리의 프로그램을 계속 유지하면 된다. 그러나 이러한 질문들에 대한 대답이 모두 '그렇다'라면, 미래를 위해 우리는 일을 멈추고 위기에 처한 의사소통기술 교육에 관심을 가져야 할 것이다.

왜 의사소통기술을 가르치는가?

의료 면담을 공부하는 것은 중요한가?
- 의료 면담은 임상 진료의 중심에 있다. 의사들은 평생 20만 건의 상담(consultation)을 하는 것으로 추산되는데 이것을 고려한다면 이를 적절히 수행하기 위해 노력하는 것은 가치가 있다.
- 면담은 의사가 환자의 문제 해결을 도와주는 데 걸리는 결정적인 몇 분의, 의학적 시간의 단위이다. 의사는 각각의 상담을 많은 일상적인 만남 중에 하나로 생각할 수도 있겠지만, 환자에게는 그것이 한 주 중에 일어난 일 중 가장 중요하고, 스트레스를 받는 사건일 수 있다.
- 효과적인 면담을 하기 위해서, 의사들은 전체적인 임상 역량을 결정하는 네 가지 업무의 특성을 통합할 수 있어야 한다.
   ○ 지식(knowledge)
   ○ 의사소통기술(communication skills)
   ○ 문제 해결(problem solving)
   ○ 신체 검진(physical examination)
- 이 네 가지 필수적인 임상 역량(clinical competence)들은 어느 한 가지도 따로 떼어 생각할 수 없는 불가분의 전문 역량이다. 예를 들어, 여러분과 환자 사이의 의사소통에 어려움이 있어 환자가 이해하고 실행하기 원하는 계획을 논의하는 것이 방해가 된다면 사실 훌륭한 진료를 하는 것은 불가능하다. 의사소통은 선택적으로 추가하는 기술이 아닌 필수적인 핵심 임상 기술이다.
- 우리가 어떻게 의사소통을 하는지는 우리가 말을 하는 것만큼이나 중요하다. 의사소통은 근거 기반 의학과 개별 환자의 진료 사이의 간극을 이어준다.

의사와 환자 사이의 의사소통에 문제가 있는가?
우리의 동반 서적(Skills for Communicating with Patients, Jonathan Silverman 외 연구진 2013)에서, 우리는 의사와 환자 사이의 의사소통에 상당한 문제가 있다는 것을 보여주는 연구 근거를 상세히 기술하였다. 이 책에서는 우리의 동반 서적에 대한 관심 유발을 위해 간단하게 몇 가지 연구의 예만 들도록 한다.

환자 참여의 이유 발견
- 환자는 불만 사항 중 54%를, 관심사(issue) 중 45%를 표현하지 못한다고 한다(Stewart 외 연구진 1979).
- 방문 환자의 50%에서, 환자와 의사는 제시된 주요 문제의 본질에 대해 합의하지 못한다(Starfield 외 연구진 1982).
- 오직 소수의 보건 의료 전문가만이 환자의 주요 관심사를 60% 이상 확인한다(Maguire 외 연구진 1996).
- 문제의 성과에 대한 상담에서 환자가 다루고자하는 내용은 종종 언급되지 못한다(Barry 외 연구진 2000).
- 의사들은 말을 시작하고 나면 환자가 그들의 중요한 관심사를 언급하는 것을 흔히 차단한다(Beckman, Frankel 1984; Marvel 외 연구진 1999).
- 의사들은 환자의 첫 번째 관심 사항이 가장 주된 문제라고 가정하고, 첫 번째 문제가 제기된 후에는 환자의 언급을 차단하지만, 환자가 문제를 제시하는 순서는 임상적 중요성과 관련이 없다(Beckman과 Frankel 1984).

정보 수집
- 의사들은 종종 정보 수집을 한다면서 '의사-중심적(doctor-centered)'이고 폐쇄적으로 접근하여 환자가 스스로 이야기 하거나 그들의 관심사를 표현하는 것을 방해한다(Byrne과 Long 1976).
- '지나치게 통제하는 경우(highly control style)'나 의학적 문제의 접근이 미숙한 경우, 가설을 만들기에 편향된 접근을 하거나 부정확한 상담으로 이어질 수 있다(Platt와 McMath 1979).
- 혈액종양 전문의들은 특정한 질병의 징조를 다른 의사들보다 우선적으로 잘 듣고 반응한다. 일반적으로 암 치료에 의한 통증으로 판단하는 동안 대게 다른 원인에 의한 통증이라고는 생각하지 못한다(Rogers와 Todd 2000).
- 의사들은 환자들에게 그들의 생각을 이야기해 보라고 하는 경우가 거의 없고, 실제로 환자들이 생각을 말하려고 하면 종종 표정을 숨기며 피하려 한다. 그러나 병에 대한 의사와 환자의 생각 및 신념이 일치하지 않는다는 사실이 적절히 인식되지 않은 상태로 남는다면, 이해력, 친밀도, 만족도 등이 떨어지고 결국 예후도 좋지 않게 된다(Tuckett 외 연구진 1985).
- 환자가 생각을 말하는 경우 외과의 경우 38%, 일차 진료(primary care)인 경우 21%의 의사들만이 긍정적으로 반응한다. 이러한 반응에 대한 무시는 면담을 더 오래 하도록 만든다(Levinson 외 연구진 2000).

설명 및 계획
- 일반적으로 의사는 환자에게 적은 양의 정보만을 제공하는데, 대부분의 환자는 그보다 더 많은 정보를 제공해 주기를 원한다(Waitzkin 1984; Beiseker와 Beiseker 1990; Pinder 1990; Jenkins 외 연구진 2001; Richard와 Lussier 2003).
- Canada survey에 응답한 환자들은 가정의학과 의사(family physician)의 진료에 매우 만족했지만 의사의 의사소통능력, 특히 설명과 계획하기에 대해서는 다소

불만족해 하였다. 가장 낮은 등급을 받은 항목에는 환자의 생활에 대한 정보를 확인하는 것, 언급한 불만 사항에 대한 충분한 정보를 제공하는 것, 그리고 치료 계획에 환자를 적극적으로 참여시키는 것이 포함되었다(Laidlaw 외 연구진 2001).
- 의사들은 상담 중 설명과 계획하기에 몰두하는 시간을 최대 900%까지 과대평가 한다(Waitzkin 1984; Makoul 외 연구진 1995).
- 환자와 의사들은 어떤 종류의 의료 정보가 더 중요한지에 대한 의견이 다르다. 환자들은 병의 예후, 진단 그리고 인과 관계에 대한 정보를 알고 싶어 하는 반면, 의사들은 환자들이 치료와 약물에 대한 정보를 보다 원한다고 과대평가 한다(Kindelan과 Kent 1987).
- 의사들은 환자들이 이해하지 못하는 전문 용어를 계속해서 사용한다(Svarstad 1974).
- 의사들이 제공한 정보에 대한 환자의 기억과 이해에는 중대한 문제가 있다(Tuckett 외 연구진 1985; Dunn 외 연구진 1993).
- 소수의 환자만이 암 치료와 관련한 의사 결정에 참여한다(Degner외 연구진, 1997).

환자 순응도(Patient adherence)
- 환자들은 의사들이 세운 계획에 순응하지 않거나 따르지 않는다. 평균 50%의 환자가 약을 전혀 복용하지 않거나 잘못 복용한다(Meichen-Baum과 Turk 1987; Butler 외 연구진 1996).
- 불응(non-compliance)으로 인한 손실은 크다. 캐나다에서 나온 자료에 의하면 전체 약제비 비용 103억 캐나다 달러 중 부적절하게 사용되거나 사용되지 않고 낭비되는 약제비는 전체의 50%로 여겨지며 연간 손실은 연간 50억 캐나다 달러에 이른다. 처방을 따르지 않음으로 인한 추가 비용(추가 진료, 진단검사 비용, 추가 약제비, 병원 및 요양원 입원비, 생산성 손실 및 조기 사망 등이 포함)의 추정치는 캐나다에서는 70억9천만 캐나다 달러 (Coambs 외 연구진 1966)이고 미국에서는 최소 1,000억 미국 달러가량 된다(Berg 외 연구진 1993).

의료 관련 법률문제(Medico-legal issues)
- 환자와 의사 사이의 의사소통단절은 의료 과실 소송으로 이어지는 중요한 요인이다
- (Levinson 1994). 변호사들은 의료 과실 소송을 진행하는 환자의 70%에서 주된 이유가 의사들의 의사소통과 태도라고 확인했다 (Avery 1986). Beckman 외 연구진(1994)은 의료 과실 증언의 70% 이상에서 다음과 같은 네 가지 의사소통문제가 존재한다는 것을 보여주었다: 환자를 멀리 하는 것, 환자의 관점을 평가절하 하는 것, 정보를 제대로 전달하지 못하는 것, 환자의 관점을 이해하지 못하는 것들이었다. 과실치사 소송 빈도가 높은 산부인과 환자들은 특히 고소하지는 않더라도 서두르게 하고, 무시하며, 적절한 설명을 듣지 못하였다고 불평하는 비율이 더 높았다(Hickson 외 연구진 1994).
- 미국의 몇몇 주에서는, 의료 과실 보험 회사가 의사소통기술 워크샵에 참

석한 의사들의 보험료를 매년 3~10% 할인해 주는 상품을 제공하기도 한다(Carroll 1996).

공감(empathy)과 이해 부족
- 수많은 의사-환자 관계에 대한 환자의 불만족이 언론에 보도되고 있다. 많은 기사들은 의사들이 환자를 걱정과 희망을 가진 사람으로 이해하지 못하는 것에 대해 이야기하고 있다.
- 관계를 형성하는 기술의 개발을 위한 의학 교육에는 중대한 문제가 있다. 의사들이 환자와 공감을 하면서 의사소통할 수 있는 능력을 가지고 있다거나, 수련 중에 이러한 능력을 가지게 될 것이라고 가정하는 것은 옳지 않다(Sanson-Fisher와 Poole 1978).

의사소통기술이 이러한 문제를 극복하고 환자, 의사 및 치료 성과에 변화를 줄 수 있다는 증거가 있는가?

문제가 이렇게 많다면 과연 해결책은 있는가? 우리의 동반 서적에 우리는 특정한 의사소통기술의 사용이 위에 열거한 바로 그 문제들을 극복할 수 있다는 근거를 상세히 기록한 바 있다.

여기서 많은 예시를 보여주지는 못하지만 맛보기로 몇 가지만을 제시 하는데, 이는 지난 25년 동안 이루어진 많은 의료 관련 의사소통기술이 이끌어낸 객관적인 차이를 확인시켜 주는 성과들이다.

면담 과정
- 의사가 면담 시작시 조금 더 오래 기다려 줄수록, 환자가 이야기하고자 하는 문제를 모두 확인할 가능성이 더 커지는 동시에 면담을 끝낼 때 전혀 새로운 문제를 꺼낼 가능성은 낮아졌다(Beckman과 Frankel 1984; Joos 외 연구진 1996; Marvel 외 연구진 1999).
- 복잡한 문제를 가진 환자들도 면담 시간이 눈에 띄게 짧아지는 경향이 있었다. 3차 의료기관의 내과 의사에게 훈련을 통하여 환자가 본인의 문제에 대한 설명을 마칠 때까지 방해를 하지 말고 적극적으로 듣고 있도록 하였을 때, 환자가 전체 말을 하는데 걸린 평균 시간은 92초 밖에 되지 않았다(Langewitz 외 연구진 2002).
- 폐쇄형 질문(closed question)보다는 개방형 질문(open question)을 하고 주의 깊게 경청하면 환자의 주요 관심사들을 더 많이 알아 낼 수 있었다(Cox 1989; Wissow 외 연구진 1994; Maguire 외 연구진 1996).
- '이 문제에 대해 걱정(worries, ostensible reason)하는 것이 무엇인가요?'라고 묻는 것은 환자의 우려를 발견하는 데 있어서 '이 문제에 대해 우려(concerns, actual reason)되는 것이 무엇인가?' 만큼 효과적인 질문이 아니었다(Bass와 Cohen 1982).

- 환자에게 더 많은 질문을 할 수 있도록 기회를 주면, 의사는 더 많은 정보를 얻을 수 있었다(Tuckett 외 연구진 1985).
- 환자가 보내는 여러 신호를 받아들이고, 이에 대응해 줄수록 방문은 단축되었다(Levinson 외 연구진 2000).

환자 만족도
- '환자-중심(patient-centredness)'의 진료를 할수록 환자의 만족도는 높아졌다(Stewart 1984; Arborelius와 Bromberg 1992; Kinnersley 외 연구진 1999; Little 외 연구진 2001).
- 환자가 원하는 바를 발견해 인정해주면 환자 만족도가 향상되었다(Korsch 외 연구진 1968; Eisenthal과 Lazare 1976; Eisenthal 외 연구진 1990; Bell 외 연구진 2002).
- 환자에게 질문 사항이 있는지 물어, 풀리지 않은 의문을 가지고 떠나지 않도록 노력하면 환자의 만족도가 높아졌다(Shilling 외 연구진 2003).
- 의사의 비언어적(non-verbal) 의사소통(눈 맞춤, 자세, 끄덕임, 거리, 얼굴 및 목소리를 통한 감정의 전달)은 환자의 만족도와 긍정적인 상관관계가 있다(Larsen과 Smith 1981; Weinberger 외 연구진 1981; DiMatteo 외 연구진 1986; Griffith 외 연구진 2003).
- 환자의 만족도는 의사에게서 받았다고 인식하는 정보의 양과 직접적으로 관련이 있었다(Hal 외 연구진 1988).
- 정보 제공, 감정 표현(expression of affection), 관계 구축(relationship building), 공감(empathy) 및 환자 중심성의 증가는 환자의 만족도를 증가시켰다(Williams 외 연구진 1998).
- 종양 환자의 경우, 의사 결정에 참여한 환자들에서 상담에 대한 만족도와 정보와 정서적 지지(emotional support)의 양에 대한 만족도가 상당히 높았다(Gattellari 외 연구진 2001).
- 관절 치환술을 받은 환자들은 의료 제공자가 뛰어난 관계 형성 역량(relational competence)과 진료 조정 능력(co-ordination of care)을 보여 줄수록 병원에서 제공하는 진료의 질이 높다고 인식하였다(Hoffer Gittel 외 연구진 2000).

환자 기억과 이해
- 환자에게 방금 알려준 정보에 대해 자신이 이해한 것을 말로 표현하도록 하여 해당 정보에 대한 환자의 기억력을 30%가량 증가시킬 수 있었다(Bertakis 1977).
- 환자와 의사의 이해의 틀(explanatory framework)이 일치하지 않는 경우, 그리고 면담 중에 이것이 발견되거나 다루어지지 않는 경우 주어진 정보에 대한 이해도가 떨어졌다(Tuckett 외 연구진 1985).
- 환자의 기억력은 범주화(categorisation), 도식화(signposting), 요약(summarising), 반복(repetition), 명료화(clarity) 및 그림 사용(use of diagrams) 등에 의해 향상 되었다(Ley 1988).
- 상담 후 환자에게 실제 면담의 녹음 또는 녹화 자료 및 필기한 자료를 제공하면 환자의 만족도, 기억력, 이해도 그리고 행동 이행의 향상을 가져왔다(Tattersall 외

연구진 1997; McConnell 외 연구진 1999; Scott 외 연구진 2001; Sowden 외 연구진 2001).

순응도(Adherence)
- 치료의 이유에 대해 설명을 듣고 이해하는데 도움을 받았다고 생각하는 환자는 의사를 동료라 여기고 치료 계획에 더 충실히 따랐다 (Schul-man 1979).
- 의사들이 환자에게 병에 대한 지식, 신념, 우려 및 태도에 대해 분명하게 확인시켜 줌으로써 치료에 대한 순응도를 높일 수 있었다(Inui 외 연구진 1976; Maiman 외 연구진 1988).
- 환자가 기대하는 바를 의사가 잘 발견해 주면 그 기대를 충족하는지와 관계없이 환자는 세워진 계획에 더 잘 따랐다(Eisenthal과 Lazare 1976; Eisenthal 외 연구진 1990).
- McLane 외 연구진(1995)은 나이가 많은 환자에 있어 원활한 의사소통이 치료 순응을 결정하는 가장 중요한 요소라는 것을 발견했다.
- 환자의 병과 약물에 대한 믿음을 체계적으로 탐구하고, 특히 개인의 조절 능력과 치료 동기, 이해와 수용에 대해 언급하며 잘 상담해 주면, 중재가 끝난 3개월 후에도 임상 증상의 조절이나 약물의 사용을 개선할 수 있었다(Dowell 외 연구진 2002).

성과(Outcome)
증상 조절(Symptom resolution)
- 만성 두통의 증상 조절은 진단이나 검사, 처방이나 의뢰 보다 의사를 첫 번째 방문하였을 때 환자가 문제 즉 두통에 대해 의논할 수 있었다고 느끼는 것과 더 연관성이 있었다(Headache Study Group of the University of Western Ontario 1986).
- 감정 조절(emotion-handling)과 문제 정의(problem-defining)에 대한 기술을 훈련 받은 의사들은 6개월 후에 환자의 정신사회적(psychosocial) 문제를 더 잘 탐지할 뿐만 아니라 환자들의 정서적인 고통을 감소시켜 줄 수 있었다(Roter 외 연구진 1995).
- 인후통의 치료에서, 상담에 대한 만족도나 환자의 걱정을 의사가 얼마나 잘 다루는 지로 질환의 이환 기간을 예상할 수 있었다(Little 외 연구진 1997).
- 환자 중심의 의사소통은 진단을 위한 검사나 의뢰의 감소, 2개월 뒤의 정서적 건강, 불편과 걱정으로 부터의 회복과 관련되는 것으로 나타났다(Stewart 외 연구진 2000).
- 관절 치환술을 받은 환자에서, 의료 제공자 사이의 관계 수립 역량과 협력을 증가시키면 결과적으로 수술 후 활동성의 증가와 통증의 조절에 도움이 되었다(Hoffer Gittel 외 연구진 2000).

생리학적 성과(physiological outcome)
- 환자에게 단순한 폐쇄형 질문을 하는 대신 건강과 관련된 걱정까지 의논할 기회를 제공하는 경우 혈압 조절이 더 잘되는 것으로 확인되었다(Orth 외 연구진 1987).

- 환자에게 더 많은 정보를 주고 잘 의논하면 심근 경색 후 진통제의 요구량을 줄일 수 있었다(Mumford 외 연구진 1982).
- 환자에게 원하는 경우 치료 방법의 선택에 직접 참여할 수 있다는 분위기를 제공하면 유방암 수술 후의 불안감과 우울감을 줄일 수 있었다(Fallowfield 외 연구진 1990).
- 환자들에게 질문하는 방법과 의사와 의논하는 방법을 지도해 준 결과 더 많은 정보를 얻을 수 있었을 뿐만 아니라 실제 고혈압 환자의 혈압과 당뇨 환자의 혈당이 더 잘 조절 되었다(Kaplan 외 연구진 1989, Rost 외 연구진 1991).

비용
- 환자나 그 가족들과의 의사소통 개선에 초점을 맞춘 의사, 간호사들과 함께 한 실험 결과, 대조군에 비해 중환자실(6.1일 대 9.5일)과 일반병실(11.3일 대 16.4일)의 입원 기간이 유의하게 줄었고, 고정비(15,559달러 대 24,080달러)와 가변비(5,087달러 대 8,035달러)를 낮출 수 있었다(Ahrens 외 연구진 2003).
- 9개 병원에서 관절 치환술을 받은 환자를 대상으로 한 연구 결과, 의료진과 환자 및 그 가족들과의 협력적 관계를 증가시키면, 병원 체류 기간을 53% 줄일 수 있었다고 한다. 모든 개인 차원의 협력적 관계(문제 해결, 목표 공유, 정보 공유 및 의료 제공자 간의 상호존중 뿐만 아니라 빈번하고 시기적절한 정확한 의사소통)가 모두 체류 기간의 단축과 상당한 관련이 있었다(Hoffer Gittel 외 연구진 2000).

의료 관련 법률문제
- 103명의 정형외과 의사들을 대상으로 한 연구에서, 환자와의 관계(rapport)를 잘 형성하고, 언제나 설명을 해주고, 설명하는데 더 많은 시간을 들이는 의사는 의료 소송을 덜 경험하였다(Adamson 외 연구진 2000).
- 환자 중심의 진료를 하고, 환자의 의견을 묻고, 환자의 이해를 확인하고, 환자가 말하도록 격려하고, 웃으며 유머를 사용하는 의사들에게서 의료 과실률이 감소하는 것으로 보였다(Levinson 외 연구진 1997).

의사소통기술은 교육하고 학습할 수 있는 것인가?

앞의 내용을 보면 의사-환자 의사소통에 문제가 존재하며 특정한 의사소통 기술은 해결책을 제공할 수 있다. 그러나 이러한 의사소통 기술을 가르칠 수 있을 것인가? 모두 경험을 통하여 습득되거나 삼투 현상처럼 저절로 흡수되는 것은 아닌가? 전문가로 일생 많은 어려운 상황을 겪으면서 얻을 것들에 대해 학습할 지름길이 진정 있겠는가? 아마도 선배들이 하는 것을 보는 것만으로도 잘 배울 수 있을 것이다. 그리고 어쨌든 어떤 사람은 할 수 있고 또 어떤 사람은 절대로 할 수 없는 것을 보면 이는 정말 개인의 성격 문제가 아닌가? 이를 알아내기 위해 무엇이 좋은 의사소통을 가능하게 하는지 정의하려 노력하고 그것을 구성 요소들로 분해하는 것은, 한 배우는 무대에서 존재감을 갖게 하고 다른 배우는 그냥 나무처럼 보이게 하는 것과 같지 않은가? 당신은 각 부분을 조금씩 가르칠 수는 있지만, 그러한 부분들의 합이 전체와 늘 같아지지는 않는다. 그런데 왜 그렇게 하는 것일까?

이 모든 질문들은 우리의 의사소통교육 과정을 시작하는 참가자들이 갖는 진정한 고민이며 대답을 요구하는 부분이다. 만약 그것들이 의미하는 바가 옳고, 의사소통기술을 가르칠 수 없다면, 우리는 지금 당장 우리의 노력을 포기해야 하고, 그러면 많은 노력을 아낄 수 있다. 그렇다면 의사소통기술이 가르쳐질 수 있고 가르쳐 주어야 한다고 생각하는 우리의 근거는 무엇일까?

의사소통기술을 가르쳐야 하는 근거
- 의사소통은 핵심 임상 기술이다.
- 그것은 일련의 학습된 기술이다.
- 경험이 의사소통기술의 좋은 스승이 될 수는 없다.
- 의사소통기술은 가르쳐질 수 있다.
- 습득된 의사소통기술은 유지될 수 있다.
- 행동의 변화를 얻기 위해서는 특정한 학습 방법이 필요하다:
  ○ 기술들의 설명과 정의
  ○ 학습자의 관찰
  ○ 잘 의도되고 자세하게 표현되는 피드백
  ○ 반복적인 훈련과 기술 연습

의사소통은 임상적인 기술이다.

환자와 의사 사이의 효과적인 의사소통은 신체 검진만큼 가르칠 필요가 있는 기본적인 임상 기술이다. 그것은 다른 기초 의학들처럼 철저히 가르쳐야 하고 가르칠 수 있어야 한다는 것이 점점 더 확실해지고 있다(Duffy 1998; Meryn 1998). 우리는 신체 검진을 가르치지 않는 것은 꿈도 꾸지 못할 것이다 - 우리는 훈련이나 평가에서 학습자들의 수행 능력을 주의 깊게 살펴본다. 그러나 우리는 병력 청취가 신체 검진보다 진단을 하는데 더 많은 기여를 한다는 것이 알려져 있음에도 불구하고, 학습자들이 환자와 어떻게 의사소통 하는지에 대해 같은 관심을 갖지 않았다 (Hampton 외 연구진 1975; Peterson 외 연구진 1992).

그것은 일련의 학습된 기술(series of learned skills)이다.

의학에서의 의사소통은 단순한 성격의 문제라기보다는 일련의 학습된 기술이다. 물론 성격도 중요하지만 의사소통능력의 많은 부분은 배우는 것이지 단순히 유전되는 것이 아니다. 우리가 다른 사람들과 소통하고 교류하는 성향을 타고났을 수도 있지만, 이러한 특성을 얼마나 잘 발전시키는 지는 환경, 경험, 교육에서 배우는 것에 크게 영향 받는다.

성격으로 인해 의사소통 기술 발전의 출발이 유리할 수도 있지만, 우리 모두는 어느 출발점에서나 더 배울 수 있다. 어떤 사람들은 자연스러운 눈과 손의 조절로 골프를 치는데 다른 사람들보다 유리할 수 있다. 하지만 이런 타고 난 능력이 없는 사람은 교육을 통해 골프 실력을 향상시킬 수 없다거나, 프로 골프 선수는 더 많이 향상되기 위해 기술 개발을 할 필요가 없다는 의미는 아니다. 배우고 싶은 사람은 누구나 배울 수 있다.

   스포츠나 환자와의 의사소통과 같은 복잡한 기술을 습득하는 열쇠는 복잡한 기술을 구성하는 그 세부 부분으로 분해하는 것이다. 예를 들어, '그녀는 환자들을 잘 다룬다' 또는 '그는 정말 멋진 스타일을 가지고 있어, 모든 것이 아주 쉬워 보여'라고 말하는 경우가 많은데, 그 행동을 정확하게 파악하지 못하면 따라하여 모방하기가 어려워지곤 한다. 우리는 사용된 실제 기술을 확인하고, 그 세부 구성 요소를 연습한 다음, 그것들을 다시 완벽한 전체로 다시 조립할 필요가 있다. 그랜드 슬램 경기를 보고 '지금 멋진 테니스 경기를 보았어. 나도 어느 정도 할 수 있겠어'라고 말하는 것으로 테니스를 배울 수 있으리라고 여기지는 않을 것이다. 우리는 단지 의사소통을 향상시킨다는 어떤 일반적인 개념이 아니라 전체를 구성하는 일련의 구체적인 기술에 초점을 맞출 필요가 있다. 그리고 그것은 아주 세부적인 수준에 있어야 한다. 테니스 코치가 포핸드 드라이브를 향상시키라고 말하는 것은 충분하지 않다 - 우리는 라켓을 적절한 각도로 잡거나 최적의 위치에 서 있지 않을 수도 있고 이러한 개별적인 기술 요소들은 코칭을 통해서만 식별될 수 있다.

경험이 좋은 스승이 될 수는 없다(Experience can be a poor teacher).

   안타깝게도 의사소통능력은 시간과 경험으로 반드시 향상되는 것이 아니며, 아마도 경험은 좋은 스승이 될 수 없는 것 같다. 우리는 Byrne과 Long(1976), Maguire 외 연구진(1986), Ridsdale 외 연구진(1992)의 연구를 통해 의사들은 모든 환자와 반복적으로 일관되게 사용하는 통일된 정해진 상담 스타일을 사용하는 경향이 있으며, 이런 특징적인 면담 기술의 사용과 의사의 나이, 상담에 사용하는 시간 사이에는 관계가 없어 보인다는 것을 발견하였다. 경험에 의해 습관이 상당히 강화될 수는 있지만, 좋은 습관과 나쁜 습관을 구별하지는 않았다. 상담 기술이 명백하게 부족하여 기본적인 의사-환자간의 의사소통에 역효과를 가져오는 상담 기술임에도 불구하고, 의사들은 끈질기게 같은 방법을 계속해서 반복하여 사용하였다. 흔히 우리는 틀에 박힌 생활을 하게 된다. 그리고 의사소통자로서 우리가 하는 일에 대한 본인의 인식이 반드시 정확한 것은 아니다. 예를 들어, Waitzkin(1985)은 의사들이 20분 동안의 면담 중에 평균 1분 조금 넘는 시간을 정보 제공에 할애했지만 본인들은 이 시간을 아홉 배 정도 과대평가한다는 사실을 발견했다. Laidlaw 외 연구진은 4개 OSCE 스테이션을 가지고 1년차 전공의의 의사소통능력을 평가하여 전공의 자신과 전문 평가자, 표준 환자의 평가를 비교하는 연구를 시행하였다(2004). 이 비교에서 전공의 자신은 본인의 의사소통능력에 대한 정확한 평가자가 아님을 알 수 있었다.

   우리는 또한 의과대학 학생들이 의사소통기술에 대한 특별한 훈련 없이, 전통적인 의학 수련만을 받으며 성장하면 의사소통능력은 퇴보한다는 것을 알고 있다. 그들은 졸업할 때보다 더 나은 의사소통기술을 가지고 의과대학에 입학한다. 실제 의료 수련 과정, 즉 의료 모델과 사고방식을 습득하는 과정에서 환자와의 의사소통능력은 감소했다. Helfer(1970)는 의과대학 학생들이 수련을 진행하면서 의사소통능력이 나빠졌다는 것을 보여주었다. 학생들은 수련을 하면서, 환아들의 어머니와 의사소통하는 능력이 사실적인 정보를 얻고자 하는 욕구의 증가에 따라 약해졌다.

전통적인 의학 교육 방식은 의대생들의 대인관계 기술과 의사소통기술을 잠식한다 (American Medical Colleges 1984).

Maguire와 Rutter(1976)는 특별한 훈련을 받지 못한 상급 학년 의과대학 학생의 정보 수집 능력이 심각하게 떨어진다는 것을 확인하였다. 환자의 주요 문제를 발견하거나, 문제의 정확한 성격을 규명하거나, 애매모호한 진술을 정밀하게 탐구하거나, 일상 속 문제의 중요성을 발견하거나, 대화중에 실마리를 찾아내거나, 더 개인적인 주제를 다루거나, 대화를 이끌어내는 것을 잘하는 학생들은 거의 없었다. 대부분 폐쇄적이고, 장황하며, 산만한, 반복적인 질문을 사용했다. Irwin과 Bamber(1984)도 이와 유사한 주요 의사소통기술의 결핍을 발견하였는데, 설명하거나, 침묵하거나, 응대하거나, 비언어적 단서를 포착하는 것에 관한 문제였고, 그것을 심리적, 개인적, 사회적 측면에서 다루는 것에 관한 문제들이었다.

Maguire 외 연구진(1986)은 5년 전에 의과대학에서 정보를 수집하는 교육을 받은 젊은 의사 그룹과 이런 교육을 받지 못한 다른 그룹 사이의 정보-제공 기술을 살펴보았다. 교육을 받기는 받았으나, 의사소통기술 교육에는 정보 제공과 관련된 어떠한 공식적인 훈련도 포함되어 있지 않았다. 결과는 혼란스러웠다. 두 그룹 모두, 의사들은 환자의 만족도와 조언이나 치료에 대한 순응도를 증가시키는 것으로 알려져 있는 정보-제공 기술이 가장 서툴렀다. 비록 의사소통기술을 교육 받은 의사들과 그렇지 않은 대조군 의사들 사이에는 정보-수집 능력 차이가 뚜렷했지만 정보-제공 능력의 차이는 전혀 감지되지 않았다. 이것은 의사들이 그들의 행동 방식을 결정하는데 경험에만 의존할 수 없다는 것과 그들이 상담의 모든 영역에서 효과적이기를 기대한다면 면담의 각 부문에 맞는 특정한 의사소통훈련이 필요하다는 것을 보여주었다.

반면 David와 Nicholau(1992)는 의과대학 수료를 통하여 학생들의 의사소통기술이 향상되는 것을 보여주었다. 그들은 이러한 변화가 지난 20여 년간의 의사소통훈련에 대한 자세와 접근의 변화와 관련이 있는 것이 아닌가 추측하였다.

특정 의사소통 기술을 가르치는 것은 학습자의 기술에 변화를 가져온다: 의사소통 기술은 가르쳐 질 수 있다.

지난 25년 동안 우리는 특정한 의사소통기술 훈련이 의사들의 의사소통능력을 향상시킬 수 있다는 명백한 증거를 얻게 되었다 즉, 면담 기술은 이제 의심할 여지없이 가르쳐질 수 있는 것이다 (Duffy 1998; Aspergren 1999; Kurtz 외 연구진 1999). Aspergren가 의학적 내용의 교육 및 의사소통기술과 관련된 180개의 문헌을 고찰한 결과가 그러했다(Aspergren 1999). 이들의 연구 대상 중 81개는 고품질 또는 중간 품질 기준을 충족했다. 31개는 무작위 시험(randomised trials), 38개는 개방형 효과 연구(open effect studies), 12개는 서술적 연구(descriptive studies)였다. 이 문헌 고찰은 의사소통은 가르칠 수 있고 배울 수도 있다는 것을 압도적으로 옹호한다고 결론지었다. 실제로, 오직 한 연구만이 기술에서 아무런 변화도 보이지 않았다 (아마도 훈련 기간의 짧음에 기인했을 것이다). 그리고 이것은 학생들뿐만 아니라 여러 수준의 의사들에게도 해당하였다. 게다가, 그 문헌 고찰은 전문의들도 일차 진료 의사들만큼 의사소통기술을 배우면 이익을 얻을 가능성이 있다는 것을 보여주었다.

Rutter와 Maguire(1976)는 통제된 비교 연구(controlled trial)에서 정신건강의학과

실습 기간 중에 병력-청취 기술 훈련 프로그램을 받은 학생들이 기존 방식으로 교육 받은 학생들보다 거의 세 배나 많은 관련성 있고 정확한 정보를 면담 평가에서 보고할 수 있었다고 하였다.

이러한 즉각적인 효과는 Irwin과 Bamber(1984) 그리고 Evans외 연구진(1989)의해 다시 한 번 확인되었다. Evans외 연구진(1991)은 또한 핵심 면담 기술을 배운 의과대학 학생들이 내과 및 외과 환자들의 진단을 위한 면담에 더 효율적이고 효과적이며 (즉, 훈련을 통하여 행동과 기술이 향상되어 임상적 숙련도가 증가했다), 훈련받지 않은 학생들보다 면담에 더 짧은 시간이 소요 되었다고 하였다.

유사한 발견들이 많은 다른 환경에서 반복되었다.

- Stillman 외 연구진(1976, 1977)은 의과대학 학생들의 소아청소년과 실습 기간 중 면담 능력을 향상시키는데 시뮬레이션 환자를 활용하여 그 효과를 확인하였다.
- Sanson-Fisher와 Poole(1978)은 학부 의과대학 학생들에게 공감 능력을 훈련시키고 그 효과를 확인하였다.
- Putnam 외 연구진(1988)과 Joos 외 연구진(1996)은 내과 전공의와 교수들에게 더 적절한 면담 기술을 사용하도록 교육하는 것이 정보-수집 과정에 상당한 개선을 가져다 줄 수 있다는 것을 보여주었다.
- Goldberg 외 연구진(1980)은 유사한 면담 훈련이 가정의학과 의사들이 정신 질환을 인식하는 정확성을 높일 수 있다는 것을 보여주었다.
- Gask 외 연구진(1987, 1988)은 가정의학과 실습에 의사소통기술 훈련을 하면 교육자나 학습자 모두의 면담 기술이 향상될 수 있다는 것을 보여주었다.
- Levinson과 Roter(1993)는 3일간의 CME 프로그램 이후 가정의학과 의사의 진료에서 잠재적으로 중요한 변화를 가져올 수 있음을 보였다.
- Inui 외 연구진(1976)은 외래에서 고혈압 환자를 진료하는 의사에게 환자의 순응도를 높이는 면담 기술을 한 차례 훈련을 하였을 경우의 효과를 살펴보았다. 훈련을 받은 의사들은 그렇지 않은 의사들보다 환자들의 생각을 이해하고 환자들을 교육하는데 더 많은 시간을 보냈다. 환자들은 자신의 상태에 대한 이해도가 향상되었고 순응도도 증가하였다. 무엇보다 놀라운 것은 훈련이 끝나고 6개월이 지났을 때, 고혈압이 더 잘 조절되고 있었다는 것이다!
- Roter 외 연구진(1995)은 무작위 통제 시험(randomised controlled trial)에서 일차 진료를 하는 의사가 8시간의 CME 의사소통기술 강좌를 수강한 이후 정신사회적 문제의 감지 및 관리 능력이 개선되었을 뿐만 아니라 환자의 정서적 고통을 감소 시켜주는 능력도 커짐을 확인하였다.
- Langewitz 외 연구진(1998)은 특정한 환자-중심 의사소통기술을 6개월에 걸쳐 내과 전공의에게 가르칠 수 있었으며, 평가 결과 10개월 후에 이 훈련된 전공의들이 대조군보다 더 우수하다는 것을 확인하였다.
- Smith 외 연구진(1998, 2000)은 1개월 동안 시행한 정신사회적 주제와 관련된 집중 면담 훈련 과정을 통하여 일차 진료 전공의의 지식, 태도 및 면담 기술이 향상된 것을 실제 및 시뮬레이션 환자를 통하여 확인하였다.
- Roter 외 연구진(1998)은 트리니다드 토바고에서 8시간의 의사소통기술 훈련

프로그램이 외래 진료 의사의 의사소통기술에 미치는 영향을 조사했다. 훈련을 받은 의사들은 훈련 받지 않은 동료들보다 목표 기술을 유의하게 더 많이 사용했다. 훈련을 받은 의사들 면담한 환자들의 만족도도 더 높았다.

- Humphris와 Kaney(2001)는 17개월 동안의 종합적이고 지속적인 의사소통기술 과정을 통하여 의과대학 학생들의 의사소통능력이 향상됨을 확인하였다.
- Fallowfield 외 연구진(2002)은 혈액종양학 분야의 고위 임상의들이 환자, 환자의 친척, 동료 전문가들과의 의사소통에 많은 어려움을 겪고 있다는 것을 확인하였다. 시간과 경험만으로는 이 문제들을 해결하지 못하였지만, 영국의 34개 암센터의 160명의 종양학 의사들을 대상으로 한 무작위 통제 시험에서, 3일간의 집중 훈련 과정을 통하여 3개월 후 주요 의사소통기술에서 주관적, 객관적 변화가 만들어짐을 확인하였다.
- Yedidia 외 연구진(2003)은 미국 3개 의과대학에 개설된 의사소통교육 과정의 효과를 평가하였다. 이 교육과정은 3학년 학생들의 전반적인 의사소통능력뿐만 아니라 관계 구축, 조직 및 시간 관리, 환자 평가, 협상 및 정보 공유를 통한 공유 의사 결정 능력(shared decision making)도 크게 향상시켰다.

우리는 이러한 연구들에서 사용된 교수법을 탐구하여 3장에서 학생들에게 의사소통기술의 획기적인 변화를 가져오는 방법으로 소개한다.

의사소통기술 교육에 의한 변화는 유지될 수 있다

고맙게도, 단기적인 효과 이상의 것이 증명되었다. 학습자들의 의사소통기술 변화는 오래 지속되는 것으로 나타났다.

- Maguire 외 연구진(1986)은 훈련 5년 후에 학생들을 추적 관찰하였다. 두 그룹 모두에서 개선되었지만 의사소통기술 훈련을 받은 그룹들은 개방형 질문을 하고, 명확한 표현을 하며, 언어적 단서를 포착하고 정신사회적 관심사를 다루는 것과 같은 핵심 기술에서 우월함을 유지하고 있었다. 이러한 영향은 정신 질환이나 신체적 질병을 가진 환자와의 면담에서 잘 확인할 수 있었다.
- Stillman 외 연구진(1977)은 1년 후 추적 관찰에서 훈련받은 학생들이 훈련을 받지 않은 동료들에 비해 우월함을 유지하고 있음을 확인하였다.
- Bowman 외 연구진(1992)은 Gask 외 연구진(1987)이 기술한 면담 교육과정에 따라 교육받은 기존 일반의들의 면담 기술 향상이 2년간의 추적 기간에 걸쳐 지속적으로 유지됨을 확인하였다.
- Oh 외 연구진(2001)은 내과 전공의들의 환자-중심 면담 기술사용이 집중 교육과정을 통하여 크게 향상되었으며 이러한 개선 사항이 2년 동안 유지됨을 확인하였다.
- Laidlaw 외 연구진(2004)은 4개 스테이션 OSCE를 통하여 모든 전공 분야의 78명의 1년차 및 2년차 초 전공의들 중에서, 전공의 이전 의과대학에서 받은 의사소통기술 훈련이 의사소통기술과 태도에 긍정적인 영향을 미친 것을 확인하였다. 또한 이전의 훈련은 그들의 임상 역량과도 긍정적인 상관관계를 가지고 있었다.

변화를 얻기 위해서는 특정한 학습 방법이 필요하다

3장에서 우리는 학습자가 상담 중에 하는 행동을 바꿀 수 있도록 하기 위해 어떤 학습 방법이 필요한지 근거를 들어 더 깊이 있게 탐구한다. 우리는 앞의 연구들이 다음의 문제에 당면했을 때 어떤 방향을 제시해줄 것이라는 것을 알게 되었다.

- 필수적인 기술의 체계적 묘사(systematic delineation) 및 정의
- 학습자의 관찰
- 잘 의도(well-intended)되고 자세하게(detailed) 기술되는(descriptive) 피드백
- 비디오 또는 오디오 녹음 및 리뷰
- 기술의 반복적인 훈련(training)과 연습(rehearsal)
- 적극적인 소그룹(active small group) 또는 일대일 학습(one-to-one learning)

전통적인 도제식(apprenticeship) 또는 강의식(didactic) 교수법만으로는 특정한 행동이나 기술에서 변화를 가져오기 어려울 것이다.

그러한 노력이 의사들이나 그들의 환자들에게 충분한 보상이 제공되는가?

그러면 의사들과 그들의 환자들에게 의사소통기술 훈련을 통해 얻는 것은 무엇인가? 의사소통은 단순히 좋은 매너, 상냥하게 대하거나 '환자에 매달리는 것'이라고 말하는 사람들이 있지만 그렇지 않다. 제공되는 보상은 이보다 훨씬 크다: 의사소통기술 훈련은 임상 수행 능력을 향상시킨다.

표 1.1 의사소통기술 훈련을 통한 보상은 향상된 임상 수행능력이다.

- 의사소통은 단순히 '좋아 보이는 것'만이 아니라 환자와 의사 모두에게 더 효과적인 상담의 기회를 제공해 준다.
- 효과적인 의사소통은 다음을 의미 있게 발전시켜 준다.
  - 정확성(accuracy), 효율성(efficiency)과 지지성(supportiveness)
  - 환자의 건강성과(outcome)
  - 환자와 의사의 만족
  - 치료에 대한 관계(therapeutic relationship)
- 의사소통은 근거-중심의 의학과 개별 환자의 치료 사이의 간극을 메워준다.

보다 효과적인 상담

위의 논의에서 우리는 의사소통기술을 통하여 환자와 의사 모두가 더 효과적인 상담을 할 수 있음을 확인하였다. 그러나 의학적 사실에 대한 지식이 많은 지적인 의사들도 적절한 의사소통기술이 없다면 다음과 같은 것들을 할 수 없을 것이다.

- 환자가 이야기하고자 하는 문제나 관심사를 효율적으로 발견하기
- 전체적인 병력을 정확하게 획득하기
- 서로 수용할 수 있는 치료 계획을 함께 상의하기
- 환자와 의사 사이의 갈등을 줄이는 데 도움이 되는 원만한 관계를 형성하기

건강성과의 개선

우리는 또한 의사소통이 환자의 건강성과(health outcomes)를 크게 개선할 수 있다는 것을 알아냈다. 즉, 개인의 기술은 만족도, 순응도, 증상 완화 및 생리학적 성과로 이어질 수 있었다. 효과적인 의사소통은 환자의 건강에 변화를 준다.

의사소통은 또한 의사들의 실적을 향상시킬 수 있다. 적절한 의사소통기술을 사용하면 환자의 의사에 대한 만족도를 높일 뿐만 아니라 의사가 업무 스트레스를 덜 느끼고 만족감을 더 느끼게 할 수 있다 (Levinson 외 연구진 1993). 적절한 의사소통은 오해를 방지하여 종종 발생하는 의사와 환자 사이의 갈등을 감소시킨다.

협력 동반자 관계(A collaborative partnership)

이와 함께 우리의 동반 서적에서 자세히 확인한 기술들은 환자와 의료 전문가 사이의 협력적 동반자 관계(collaborative partnership)를 증진시키는 환자-, 관계-중심 접근법을 옹호한다. 우리가 이러한 접근법을 취하는 것은 우리의 주관적인 의견이나 개인적인 믿음이기 때문이 아니라, 그 기술들이 이러한 이론적인 의사-환자 관계에 대한 견해로 실현되어 임상과 연구를 통하여 환자와 의사 모두에게 더 나은 성과를 만들어 준다는 것을 보여 주었기 때문이다.

협력 동반자 관계라는 개념은 환자와 의사 사이의 보다 동등한 관계를 의미하고 의료 부성(paternalism)으로부터 상호 힘의 균형을 이루는 방향으로 변화한다는 것을 의미한다(Roter와 Hall 1992; Coulter 2002). 그러므로 우리의 두 책은 의사들이 그들의 환자들로 하여금 상담에 더 많이 참여하고 더 균형 잡힌 관계를 형성할 능력을 향상시키기 위해 사용할 수 있는 의사소통기술을 옹호한다.

그렇다면 우리는 우리의 기관들에 의사소통기술 프로그램의 필요성을 납득시키기 위해 무슨 말을 할 수 있을까?

우리 기관(institution)들에 보내는 메시지는 단순히 좀 더 환자-중심적인 접근법을 제공할 수 있다는 것이어서는 안 된다. 그러한 칭찬할 만한 목표는, 그리고 우리가 환자의 걱정과 요구를 발견하고 환자를 상담에 더 많이 참여시켜야 한다는 것을 아무리 강조할지라도, 종종 그것을 깨닫지 못한 사람들에게는 거의 의미가 없다. 정말 잘 받아들여지는 중요한 점은 간단하다. 효과적인 의사소통은 양질의 의료를 제공하는데 필수적이다. 의사소통기술 프로그램을 확립함으로써, 우리는 학습자들이 임상 역량을 향상시킬 수 있도록 할 수 있다. 그들은 더 정확하고 효율적으로 진단할 수 있는 전문가가 될 것이며, 그들은 환자들이 논의된 내용을 잘 이해하고 상의한 치료 계획에 잘 따르도록 할 수 있게 될 것이다. 궁극적으로, 학습자들은 건강을 증진시키고, 질병을 관리하며, 더 나은 생리학적 성과를 얻기 위해 환자와 함께 일하는 능력을 증진시킬 것이다.

2장
내용 '무엇': 우리가 가르치고 배우려 노력하는 것을 정의하기

소개

지금까지 우리는 다음의 것들에 대해 알아보았다.

- 의학적 의사소통에 대해 가르치고 배우는 것은 중요하다.
- 의사-환자 사이의 의사소통에는 분명한 문제가 있다.
- 이 문제들에는 입증된 해결책이 있다.
- 의사소통기술은 교육하고 학습할 수 있다.
- 학습한 의사소통기술은 유지될 수 있다.

하지만 우리가 가르치고 배우려 하는 것은 명확한가? 개개의 의학적 의사소통기술을 정의할 수 있는가? 상담과 같은 복잡하고 중요한 작업을 개개의 요소로 분해하는 것이 가능한가?

우리의 의사소통기술 과정(course)에서는, 모든 수준의 많은 학습자들은 '모든 것이 주관적이지 않은가? 당신이 말하는 것을 입증할 근거가 있는가? 의사소통기술의 교육과정(curriculum)은 무엇인가? 모두 체계적이지 않은 그냥 속임수처럼 보인다. 그리고 이 주제가 다루는 분야는 얼마나 광범위한가? 나는 관심 있는 몇 가지 기술은 알고 있지만 아마도 내가 알지 못하는 것도 많이 있을 것이다'라고 말하면서 시작하곤 한다.

이러한 질문들은 모두 답을 해야 할 가치가 있는 것들이다. 의사소통기술을 가르치고 배우려면 우선 구분이 되는 의료 의사소통의 개개의 기술들을 정의할 수 있어야 한다. 이러한 기술들을 의사소통 프로그램에 포함시키려면 각각을 정당화시킬 수 있는 이론과 연구 근거를 제시해야 한다. 그리고 학습자와 촉진자(facilitator)가 개개의 기술들이 상담 전체에서 어떻게 관련되어 있는지 이해할 수 있도록 해주는 개념의 체계를 만들어야 한다.

따라서 이 장에서 우리는 다음과 같은 내용을 다룬다.

- 촉진자와 프로그램 책임자(director)가 의사소통기술에 대해 무엇을 가르쳐야 하는지 이해하는데 도움이 필요한 이유를 탐구한다.
- 의사-환자 사이의 의사소통을 구성하는 광범위한 종류의 기술들을 정의하고 그것들의 상호 관련성에 대해 고찰한다.
- 캘거리-캠브리지 지침(Calgary-Cambridge Guides)의 서식(form)으로 이 기술들의 교육 과정을 서술한다.
- 이 기술들을 조직하기 위한 틀(framework)을 서술하고 이 구조가 왜 중요한지 설명한다.
- 의사소통 교육과정에 포함시킬 기술을 선택하기 위한 이론과 연구 기반에 대해 논의한다.

촉진자와 프로그램 책임자가 무엇을 가르쳐야 하는지 이해하는데 왜 도움이 필요한가?

이 책의 목적 중 하나는 촉진자와 프로그램 책임자가 의료에서의 의사소통기술을 가르치는 것을 돕는 것이라면, 왜 우리는 '무엇'과 '어떻게' 둘을 똑같이 강조하는가? 그냥 '무엇'을 생략하고 '어떻게'로 바로 이동할 수는 없을까? 확실히 의료와 관계없는 분야의 촉진자들은 의사소통 연구에 대한 배경 지식을 가지고 있고 이미 '무엇'을 알고 있을 것이다. 그리고 의료 분야의 촉진자들 또한 의사소통기술 프로그램의 주제를 알고 있지 않을까? 결국, 그들은 매일 반복되는 임상 진료에서 이러한 기술들을 사용하고 있다. 확실히 무엇을 가르쳐야 할지를 아는 것은 쉽다. 정말로 어려운 것은 정확한 교수 방법을 찾아내는 것인데, 특히 이전에 의사소통 교수법에 대해 거의 교육을 받은 적이 없는 의사들을 위한 정확한 교수 방법을 찾아내는 것은 어려운 일이다.

수년 동안 우리는 이런 가정들이 잠재적으로 위험하다는 것을 알게 되었다. 이 책과 유사한 다른 교재와 마찬가지로 촉진자 훈련 프로그램에서 의사소통기술 교육에 대하여 '무엇'과 '어떻게'를 똑같이 강조할 필요가 있다는 것을 깨닫게 되었다. 교수법의 범위와 수업을 진행할 수 있는 능력에 대해 이미 편안해진 교육자들은 여전히 이러한 주제 자체에 대해 불편함을 느끼는 경우가 많다. 다음은 경험이 많은 촉진자들로부터 들을 수 있는 일반적인 의견이다.: '나는 무엇에 초점을 맞춰야 할지도 모르겠다', '나는 단지 몇 개의 단편적인 내용만 이것저것 가르치는 것 같다', '내 피드백은 너무 주먹구구인 것 같다', '내가 가르친 모든 것들이 가르치기에 적절한 것인지 잘 모르겠다', '내가 가르치는 것이 타당성이 있는지 아니면 단지 내 생각일 뿐인지 잘 모르겠다'. 놀랄 것도 없이, 촉진자의 어려움은 종종 학습자의 경험에 투영된다. 그러나 이러한 어려움은 어디에서 오는 것인가?

- 의사소통기술 관련 촉진자가 되는 대부분의 의사들은 그들 자신이 교육받는 동안 의사소통 훈련을 거의 받지 못했다. 사실, 그들이 의과대학에 다녔을 당시에는 의사소통기술에 대한 교육이 전혀 없었을 지도 모른다(Suchman 2003). 그들 자신의 '의사소통 훈련'은 온전히 임상 의사로서의 경험에서 얻어진 경우

가 많다. 이런 견해는 '의사소통은 가르칠 필요가 없다 - 전공의들은 하던 대로만 하면 알아서 배울 수 있다'고 말하는 일부 임상 교수들이 주로 가지고 있는 견해이다. 불행하게도, 우리가 1장에서 보았듯이, 이 분야는 임상 수련 경험만으로는 부족하며, 그것은 종종 나쁜 습관의 훌륭한 강화제 역할만 한다(Helfer 1970; Byrne과 Long 1976; Maguire 외 연구진 1986). 그래서 의사들 본인은 지식의 기반을 획득하지 못했거나, 공식적인 의사소통 훈련의 혜택을 받지 못했을 수 있다. 비록 많은 관심을 보일지는 모르지만, 촉진자들은 가르치려는 기술에 완전히 익숙하지 못하거나 충분히 훈련되어 있지 않을 수 있다.

- 의료인이 아닌 많은 촉진자들은 심리학자이거나 상담 전문가이고, 의사들처럼 그들 역시 의사소통에서 공식적인 훈련을 거의 받지 못했을 수도 있다. 의사소통 분야의 사람들조차도 의사-환자 사이의 의사소통을 그 자체로 연구하지 않았을 수 있다.
- 지난 30년 동안 우리가 환자와 의사 사이의 의사소통을 향상시키는 기술을 정의하고, 그 기술을 가르치고 배울 가치가 있는 행위라고 알릴 수 있을 만큼 근거가 상당히 축적 되었다. 그러나 의료 및 비의료 촉진자들은 광범위하고 다양한 저널에 발표된 이 문헌들을 확인하기는 어렵고, 많은 촉진자들에게 이러한 최신의 연구 자료들을 확인할 시간은 제한적이라는 사실을 알았다. 결과적으로, 이 정보는 널리 보급되지 않았고, 촉진자들은 흔히 그들 강의의 타당성이 불확실하다고 느낀다. 이것은 이러한 근거를 이해하고 강의에 사용해야 하는 많은 촉진자들이 수행해야 하는 소규모 또는 일대일 형태의 의사소통 훈련을 특히 어렵게 한다.
- 대개의 촉진자들은 의료 면담 과정에 관하여 체계적으로 생각하거나, 학습해야 하는 확인된 특정 기술을 조직화할 명확한 개념 체계를 가지고 있지 않다. 그 수많은 기술들은 대부분 체계화되지 않은 '재주꾼의 자루(bag of tricks)'에 불과한 것처럼 보인다. 촉진자들은 의사소통기술을 체계적으로 개발하고 이해하기 위해 각 기술들을 결합하는데 어려움을 겪는다.

시각 장애인들을 인도하는 시각 장애인들(The blind leading the blind)

우리는 촉진자들이 그들의 학습자들보다 주제에 대해 더 잘 이해할 것이라 확신할 수 없다. 촉진자들은 정식으로 의사소통에 대해 배우지 못했을 수 있고, 임상에서 질 높은 의사소통을 보여줄 필요가 없었을 수 있다. 물론 그들이 의사소통을 잘하는 사람일 수도 있지만, 그들이 자신의 행동을 분석해 본 적은 없었을 것이고, 따라서 의사소통에 대해 가르치는 것이 어려울 수 있다. 이 상황은 마치 시각 장애인이 다른 시각 장애인을 안내하는 것과 같으며 - 심지어 최근에 의과대학을 막 졸업한 수준의 의사를 교육하는 경우는, 마치 시각 장애인이 약시인 사람을 이끄는 격으로, 이러한 주제에 대하여 의과대학 학생 시절이나 최근에 수련을 받은 이들은 그들을 가르치려고 시도하는 교육자들보다 더 잘 훈련되어 있을 수 있다.

촉진자들이 의사소통기술 교육에서 '무엇'을 이해할 수 있도록 돕는 것은 여러 가지 면에서 바람직하다. 첫째, 많은 의료 분야 촉진자들은 중요한 의사소통기술 훈련을 전혀 받지 못하였기 때문에, 그들 자신의 의사소통기술에 대해 언급하고, 의사소통 훈련이 '무엇'을 다루는 것인가에 대한 그들 자신의 이해를 넓힐 기회를 갖는 것은 중요하다. 둘째로, '무엇'을 이해하는 것은 그들의 가르치는 일에 헤아릴 수 없을 정도로 많은 도움이 될 것이다. 잘 가르치기 위해서, 촉진자들은 상담의 구조, 가르치는데 필요한 중요한 기술들, 특정 의사소통 술 사용을 뒷받침해 줄 연구와 이론적인 근거, 그리고 전체 의사소통기술 교육 과정의 범위를 파악할 뛰어난 습득력을 개발하는 것이 중요하다. 그렇지 않으면 무작위로 가르치게 되거나, 핵심 의사소통기술들을 잊어버리거나, 심지어 설명하거나 계획하기 같은 면담에서 상당히 중요한 부분을 쉽게 무시하게 된다.

우리는 특히 촉진자들이 의사소통기술의 기초가 되는 연구 근거를 이해하고 이러한 지식을 가르치는 데 능숙해지기를 간절히 바란다. 훌륭한 체험적(experiential) 의사소통기술 강의는 학습자가 체험적 숙고(experiential deliberation)를 하면서 정보에 대한 필요성을 느낄 때 그리고 그에 쉽게 동화(assimilated)될 수 있을 때, 바로 그 시점에서 학습할 자료나 연구 근거를 소개해 주는 촉진자의 능력으로 특징된다. 촉진자는 단순히 자기 주도 학습 그룹(self-directed learning group)을 지도하는 사람이 아니라, 적절하게(sensitively) 제시(introduced)하는 체험적 학습을 크게 향상시킬 수 있는 전문 지식과 정보를 가진 사람이다.

의사소통기술의 유형 및 상호 관련성

우리가 실제로 의사소통 프로그램에서 공부하는 것은 무엇인가? 의사소통기술 교육과정에서 다루어져야 하는 광범위한 세 가지 의사소통기술 유형의 정의를 통하여 이 질문에 대한 대답을 시작하려고 한다.

1. 내용 기술(Content skills) - 의료 전문가들은 무엇을 소통하는가 - 묻고 대답하는 내용, 수집하고 제공하는 정보, 논의하는 치료 내용.
2. 과정 기술(Process skills) - 의료 전문가들은 어떻게 소통하는가 - 환자와 의사소통하는 방법, 병력 청취를 하거나 정보를 제공하는 방법, 언어 및 비언어적 기술을 사용하는 방법, 환자와의 관계를 발전시키는 방법, 의사소통을 조직하고 구조화 하는 방법.
3. 인식 능력(Perceptual skills) - 의료 전문가들이 생각하고 느끼는 것은 무엇인가 - 내적 의사 결정(decision making), 임상 추론 및 문제 해결(problem solving) 기술; 태도(attitudes) 및 의도(intentions), 가치(values)와 신념(beliefs); 걱정하는 환자, 질병 또는 다른 이슈에 대한 자신의 감정(feelings)과 생각(thoughts)의 자각(awareness); 자기 개념(self-concept)과 확신(confidence)에 대한 그리고 자신의 편견들(biases)과 산만함(distractions)에 대한 자각.

내용, 과정 및 인식의 기술들은 서로 연계되어 있으며 분리하여 고려될 수 없음을 강조하는 것이 중요하다. 의료 면담(Riccardi와 Kurtz 1983; Beckman과 Frankel 1994)을 공부할 때 세 가지 유형의 기술 모두에 주목해야 한다. 계통적 문진을 구성하는 질문이나 특정한 증상을 확인하기 위해 필요한 내용 기술도 물론 매우 중요하지만, 이러한 내용 측면은 다른 많은 책들에 잘 기술되어 있기 때문에 여기서는 그것을 위해 공간을 할애 하지는 않는다. 임상적 추론과 의학적 문제-해결과 관련된 인식 기술도 마찬가지다. 반면, 의사소통 과정 기술과 이 세 가지 유형의 기술이 상호작용하는 방식에 대해서는 의학 교육 과정에서 훨씬 덜 주목을 받고 있다. 따라서 이 책과 부록에서는 의료 관련 의사소통 중 내용, 인식 기술의 중요한 측면에도 관심을 쏟겠지만 주로 이 과정 기술에 초점을 맞추고, 세 가지 유형의 기술이 어떻게 서로 영향을 주고받는지를 주의 깊게 살펴본다.

다음은 이러한 상호 의존성(interdependence)을 보여주는 몇 가지 예들이다.

예제 1
상담 초기에 하나의 특정 영역(내용)에 대해 일련의 폐쇄적인 질문(과정)을 한다고 하자. 이처럼 자신의 질문에 대해 답을 얻는 것은 분명 효율적인 방법이지만 넓은 그림을 보는 것을 방해하여 오히려 효과적인 진단을 하는 데는 문제를 일으킬 수 있다. 부적절하게 사용된 질문 기술(과정)은 부적절한 가설을 생성(인식)하는 결과로 이어질 수 있다.

비교:
  환자: '요즘 소변을 보기 위해 밤에 깨어야 했습니다.'
  의사: '그렇습니까.
  하룻밤에 몇 번이나 그러셨나요?
  소변 줄기가 약했나요?
  소변 보고 나서도 소변이 흐르던가요?' 등등.

그리고 이와 비교하여,

  환자: '요즘 소변을 보기 위해 밤에 깨어야 했습니다.'
  의사: '네…'
  환자: '그리고 술을 많이 마셨습니다.'
  의사: '아하.'
  환자: '저의 어머니는 당뇨병이 있습니다.. 저도 그럴 수 있나요?'

예제 2
내면의 생각이나 감정과 외적인 의사소통의 연관성을 살펴보는 것은 흥미롭다. 환자에 대한 생각과 느낌, 즉 인식(perception)은 우리의 정상적인 행동을 방해하고 의사소통을 막을 수 있다.

예를 들어:
- 환자의 성격에 대한 짜증(인식)은 듣는데 방해가 되고 중요한 단서(과정)를 놓치게 할 수 있다.
- 환자에 대한 육체적 호감(인식)은 우리가 올바른 진단을 내리는데 필수적인 성적(sexual) 문제(내용)에 대한 질문을 막을 수 있다.

예제 3
확인되지 않은 잘못된 가정(인식)은 효과적인 정보 수집(과정)을 차단하고, 토론(내용)을 잘못된 방향으로 이끌 수 있다.

예를 들어, 환자가 이미 가지고 있는 질병에 대한 일상적인 검사를 위해 왔다고 성급하게 가정하면, 논의해야 할 더 중요한 문제나 새로운 증상이 있다는 것을 진료 후반까지 알아내지 못할 수 있다.

의료 면담에 대해 가르치고 배우는데 내용과 과정 기술을 분리할 경우 생기는 문제

분명히, 내용, 과정 그리고 인식 기술은 우리의 교육에 통합되어야 한다 - 모든 것이 필수적인 임상 기술이다. 그 모든 것들은 과정 기술만을 고려하던 과거보다 더 넓은 관점을 가지고 함께 가르쳐져야 한다. 그러나 안타깝게도 의학 교육에서 이러한 세 유형의 기술들은 너무 자주 인위적으로 나뉘어져 학습자들이 피해를 보아 왔다. 의학 교육에서 의료 면담 수업 중 내용과 과정 기술을 분리하는 것은 특히 문제가 많은 것으로 밝혀졌다.

한 가지 불행한 결과는 학습자들이 의과대학 학생이든, 전공의든, 또는 진료를 하고 있는 의사든 분명히 상반되는 두 가지 의료 면담의 형태와 마주하게 된다는 것이다. 첫 번째는, 일반적으로 임상 의사가 병력을 청취하면서 얻고, 진단을 하면서 고려할 것으로 기대하는 정보를 상세히 기술하는 틀인 '전통적인 병력(traditional medical history)'이다. 의료 면담 내용은 다음과 같다.

---

1 전통적인 병력(Traditional medical history)

- 주호소(Chief complaint)
- 현병력(History of the present complaint)
- 과거 병력(Past medical history)
- 가족력(Family history)
- 개인 및 사회력(Personal and social history)
- 약물 및 과민반응 병력(Drug and allergy history)
- 계통적 문진(Functional enquiry/systemic review)

학습자가 직면하는 두 번째 유형은 일반적으로 '의사소통 모델(communication model)'라고 한다. 이와 같은 형태는 의사가 의료 면담을 수행하고, 관계(rapport)를 발전시키며, 전통적인 병력 기술에 필요한 정보를 얻어, 환자와 함께 그 결과 및 대안에 대하여 토론하는 상세한 방법에 대한 새로운 틀과 기술들의 목록을 제공해준다. 이것이 사실 의료 면담의 과정이다.

과정과 관련한 혼동

이 두 형태(즉, 내용을 기술하는 전통적인 병력과 과정을 기술하는 의사소통기술)와 마주쳤을 때 학습자들은 그것들을 대안으로서 생각하고 모델 각각의 역할을 혼동하기 쉽다. 학생들이 의사소통 과정 기술을 배우는 것을 무시하고 전통적인 병력 형태를 내용뿐만 아니라 의료면담 과정의 지침으로도 사용하는 경우를 너무 자주 보게 된다. 불행히도 이것은 학습자들을 닫힌 질문(closed question)으로 돌아가게 하는 전통적인 병력의 틀을 의사소통 과정 지침으로 사용하게 만들고, 생의학적(biomedical) 정보 찾기를 강요하는 엄격한 구조의 면담으로 이끌게 된다.

학습자들이 의사소통 과정과 관련하여 이러한 실수를 하는 데는 몇 가지 이유가 있다.

1. 의사소통기술 교과과정 이외에, 학습자들이 병력 청취를 하는 것은 거의 관찰되지 않았고, 대신 그들은 전통적인 병력 청취 서식을 사용하여 그들이 찾아낸 것들을 선배 의사들에게 보여주었다. 그러므로 학습자들은 그들이 발견한 것을 보여주는 형식이 정보를 얻어내는 형식이라고 잘못 인식하게 되었다.
2. 위험하게도, 학습자들은 찾아낸 정보를 증례 기록에 같은 형식으로 기술하는데, 시간이 지나면 이러한 접근법이 의료 면담 과정의 '올바른' 형식으로 내재화하게 되는 것이다.
3. 학습자들은 강사들이 완전한 의료 면담을 하는 것을 거의 관찰하지 못하고, 환자에게서 병력을 청취하거나 환자에게 설명을 하거나, 장시간에 걸쳐 환자와 함께 계획하고 노력한 것들은 모르는 상태로 짧게 요약된 내용만을 보게 된다. 학습자들은 선배들이 문제를 해결하고 가르치는 것을 임상 현장에서 더 자주 목격하게 되는데, 불행히도 이것을 '실제 세계'의 환자 진료로 착각하게 된다. 게다가, 임상 현장에서는 학습자들을 환자 병력의 특정 부분에 관한 폐쇄적인 질문으로 바로 접근하게 만들어, 효과적인 의사소통기술 교육을 가볍게 무력화시켜 버린다.
4. 환자들과 어떻게 의사소통 하는지를 가르치는 것과 어떻게 임상 기술을 평가하는지 사이에는 '오해'가 있다. 평가에서 학습자들에게 병력 청취를 하라고 하면, 거의 대부분의 학습자들은 흔히 그들의 생각이나 알고 있는 내용을 질문하는 형식으로 크게 말해야 한다고 여긴다. 이렇게 하면 불가피하게 환자와의 관계와 환자의 관점을 무시하는 생물 의학적 병력에 초점을 맞춘 폐쇄적인 질문을 사용하게 된다. 불행하게도 학습자들은 이러한 '수험생용' 병력 청취와 실제 임상 병력 청취를 같은 것으로 생각하는 경향이 있다: 결국 의사소통 과

정 기술은 사라지고, 핵심 병력 청취용 폐쇄적 질문을 하거나 지나치게 구체적인 생물 의학적 내용만을 강조하는 병력 청취를 하는 습관만 남게 되는 것이다.
5. 임상 교수진은 의사소통에 관한 수련과 지식뿐만 아니라 의사소통기술 교육에 관한 전문성과 편안함 있어서도 다양하다. 때문에 종종 그들이 교육 받은 유일한 접근법인 전통적인 병력 청취로 돌아가게 된다.
6. 신체검진(내용)에서 발견하는 내용들은 대개 발견 방법(과정)과 밀접하게 관련지어져 가르친다. 이와는 대조적으로, 전통적인 병력 청취의 내용은 일반적으로 질병과 관련된 의학적 문제의 해결에 초점을 맞춘 병력 청취 과정을 임상현장 수업에서 가르치는 반면, 과정 기술은 별도로 의사소통 과정에서 가르친다. 게다가, 병력 청취 수업은 교육 병원의 전문의가 가르치는 반면 의사소통기술은 일반 의사, 심리학자들, 정신과 의사들이 가르치고 있다. 이것은 학습자들에게 '진짜' 의사들은 '병력'을 얻어내지만 의사소통에는 관심이 없는 반면, 의사소통과정 교사들은 의사소통은 하지만 병력 청취에는 관심이 없다는 부적절한 메시지를 줄 수 있다. 이는 모두 사실이 아니다. 하지만 학습자들은 전통적인 병력 청취 방법이 '올바른' 접근법이며 과정 기술은 '부가'적인 선택사항이라고 인식하게 된다.

내용 관련 혼란

또 다른 혼란의 원천은 내용과 관련이 있다. 일반적으로 의사소통 모델들은 과정 기술에만 초점을 맞추고 있는 것으로 인식되고 있지만, 많은 사람들이 병력 청취에 환자 본인의 질병에 대한 인식(perspective)이라는 새로운 내용 영역을 도입해 왔다 (McWhinney 1989). 우리가 동반 서적(Skills for Communicating with Patients) 3장에서 상세히 기술한 것처럼, 전통적인 병력 청취는 각 환자의 매우 개인적인 필요(needs)와 인식의 이해를 희생하면서 병리적 질환에 집중한다. 결과적으로 환자의 문제를 이해하고 다룰 수 있는 많은 정보들이 청취되지 못한다. 환자의 만족도, 순응도, 기억 및 생리적 결과에 대한 연구에서 의사의 제한된 생물학적인 관점뿐만 아니라 환자의 생활 전반을 포괄하는 광범위한 병력 청취도 필요하다는 것을 확인하였다 (Stewart 외 연구진 1995).

환자의 생각, 우려, 기대가 전통적인 병력 청취의 구성 요소가 아니라는 사실은 일상의 임상 사례에서 이러한 내용이 너무 자주 누락되는 결과를 초래했고 (Tuckett 외 연구진 1985) 의사소통 과정 지침에 이러한 내용의 영역을 포함시켜 균형을 잡도록 하게 되었다. 그러나 전통적인 병력 청취 지침과 의사소통기술 지침에 서로 다른 내용이 기술된다면 학습자들은 실제로 두 가지를 모두 해야 하지만, 환자의 생각과 우려를 발견하는 것 또는 완전하고 정확한 생물 의학적 병력을 취하는 것 둘 중 하나만 해야 한다고 생각할 수도 있다.

내용과 과정의 결합

이 장의 뒷부분에서는 위의 딜레마를 해결하기 위해 최근에 개발된 접근 방식에 대해 논한다. 생물 의학적 병력 청취의 '옛' 내용과 환자의 인식과 관련한 '새' 내용을 결합한 의료 면담의 과정과 내용 모두를 강조하는 통일된 형태를 보여주겠다.

의사-환자 의사소통기술의 전반적인 교육과정

앞 절에서 설명한 과정, 내용 및 인식 기술은 교육 과정을 만드는 과정에 광범위하게 참조할 수 있는 틀을 제공한다. 하지만 구체적으로 의사와 환자 간의 의사소통기술은 정확히 무엇인가? 우리가 교육 과정에 포함시키고자 하는 개별적인 기술을 어떻게 정의할 수 있을까? 어떻게 하면 촉진자 및 학습자가 전체 교육 과정의 범위를 이해하여 보다 쉽게 접근할 수 있을까? 그리고 어떻게 하면 학습자가 개별적인 기술을 기억할 수 있고, 서로 어떤 관계가 있는지, 그리고 전체 상담과 어떤 관계가 있는지 이해할 수 있도록 할 수 있을 것인가?

이러한 질문에 대답하기 위해 우리는 캘거리-캠브리지 지침의 형태로 무엇을 가르치고 배울 것인지에 대한 개요를 제공할 것인데, 이 캘거리-캠브리지 지침은 의사소통기술에 대한 우리의 전체적인 접근 방식의 핵심이며 이 책과 동반 서적(Skills for Communicating with Patients)의 주요 내용이다.

캘거리-캠브리지 관찰 지침 (1998년 판)

캘거리-캠브리지 관찰 지침(Kurtz과 Silverman 1996; Kurtz 외 연구진 1998; Silverman 외 연구진 1998)은 위의 질문들에 구체적이고 간결하며, 접근 가능한 형태로 답할 수 있도록 설계되었다. 지침은 이 책의 초판과 동반 서적(Skills for Communicating with Patients)의 주요 내용이다. 이 지침은 기술 기반 의사소통 프로그램에서 '무엇을 가르치고 배울 것인가'에 영향을 미치는 네 가지 주요 요소를 기반으로 한 기술 기반 교육 과정(skills-based curriculum)을 정의하고 있다.

1. 구조(structure) - 우리는 어떻게 의사소통기술을 조직화 하는가?
2. 기술(skills) - 우리가 개선하고자 하는 기술은 무엇인가?
3. 타당성(validity) - 이러한 기술이 의사와 환자의 의사소통에 변화를 만든다는 근거는 무엇인가?
4. 범위(breadth) - 의사소통 교육과정의 범위(scope)는 어떻게 되는가?

이 지침에는 두 가지 광범위한 목표가 있었다. 첫째, 촉진자와 학습자가 교육과 학습을 개념화하고 체계화할 수 있도록 돕는 것이고, 둘째, 의과대학 과정, 전공의 수련 과정 또는 연수 강좌 과정 어느 경우이든 학습자와 촉진자를 위한 교육 프로그램을 구축하기 위해 노력하는 의사소통 프로그램 책임자를 돕는 것이다.

비록 몇 페이지에 불과하지만 지침을 통해 다음을 하고자 했다.:

1. 교육, 학습 및 의료 실무에 도움이 될 수 있도록 의료상담 방법을 구조화하고 이에 의료 의사소통기술을 직접 대응시켜 조직한 틀을 제안했다.
2. 효과적인 의사와 환자 간의 의사소통을 구성하는 개개의 기술들을 서술하였다.
3. 의사-환자 의사소통기술에 관한 문헌을 요약하고 보다 쉽게 열람할 수 있도록 했다.
4. 종합 교육 과정(Riccardi과 Kurtz 1983; Kurtz 1989)의 기초를 만들어, 학습자, 촉진자, 프로그램 책임자 모두에게 교육과정의 학습 목표에 대한 명확한 아이디어를 제시하였다.
5. 촉진자와 학습자 모두에게 사용 가능한 참고 자료(aide-memorie)로서 그리고 관찰이나 피드백 및 자기 평가를 구조화하는 방법으로서 강의 기간 동안 일상적으로 쉽게 사용할 수 있도록 기술들을 간결하게 요약하였다.
6. 특정 행동에 관한 표시 및 참조를 위해 쉬운 언어로 기술하였다.
7. 의사소통 프로그램에 필요한 수많은 수련 촉진자들의 일관성(coherence and consistency)을 위해, 촉진자 교육 프로그램의 내용에 대한 타당한(sound) 근거를 제공하였다.
8. 세 가지 수준 모두에 동일하게 유효하고 적용 가능한 핵심적인 환자-의사 의사소통기술 세트를 명시함으로써 모든 수준의 교육, 즉 의과대학, 전공의 및 연수강좌 의료 교육에서 의사소통 프로그램에 대한 공통의 기반을 마련하였다.

비록 과거에도 우리의 이전 버전을 포함하여 많은 사람들이 무엇을 가르칠지 명확히 하는 수많은 지침과 체크 리스트를 사용하였지만(Stillman 외 연구진 1976; Cassata 1978; Sanson-Fisher 1981; Riccardi와 Kurtz 1983; Cohen Cole 1991; Van Thiel 외 연구진 1992; Van Thill과 Van Dalen 1995), 1998년에 출판된 캘거리-캠브리지 지침은 다음과 같이 중요한 진전을 이루었다.

- 이론과 연구로 검증된 근거가 있는 기술의 포괄적인 목록을 제공하였다
- 기술의 적절한 근거를 제시하였다
- 좀 더 환자 중심적이고 협력적인 형태를 지향하는 방향으로 움직이려 노력하였다
- 설명과 계획의 영역을 매우 중요한 영역으로 강조하였다 (Carroll과 Monroe 1979, Riccardi와 Kurtz 1983, Tuckett 외 연구진 1985, Maguire 외 연구진 1986, Sanson-Fisher 외 연구진 1991) - 더 최근의 문헌은 이 영역을 더 강조할 필요가 있다고 한다(Towle과 Godolphin 1999; Edwards와 Elwyn 2001)
- 개인의 스타일과 성격 차이를 상당히 인정하면서도 의료 의사소통에서 사용될 수 있는 기술에 대한 지침을 제공한다

소규모 그룹과 일대일 교육 모두에 똑같이 적합한 이 지침은 여러 해 동안 그리고 많은 다른 의학적인 맥락에서 세심하게 개발되고 다듬어져 왔다. 우리는 특히 Rob Sanson-Fisher(호주)의 지침 부분의 구조와 기술에 대한 기여와, 이전 버전의 공동 저자인 Vincent Riccardi 박사(미국)와 Catherine Heaton 박사(캐나다)에게 감

사하고 있다. 이처럼 진화하는 지침은 캐나다 캘거리 의과대학 학생들의 의사소통 교육과정의 핵심으로 25년 동안 사용되어 왔으며 (Riccardi와 Kurtz 1983; Kurtz 1989) 최근에는 캘거리의 전공의 및 연수 교육 프로그램에 사용되고 있다. 우리는 최근 캘거리에서 지침을 더 발전시키는데 도움을 준 Meredith Simon 박사에게도 감사를 표현한다.

이 지침은 또한 East Anglian 지역의 영국 일반의들과 그 촉진자들의 교육에도 도입 되었으며, 임상 의사와 촉진자의 워크숍에서 실험 과정을 통해 더 다듬어졌다. 이 지침은 John Benson 박사의 도움으로 케임브리지 대학 의과대학 학생 교육의 광범위한 의학 면담 과정의 핵심 요소가 되었다.

1998년 발행된 이후, 모든 수준의 의학 교육과 광범위한 전문 분야에 걸쳐 많은 다른 기관들이 이 지침을 의사소통기술 프로그램의 토대로 채택했다. 아르헨티나, 호주, 캐나다, 이탈리아, 인도, 스칸디나비아, 남아프리카, 스페인, 영국, 미국 및 그 밖의 지역의 기관들은 이 지침을 주요 교육 자원, 평가 도구 또는 연구 도구로 사용해 왔다. 그러한 다른 문화에서의 적용에 대한 추가적인 증명으로, 다른 나라의 임상의와 의료 교육자들은 그 지침을 네덜란드어, 프랑스어, 노르웨이어, 스페인어 및 다른 언어로 번역했다. 보다 최근에는 북미와 영국의 수의사들이 고객-환자-동물 의사소통 프로그램의 지침을 사용하기 시작했으며, 11장에서는 지침을 평가 도구로서 사용하는 연구와 교육 과정 개발, 의사소통기술의 평가와 관련된 더 큰 관심사의 맥락에서 지침의 유효성, 신뢰성 및 교육적 영향에 대해서 논의한다.

강화된 캘거리-캠브리지 지침
(The enhanced Calgary-Cambridge Guides)

1998년판 지침이 우리 기관과 몇몇 다른 기관에서 더욱 널리 사용되면서 몇 가지 중요한 문제가 표면화 되었다. 첫 번째 문제는 어떻게 하면 학습자가 71가지 개별적인 의사소통 과정 기술을 처음 대하면서 낙담하지 않고 지침의 가치와 유용성을 인식하게 할지에 대한 문제이다. 우리는 이 많은 기술들이 한눈에 보기에 벅차 보일 수 있다는 것을 알고 있다. 그러나 동시에 우리는 의료 의사소통을 너무 과소평가하지 않았으면 한다. - 그것은 복잡한 새로운 분야로 우리가 몇 가지 기술만으로 지침을 줄였다면 의료 의사소통은 제대로 다루어지지 못하게 될 것이다.

두 번째 쟁점은 캘거리-캠브리지 지침 내에 의사소통의 내용과 과정을 보다 명확하게 통합하는 방법이다.

앞의 두 가지 문제와 밀접한 관련이 있는 세 번째 문제는 어떻게 하면 임상 교수진과 학습자들이 학부 과정에 이어 임상 실습과 전공의 프로그램까지 의사소통기술을 통합하여 가르치고 배워 일관성 있게 확장할 수 있는가 하는 문제이다.

이러한 문제들을 해결하기 위해, 1998년 이후 얻은 경험의 결과로 우리는 캘거리-캠브리지 지침의 강화된 버전을 개발했다(Kurtz 외 연구진 2003). 강화된 내용은 다음과 같다.:

- 의사소통기술 교육을 소개하는 방법을 시각적, 개념적으로 개선하기 위해 세 가지 도표를 개발하고, 광범위한 임상 과정(comprehensive clinical method) 내에 의사소통기술 교육을 도입함
- 의사소통기술 교육의 구조와 과정 기술을 보다 밀접하게 관련시킨 새로운 의료 면담 내용 지침 개발함
- 의료 면담의 과정 및 내용 측면에 환자의 관점을 도입함

이와 같이 강화된 내용으로 우리는 학습자에게 세 가지 단계로 지침을 소개할 수 있게 되었다. 첫째, 광범위한 임상 진료 체계에 의사소통 교육과정의 배치를 설명할 개략적인 틀로 세 가지 도표를 제공한다. 세 개의 도표는 의사소통 교육과정의 틀을 더 자세하게 시각적으로 묘사하고 있으며 의사-환자 상호작용 및 의사소통기술 교육에 관한 논리적이고 조직화된 스키마(schema)를 제공한다.

둘째로, 우리는 이 틀에 명확하게 들어맞는 70여 개의 의사소통 과정 기술에 대한 포괄적인 목록을 제공한다. 이 순서를 따라 학습자들은 기본 개념 모델에 설명된 '필수 요소'를 먼저 교육받고, 이후 포괄적인 목록에 서술된 보다 넓은 영역의 구체적인 과정 기술로 점진적으로 진행할 수 있다. 또한 1998년 판에 친숙한 독자는 과정 지침을 구성하는 일부 특정 기술과 관련된 수정된 사항과 개선된 사항을 알 수 있을 것이다.

세 번째이자 마지막 단계로, 우리는 의무 기록이나 상담 중 정보를 개념화하고 기록하는 새로운 방법을 제공하는 의료 면담 내용에 대한 지침을 제공한다. 이 내용 지침은 캘거리-캠브리지 과정 지침의 특정 의사소통기술과 더욱 밀접하게 연계되어 있다. 이 '조화(fit)' 때문에 두 지침은 상호 보완적이었고, 이 같은 과정과 내용의 통합이 추천된다. 이 시도는 진정한 포괄적인 임상 진료 체계를 위해 한 가지 형태로 의료 면담의 내용과 과정을 결합하였다. 강화된 캘거리-캠브리지 지침은 이전 판처럼 다시 한 번 우리의 두 책의 중심 역할을 하였다.

세 가지 도표: 강화된 캘거리-캠브리지 지침의 틀

강화된 캘거리-캠브리지 지침을 설명하는 세 가지 도표는 학습자들에게 개념을 가르치기 쉽게 해주었다.:

1. 의학 면담 중에는 무슨 일이 일어나는가
2. 의사소통과 신체검진 기술은 어떻게 통합적으로 이루어지는가

세 가지 도표는 의사소통의 기술을 소개하고 그것들을 광범위한 임상 진료 체계 과정 속에 자리 잡게 해 준다.

기본 틀(the basic frame)

그림 2.1은 의료 면담을 시각적으로 나타낸 것이다. 의사소통 업무와 신체검진을 모두 포함하는, 이 '요점(bare bones)' 지도는 실제 임상 진료 중의 업무의 흐름을 보여 준다.

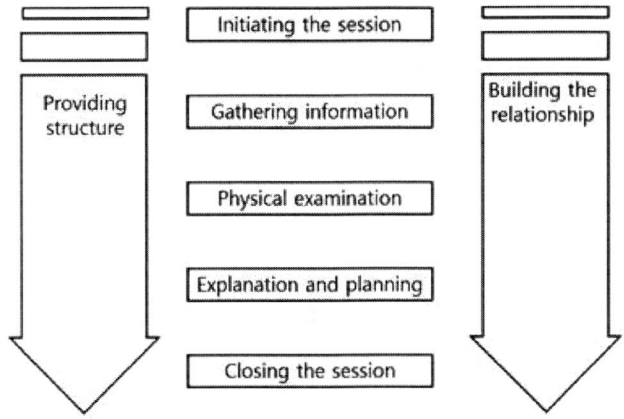

그림 2.1 기본 틀(Basic framework).

지침의 이전 판에서, 우리는 의사와 환자가 일상적인 임상 진료에서 매일 수행하려고 시도하는 5가지 기본 과제, 즉 진료 시작하기(initiating the session), 정보 수집하기(gathering information), 신체검진(physical examination), 설명 및 계획하기(explanation and planning), 진료 종료하기(closing the session)에 관한 기술을 정리했다. 이로써 직관적인 감을 가질 수 있었고 의사-환자 상호작용 및 의사소통기술 교육을 위한 논리적 조직 스키마를 제공하였다. 이 구조는 1983년 Riccardi와 Kurtz가 처음 제안한 것으로 1991년 Cohen-Cole에 의해 채택된 구조와 유사하다.

그림 2.1에는 강화된 캘거리-캠브리지 지침의 두 가지 변경 사항이 수록되어 있다. 도표에는 의사소통에 관한 표현만 있는 것이 아니라, 의사들이 온전한 의료 면담 동안 시간 순서대로 수행하는 5가지 주요 작업 중 하나로 신체검진을 포함시켰다. 순서에서 적절한 위치에 신체검진을 명시하는 것은 실제 면담에서 일어나는 일을 반영하고 학습자가 신체검진과 다른 의사소통 업무 사이의 조화(fit)를 더 쉽게 이해할 수 있게 해준다.

두 번째 변경은 의료 면담에서 순서에 따라 수행되는 다섯 가지 과제와는 별개로 면담 내내 실(threads)처럼 지속적으로 발생하는 두 가지 업무, 즉 관계를 수립하고(building the relationship) 면담을 구조화하는(providing structure) 업무를 명확히 구분하였다. 이전에는 면담을 구조화하는 것은 정보 수집의 부분 집합으로 표현되어 있었지만, 우리는 이제 면담을 구조화하는 것은, 관계 수립과 마찬가지로, 효과적으로 달성해야 할 순차적 과제가 아니라 면담 내내 일어나는 업무라는 것을 깨달았다.

이러한 변화들은 학습자들이 의사소통 과정 그 자체뿐만 아니라 그것을 구성하는 다양한 작업들 사이의 관계를 보다 정확하게 개념화할 수 있도록 도와준다.

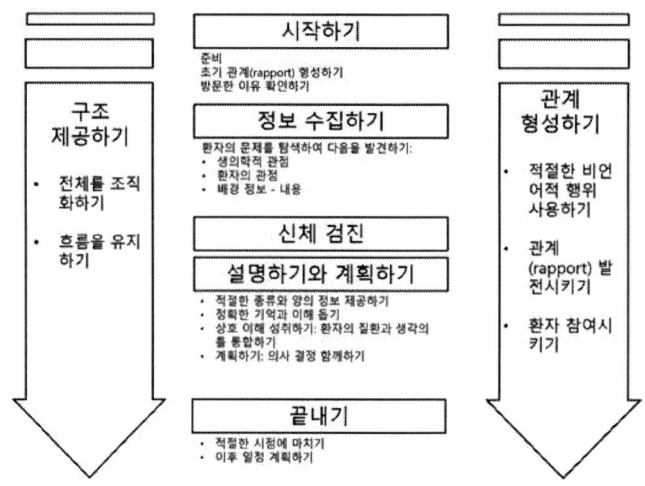

그림 2.2 확장된 틀(Expanded framework)

확장된 틀(The expanded framework)

그림 2.2는 여섯 가지 각각의 의사소통 업무에서 달성해야 할 목표를 정함으로써 기본 틀을 확장한다. 이 확장된 과제 및 목표의 틀은 학습자가 보다 복잡해진 캘거리-캠브리지 지침에 설명된 수많은 의사소통 과정 기술을 기억하거나 구성하고 그리고 적용하는데 도움이 되는 개요를 제공해 준다. 이 지침에는 각각의 목표를 달성하는데 필요한 구체적 근거에 기반한 기술(evidence-based skills)들을 적어 놓았다.

전체 지침에는 그림 2.2에 표현되지 않은 설명하기와 계획하기에 관한 내용이 추가 '옵션'으로 수록되어 있다. 설명하기와 계획하기의 세 가지 가장 보편적인 초점, 즉 검사(investigations)와 시술(procedures)에 대한 논의, 의사의 의견과 문제의 중요성에 대한 논의, 서로의 행동 계획 관련 협상과 관련된 내용과 과정 기술을 모두 포함하고 있다. 또한 신체검진을 할 때 환자를 존중하는 태도를 보이고 그 검진에 대해 적절한 설명해야 한다는 내용과 관련된 의사소통기술은 관계 구축하기, 구조화하기 및 설명하기와 계획하기 부분에 통합되어 있다는 점 또한 주의하여야 한다.

내용과 과정이 서로 관련된(interrelationship) 사례

그림 2.3은 정보 수집하기라는 하나의 작업의 사례이며, 의료 면담에서 내용과 과정이 구체적으로 어떻게 서로 관련되는지에 대한 확장된 관점을 보여준다.

그림 2.3 내용과 과정이 서로 관련된(interrelationship) 사례

그림 2.1, 2.2 및 2.3의 도표를 합치면 의사와 환자가 만나서 행하는 작업들과 그 방식을 시간의 흐름에 따라 개념화 하는 틀을 만들 수 있다. 이 틀은 학습자(그리고 의사소통을 가르치는 것에 익숙하지 않은 교수진)가 의사소통의 내용과 과정의 개개의 요소들 사이의 관계를 시각화하여 이해하기 쉽게 도와준다.

의사소통 프로그램은 의사소통 훈련을 정규 의사소통 과정 뿐만 아니라 임상 실습, 전공의 과정, 기타 병실 교육 또는 외래 교육 환경을 포함하는 범위까지 확장하려 시도하고 있다. 이러한 맥락에서 임상 교수진은 의사소통에 관한 자신의 수련과 지식 기반뿐만 아니라 의사소통기술에 대한 전문 지식(expertise)과 그것을 가르치는 것에 대한 익숙함(comfort)도 다양하다. 위의 세 가지 도표는 정규 의사소통 과정 밖의 임상 강사들과 롤모델(role model)들이 의료 면담에서 의사소통 기술을 더 쉽게 연관 지어 사용할 수 있도록 개념화하는 방법을 제공한다.

그리고 나면 학습자가 단순히 의사-환자 상호작용의 목적을 효과적으로 이해하게 하는 것뿐만 아니라 실제 관련 있는 의사소통 과정 기술을 구분하여 의료 면담의 적절한 내용을 찾아 사용하게 만들기 위해 더 자세한 과정 및 내용 지침을 필요로 하게 된다.

캘거리-캠브리지 지침: 의사소통 과정 기술

캘거리-캠브리지 과정 기술 지침은 그림 2.2에 나타난 과제와 목표의 틀에 맞는 71개의 핵심 근거 기반 의사소통 과정 기술을 간략하게 기술하고 정의한다. 우리의 경험에 따르면, 먼저 그림 2.1에서 2.3까지의 틀을 이해한 학습자 및 임상 교수진은 캘거리-캠브리지 과정 지침들의 많은 개별 기술들에 자세히 설명된 의사-환자 의사소통의 진정한 복잡성을 더 잘 이해하고 받아들인다. 지침들은 맹목적으로 따라하는 것이 아닌 필요에 따라 사용할 수 있는 기술의 포괄적인 사례를 제시한다.

강화된 캘거리-캠브리지 과정 지침은 1998년에 출판된 것과 매우 유사하기는 하지만, 1998년 판에 익숙한 독자들은 일부 기술의 변경과 개선을 알아 볼 수 있을 것이다. 대부분의 경우, 기존 기술 항목을 보다 명확하게 설명하거나 교육 및 평가에서 지침을 더 쉽게 사용하기 위해 변경되었다. 가장 분명한 변화는 공유 의사결정(the shared decision-making) 부분으로 이 책에서는 48번에서부터 52번 항목까지 재구성하였다. 우리는 새로운 기술을 추가하거나 해석의 변화를 주지는 않았다. 1998년 이후 출판된 문헌들은 우리가 1998년 지침에 포함시켰던 기술들에 대한 근거의 해석을 바꾸거나 새로운 기술들을 추가하기 보다는 심화시켜 기술들을 공고히 해 주었다.

캘거리-캠브리지 지침 의사소통기술
진료 시작하기

초기 관계(rapport) 설정하기 (Establishing initial rapport)
1. 환자와 인사하고 환자의 이름을 확인함
2. 자신의 신분, 면담의 성격을 소개하고 필요한 경우 동의를 얻음
3. 존중과 관심을 표현하고, 환자가 신체적으로 편안한지 확인함

상담 사유 파악하기 (Identifying the reason(s) for the consultation)
4. 적절한 질문을 통하여 환자가 해결하고자 하는 문제 또는 이야기하고 싶어 하는 문제를 파악함(예: '무슨 문제로 병원에 오시게 되었습니까?', '오늘 어떤 문제를 상의하고 싶으십니까?', '오늘 어떤 문제의 답을 얻고 싶으십니까?')
5. 환자의 반응을 방해하거나 유도하지(directing) 말고, 환자의 첫 진술을 주의 깊게 경청함

6. 추가 문제에 대해 확인하고 정리함(예: '두통과 피곤함이 있으시다고요, 다른 것은 없습니까?')
7. 환자 및 의사가 원하는 바를 모두 고려하여 해결해야 하는 문제(agenda)를 의논함

정보 수집하기 (Gathering information)

환자 문제 탐색하기 (Exploration of patient's problems)
8. 환자에게 문제에 대해 처음부터 지금까지의 이야기를 직접 말 하도록 격려함 (지금 병원을 방문한 이유를 명확히 함)
9. 개방형 및 폐쇄형 질문 기법 사용함, 개방형 질문에서 폐쇄형 질문으로 적절히 이동함
10. 환자가 대답하기 전에 생각할 시간을 주고, 이후 방해받지 않고 진술을 마칠 수 있도록 주의 깊게 경청함
11. 환자의 언어적, 비언어적 반응을 촉진함. 격려, 침묵, 반복, 따라하기 (paraphrasing), 해석 등을 사용함
12. 언어 및 비언어적 단서(몸짓, 음성, 얼굴 표정)를 수집함; 적절히 확인하여 알아냄
13. 명확하지 않거나 확대가 필요한 환자의 진술을 명확히 한다(예: '어지럽다가 무슨 의미인지 설명해 주시겠습니까?').
14. 환자가 말한 내용에 대한 자신의 이해를 확인하기 위해 주기적으로 요약하고, 환자에게 정확한지 확인을 요청하거나 추가 정보를 요구함
15. 질문이나 의견은 간결하고 이해하기 쉬운 언어를 사용함. 전문 용어는 피하거나 적절히 설명하며 사용함
16. 문제가 발생한 날짜 및 순서를 명확히 함.

환자의 관점을 이해하는 추가 기술
17. 다음을 적절하게 물어보고 적극적으로 확인함
    - 환자의 생각(idea) (즉, 원인이 되는 신념)
    - 각 문제에 대한 환자의 걱정(concerns, worries)
    - 환자의 기대(expectation): (즉, 목적, 각 문제에 대해 환자가 기대하는 도움)
    - 효과(effects) - 각 문제가 환자의 삶에 미치는 영향
18. 환자에게 감정을 표현하도록 격려함

상담을 구조화하기 (Providing structure to the consultation)

상담구조 공유하기 (Making organisation overt)
19. 다음 단계로 넘어가기 전에 이해를 확인하기 위해 특정 질문 마지막에 요약하고 정리함
20. 신호(signposting)나, 경과 진술을 사용하여 한 단계에서 다른 단계로 진행함. 다음 단계에 대한 합리적인 필요성을 함께 진술함

흐름에 따라 참여하기 (Attending to flow)
   21. 논리적 순서로 면담을 구조화함
   22. 일정에 맞추어 시작하고 면담 중에는 직무에 충실히 함

관계 수립하기 (Building relationship)
적절한 비언어적 행동 사용하기 (Using appropriate non-verbal behavior)
   23. 적절한 비언어적 행동을 보여줌
      ● 눈 맞춤, 얼굴 표정
      ● 자세, 위치, 동작
      ● 속도, 크기, 억양과 같은 음성 조절
   24. 읽거나, 메모를 하거나, 컴퓨터를 사용하는 경우, 대화나 관계(rapport)를 방해하지 않는 방식으로 함
   25. 적절히 신뢰(confidence)를 표현함

관계(rapport) 발전시키기
   26. 환자의 견해(views)와 느낌(feelings)의 정당성(legitimacy)을 인정하도록 함: 판단(judgemental)하지 말 것
   27. 공감(empathy)을 사용하여 환자의 감정이나 어려움에 대한 이해와 존중을 전달함; 환자의 견해와 감정을 인정한다고 표현함
   28. 지지해줌(provides support): 우려(concern), 이해(understanding), 도움의 의지(willingness to help)를 표현함; 잘 대처하였고 자기 관리(self-care)도 적절했다고 인정해 줌; 동료애(partnership)를 표현함
   29. 신체검진과 관련된 경우를 포함하여 당황스럽고 불편한 주제나 신체적 고통에 민감하게 대처해 줌

환자 참여시키기 (Involving the patient)
   30. 환자의 참여를 장려하기 위해 환자와 함께 생각을 공유함 (예: '지금 제가 생각하고 있는 것은 ⋯')
   31. 질문이나 신체검진 중 불합리해(sequiturs) 보이는 부분에 대해 근거를 설명함
   32. 신체검진 중 과정을 설명하고 동의를 구함

설명하기 및 계획하기 (Explanation and planning)
정확하고 적당한 분량의 정보 제공하기 (Providing the correct amount and type of information)
목적: 포괄적이고 적절한 각각의 정보를 환자가 원하는 만큼 부족하지도 과하지도 않게 제공함
   33. 한데 뭉쳐 확인하기(chunks and checks): 유사한 정보는 함께 이야기함, 이해하였는지 확인함, 환자의 반응을 살피며 진행함
   34. 환자의 사전 지식 확인: 정보를 제공하기 전 환자의 사전 지식을 먼저 물음, 환자가 어느 정도까지 알고 싶어 하는지 확인함

35. 환자에게 어떤 정보가 도움이 될 것인지 물음 (예: 원인, 예후)
36. 적절한 시간에 설명함: 부적절한 조언이나 섣부른 정보, 안심시키는 말은 삼가도록 함

정확한 기억과 이해 돕기 (Aiding accurate recall and understanding)
목적: 환자가 보다 잘 이해하고 기억하기 쉽게 정보를 만들도록 함
37. 설명을 조직화함: 개별 단계로 나누기, 논리적 순서를 개발
38. 명시적으로 분류하기(categorisation) 또는 신호하기(signposting) (예: '논의하고 싶은 세 가지 중요한 사항이 있다. 먼저…'; '자, 이제 다음으로 넘어갈까요?')
39. 반복 및 요약을 통하여 정보를 강화함
40. 간결하고 이해하기 쉬운 언어를 사용하고, 전문 용어는 피하거나 자세히 설명함
41. 시각적 방법으로 정보를 전달하기: 도표, 모델, 서면 정보 및 지침
42. 주어진(또는 계획한) 정보에 대한 환자의 이해를 확인함 (예: 환자에게 자기 말로 다시 설명하도록 요청함)

공동의 이해 달성하기: 환자의 관점 통합하기 (Achieving a shared understanding: incorporating the patient's perspective)
목적: 상호작용을 장려하기 위해 일방적인 정보의 전달이 아닌 주어진 정보에 대한 환자의 생각과 감정, 관점을 고려한 설명과 계획을 제공한다.
43. 환자의 관점과 설명을 관련지음: 이전에 도출된 아이디어, 우려 및 기대
44. 참여 기회를 제공하고 권장함: 질문하기, 설명을 요구하게 하거나 의심을 표현하게 하기, 적절하게 대응하기
45. 언어 및 비언어적 단서를 포착하여 대응하기. 환자가 정보를 제공하고 싶다거나 물어보고 싶다는 요구, 정보의 과부하, 괴로움 등
46. 사용된 용어나 주어진 정보에 대한 환자의 신념, 반응 및 감정을 이끌어 냄; 필요한 경우 말하고 알려줌

계획하기: 의사결정 공유하기(Planning: shared decision making)
목표: 환자가 원하는 만큼 의견을 반영할 수 있도록 계획을 수립하고 결정하는 과정에 환자를 관여시키고 이해시킴
47. 적절한 생각을 공유함: 새로운 생각(idea), 사고 과정(thought processes) 및 고민(dilemmas)
48. 환자를 참여시킴:
    - 지시하기 보다는 제안하고 선택권을 제시함
    - 환자에게 그들의 생각과 제안을 가지고 참여하도록 장려함
49. 관리할 수 있는 것들을 조사함(Explores management options)
50. 당면한 의사 결정에 있어 환자가 원하는 관여 수준을 확인함
51. 상호 수용 가능한 계획을 상의함:
    - 가능한 선택에 관해 차이가 없는지 선호하는 바가 있는지를 확인함
    - 환자의 선호도를 결정함

52. 환자에 대한 확인:
    - 계획에 동의하는가
    - 우려를 잘 표현했는가

진료 종료하기
다음 단계 계획하기
53. 환자와 의사 사이에 다음 단계에 대한 약속을 함
54. 안전을 위한 주의사항, 일어날 수 있는 이상 반응에 대한 설명, 계획한 대로 진행되지 않을 경우 무엇을 할지, 언제 어떻게 도움을 구해야 하는지 등에 대해 설명함

적절한 마감 시점 확인하기
55. 진료를 간략하게 요약하고 치료 계획을 확인함
56. 환자가 동의하는지, 계획에 만족하는지, 바로 잡을 것이 있는지, 질문이나 문제가 있는지 등을 물어보고 최종 점검함

설명하고 계획할 때의 선택사항(내용 및 과정 기술 포함)
문제에 대한 의견과 중요성을 논의하는 경우
57. 상황에 대한 의견을 제공하고, 가능한 경우 상황에 이름을 정함
58. 의견에 대한 근거를 제시함
59. 원인, 심각성, 예상 결과, 단기 및 장기적 결과에 대해 설명함
60. 환자의 신념, 반응, 우려나 의견을 이끌어냄

서로의 행동 계획을 의논하는 경우.
61. 선택할 내용을 의논함. 조치 없음, 검사, 약물 처방 또는 수술, 비약물적 치료(물리치료, 보행보조기, 수액 치료, 상담), 예방 조치 등
62. 제공되는 처치 또는 치료에 대한 정보를 제공함: 관련 단계의 이름, 작업 방식, 이익 및 이점, 가능한 부작용
63. 환자가 생각하는 처치의 필요성, 이익, 어려운 점, 의지 등을 확인함
64. 환자의 견해를 수용함; 필요에 따라 환자가 가진 다른 관점을 옹호해 줌
65. 수용 가능성을 포함하여 계획 및 치료에 대한 환자의 반응 및 걱정을 확인함
66. 환자의 생활 방식, 신념, 문화적 배경 및 능력 등을 고려함
67. 환자가 계획 수립에 참여토록 하여, 스스로 책임지고 자립할 수 있도록 격려함
68. 환자를 돌봐 줄 환경에 대해 확인함, 활용 가능한 기타 지원에 대해 의논함

검사 및 시술에 대해 논의할 경우
69. 시술에 대한 명확한 정보를 제공함 (예: 환자가 어떤 경험을 하게 될 것인지, 결과를 어떻게 알 수 있는지)
70. 치료 계획에 따른 관련 시술에 대해 설명함: 가치, 목적
71. 잠재적인 불안감 또는 부정적인 결과에 대한 질문을 유도하고 의논함

캘거리-캠브리지 지침: 의사소통 내용

　개정된 지침 중 내용 부분은 상담이나 의무기록의 정보를 개념화하고 기록하는 새로운 방법을 제공하였다. 의료 정보를 기록하는 전통적인 방법(상자 2.1 참조)은 유지되지만 다음 내용을 명시적으로 포함시켜 보강하였다.

- 환자가 해결하고자 하는 문제들의 목록('불만 사항'이 아님)
- 사건들의 경과
- 환자의 관점에 관한 '새로운' 내용
- 의사가 고려할 수 있는 다른 치료법
- 환자가 들은 것들의 기록
- 협의된 치료 계획

　이러한 추가 사항을 통해 내용 지침(그림 2.4)은 기존의 접근법보다 최근의 실제 의료 업무와 더욱 유사해 졌다.

　학습자가 '이전' 내용과 '새로운' 내용을 실제 진료에 일상적으로 포함시키는 것을 쉽게 함으로써, 이 추가 사항은 의무기록에 관한 교육과 진료 모두가 개선되는 결과를 가져왔다 (임상에 사용되기 위해, 내용 지침의 각 항목에 학습자가 면담 중에 적어 두었다가 나중에 의무기록에 적을 만한 적절한 정보를 쓸 수 있는 공간을 남겨 두었다). 내용 지침의 제목과 의료 면담의 업무 순서는 밀접하게 관련된다:

- 환자의 문제 목록은 시작과 일치함
- 환자의 문제 탐구는 정보 수집에 해당됨
- 신체검진은 양쪽 틀에서 모두 동일함
- 나머지 내용 지침의 제목은 설명하기와 계획하기에 해당됨

　이와 같이 개선된 내용 지침은 캘거리-캠브리지 과정 지침의 특정 의사소통기술과 더욱 밀접하게 관련되어 있다. 이 '조화' 때문에, 두 지침은 서로를 보완하고, 내용과 과정 기술의 통합이 장려되었다.

명확한 전체 구조의 필요성

앞에서 설명한 기술 기반 교육 과정의 중요한 한 요소는 전체 구조 속에 개별적인 의사소통기술이 조직적으로 잘 제공된다는 것이다. 이 책과 동반 서적에서 우리는 캘거리-캠브리지 지침의 틀에 의해 명시적으로 제공되는 구조의 중요성에 대해 반복적으로 언급하였다. 왜 우리는 그렇게 명시적으로 구조를 정의하는데 가치를 두는가?

구조에 대한 이해는 임상 의사, 학생, 그리고 촉진자 모두에게 유익하다.

- 임상 의사들에게 있어, 그 구조에 대한 인식은 상담이 목적 없이 방황하거나 중요한 요점을 놓치지 않도록 해 준다. 의사소통기술은 무작위로 사용되지 않는다. - 서로 다른 기술은 면담 중 서로 다른 시점에 각각의 목적과 의도를 가지고 배치되어야 한다. 그러므로 우리는 면담을 진행하는 동안 어느 단계에 있는지 명확히 의식하기 위해 그 구조를 알고 있어야 한다. 예를 들어, 면담의 정보 수집 단계가 환자의 병에 대한 개인적인 반응과 질병의 임상적 측면을 함께 이해하는 것이 포함한다는 것을 이해하지 못한다면, 의사는 면담의 설명하기와 계획하기 단계를 준비가 덜 된 상태에서 시작할 수 밖에 없으며, 환자의 진정한 걱정에 대해 이야기하지 못할 수 있다. 물론, 상담의 구조에 대한 인식은 융통성과 결합되어야 한다. - 상담의 과정은 환자에 대한 고려 없이 의사의 지시로만 진행되는 고정된 것이 아니다. 그러나 이러한 구조 없이는 의사소통이 체계적이거나 생산적으로 되기 쉽지 않다.

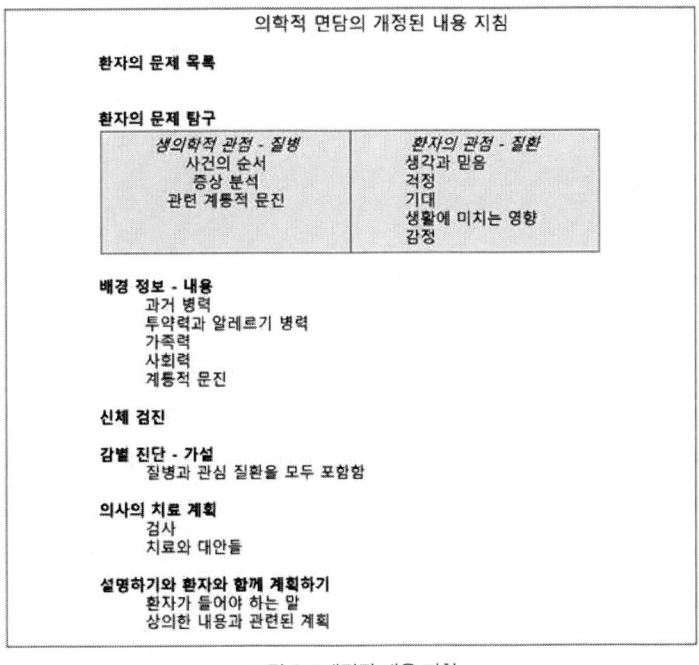

그림 2.4 개정된 내용 지침

- 학습자의 경우, 개별 의사소통기술 목록만으로는 충분하지 않다. 분류 없이 단순히 나열된 기술들은 기억하기에 매우 어렵다. 학습자들이 근거 기반 기술들을 기억하고 전체적으로 유용하게 체계화하기 위해서는 전체적인 개념 모델이 필요하다. 이 책의 3장에서는 학습자의 의사소통 능력에 변화를 일으키는 체험적 방법(experiential methods)의 중요성에 대해 논한다. 그러나 체험적 학습은 본질적으로 무작위적(random)으로 발생하는 기회(opportunistic)에 큰 영향을 받는다. - 피드백과 제안을 함께 결합시키기 어려울 수 있다. 기술

이 그 쓰임에 맞게 위치 될 수 있는 구조를 제공하는 것은 학습자들이 체험적 학습에서 우연히 발견할 기술에 순서를 부여하고 개별 조각들이 전체 면담에서 어떻게 조화를 이루는지 알게 하는데 도움이 된다.

- 또한 촉진자들은 중요한 학습 영역으로 인식되는 개별적인 기술이나 기술을 어떻게 통합할 것인지에 대한 명확한 이해가 부족할 수 있다. 전체적인 개념 모델이 없다면, 의학 면담의 수많은 기술들은 체계화되지 못한 '재주 꾸러미(bag of tricks)'로 보일 수 있다. 촉진자들은 가르치는 과정에서 서로 다른 기술들을 함께 연결시키는 것을 어렵게 생각할 수 있다. 그들에게 명확한 전체 구조를 제공하는 것은 이러한 문제를 극복하는데 도움이 될 수 있다. 구조는 촉진자가 성과-기반 접근법(outcome-based approach)을 의사소통기술 교육에서 도입할 수 있게 해주는 추가적인 이점이 있다(5장 참조). 구조는 촉진자가 학습자에게 할 두 가지 핵심 질문, 즉 '면담 중 어느 단계에 있는가?(where are you in the interview?)'와 '무엇을 이루려고 하는가?(what are you trying to achieve?)'를 질문할 수 있게 개요를 준다. 방향을 정립한 후에야, 각각의 기술에 대한 다음 질문인 '어떻게 그곳에 갈 수 있을까?(how might you get there?)'를 할 수 있다.

우리는 개념 모델을 사용하여 우리의 의사소통 학습과 노력을 마치 경험 많은 임상 의사가 임상 추론에 스키마를 사용하는 것과 같은 방식으로 구조화하는 데 쓸 수 있다. - 즉, 지식이나 기술에 체계적으로 접근하여 사용하거나, 기억을 돕거나, 무작위적인 정보에 일관성과 질서를 부여하는 등 유용하게 쓸 수 있다.

의사소통 교육과정에 포함시킬 과정 기술 선택하기

이 시점에서 우리는 독자들이 '당신은 농담하고 있는 것이 틀림없다 - 71개의 과정 기술을 배우고, 익히고, 습득하는 것은 불가능하다!'라고 말할 것이라는 것을 안다. 그렇게 복잡할 필요가 있을까? 숫자를 줄이거나 몇 가지 항목을 합치는 게 어때? 이 모든 기술을 각 상담에 사용하려고 하는 것이 정말 필요한가?

이에 대한 우리는 사과 없이, 의료 면담은 정말로 매우 복잡하고 몇 가지 광범위한 일반화로는 요약할 수 없다고 대답할 것이다. 우리는 이미 1장에서 의사소통이 일련의 학습된 기술이며, 새로운 행동들이 진료 중에 인식되고, 실행되고, 익숙해지기 원한다면 이러한 개별적인 기술들로 상담을 세분화하는 것이 가능하며 필수적이라는 것을 이미 알게 되었다. 지침에 나열된 모든 기술들은 면담 과정에서 큰 가치가 있으며 앞으로 알게 될 모든 것은 이론이나 연구에 의해 검증 되었으며 우리는 그 모두에 관심을 기울여야 한다.

매번 마주칠 때마다 71가지 기술을 모두 사용해야 한다는 뜻인가. 대답은 물론 아니다. 우리는 모든 기술이 모든 경우에 사용되어야 한다고 제안하는 것은 아니다. 어떤 기술이 필요한 지는 당신과 환자가 처한 상황과 달성하고자 하는 특정성과에 따라 달라질 것이다. 이것을 처음부터 학습자들에게 분명히 함으로써, 그렇게 긴 목록과 관련된 불안감을 해소시켜 줄 수도 있다. 예를 들어, 모든 상담의 정보 수집 단계에서 대부분의 기술은 적합하지만, 설명과 계획 단계에서는 많은 항목이 면담의 개별 상황에 맞게 조정될 필요가 있다. 즉 설명과 계획에서는 기술의 모든 항목들이 다 사용되지는 않을 것이다. 그럼에도 불구하고, 모든 기술에 대한 친숙함은 분명 학습자들에게 도움이 될 것이다. 최소한, 그 기술들은 면담이 어려워질 때마다 의도적으로 그리고 적절한 강도로 조정되어 사용될 수 있다.

그렇다면 캘거리-캠브리지 교육 과정에 나열된 71개의 기술들을 모두 포함시키는 근거는 무엇인가? 우리는 이러한 각각의 기술들의 중요성을 어떤 식으로든 검증할 수 있는가 아니면 순전히 주관적 의견인가? 이러한 기술의 정당성은 어디에서 오는가?

각각의 개별적 기술을 포함시켜야 하는 연구와 이론적 근거

더 이상 의사소통기술 교육을 단순히 면담 중 의사소통의 중요성에 대한 인식을 높이는 것으로 간주하는 것은 적절하지 않다. 또한 그것은 단지 다양한 접근법을 공유하고, 이용할 수 있는 가능성의 범위를 넓히고, 모든 제안을 똑같이 유효하게 취급하라고 하는 것이 아니다. 어떤 기술과 방법들은 이제 의사와 환자의 의사소통 및 건강에 대한 성과에서 실질적인 차이를 만드는 것으로 나타났다.

우리는 지난 30년 동안 환자와 의사 사이의 의사소통을 강화시키는 기술을 정의할 수 있도록 광범위한 파급 효과를 가진 이론과 연구에 의한 근거를 축적하게 된 것을 다행으로 여긴다. 연구는 특정한 기술을 사용하는 것이 어떻게 환자의 만족도, 순응도, 증상 완화 및 생리적 결과 등을 향상 시킬 수 있는 지를 분명하게 보여준다. 우리는 이제 이러한 기술들을 의사소통 프로그램에서 가르치고 임상 진료에서 의도를 가지고 사용할 가치가 있다고 이야기할 수 있다. 우리는 '유효성은 어디에 있는가?'라는 질문에 자신 있게 대답할 수 있고, 의사소통 능력은 순전히 주관적이라는 제안에 효과적으로 맞설 수 있다.

기술의 교육 과정은 고정적이지 않으며 고정되어서는 안 된다 - 연구는 계속적으로 우리의 선입견에 도전하며 축적되어야 할 것이고 의사소통기술 강의의 목표는 바뀌어야 될 것이다. 예를 들어, 최근 몇 년 동안의 연구 결과는 교육 과정이 두 가지 중요한 방향으로 이동할 수 있게 했다. 첫째로, 중요하지만 종종 간과 되었던 설명과 계획(정보 제공) 분야에 대한 강조가 증가하고 있는 것이다. 둘째로, 좀 더 환자-중심의 협력적인 접근법으로 점진적인 움직이고 있다는 것이다.

이 장에서는 각 기술들을 나열하고 간략하게 정의함으로써 의사소통기술 프로그램을 위한 교육 과정을 간단히 기술하였다. 우리의 동반 서적에 기술들을 더 상세하게 설명하고 각각의 기술을 검증하는 개념, 원리 및 연구 근거를 심도 있게 다루었다.

기술 선택에 도움을 준 의사소통의 기본 목표와 원칙

연구에 의한 근거뿐만 아니라, 직접적인 의사소통의 목표와 원칙도 지침에 포함할 항목의 선택에 영향을 주었다. 이러한 목표나 원칙은 의료 서비스에서 의사소통을 향상시키는 의사소통 교육 과정과 지침에 대해 간단하고 일관성 있는 이론적 기반을 제공한다.

의료 의사소통의 목표

우리가 선택한 모든 기술들은 의사들이 환자와 대화를 시도할 때마다 달성하고자 하는 다음의 목표(Riccardi와 Kurtz, 1983; Kurtz 2002)를 달성할 수 있도록 도와준다.

> **상자 2.2 의료에서 의사소통의 목적**
>
> 증가시키기:
> 정확성(accuracy)
> 효율성(efficiency)
> 지지성(supportiveness)
>
> 환자와 의사의 만족 증가시키기
> 건강 성과 개선하기
> 협력과 파트너쉽 증진시키기(관계 중심 케어)

우리는 모든 의사소통 훈련 프로그램을 이 같은 목표들을 중심으로 구축한다. 이것들은 우리가 의학에서 의사소통기술을 향상시켜 영향을 미치기를 바라는 결과들이다. 1장에서 지침에 열거된 기술들이 이러한 목표를 뒷받침한다는 것을 보여주는 연구의 개요를 설명했다. 왜 우리가 이 책의 목표 중 하나로 관계-중심의 진료(relationship-centred care)를 포함 시켰는지에 대해서는 더 논의할 것이다. 지금까지는 의사-중심적인(doctor-centred) 진료와 소비자 중심주의(consumerism)가 각각의 자리를 가지고 있었지만, 위에 열거된 나머지 결과들을 달성하기 위해서는 관계-중심적(relationship-centred) 또는 환자-중심적(patient-centered) 진료가 가장 효과적이라는 것이 점점 더 명확해지고 있다 (Tresolini와 Pew Fetzer Task Force 1994; Roter 2000; Coulter 2002; Stewart 외 연구진 2003).

효과적인 의사소통을 특징짓는 원리

기술의 선택은 우리가 효과적인 의사소통의 '첫 번째 원칙'이라고 부르는 것에 영향을 받았다. 우리는 이러한 원칙들에 대한 논의를 짧지만 중요한 역사적 맥락으로부터 시작하려 한다. 관습적인 재치(customary wit)로 Alton Barbour(Barbour 2000)는 특히 유용한 은유를 제시했다. 그는 수 세기에 걸친 의사소통을 개선하려는 시도는 다음의 두 가지 기본 관점으로 좁혀질 수 있다고 지적한다.

- the shot-put 접근법
- the frisbee 접근법

당연히, shot-put 접근법은 고대 그리스 시대에 시작되었다. 이 접근법은 의사소통을 단순히 잘 납득되고(well-conceived), 잘 전달된(well-delivered) 메시지로 정의한다. 의사소통에 관한 문제는 고대의 초창기부터 20세기 초반까지 전문적인 정식 의사소통 훈련이 거의 전적으로 이 shot-put 접근법에 초점을 맞추어 왔다는 것이다. 효과적인 의사소통은 내용, 전달, 설득으로 이루어졌다. 아무도 그렇지 않을 것이라고 생각하지 않았다. shot-put 접근법에서, 의사소통은 누군가가 좋은 메시지를 모아서 전송하고, 다른 사람이 그것을 집어 들면 그것으로 끝이었다. 피드백의 개념은 어디에서도 찾아볼 수 없다.

1940년대에 와서야 사람 사이의 의사소통, 즉 frisbee 접근법으로 바뀌기 시작했다. 이 새로운 관점은 1960년대가 되어서야 마침내 인기를 끌었다. Barbour가 제안한 바와 같이, 이 사람 사이의 frisbee 접근법의 중심에는 두 가지 개념이 있다. 둘 다 의료 의사소통에서 중요하다. 첫 번째 개념은 확인하는 것(confirmation)이다. Laing(1961)은 다른 사람을 인식하고(recognise), 인정하고(acknowledge), 승인한다(endorse)는 개념으로 이 의미를 적절하게 정의하였다. 이처럼 상호적인 frisbee 접근법의 두 번째 핵심 개념은 상호 이해를 바탕(mutual understood common ground)으로 한다는 것이다. 신뢰와 정확성을 위해서는 상호작용하고 있는 두 사람이 모두 알고 있는 공통적인 근거를 필요로 한다. 몇 년 전 Baker(1955)는 이 생각을 '상호 인식(reciprocal identification)'이라고 하며, 사람들은 주로 공유하는 공통점에 대해 대화함으로써 의식적으로 상호 이해에 도달하려 한다고 지적했다. 사실 Baker는 우리가 소통하는 이유를 침묵 속에서도 편안하게 함께 할 수 있는 것이라고 생각하는 데까지 진행하였다. Baker의 모델(pp.160-1 참조)은 면담에서 자신과 환자 사이의 불편함, 방어력 또는 긴장을 감지할 때 쉽게 상호 이해되는 공통점을 (재)확립할 수 있게 해주는 탁월한 해결책을 제공하였다.

만약 확인과 상호 이해된 공통점이 효과적인 의사소통에 중요하다면, 우리가 오랜 시간 동안 존중해 온 잘 전달된 메시지에 대한 일차원적인 집중은 줄어들게 된다. 상호 관계나 frisbee의 관점에 따르면 내용은 물론 여전히 중요하지만 강조점이 한마디로 상호작용, 피드백, 협업으로 옮겨가게 되는 것이다. 이와 유사한 방식으로 의료기관에서의 의사소통에 대한 접근법 또한 점차적으로 내용 중심에서 의사-중심적인 의사소통, 소비자 중심주의, 그리고 이어 가장 최근에는 환자-중심 또는 관계-중심적인 진료로까지 발전해 가고 있다.

이러한 역사적 맥락에서 우리는 '유효한 의사소통(effective communication)'을 다섯 가지 원칙으로 정의하는 것이 유용하다는 것을 알게 되었다(상자 2.3 참조).

> **상자 2.3 효과적인 의사소통의 특성을 나타내는 원칙**
>
> 모든 환경에 적용 가능한 다음의 5가지 원칙은 효과적인 의사소통을 구성하는 것이 무엇인지 정확하게 이해하는 데 도움이 된다(Kurtz 1989).
> 효과적인 의사소통을 구성하는 원칙:
> 1 한 방향의 전송 과정이기 보다는 양방향(interaction) 작용이 되도록 보장해야 한다. 의사소통을 한 방향의 전송 과정으로 간주하는 경우, 내용 발신자는 일단 내용을 작성하여 전송하고 나면 전달자로서의 책임을 이행했다고 가정할 수 있다. 그러나, 만약 의사소통을 양방향 과정으로 본다면, 송신자가 보낸 내용이 수신자에게 어떻게 해석되고, 이해되었으며 어떤 영향을 미쳤는지에 대한 피드백을 받아야 완성된다. 단지 정보를 전달하거나 듣기만 하는 것으로는 충분하지 않다 - 메시지의 영향에 대한 피드백을 주고 받는 것이 중요해 진다. 송신자와 수신자의 상호 의존성이 좀 더 강조되고, 기여(contributions)와 주도(initiatives) *모두가 더 동등하게 중요해 졌다*(Dance와 Larson 1972). 의사소통의 목적은 서로 이해하는 공동의 기반(common ground)을 구축하는 것으로 되었다(Baker 1955). 공동의 기반과 확인을 위해서는 상호작용이 필요하다.
>
> 2 불필요한 불확실성을 줄인다. 불확실성은 주의를 산만하게 하고 정확성, 효율성 및 관계 구축을 방해한다. 어떤 분야든 해결되지 않은 불확실성은 집중력 부족이나 결과적으로 효과적인 의사소통을 막을 수 있는 불안감을 초래할 수 있다. 예를 들어, 환자들은 면담 중에 일어날 것 같은 일들에 대해, 일련의 질문의 중요성에 대해, 의료진 중 특정 구성원의 역할에 대해 또는 다른 사람들의 태도, 의도 또는 신뢰성에 대해 불확실하게 생각할 수 있다. 비록 의료 분야에서는 종종 어느 정도의 불확실성을 가지고 살지만 진단의 불확실성이나 치료의 예상 결과에 대한 불확실성을 줄이는 것은 명확하게 중요하다. 하지만, 심지어 그런 경우에도 마음을 열고 잘 모르거나 불확실한 부분에 대해 의논하는 것은 확실히 서로 이해할 수 있는 공동의 기반을 형성해 주어 그 불확실성을 줄여줄 수 있는 가장 좋은 선택임에 틀림없다.
>
> 3 성과(outcome)의 측면에서 계획하고 생각하는 것이 필요하다. 효과는 의료진 및/또는 환자가 추구하는 성과의 맥락에서만 결정될 수 있다. 만약 내가 화나고 내가 추구하던 성과가 내 감정을 분출하게 한다면, 나는 그 방향으로 나아갈 것이다. 그러나 내가 원하는 성과가 나의 화를 야기시켰을지도 모르는 어떤 문제나 오해를 해소하는 것이라면, 나는 그러한 방식으로 나아가야만 효과적일 수 있을 것이다.
>
> 4 역동성(dynamism)을 보여주어야 한다. 한 상황에 적합한 것은 다른 상황에 적합하지 않다. 즉, 서로 다른 개인들의 요구와 의도들은 지속적으로 변화한다. 어제는 그렇게 분명하게 이해했던 환자가 오늘 그것을 이해못할 수도 있다. 환자를 참여시키기 위해서 역동성은 융통성(flexibility)뿐만 아니라 반응성(responsiveness)과 관심(involvement)을 필요로 한다는 것을 명심해야 한다.
>
> 5 나선형 모델(helical model)을 따른다. 의사소통의 나선형 모델(Dance 1967)은 두 가지 함의를 가지고 있다. 첫째, 내가 하는 말은 당신이 말하는 것에 나선형으로 영향을 주어, 우리가 상호작용을 할 때 우리의 의사소통이 점차 진화한다는 것이다. 둘째로, 매번 조금씩 다른 수준으로 반복하여 나선형의 주위로 되돌아오듯 의사소통하는 것이 효과적 의사소통에 필수적이라는 것이다.

요약

이 장에서 우리는 의료 의사소통을 구성하는 광범위한 기술 범주를 정의했다. 우리는 의사소통 교육과정에 포함될 개별적인 기술들을 설명했고, 이러한 특정 기술의 선택을 검증하는 이론적 및 실험적 근거에 대해 논의했다. 우리는 기술 교육 과정을 강화된 캘거리-캠브리지 지침의 형태로 제시했는데, 이 지침은 기술을 나열할 뿐만 아니라, 촉진자와 학습자가 개별적인 기술과 그것들이 면담 전체와 어떻게 관련되는지 이해할 수 있는 구조와 개념적 틀을 제공해 준다.

지침에서 수집된 기술들은 다양한 의료 환경에서 효과적인 의사-환자 의사소통의 기초를 제공한다. 의사들은 환자와 의사소통할 때 극도로 어려운 상황들을 많이 경험한다. 그러한 문제의 예로는 나쁜 소식을 전하는 것(bad news), 사별(bereavement), 숨겨진 우울증(revealing hidden depression), 성(gender) 및 문화(cultural) 문제, 예방(prevention)과 동기(motivation) 등에 관한 것들이 있다 (Gask 외 연구진 1988; Mauire와 Faulkner 1988a; Sanson-FIsher 외 연구진 1991; Chugh 외 연구진 1993). 이러한 문제들은 분명히 우리의 과정에서 특별히 주의해야 하며 우리는 이 책과 동반 서적에서 그것들에 대해 더 탐구될 것이다. 그러나 우리는 지침에 기술된 기술들이 이 모든 상황에서 요구되는 핵심(core) 의사소통기술이며, 이러한 특정 의사소통을 확인하기(tackling) 위한 안전한 틀을 제공한다는 것을 강조하고자 한다. 상호작용의 맥락이 다르고 의사소통의 내용도 다양하지만, 과정 기술 자체는 그대로 유지된다. - 과제는 이러한 핵심 기술과 이를 적용하는 수준에 대해 깊이 이해하는 것이다.

강화된 지침은 의사소통 교육과정의 '무엇'을 요약하는 것뿐만 아니라 의사소통 기술을 '어떻게' 강의할 것인가도 중요하게 다룬다. 이 책을 읽는 중 우리는 반복적으로 의사소통기술 교육 전체 접근 방식의 중심인 이 지침으로 돌아가야 한다. 우리는 다음의 방법들을 알아야 한다.

- 촉진자와 학습자 모두 관찰, 피드백, 자기 평가 및 토론 기간 중에 쉽게 참조할 수 있는 간결하고 쉽게 접근할 수 있는 기억을 도와주는 도구로서 지침을 사용할 수 있어야 한다. 이러한 지침은 학습을 보다 체계적으로 만드는 데 도움이 된다.
- 지침은 촉진자와 학습자가 지속적으로 학습의 기회를 요약하고 추적할 수 있도록 하고 나선형 교육 과정(the helical curriculum) 전체에서 무작위로 발생하여 겪게 되는 기술들을 통합할 수 있게 해주어 긴 시간 동안의 학습을 조직하고 구조화하는 데 도움이 된다. 이를 통해 촉진자와 학습자는 특정 상담이나 교육 세션에서 다루는 과정 기술과 내용 정보를 상황에 맞게 배치하여 주어진 교육 기간 동안 또는 과정 전체에 걸쳐 탐색된 영역을 기록할 수 있다. 지침은 이러한 개별적 기술을 배치할 수 있게 하여 일관성 있는 전체 스키마를 구축할 틀을 제공하고 문제 기반 체험적 학습 과정(problem-based, experiential learning)에서 기술이 무작위적으로 제시되는 특성에 대응할 수 있게 해준다.
- 지침은 형성(formative) 평가와 종합(summative) 평가에 모두 사용할 수 있다. 본 지침을 자기(self-) 평가나 동료(peer) 평가 또는 공식적인 인증 평가(formal certifying evaluation) 등의 기준으로 사용하면 숨겨진 의도의 가능성 없이 과정 책임자들과 학생들 사이에 공개적인 이해를 가질 수 있게 해준다.
- 형식에 대한 약간의 조정만으로, 지침은 의과대학 학생부터 전공의 그리고 연수 교육까지 모든 수준의 의학 교육에 걸쳐 사용될 수 있고, 따라서 이 모든 수준의 의사소통 프로그램을 위한 공통 기초(foundation)를 제공할 수 있다.

본 부분의 자료는 원래 Kurtz, Silverman, Benson, Draper(2003)가 출간하였다. 강화된 캘거리-캠브리지 지침에 대한 다음의 논의와 도표는 원래 Kurtz가 발표하였다. (2003).

3장
방법 '어떻게': 의사소통기술을 가르치고 배우는 방법의 원리

소개

지금까지 우리는 다음과 같은 것들을 알아보았다.

- 의료 분야에서 의사소통을 가르치고 배울 필요가 있다.
- 의사소통은 배울 수 있다.
- 수련(training)이 의사소통에 차이를 만든다.
- 우리는 의사소통기술의 교육과정을 정의할 수 있다.

하지만 실제로 어떻게 의사소통기술을 가르치고 배울 것인가? 어떤 교수법이 실제 효과가 있다고 말할 수 있을까? 어떤 특정 방법이 다른 방법보다 더 도움이 된다는 근거가 있는가, 아니면 모두 주관적인 의견일 뿐인가?

상담과 의사소통기술을 가르치고 배우는 것 사이에는 분명 유사점이 있다. 우리는 이미 의료 면담에서 '무엇'을 말하거나 행동해야 하는가를 아는 것만으로는 충분하지 않다는 것을 확인했다. - 당신이 '어떻게' 의사소통을 하는 지도 이와 똑같다. 분명 의사소통 프로그램에서 '무엇'을 가르치고 배울 것인가를 아는 것이 필수적인 첫 번째 단계지만, 가르치고 배우는 것을 성공하기 위해서 우리는 '어떻게' 교육 하는지도 알아야 된다.

이 책의 나머지 부분에서는 상당히 깊이 있게, 의사소통기술을 '어떻게' 가르치고 배울지를 탐구할 것이다. 이 장에서 우리는 어떤 한 분야를 더 깊이 탐구하기 전에 이 복잡한 주제를 뒷받침하는 원리에 대해 폭넓게 이해할 수 있도록 '큰 그림'을 볼 수 있게 해주는 개요를 제공하고자 한다. 앞으로 이어지는 모든 것의 틀을 짜는데 도움이 되는 네 가지 질문에 대해 탐구할 것이다.

1. 왜 의사소통 교육 및 학습에서 기술-기반 접근법(skills-based approach)을 선택해야 하는가?
   - 의사소통 교육에 대한 기술(skills)과 태도(attitudinal) 접근법의 중요성
   - 주로 기술-기반 접근법을 취하는 근거
2. 왜 체험적(experientially) 의사소통기술 학습이 필요한가?
   - 변화를 이루기 위해 체험 학습(experiential learning)이 필요하다는 근거

- 체험적 의사소통기술 학습의 필수 요소(essential ingredients)
3. 의사소통기술 교육에 문제-기반 접근법(problem-based approach)을 선택하는 이유는 무엇인가?
    - 학습 이론의 원리와 의사소통기술 훈련의 관련성
    - 체험적 의사소통기술 학습에서 문제기반 접근법의 사용
    - 자기-주도(self-directed) 학습과 촉진자-주도(facilitator-directed) 학습의 균형
4. 왜 체험적 학습을 강의식 방법(didactic teaching)과 인지적 자료(cognitive material)로 보완해야 하는가?
    - 왜 의사소통기술 프로그램에 강의식 교육을 포함시키는가?

왜 의사소통 교육과 학습에 기술-기반 접근 방식(skills-based approach)을 취해야 하는가?

이 책은 주로 기술-기반 의사소통 방식을 취하고 있다. 우리가 옹호하는 이 교육 및 학습 방법은 특정 기술의 습득에 매우 적합하다. 이 입장은 과연 정당한가?

의사소통 교육에 대한 기술-기반 접근법과 태도-기반 접근법의 중요성

의사와 환자 간의 의사소통 교육에 어떻게 접근할 것인가에 대해서는 많은 논쟁이 있어 왔다. 그 논쟁은 상담에서 의사들의 실제 행동과 우리가 바람직하다고 알고 있는 행동 사이의 차이를 정확히 어떻게 해야 환자와 의사 모두에게 긍정적인 성과를 만들 수 있는가에 대한 것이다. 논쟁의 어느 부분이 쟁점이고, 또 그것을 극복할 수 있는 가장 좋은 방법은 무엇인가? 방법의 양 극단에는 두 가지, 매우 다른 관점이 있어 보이며, 일견 논쟁을 지배하는 상호 배타적인 관점으로, 이는 각각 '태도'와 '기술'이라는 별도의 기반을 가지고 있다. 우리는 의사의 태도와 기술이 함께 가는 경향이 있다는 것을 알고 있다. 예를 들어, Levinson과 Roter(1995)는 환자 치료의 정신사회적(psychosocial) 측면에 긍정적인 태도를 가진 의사가 환자-중심 기술(patient-centred skills)을 더 많이 사용하고 환자와 더 협력적인 관계를 갖는다는 것을 알게 되었다. 그러나 기술이나 태도의 훈련을 통해 어떻게 학습자들을 이러한 방향으로 움직이게 영향을 줄 것인가? 이 문제는 학술적인 것만이 아니다. 태도와 기술의 교육 방법은 매우 다르다. 우리가 의사소통 교육 방법을 어떻게 결정하는가는 어떤 접근법을 취하느냐에 따라 좌우된다.

기술기반 접근(The skills approach)

의사소통 교육에 대한 기술기반 접근의 근거는 다음과 같이 요약할 수 있다:

- 의사소통은 기술이다.
- 그것은 단순히 인성의 문제가 아니라 일련의 학습된 기술이다.
- 개인의 기술은 묘사되고(delineated) 학습(learned)될 수 있다.
- 적절한 기술에 대한 지식이 곧바로 행위(performance)로 옮겨지는 것은 아니다.

- 학습자가 새로운 기술을 습득하고 행동(behavior)을 변화하기 위해서는 관찰과 피드백을 통한 훈련이 필요하다.
- 의사소통 수련을 위해서는 의도적(intentional), 체계적(systematic), 구체적(specific) 그리고 체험적인(experiential), '정식(formal)' 지도(instruction)가 필요하다.

기술 교육(skills teaching)은 학습자의 의사소통기술 향상을 추구한다. 그것은 학습자들이 면담의 각 부분에서 필요한 적절한 의사소통기술이 무엇인지 이해하도록 도울 뿐만 아니라 이러한 행동들을 그들의 일상 진료에 어떻게 통합하는지를 배우도록 도와준다. 기술 교육은 전체 진료 행위를 구성하는 각각의 요소로 나누고 별도로 연습하여 준비할 수 있도록 구체적인 기술과 행동으로 세분화 하였다 (Pacoe 외 연구진 1976). 여기서의 핵심(message)은 효과적인 의사소통에 필요한 것이 무엇인지 이해하는 것도 중요하지만, 실제로 의사소통을 개선하기 위해서는 의사소통기술을 임상에 사용할 수 있는 것이 필수적이라는 것이다. 이해하는 것과 실제 행하는 것의 차이점이다. 학습자들은 그 기술들을 자신들이 사용할 수 있는 기술의 목록에 포함시키고 상황이 올 때마다 적절하게 의도적으로 사용할 수 있도록 집중하여 연습할 수 있는 기회를 필요로 한다. 새로운 기술은 학습자가 상담에서 편안하게 사용할 수 있을 때까지 안전한 상황에서 연습할 필요가 있다. 기술기반 접근은 연구와 경험을 통해 의사와 환자의 의사소통을 도울 수 있다고 알려진 기술들을 학습자가 습득하고 자신의 스타일로 통합시키는 것을 돕는다.

태도기반 접근

이와는 반대로 '태도'에 대한 접근 방식은, 의사소통의 장애가 서투른 기술 때문이 아니라 주로 자기 인식이나 성찰 또는 더 깊은 수준의 태도와 감정에 기인한다고 본다(Epstein 1999). 이러한 관점의 지지자들은 의사들은 이미 적절한 기술을 가지고 있고 진료 외의 상황에서는 그것들을 잘 사용하고 있다고 생각한다. 그러나 환자와의 관계에서는 중요한 그 장애 때문에 어려움을 극복하지 못하여 그 기술들을 상담실에서 사용하지 못한다고 생각한다(Kuhl 2002; Zoppi, Epstein 2002). 이러한 특징의 문제는 주로 의료 제도, 의사들의 이전 교육 경험, 그리고 그들이 시스템 내에서 관찰하였던 다른 선배 의사들의 행태와 관련이 있다(Bandura 1982; Suchman 2001). 아마도 여기서 근본적인 문제는 치료 과정에서 환자와 의사의 역할에 대한 의사들의 믿음과 관련이 있을 것이다. 환자의 관점을 중요하다고 인식하지 않고 감정적인 문제는 회피하는 질병-지향적(disease-oriented)이고 의사-중심적인(doctor-centered) 태도를 보이는 의사를 생각해 보자. 이 태도중심의 접근 방식을 따르면, 제한적인 태도의 장애-그리고 그 뒤에 놓여 있는 믿음과 가치-를 직시하고 변화시킬 수 있을 때에만 의사는 환자들과 적절한 관계를 맺고 효과적으로 의사소통을 할 수 있다는 것이다. 따라서 교육은 이러한 태도들이 어디에서 비롯되었고, 의사와 환자의 상호작용이 생산적(productive)인지 역생산적(counter-productive)인지를 살펴보면서 교육의 초점을 환자에 대한 의사의 생각, 느낌 및 감정을 탐구하는 데 맞추어야 한다 (Burack 외 연구진 1999; Martin 외 연구진 2002; Kuhl 2002; London

Deanery Module: Facilitating Professional Attitudes and Personal Development; www.clinicalteaching.nhs.uk/site/HomePage.asp).

왜 기술과 태도 둘 다일까?

물론 진실은 이 논쟁의 두 극단의 사이 어딘가에 있다. 기술과 태도는 둘 다 필수적이며, 반드시 다루어져야 하며, 세심한 주의를 요한다 (Markakis 외 연구진 2000). 사실, 그 둘은 얼핏 보이는 것보다 훨씬 많은 공통점을 가지고 있다. 두 접근 방식은 성과에 대한 개념으로 서로 연결되어 있다. 2장에서 논의한 의사소통의 원칙 중 하나는 효과적인 의사소통은 성과를 기반으로 해야 한다는 것이다 (Kurtz 1989). 주어진 상황에서 취해야 하는 가장 효과적인 방법은 무엇을 성취하고자 하는가에 달려있다. 그래서, 5장에서 자세히 기술하겠지만, 우리가 기술에 대한 교육을 할 때 학습자들에게 그들의 목적이 무엇인지 먼저 확인하게 하는 것이다. 그래야만 그들이 도달하고자 하는데 도움이 될 기술들을 선택할 수 있게 된다. 태도가 관여하는 부분은 목표를 검토하는 이 과정의 일부분이다. 단지 한 걸음 물러나 생각하기만 하면 된다. 학습자들에게 환자와의 관계에서 근원이 되는 것은 무엇인지, 상담 중에 자신과 환자가 성취하고자 하는 것이 무엇인지를 고민하게 하여 지향하는 결과를 탐구하도록 장려하면 된다. 여기서 그리고 이 책 전체에 걸쳐 우리는 '태도(attitudes)'라는 용어를 근본적인 의도, 가치관 및 신념을 포함하는 더 큰 중요한 요소들의 집단을 표현하는 어떤 구조로 사용하겠다.

따라서 의료 제공자라는 말이 시작된 기원(예: 보살피는 사람이 되어, 관찰하고, 치료하겠다는 그들의 약속)은 중요하다. 그러나 태도, 가치관, 신념, 의도를 실천에 옮기기 위해서는 기술개발이 함께 요구된다. Hoffer Gittel(2003)의 말을 인용하면, 보살필 줄 아는 사람이 되는 것도 중요하지만, 극도의 위기 상황뿐만 아니라 일상적 보살핌에서 소통하는 방법을 찾는 것도 마찬가지로 중요하다고 했다.

Fetzer Institute의 소장으로 감정 지능(emotional intelligence)에 관한 책을 편집한 David Sluyter(2004, personal communication)는 선천적이기는 하지만 발전시킬 수 있는 인간의 능력이라는 개념을 이 논의에 추가하여 더 깊은 통찰력을 갖도록 해 주었다. 그는 '...개인의 발달이나 성장 과정을 통해 개발될 수 있는 능력과 훈련 같은 방식으로 다르게 교육되는 기술, 즉 다른 사람에게 전달될 수 있는 기술, 이 두 가지를 모두 갖추는 것이 진정 필요하다. 사실, 이 두 가지 모두 학교라는 가장 좋은 사회적, 정서적 학습 프로그램에서 이루어지고 있다'고 언급하였다. 그는 다음과 같은 예를 제시한다: '사람은 잘 사랑하고 용서할 수 있지만(능력), 사랑하고 용서하는 데는 아주 능숙하지는 못하다. 그것은 그들이 [능력을] 실행하는 기술이 부족해서 일수도 있다는 것이다.' 우리는 동정심(compassion)을 갖는 것이나 보살피는 것(caring)을 속성(attributes) 또는 자질(qualities)이 아닌 능력으로 생각하는 것이 타당할 것이라고 믿는다. - 이는 어느 정도 성장과 발전을 할 여지가 있을 것이라는 것을 시사한다.

그렇다면 왜 주로 기술기반 접근 방식을 택하는가?

만약 기술과 태도가 모두 의사소통기술 프로그램에서 주의를 기울일 가치가 있다면, 왜 이 책은 주로 의사소통 교육과 학습에 대해 기술기반 접근법을 옹호하고 있는가?

1. 기술 습득은 의사소통 교육과 학습의 필수적인 요소 중 하나이다. 비록 이해력과 통찰력은 태도 교육을 통해 쉽게 얻어질 수 있지만, 학습자가 이해한 것을 진료에 적용할 수 있는 기술은 기술기반 접근법을 통해서만 습득할 수 있다. 예를 들어 환자들에 대한 공감(empathy)의 태도를 증가시키는 교육이 상담에서 학습자가 더 많은 것을 성취할 수 있도록 해준다는 것은 아마 알 수 있을 것이다. 그러나 학습자는 이 개념을 실행에 옮기는 방법을 거의 알지 못할 수 있다. 학습자가 태도의 성취를 기술의 습득으로 이행하는 필수적인 그 한 걸음을 더 내딛지 않고는 종종 새롭게 가지게 된 뜻을 적절하게 행동으로 변환시킬 수 없다. 기술에 대한 접근 방식은 실제로 의사소통을 개선하기 위한 마지막 공통 경로로, 비록 인식의 고양과 통찰력의 추가에는 태도 교육이 중요하겠지만, 기술 훈련의 추가 없이는 학습자의 행동에 유용한 변화를 가져오는 것은 아마도 어려울 것이다.
2. 기술 습득은 태도의 문제가 없는 상황에서도 중요하다. 심지어 태도에 대해 문제가 전혀 없는 경우 학습자는 더 효과적인 진료를 할 수 있기 위해 의사소통기술을 탐구하고 연습할 필요가 있다. 우리는 매우 '올바른' 태도를 가지고 있지만 절망적인 대인 관계를 가진 사람이 있을 수 있다고 생각할 수 있다. 우리 모두는 출발점이 어디든 우리의 기술을 향상시키고 다듬을 수 있다. 비록 우리가 의료 이외의 삶의 다른 영역에서 적절한 기술을 사용한다고 해도, 우리의 의사소통기술을 분석하지 않았을 수 있고, 따라서 이러한 의사소통기술을 의식적으로 의학적인 맥락으로 옮길 수는 없다. 의료적인 의사소통기술은 종종 뚜렷하지 않거나, 우리가 다른 관계에서 사용하는 기술과 같지 않을 수 있다. 예를 들어, 우리는 환자의 관점에서 환자의 이야기를 완전히 이해하는 것의 가치를 인정할지 모르지만 요약이 우리가 이 목적을 달성할 수 있도록 해주는 정보 수집과 관계 구축의 핵심 기술 중 하나라는 것을 명백하게 알지 못할 수 있다. 마찬가지로, 반복을 통한 촉진 대응 기술(facilitative response of repetition)이 사실 면담 초기 단계에서는 역효과를 가져 오지만 결국 나중에는 큰 도움을 준다는 것이 얼마나 명확한가?
3. 기술에 대한 접근은 방어적인 학습자에게 덜 부담스러울 수 있다. 또는 동기부여가 덜 된 학습자, '우물대는 여행자(the reluctant traveller)'에게는 태도 보다 대처하기 덜 부담스러울 것이고, 따라서 변화를 이룰 가능성이 더 크다. 20년 동안 의술을 실천해 온 의사가 토론 중, 그 동안 환자에 대해 취했던 그의 부성애적(paternalistic) 태도가 적절했는지를 고민해야 하는 어려움을 겪고 있는 것을 상상해 보라. 그에게는 그저 '태도는 괜찮습니다. 정말 고맙습니다 (My attitude's fine, thank you very much).'라는 방어적인 답변을 불러오기 쉽다. 기술적 접근법을 취하고, 예를 들어 협조적이지 못한 환자들에 대한 접근법이나 환자의 기대를 유도하는 기술에 대한 토론과 실습이 훨씬 덜 부담스러울 것이다. 누군가가 태도를 바꿔야하는 것과 그들이 이미 고민하고 있는 목표를 달

성하는데 도움이 되는 기술을 제공하는 것 사이에는 큰 차이가 있다.
4. 기술 습득은 태도 변화를 초래할 수 있다. 우리의 경험에 의하면, 새로운 기술을 익히기 전에 먼저 태도를 바꿀 필요는 없다. 반대로, 기술을 습득하면 태도 변화의 길을 열 수 있다 (Willis 외 연구진 2003). 예를 들어, 의사는 가설을 세우는 실력을 향상 시키는데 도움을 얻기 위해 상담을 시작하면서 적극적으로 듣는 기술을 배우고 익힐 수 있을 것이다. 이 기술을 사용하면 환자의 생각, 걱정 및 기대에 대한 더 많은 진술과 단서를 얻을 수 있을 것이다. 의사의 상담은 환자의 걱정을 듣고 그에 대해 말하기 시작하면서 바뀔 것이다. 이러한 변화로 인해 그는 질병 중심의 접근법이 덜 중요하다는 것을 이해하고 환자의 필요(needs)를 이해하는 것이 업무의 효과에 도움이 된다는 것을 인식하게 될 것이다. 따라서 기술의 적용은 태도와 신념의 변화를 가져올 수 있다. 이 가설은 Jenkins와 Fallow field(2002)가 행한 3일간의 의사소통기술 교육과정에 참가한 의사들이 3개월 후에 정신사회 문제에 관해 상당히 개선된 태도와 믿음을 보인 무작위 배정 통제 연구 결과(randomized controlled trial)로 뒷받침 된다. 의사소통기술 훈련은 잠재적으로 유익하고 더 효과적인 면담 스타일을 가져올 뿐만 아니라 태도와 믿음을 변화키고, 그러한 의사소통기술이 실제 임상에서 사용될 가능성을 증가 시켰다. 아마도 의료 의사소통기술들이 정비사의 도구 상자(mechanic's toolbox)에 들어 있는 것을 상상하는 비유가 유용할 것이다. 각각의 도구들은 특정한 임무를 우아하고 효율적으로 수행하기 위해 고안된 것이다. 물론 망치와 끌로 너트를 제거할 수는 있지만, 잘 닦인 소켓 렌치로 얼마나 만족스럽고, 시간을 절약하며 안전하게 같은 작업을 수행할 수 있는가. 어떤 작업을 어떤 도구로 가장 잘 달성할 수 있는지, 그리고 어떻게 각각의 도구를 가장 효과적으로 사용할 수 있는지 배우려면 연습이 필요하다.

그 기술자는 항상 모든 도구를 사용하지는 않지만 어려운 상황에서 그 일에 적합한 도구를 어디서 찾아야 할지 알고 있다. 도구 상자에 그 도구들을 위한 구역이 있는 것이 도움이 된다(상담의 구조와 유사함). 도구 상자의 구역은 기계공이 도구가 어디에 있고, 어떤 도구가 잘 작동할지 알 수 있도록 도구를 정리하는데 도움이 된다.

물론, 도구를 갖는 것만으로는 충분하지 않다. 적절한 태도가 없는 정비공이 크리스마스 선물로 도구 상자를 받았다고 해서 갑자기 전문가가 되지는 못할 것이다. 그는 자동차에 대한 감각이 있어야 하고 자동차를 다루는 작업을 즐겨야 한다. 그에게는 자동차 정비에 대한 지식도 필요하다. 그는 그 도구들의 사용에 숙달될 때까지 그 도구들을 가지고 연습해야 하고, 만약 도구들이 닳거나 녹슬면 수리를 해야 한다. 자동차 정비와 도구에 대한 이러한 감이 없다면, 정비공은 그 도구들을 적절히 잘 사용하지 못할 것이다. 태도와 기술은 서로 잘 어울린다. 올바른 도구를 제공받는 것은 자동차 정비에 대해 더 많은 애정을 쏟을 수 있도록 하는 자극제가 될 수 있다. 그러나, 우리가 적절한 도구를 얻을 수 있는 기회를 제공받지 못한다면 자동차 정비의 가치를 알게 되는 것이 좌절의 원인이 될 수도 있을 것이다.

기술 대 이슈들

의사소통 프로그램은 또한 윤리, 문화, 나이, 죽음(death), 임종(dying), 중독과 같은 이슈로 강좌를 구성하는 이슈-기반 접근 방식(issues-based approach)을 취할 수도 있다. 다시 한 번 우리는 이슈-기반 접근법 보다 기술-기반 접근법을 주로 사용하는 것을 지지한다. 2장에 제시된 캘거리-캠브리지 지침의 핵심 기술은 기본적으로 중요하다. 그 기술들은 다른 많은 의료 환경에서 효과적인 의사-환자 의사소통의 기초를 제공하고 특정한 의사소통 이슈와 어려움이 중복될 수 있는 상황에서도 안전한 틀을 제공한다. 일단 핵심 기술이 숙달되면, 구체적인 의사소통 이슈들은 훨씬 쉽게 해결된다.

그러므로 우리는 이슈보다는 기술을 설명하는데 더 많은 노력을 기울일 것이다. 비록 이슈-기반 접근법도 매우 중요하고 의사소통 프로그램에 포함되어야 하지만, 우리는 우리의 강좌가 핵심 기술과 무관하게 각각의 별개의 이슈들에 대한 탐구가 완전히 새로운 문제인 것처럼 이루어지는 것을 원하지는 않는다. 각각의 이슈에 대해 새로운 의사소통 교육과정을 개발할 필요는 없다. 대신 거의 모든 핵심 과정 기술이 관련되어 있다는 것을 알아야 할 것이고, 그 중 일부는 강한 의도, 강도 및 인식을 가지고 사용할 필요가 있을 것이다. 우리는 이러한 핵심 기술과 그것을 적용하는 숙련도에 대한 이해를 심화시킬 필요가 있다.

널리 보급된 의사소통 교육과정은 기술, 태도 및 특정 의사소통 이슈들을 다루고 있다. 8장에서 우리는 이 세 영역의 강좌를 결합하는 방법과 특히 태도와 이슈별 강좌를 기술-기반 교육 과정에 포함시키는 방법을 기술하였다.

어떤 교육 및 학습 방법이 임상에 적용 가능한가?

기술-기반 접근법을 주로 취하는 근거를 확립한 우리는 이제 의사소통 훈련이 결실을 맺기 위해서는 특정한 방법이 필요하다는 것을 보여주는 연구 근거를 검토할 것이다. 세 가지 상호 보완적 접근 방식을 통해 의사소통기술 교육의 효과를 극대화시켰다:

1. 체험적 학습 방법
2. 문제-기반 학습 방법
3. 강의식 방법

왜 체험적 학습 방법(experiential learning methods)을 사용해야 하는가?

1장에서 우리는 의학에서 의사소통기술을 가르칠 수 있다는 것을 보여주는 연구 근거를 제시했다. 그러나 이러한 다양한 연구들이 학습자의 의사소통 능력에 이 같은 인상적인 변화를 가져오게 하기 위해 어떤 교수법을 사용했을까? 표 3.1에 각 논문에서 취한 접근법을 요약하였다. 이들 논문에 기술된 의사소통기술 프로그램은 강의적인 방법보다는 체험적인 방법에 더 크게 의존했다. 특히 이들 대부분은 실제 환자나 시뮬레이션 환자와의 면담 영상, 음성 녹음을 사용했으며 관찰과 피드백을 덧붙였다. 그러나 이러한 체험 방법들이 의사소통을 배우는데 필요한가? 전통적인 견습식(apprenticeship) 방법이나 강의식(didactic)방법만으로는 행동과 기술에 이와 같은 변화를 가져오기는 어려운 것인가? 체험적 방법이 잠재적으로 더 도전적(challenging)이고, 더 위협적(threatening)이며, 학습자에게 덜 안전한데도 우리는 왜 그것들을 사용하라고 주장하는가? 그 기술에 대한 지식이 연습할 필요가 없을 만큼 충분한 것은 아닌가?

특정한(specific) 체험적 학습 방법이 필요하다는 근거

우리가 지금 제시하는 근거는 효과적으로 의사소통을 구성하는 기술이나 행동에 대한 지식을 갖는 것과 이러한 기술을 실제 행동으로 옮기는 것 사이에는 큰 차이가 있다는 것을 강조해 줄 것이다. 지식만으로는 직접적으로 행동화를 이루지 못한다 - 새로운 기술을 습득하고 학습자의 행동을 변화시키기 위해서는 추가적인 특정한 체험적 작업(specific experiential work) 단계가 필요하다.

- 나는 듣고 나면 잊어버린다
- 나는 보고 나면 기억한다
- 나는 하고 나야 이해한다

공자(기원전 551-479년)

의학 교육의 분야에서 체험적 학습에 관한 가장 중요한 연구 중 하나로 Maguire와 그 동료들의 연구가 있다. 그들의 초기 연구 결과, 정신건강의학과 실습 과정 중 병력 청취에 관한 면담 프로그램(interview training program) 교육을 받은 의과대학 학생들이, 기존처럼 병력 청취에 관한 전통적인 견습 실습만을 받은 학생들보다 면담 시험에서 거의 세 배나 목적에 부합하고 정확한 정보를 보고한 것으로 나타났다 (Rutter와 Maguire1976).

	Handout	Lectures	Training/Workshop	Video/Audio Recording	Real Patients	Simulated Patients	Role-Play	Feedback
Rutter and Maguire (1976)	v			v	v			v
Irwin and Bamber (1984)				v	v			v
Evans et al. (1978)		v		v	v	v	v	v
Stillman et al. (1976, 1977)				v		v		v
Sanson-Fisher and Poole (1978)		v						
Putnam et al. (1988)	v		v	v	v			v
Joos et al (1988)	v	v	v	v		v		v
Goldberg et al. (1980)		v	v	v				
Gask et al. (1987, 1988)	v			v	v			v
Levinson and Roter (1993)	v	v		v	v	v	v	v
Inui et al (1976)			v					
Roter et al. (1993)	v	v	v	v	v		v	v
Smith et al. (1988)	v		v	v	v		v	v
Humphris and Kaney (2001b)	v		v			v	v	
Fallowfield et al. (2002)		v	v	v		v	v	v
Yedidia et al. (2003)	v		v			v		v
Langewitz et al. (1998)	v		v	v	v	v	v	v
Roter et al. (1998)	v	v	v				v	v
Oh et al (2001)	v		v	v	v		v	v

표 3.1 학습자의 의사소통기술에 변화를 가져오는 것과 관련하여 사용된 교육 방법

이후 Maguire는 이 면담 교육 프로그램의 어떤 특정 측면이 관찰된 기술의 향상에 도움을 주었는지를 파악하기 위해 이 연구를 더 진행했다 (Maguire 외 연구진 1978). 이 작업은 그 이후 의사소통기술 프로그램의 발전을 이끄는 데 도움이 되었다. 그는 의과대학 학생들을 다음과 같은 네 가지 교육 조건으로 무작위 배정하였다.

- 그룹 1 - 전통적인 견습식 실습만 받는 그룹
- 그룹 2, 3 및 4 - 전통적인 견습식 실습과 더불어 획득해야 할 정보와 따라야 할 기법을 상세히 기술한 두 개의 유인물로 구성된 지도 교수와 추가 토론을 행한 그룹
- 그룹 2 - 학생의 면담 비디오 영상을 지도 교수가 관찰하고 등급 척도로 평가하여 피드백을 해준 그룹. 학생이 녹화 비디오를 보지는 못함.
- 그룹 3 - 그룹 2의 경우에 더하여, 지도 교수와 학생이 함께 녹화 비디오를 매개로 피드백을 해 준 그룹
- 그룹 4 - 그룹 3과 동일하지만 녹화 비디오가 아닌 녹음된 오디오를 사용한 그룹

그룹 2, 3, 4의 각 학생들은 훈련 결과 평가 전에 세 사례에 대해 피드백을 받았고 기술 향상을 확인하기 위해 이를 녹화하였다. 그 결과는 임상 실습을 받았음에도 불구하고, 그룹 1의 학생들은 이끌어낸 정보의 양이나 사용된 기술에서 아무런 개선도 보여주지 못했다. 지도 교수의 피드백을 받은 3개 그룹의 학생들은 모두 획득한 정보의 양에서 의미 있는 증가를 보였지만, 의사소통기술에서 대해서는 비디오 또는 오디오를 통한 피드백을 받은 그룹 3과 그룹 4의 학생들에게서만 유의미한 향상을 확인할 수 있었다. 모든 결과는 비록 통계적으로 유의한 수준은 아니었지만 오디오 피드백 그룹보다 비디오 자료 피드백 그룹이 우월한 것으로 보였다.

Maguire의 팀과 함께 연구한Roe(1980년)는 이후 일대일 교육(one-to-one)에서 관찰된 이러한 결과가 소규모 그룹(small groups)에서도 동일하게 관찰됨을 확인하였다. 이 연구에서는 또한 가르치는 모델을 이해하고 있는 지도 교수가 참여하는 것이 중요하다는 것을 보여주었다. 개인이나 그룹들이 지도 교수가 없는 상태에서 자신의 면담 비디오를 시청하며 자신에 대한 피드백을 한 경우는 지도 교수가 있을 때보다 훨씬 덜 발전했다.

Maguire의 결론은 전통적인 의사소통 훈련에는 두 가지 큰 결함이 있다는 것이었다. 첫째, 의과대학 학생들이 어떤 분야를 다루어야 하고 어떤 기술을 사용해야 하는지 명시적으로 알려주는 적절한 모델이 부족하며, 둘째로, 학생들이 환자와의 의사소통 능력에 대한 체계적인 피드백을 받을 기회가 거의 없었다는 것이다. 따라서 그가 제안한 교수법에는 다음과 같은 주요 단계들이 포함되었다.

- 다루어야 할 영역과 사용해야 할 기술에 대한 상세한지침의 제공
- 통제된 조건(controlled conditions)에서 면담을 연습할 기회의 제공
- 촉진자와 함께 하는 관찰 교육
- 숙련된 촉진자에 의한 음성 및 영상 자료를 통한 피드백의 제공

Evans 외 연구진(1989)은 또한 전통적 의과대학 교수법에 비해 병력 청취 기술 과정이 면담 기술(skills)과 기법(techniques)의 향상에 상당한 도움이 됨을 보여 주었다. 여기서 또 한 번 실제로 변화를 이끈 것이 그들의 강의 부분인지 아니면 경험적인 실습 부분인지를 분리하여 확인할 수 있었다. 그들의 과정은 두 가지 요소로 이루어져 있었다.

1. 의사소통 훈련의 배경과 의료 면담에서 도움이 되는 언어, 비언어, 듣기 기술을 다룬 1시간짜리 강의 5개. 학생들은 관련 이론과 연구의 내용을 유인물로 받았다.
2. 강의 후 역할극, 토론, 실제 및 시뮬레이션 환자와의 피드백을 사용한 영상 촬영과 같은 경험적 방법의 2시간짜리 워크샵 3개.

그 결과, 강의 후에도 다소의 개선이 있기는 하였지만, 이어진 소규모 그룹 병력 청취 기술 워크숍이 가장 큰 도움을 준 것으로 나타났다.

Madan 등 연구진(1998년)은 표준화된 환자들을 사용하여 전공의들에게 HIV 예방 전략을 대화형 교육 방법으로 가르친 2주 후 OSCE를 통해 학습자를 테스트했을 때 강의식 교육보다 더 효과적이라는 것을 발견했다.

이러한 연구들이 우리에게 의사소통기술을 어떻게 가르치고 배우는가에 대해 말해주는 것은 무엇인가? 그것은 전통적인 견습식 모델의 결함을 분명히 보여주는 동시에, 그 자체만으로는 학습자의 행동 변화를 달성하기에 부족하다는 것을 보여준다. 학습자의 기술 향상에 영향을 미치려면 관찰 후 피드백과 행동 비디오 또는 오디오가 필요하였다 (Carroll과 Monroe 1979;Simpson 외 연구진 1991).

본보기(modelling)

전통적인 견습식 모델은 학습자의 의사소통 능력을 향상시킬 수 있는 무언가를 제공하고 있는가? 이 시점에서 우리는 본보기(modeling)의 중요성을 고려할 필요가 있다. 학습자나 동료들이 보고 있는 모든 촉진자와 진료 중인 의사들은 기술, 행동 및 태도의 본보기가 된다. 본보기는 태도에 심오한 영향을 미칠 수 있다(Siegler 외 연구진 1987, Bandura 1988, Ficklin 1988). 그러나 본보기는 태도를 바꿀 수는 있지만 이 본보기나 적절한 태도가 학습자로 하여금 보이는 기술을 실제로 개발하여 적절하게 사용할 수 있도록 보장하기에 충분하지는 않다 (Kurts 1990). 종종 학습자들은 멘토가 환자와의 의사소통에 특히 능숙하다고 말하지만, 멘토의 무엇이 그렇게 좋았는지를 물으면, 그들은 그가 정확히 무엇을 했는지 알지 못하며, 단지 그가 환자를 응대하는 '뛰어난 재능(gifted)을 가졌다'고만 말한다.

본보기가 기술에 아무런 영향을 미치지 않는다는 것은 아니다. 기술 학습의 가치는 기술의 개발, 유지 및 적용을 대체적으로 강화하거나 차단하는 데에 있다. 교실 밖의 현실 세계의 의사들이 중요시 하지 않거나 사용하지 않는 것처럼 보이는 의사소통기술을 계속 사용하려 한다면 아마 단호하고 지각 있는 학생일 것이다 (Thistlethwaite와 Jordan 1999; Suchman 2001). 전문적 수준의 의사소통기술을 보여주는 능력을 개발하는 것은 의사소통 프로그램의 촉진자뿐만 아니라 다른 곳에서 학습자의 본보기 역할을 하는 사람들에게도 따르는 중요한 책임이다 (Cote와 Leclere 2000). 우리는 6장에서 본보기에 대해 더 자세히 알아볼 것이다.

체험적 의사소통기술 학습의 필수 요소

다음은 체험적 의사소통기술 학습의 필수 요소들이다.

- 필수 기술(essential skills)의 체계적 설명(systematic delineation) 및 정의
- 학습자의 관찰
- 의도적이고 상세하게 기술되는 피드백
- 비디오 또는 오디오 녹음 및 검토
- 반복적인 훈련(practice)과 기술의 연습(rehearsal)
- 활동적인 소규모 그룹(small-group)또는 일대일 학습(one-to-one learning)

필수 기술의 체계적 설명 및 정의

2장의 캘거리-캠브리지 지침에 대한 논의에서 이 내용을 상세하게 다루었다. 이 요소를 포함시키지 않으면 체험적 학습은 성공할 수 없을 것이다 (Association of American Medical Colleges 1999;Bayer-Fetzer Conference of Physical Education 2001; Cegala와 Lenzmeier Broz 2002).

관찰(observation)

인용된 거의 모든 연구에서 학습자가 실제 환자 또는 시뮬레이션 환자 한 명을 면담하는 것을 직접 관찰하였다. 관찰을 의사소통기술 교육에서 가장 중요한 것으로 보는 것은 놀랄 일이 아니다. 관찰은 의학이나 그 외의 어떤 분야의 기술에서나 배우는데 필수적이다. 학습자들에게 관찰을 통한 학습에 대해 물어보면, 곧 운동, 악기, 그림, 운전 같은 실제적인 절차(procedures)에 능숙해지는 모든 것들을 떠올릴 것이다. 물론 많은 시행착오를 하며 연습으로도 배울 수 있겠지만, 잘 관찰되어지고 적절한 피드백을 받는다면 훨씬 더 효율적으로 배울 수 있을 것이다. 또한 관찰과 피드백이 없이 일정한 지점을 넘어 발전하는 것은 참으로 어려운 일이다. 습관은 몸에 배게 되어 있고 우리는 그것에 편안함을 느끼지만, 그것이 반드시 최고의 방법이 아닐 수 있고 결국 우리 자신이 만든 틀에 갇히게 되는 것이다.

그러나 저명해진 의사들이수련 기간 중 환자를 진료하는 것을 누군가 관찰하고 보아 준 경우는 흔치 않으며, 그들 또한 건설적이고 가치 있는 피드백을 받아본 적이 드물다는 것을 알 수 있다. 이러한 관찰의 부족은 최근까지 의과대학에서 학부에서 전공의 수준까지 영국과 북아메리카에서 공통적으로 발견되었다(Jason과 Westberg 1982; Stillman 외 연구진 1986, 1987). 관찰과 피드백은 의학 교육에서 누락된 요소였던 것으로 보인다.

의사들이 그들의 수련 과정에서 관찰되어진 것은, 요추 천자나 흉관 삽관과 같은 술기를 시도하는 동안이었다. 예를 들어, 우리는 야심 찬 외과 의사들이 관찰 없이 담낭 절제술을 배워야만 한다고 제안하는 것은 꿈도 꾸지 못할 것이다. 외과 의사들은 항상 열심히 관찰되고 집도 중에 지속적인 피드백을 받으면서 기술을 배워

왔다. 만약 우리의 담낭을 제거하는 의사가 그 수술에 대해 읽고, 다른 사람들이 하는 것을 보고, 다시 가서 그들이 어떻게 했는지에 대해 보고 받음으로써 그 절차를 배웠다면 우리는 어떤 기분이 들까? 그러나 이것이 우리가 전통적으로 의과대학 학생들에게 면담 기술을 가르쳐 온 방식이다 (Davidoff 1993).

이 방법은 중국인들의 속삭임(Chinese whispers: 사람들을 거칠수록 전달되는 내용이 조금씩 달라지는 것)과 매우 유사하다. 직접 관찰하지 않으면, 그 이야기는 종종 진실과 전혀 달라진다. - 강사는 실제로 일어났던 일이 걸러지고 여과된 버전만 얻는다. 자기 보고(self-reporting)는 강사가 문제를 이해할 수 있을 정도로 상세하지 않은 경우가 많다. 학습자들이 그 긴장된 현장 속에서 무슨 일이 일어났는지를 기억하고, 모호하지 않게 구체적으로 말하는 것은 매우 어렵다. 또한 자신의 맹점에 대해 논평하는 것은 정의상 불가능하다. 응대하기 위해 제공되는 피드백은 실제 발생한 문제점을 다루지 못할 수 있기 때문에 가치가 거의 없다. 테니스 코치가 할 수 있는 일이 만약 네트 안으로 떨어지는 공에 대해 당신이 묘사하는 것을 듣는 것뿐이라면 어떻게 당신의 발전을 위한 제안을 할 수 있겠는가? 그는 해결책을 제시하기 전에 당신이 테니스 라켓으로 공을 치는 모습을 보고 문제를 분석할 필요가 있다. 관찰하지 않고 하는 피드백은 진단 없이 하는 치료와도 같다.

따라서 관찰은 학습자와 강사 모두에게 필수적이다. 그리고 그것은 초보자들에게 뿐만 아니라 전문가들에게도 마찬가지로 중요하다. 프로 선수들은 어떻게 그들의 분야에서 최고의 자리를 지키고 있는 것일까? 그들은 어떻게 훈련하고 기술을 향상 시킬까? 그들은 동료들과 코치의 관찰, 분석, 피드백을 통해 그렇게 한다.

의도를 가지고(well-intentioned) 상세하게(detailed) 기술되는(descriptive) 피드백

의학 교육에서 학습자들은 관찰을 받아본 적이 거의 없을 뿐만 아니라 관찰 후 피드백을 받아 본 경험도 많이 없었다. 피드백의 가장 흔한 기억은 종종 당황스럽고 심지어 굴욕적인 학습 상황으로 묘사되는 병동 회진의 경험이었을 것이다 - 학습자들은 협동 학습보다는 경쟁적인 분위기로 이야기하였다. 강사들은 지지하지 않는(unsupportive) 것처럼 보였고 학습자들이 받는 피드백은 부정적(negative)이고, 판단적(judgemental)이었으며, 변화를 위한 유용한 제안은 없었다. 불행히도, 학습자들이 주로 경험한 관찰은 전체적으로 합격인지 불합격인지 피드백을 받는 자격시험과 관련된 것들이었다.

학습자들은 비판단적(non-judgemental)이면서도 건설적인(constructive) 비판을 제공할 수 있는 동기 부여가 잘 된 강사로 부터 지지를 받는다고 느껴지는 관찰을 동반한 학습의 경험을 거의 하지 못했을 수 있다 (Ende 외 연구진 1983; McKegney 1989; Westberg와 Jason 1993). 과거에 학습자들은 자신이 평가 절하될 걱정에 자신의 어려움을 의도적으로 노출시키지 않으려 하였고, 진정한 형성 평가(formative assessment)에 대한 경험도 거의 없었다. 그러므로 우리는 종종 학습자들이 모든 이전의 경험에 따라 관찰이나 피드백은 즐길 만한 것이 아니라고 알고 있는 상황에서, 이러한 관찰과 피드백이 가치가 있다고 하면서 학습자들이 경험하도록 끌어 들이려 하기 때문에 많은 고생을 한다. 관찰과 피드백의 숨은 역량을 학습자들이 실감할 수 있으려면 조심스럽게 제공 되어야만 한다.

학습자가 관찰을 통해 도움을 받을 수 있으려면, 피드백은 구체적(specific)이고, 상세(detailed)하며, 비판단적(non-judgemental)이며, 잘 의도 되어야(well intended) 한다. 테니스 코치는 관찰만 하는 것이 아니다. 그는 도움이 되는 환경을 제공하고 학습자의 성취도를 부각시키는 긍정적인 격려를 한다. 동시에 그는 변화로 부터 도움을 얻을 수 있는 부분에 대한 유용하고 실용적이며 잘 의도된 피드백을 제공한다. 피드백은 건설적인 것이다. - 학습자들이 그들의 행동을 바꾸고 기술을 개발하는 방법을 알 수 있을 만큼 충분히 구체적이고 상세해야 한다. 피드백은 의도된 것이며 학습자가 도움 받을 수 있도록 제공되어야 한다. - 코치는 학습자가 얼마나 미숙한지 얼마나 숙련된 지를 알기 위해서가 아니라 학습자를 돕고 격려하기 위해 그곳에 존재한다.

서술적 피드백(descriptive feedback)은 의사소통기술 교육의 중심이기 때문에, 우리는 5장에서 이를 더 심도있게 논의한다.

비디오 및 오디오 재생

의사소통기술 교육에서 비디오와 오디오 녹화의 중요성을 강조하는 연구가 있다는 것은 놀라운 일이 아니다. 어떤 기술을 배울 때, 우리가 정확히 어떻게 하고 있고 어디서 개선이 이루어질 수 있는지 스스로 볼 수 있는 자기 관찰(self-observation)은 큰 도움이 된다. 스포츠 코칭에서는 이제 비디오 녹화를 사용하는 관찰을 통해 학습자는 물론 코치도 통찰력을 얻고 배울 수 있도록 하는 것이 일반적이다.

피드백을 유도하기 위해비디오나 오디오 녹화를 사용하는 것은 실시간 상호 작용에 대한 관찰만으로 피드백을 제공하는 것보다 많은 이점을 제공한다(Hargie와 Morrow 1986; Premi 1991; Heaton과 Kurtz 1992b; Beckman과 Frankel 1994;Westberg와 Jason 1994).

- 자기 자신을 관찰하거나 들을 수 있는 학습자들은 생각에만 의존하는 경우보다 훨씬 더 쉽게 자신의 강점과 약점을 이해한다 - 우리의 행동에 대한 우리 자신의 인식이 항상 정확한 것은 아니다.
- 녹화는 학습자가 면담 분석(analysis of the interview)에 더 주도적이고(centrally) 적극적으로 참여하는 학습자-중심의 접근법(learner-centered approach)을 돕는다. 자신을 보는 것은 학습자가 더 정확하고 상세한 객관적인 자기 평가를 할 수 있게 해준다. 이러한 자기 평가(self-assessment)를 공유하는 것은 상담 분석의 중요한 부분이다.
- 녹화는 학습 중에 실제 일어난 일에 대한 오해(misconceptions)나 의견 불일치(disagreement)를 방지하여 학습에 방해가 되지 않도록 도와준다. 이로써 피드백의 정확성과 신뢰성이 크게 향상되는 것이다.
- 녹화는 항상 어떤 특정 항목에 대한 정확한 참고 자료가 되어 주기 때문에 피드백을 훨씬 더 구체화시킬 수 있게 해준다. 이를 통해 학습자는 면담 중에 특정 부분을 다시 살펴볼 수 있고 정확한 표현이나 행동의 사용에 대해 더 깊이 이해할 수 있다.

- 녹화는 피드백이 평가적(evaluation)이지 않고 기술적(description)이 될 수 있도록 도와준다. 이는 건설적인(constructive) 피드백의 필수적인 측면으로 5장에서 보게 될 것이다.
- 녹화는 여러 번에 걸쳐 검토할 여지를 주고 학습자가 나중에 피드백과 학습을 다시 확인할 수 있도록 해준다.

비디오 녹화는 사용하기 쉬운 오디오 녹음보다 장점이 많다. 비디오 녹화는 언어적 행동뿐만 아니라 다른 방법으로는 얻기 어려운 비언어적 행동까지 포함하는 훨씬 더 넓은 범위의 초점을 맞춘 피드백과 자기 평가를 가능하게 해준다. 게다가, 우리는 시간이 길어질 경우 오디오 보다 비디오에 집중하기 더 쉽다.

반복적인 훈련(practice)과 연습(rehearsal)

훈련과 연습은 종종 의사소통기술을 가르치고 배우는데 있어 무시되는 측면들이다. 테니스 비유로 돌아가서, 좋은 코치들은 단순히 추천만 하는 것이 아니라, 다음 경기 때 당신이 그것을 시도해 보도록 제안한다. 그들은 당신이 정신없는(hurly-burly) 실제 시합 상황에서도 새로운 동작을 시도할 수 있을 만큼 편안함을 느낄 때까지 안정된 상황에서 반복적으로 연습할 것을 요구한다. 그들은 당신이 새로운 기술을 연습할 때 당신을 관찰하고 당신이 기술을 다듬을 수 있도록 피드백을 준다.

의사소통기술을 배우는데 있어서도 코칭을 동반한 연습이 똑같이 필요하다. 연습은 학습자에게 어떤 도움을 주는가?

1. 안전한 상황에서의 기술훈련. 처음으로 실제 면담에서 새로운 기술을 시험하기를 기대하는 것은 학습자(그리고 그들의 환자!)에게 너무 큰 것을 요구하는 것이다. 체험적 학습이 사용되는 가장 큰 이유는 새로운 기술을 시도할 때 '망치기'라는 부정적인 결과 없이 안전한 상황에서 기술을 연습할 수 있는 기회를 제공할 수 있다는 것이다. 이러한 설정이 뒷받침되고, 기술을 사용하려는 시도가 평가 절하의 대상이 아니며, 위험의 감수와 시도가 높이 평가된다는 점에서 학습자는 안전하다고 느낀다. 학습자가 먼저 시뮬레이션 환자나 동료와 연습해 보았기 때문에 환자는 위해의 위험이 없어져 안전하게 된다. '전혀 효과가 없는 것 같았는데 - 다시 해볼 수 있을까?'또는 '잘 되었지만 다른 방법을 시도하면 어떻게 되는지 보고 싶다'라고 말할 수 있다니 얼마나 다행스러운 일인가. 연습의 핵심은 시행착오와 피드백을 포함한 여러 차례의 기회를 허용하면서 가능한 한 실제 상황에 가까운 안전한 학습 기회를 제공하는 것이다. 우리는 연습을 위해 어떻게 안전하고 지지적인 환경을 제공할 것인가를 4, 5, 6장에서 더 자세히 살펴볼 것이다.
2. 지속적인 피드백 및 훈련 지원. 훈련은 추가적인 관찰, 자기와 동료의 평가, 피드백으로 이어진다. 그 후 피드백은 학습자가 점차적으로 기술을 다듬고 숙달할 수 있도록 하는 추가 훈련으로 이어진다. 사실 이러한 나선형(helical)의 반복적인 관찰과 피드백은 종종 학습 과정을 앞당긴다. 반복적인 훈련과 피드백의 기회는 학습 상황에서 제공되어야 한다. 제안된 내용을 시도할 기회 없

이 피드백만을 제공하는 것은 충분하지 않다.
3. 개별적인 접근법 개발. 모든 학습자는 배운 것을 자신의 성격과 스타일에 더할 수 있는 자신만의 기술을 성취하는 방법을 개발할 필요가 있다. 기술-기반의 의사소통기술 교육에 대한 한 가지 비판은 규범적으로 '배울 수 있는 기술은 여기 있다-당신은 이대로만 하도록 해' 이렇게 말하는 '요리책 같은 접근법'이라는 것이다. 기술 교육 과정 71개 항목 지침에 매우 명확하게 정의되어 서술되어 있는 기술-기반 접근법과 유연성, 개성, 개인 스타일의 필요성 사이의 조화를 어떻게 이룰 수 있을까?

해답은 학습자와 촉진자가 이러한 기술에 어떻게 접근하는가에 있다. 지침에 열거된 각각의 기술은 체험적으로 연구하고 개발해야 하는 영역에 대한 특정한 행동에 대한 문구로 단서가 될 뿐이다. 목록 자체로는 충분하지 않다 - 각 학습자는 각각의 기술을 실행에 옮길 수 있는 그들만의 방법을 발견해야 한다 - 지침들은 연구와 임상에서 나온 기술들을 의사-환자 의사소통에 가치 있는 것으로 명시하고 있지만, 이러한 기술을 달성하기 위한 정확한 표현이나 행동을 명시하고 있지는 않다. 그들이 하는 모든 것은 기술에 이름을 붙이고 때때로 예를 제공하는 것이다. 교육 기간의 과제는 대안을 제시하고, 참가자들이 유연하게 개성을 살려 다양한 문구나 행동을 시도하고 수정할 수 있도록 기회를 주는 것이다. 실제로 의사소통 훈련을 통하여 의사들은 능숙하게 의도적으로 필요에 맞추어 사용할 수 있는 기술의 레퍼토리를 확대함으로써 유연성을 떨어뜨리기 보다는 오히려 증가시켰다. Zoppi와 Epstein(2002)은 최근 유연성에 대한 이러한 주장을 '최고 우선순위'의 핵심 의사소통기술이라고 확인하고, 모든 상황에서 같은 방식으로 사용되는 정적인(static) 의사소통기술의 위험성에 대해 강조했다.

특정한 기술을 넘어 개성을 표현할 수 있는 체험적 학습이 진정한 도전 목표이다. 우리는 어떤 상황에서도 가장 잘 해결해 나가기 위한 방법에 대해 규범적일 수 없다. 어떤 주어진 상황에서는 자신의 개인 스타일의 발전을 비롯한 많은 변수가 가장 좋은 선택에 영향을 미친다. 그러나 우리는 추구해야할 어떤 신뢰할 수 있는 의사소통 패턴과 원칙이 있으며, 연구를 통해 그 가치가 인정되었고, 학습자들이 더 효과적인 면담을 자신있게 하도록 도움을 줄 가능성이 다른 방법보다 더 있는 어떤 기술이 있다는 것을 알아야 한다.

기술과 개성의 두 개념을 조화시킬 수 있는 방법은 훈련과 연습이다. 기술 목록은 시작에 불과하다. 각 기술을 능숙하게 사용하는 방법을 배우려면 지속적인 훈련, 피드백 및 적응이 필요하다. 이 나선적인 과정을 통한 반복 과정을 통해 학습자들은 의사소통 과정 중 자신의 개성을 확인할 수 있을 것이다.

활동적인(active) 소규모 그룹 또는 일대일 학습

관찰, 녹화, 피드백 및 훈련을 통한 체험적 학습은 의학 교육에서 친숙하고 편안하게 널리 사용되고 있는 전통적인 대규모 그룹(large group) 개별(independent) 인지 학습(cognitive learning)에 명백히 적합하지 않다. 의사소통기술 훈련은 각 학습자가 연습, 참여 및 개별화된 코칭을 자주 받을 기회를 가질 수 있을 정도로 적은 인원의 일대일 또는 소규모 그룹 학습을 필요로 했다.

이러한 접근법은 학습자가 듣거나 읽는 것만으로 배우는 것이 아니라 행함(active role)으로써 배우는 보다 적극적인 역할을 할 것을 요구한다. 인간은 스스로를 창조하거나 재창조하는 것만을 배운다는 Piaget의 개념은 특히 의사소통기술 프로그램과 관련이 있다. 하지만 체험적 작업에 능동적으로 참여하는 것은 기존의 인지적 학습과는 다른 기술을 포함한다. 전문가의 강의를 듣고, 메모를 하고, 대규모 그룹 토론에 참여하고, 필기 공부를 하고, 에세이를 쓰고, 시험을 보는 세상이 아니다. 체험적 학습은 주요 초점이 강의와 책이 아닌 자신의 행동에 둔다. 체험적 학습은 강사 중심이 아니라 학습자 중심이다. 체험적 학습에서는 더 많은 시간을 들여 훈련하고 관찰하며, 피드백 과정에 학습자가 더 적극적이고 덜 수동적으로 참여한다.

촉진자와 학습자 모두의 역할과 책임이 변경되었으며, 둘 다 이러한 새로운 상황에 적응하는데 협조할 필요가 있다. 체험적 학습의 이러한 접근법에 익숙하지 않은 학습자와 촉진자는 불편하게 느낄 수 있다. 강의식 교육과 비교하여, 그것은 잠재적으로 위험하고, 구조화되지 않고, 무작위적으로 나타날 수 있다. 그러나 기술 발전은 강의를 듣는 데서 생겨나지 않는다. 의사소통기술 프로그램에서 촉진자와 학습자가 해결해야 할 과제 중 하나가 대규모 그룹, 강의 기반 교육에서 소규모 그룹 또는 일대일 체험 학습으로 전환하는 것이다.

이 책의 2부에서 우리는 어떻게 하면 소규모 그룹 학습이나 일대일 학습에 쉽게 참여할 수 있는지에 대해 상당히 상세하게 설명하고 있다. 즉, 서로를 어떻게 대하는지, 어떻게 자신의 생각을 자세히 열어 보이는지, 어떻게 배우기 위해 실수를 하더라도 익숙하지 않은 다른 방법을 시도할 수 있도록 학습자가 안전하다고 생각할 수 있는 공동체를 견고하게 발전시키는지 등에 대해 다룬다. 이를 통해 우리는 동료 또는 멘토와 더 효과적으로 작업할 수 있는 우리의 능력을 향상시킬 수 있는데 이는 학습에 참여하게 하는 상당히 설득력 있는 이유가 된다. 어떻게 보면 덜 명백할 수 있는 보너스 같은 것 이다.

의사-환자 상담뿐만 아니라 의료인들 간의 관계 구축 능력도 점점 더 중요해지고 있다. Hoffer Gittel 외 연구진(2000년)이 9개 병원에서 실시한 비교 연구는, 높은 수준의 기능적 전문 지식을 요하는 직위의 사람들은 다른 부서와 업무를 함께하기 위해 더 높은 수준의 관계 구축 역량을 요하는 경향이 있다는 것을 보여 주었다. 그들의 연구에 참가한 한 참가자는 이렇게 표현했다: '우리는 개별 의료진을 경험하는 환자들로부터 의료 시스템을 경험하는 환자로 옮겨갔다. 중요한 것은 더 이상 한 개인의 총명함이 아니다. 중요한 것은 잘 협력하는 것이다.'

의사-환자 의사소통기술의 체험적 학습에 적합한 소규모 그룹과 일대일 교육은 동료들과의 강력한 협력적인 의사소통기술의 개발을 위한 완벽한 토대를 제공한다.

의사소통기술 교육에 문제-기반 접근 방식(problem-based approach)을 사용하는 이유는 무엇인가?

우리는 의사소통기술을 배우기 위해 특정한 체험적 방법을 필요로 한다는 것을 알

앉다. 하지만 어디서부터 시작해야 할까? 우리는 무엇을 관찰하고, 왜 관찰하는가? 해답은 문제-기반 접근 방식에 있는데 의사-환자 의사소통에서는 학습자 자신이 알게 된 어려움이 바로 집중적으로 관찰하고 학습해야 할 내용이 된다.

왜 학습자가 알게 된 요구사항(needs)에서 시작하는가? 왜 쉽게 그들에게 배워야 할 기술을 말해주고 체험적 환경에서 그들의 노력을 지켜보지 않는가? 왜 우리가 명확히 알고 있는 학습자와 환자가 실제로 필요로 하는 것들이 아닌 학습자가 고민하는 문제의 관점에서 의사소통기술에 접근하는가? 결국, 우리는 이미 기술을 정의하였고 교육 과정을 생성하는 것의 중요성을 강조했으므로 이제는 학습자에게 필요로 하는 것 보다는 학습자들이 요구하는 것을 해결하는 것이 어떻겠는가? 체험적 교육의 기초가 되는 일반적인 학습 이론의 원칙과 특히 문제-기반 접근법에 대해 검토하는 것은 이런 딜레마를 해결하는 데 도움이 될 것이다.

최근 몇 년 동안, 문제-기반 접근법과 그 밖의 체험적 학습법은 모든 의학 교육에서 인기를 얻었다. 역사적으로, Knowles의 성인 학습 원칙(Principles of adult learning, Knowles 1984)은 이러한 변화에 영향을 미친 중요한 촉진제 중 하나였다. Knowles는 성인들이 배우도록 동기를 부여하는 것은 무엇이고 그것을 가르치는 데 어떻게 활용할 지를 연구했다. 그는 성인 학습자들은 학습 내용이 그들의 현재 상황과 관련이 있고, 그 내용을 즉시 실용적으로 사용될 수 있는 경우 배우고자 하는 동기가 부여가 된다고 제안했다. 학습이 실제 경험하는 세계와 더 관련이 있을수록, 성인들은 더 빠르고 효과적으로 배운다. 그러므로 학습자들은 그들 자신이 경험하고 있는 현실적인 어려움이 학습을 자극할 수 있는 문제-기반 접근에 의해 동기부여가 된다.

학습자의 과거 경험 또한 성인들이 배우도록 동기를 부여한다. 성인 학습자들은 세상에서 이미 많은 경험을 하였고, 많은 일을 해결하였다. 만약 그들이 행한 일들이 평가받고 받아 들여져 사용된다면, 배움의 양은 풍부해질 것이다. 그들의 경험이 무시된다면, 새로운 접근 방식은 종종 바로 받아들여지지 못할 것이다.

성인 학습의 원칙은 강사가 수동적인 학습자에게 내용을 직접 전달하는 전통적인 강사-중심 또는 강의식 학습과 대조적이다. 문제-기반 학습에서 촉진자는 학습자가 적극적으로 참여하도록 장려한다. 학습자는 지식을 습득할 뿐만 아니라, 그 지식을 실제에 적용하기 위한 이해력과 기술을 개발하게 된다.

다음 목록은 성인들에게 학습의 동기를 갖게 하는 것들이다. 점점 더 많은 의학 및 다른 분야의 교육자들이 이 아이디어들에 동의한다(예: Barrows와 Tamblyn 1980; Westberg와 Jason 1993). 성인은 다음과 같은 경우 학습 동기가 갖게 된다.

- 학습자의 현재 상황과 관련이 있는 경우
- 이론이 아닌 실제적인 경우
- 주제 중심보다는 문제 중심인 경우
- 학습자의 이전 경험에 기초하는 경우
- 학습자가 가지고 있는 요구사항(needs)을 지향하는 경우
- 상의(negotiated)를 통해 새롭게 계획되는 목표인 경우
- 학습자가 적극적으로 참여할 수 있는 경우

- 학습자의 진행 속도에 맞춰진 경우
- 기본적으로 자기 주도적인 경우
- 강사들과 보다 동등한 관계가 유지되는 경우
- 본인 및 동료들에 의해 평가가 이루어지는 경우

이러한 '성인 학습의 특성'은 일반적으로 나이에 상관없이 모든 사람의 학습하는 방법과 관련 있는 것으로 여겨지며, 성인들은 이렇게 얼마나 중요한 지를 생각으로 표현하는데 어린이들보다 더 익숙하기 때문이다.

학습자에게 학습 동기를 부여하는 방법에 대한 이러한 설명은 특히 의사소통기술 교육과 관련이 있다. 문제-기반 접근법은 체험적 학습에 따르는 거부감을 감소시켜 준다. 의과대학 학생과 전공의 교육, 연수 교육 등 어느 수준이든, 각자의 성격(personality)이나 자기 인식(self-concept)과 매우 밀접하게 연관되는 어떤 것을 관찰하고 그에 따라 다른 프로그램에 들어가는 것부터 사실 상당한 불편함을 가질 수 있다는 것을 알아야 한다. 체험적 방법은 전통적인 학습 형태보다 잠재적으로 더 도전적이고, 더 위험적이며, 학습자에게 안전하지 못할 수 있다. 당신이 면담을 하는 동안 다른 사람들이 당신의 기술을 평가하고, 동시에 카메라는 당신의 행동을 녹화한다면 이는 불편할 수 있다. 성인 학습의 원리를 따르는 것은 학습자의 거부감을 감소시키고 의사소통 훈련의 혜택을 받을 수 있도록 해준다. 학습자가 본인이 필요로 하는 것을 파악하고 그 문제에 대한 실질적인 해결책을 찾아내고, 자신의 속도로 과정을 진행하며, 학습 경험을 자신의 상황과 관련 짓는 것은 학습자가 거부감 없이 학습과 변화에 더 개방적일 수 있게 해준다.

이 생각을 우리가 의사소통기술과 태도를 배우는 방법을 이해하는데 영향을 미친 구성주의(constructivism)라고 알려진 새로운 패러다임과 비교하는 것은 흥미롭다. 가장 기본적인 구성주의는 학습자와 학습자의 특성을 다음과 같이 나타낸다(Van der Vleuten 2000).

- 지식은 학습자에 의해 형성된다.
- 지식은 학습자의 이해에 기초한다 - 과학적으로 수집되었거나 '학문적인(academic)' 지식도 물론 중요하지만 그것이 유일한 진리는 아니다.
- 학습자는 상호작용(interaction), 성찰(reflection) 및 조사(inquiry)를 통해 인지 구조(cognitive structure)를 구성한다.

우리가 의학에서 의사소통기술을 가르치고 배우는데 취해 온 접근 방식은 위와 같은 근거뿐만 아니라 아주 오랫동안 체험적 학습의 개념과 원리에 기여해 온 다양한 해설자(commentators)들의 지지도 받고 있다. 그 예로는, 기원전 5세기의 Lao Tsu (직설적이지 않은 가르침에 대한 통찰력으로), Socrates (질문에 의한 그의 가르침으로), Piaget (우리가 스스로 창조하거나 창조하는 것만을 배운다는 그의 주장으로), Dewey (그의 '행동에 의한 학습(learning by doing)'), 그리고 Schon과 Kolb (그들의 성찰에 초점을 맞춘 것) 등이 있다.

문제-기반 접근 방식의 실제 사용

우리는 학습을 극대화하기 위해 지지적인(supportive) 환경에서 기술들을 적극적으로 시도하고 훈련할 수 있는 특정한 체험적 수단을 사용해야 할 뿐만 아니라, 문제-기반 접근법도 장려해야 한다. 학습자의 현재 상태에서 부터 시작하여, 그들의 요구를 충족시키고, 현재 상황과 관련된 교육을 하며, 그들의 기존 지식, 기술, 경험을 활용해야 한다. 방어적인 것을 막기 위해서 의사소통기술 교육이 의미가 있는 것처럼 보여야 하며 단순히 '우리가 그렇게 말하고 있기 때문에 의사소통 교육이 당신에게 필요한 것이다'라고만 해서는 안 된다.

학습자가 생각하는 요구 사항(needs) 발견하기

모든 체험적 학습의 출발점은 학습자가 그들의 일이나 경험으로부터 가지고 오는 필요(needs)를 발견하는 것이다. 그들이 겪고 있는 문제와 어려움이 무엇이며, 어떤 분야의 도움을 원하는가? 그들의 이전 경험과 현재의 지식이나 기술 수준은 어떠한가? 학습자의 출발점(있는 곳), 현재 문제 및 요구 사항(의제), 가고 싶은 곳(목표)에서 부터 시작하라.

지지적인(supportive) 환경(climate) 만들기

의사소통기술에 대한 체험적, 문제기반 접근 방식은 경쟁적인 환경보다는 학습자 자신, 동료 및 촉진자로부터 자신감을 얻을 수 있고, 자신의 어려움을 표현하도록 장려(encouraged)할 수 있는 지지적인(supportive) 환경을 개발하고 유지하는 것이 필요하다.

적절한 체험 자료 개발

의사소통 교육에서 분석을 위한 자료는 촉진자 및 과정 책임자(course director)에 의해 개발될 수 있다 (예: 시뮬레이션 또는 특정 환자를 참여하도록 초대함). 또는 학습자 자신이 직접 가져올 수도 있다 (예: 교육 기간에 비디오테이프 형식으로 가져온 환자와의 상호 작용 영상). 촉진자나 과정 책임자가 자료의 개발을 책임질 때, 설정과 사례는 학습자가 실제 생활에서 접할 수 있는 것과 가능하면 유사한 것이 좋다.

상담 분석을 위한 문제-기반 접근 방식의 채택

상담이 실제 상황이든 녹화 영상이든, 실제 환자든 시뮬레이션 환자든, 문제-기반 접근은 의제에 대해 관찰된 학습자에게, 학습자가 경험한 문제점은 무엇이며, 학습자가 나머지 그룹으로부터 어떤 도움을 받고 싶은지 물어봄으로써 시작된다. 일단 이것이 결정되고 시간이 허락된다면, 그룹의 다른 구성원들에게 추가적으로 토론하고 싶은 문제들을 물어보고, 아무 문제도 제기되지 않고, 특히 학습자들이 이미 확인한 문제들과 부합한다면, 그 안건에 당신 자신의 생각을 추가하라.

이러한 문제-기반 의제-주도형 상담 분석 접근법(problem-based agenda-led approach to consultation analysis)은 학습자의 인식된 요구 사항을 해결하고 학습자가 문제를 극복하는 데 실질적인 도움을 얻도록 보장함으로써 거부감을 줄여준다. 학습자가 체험하고 있는 실제적인 어려움은 학습을 자극한다. 이 접근 방식은 5장에서 자세히 논한다.

자기-주도 학습과 촉진자-주도 학습의 균형

그러나 의사소통기술 교육에 대한 문제기반 접근법을 취하는 데 따르는 위험은 없겠는가? 만약 학습자가 걱정하는 요구사항을 발견하고 추적하는 것을 접근 방식의 기본으로 하고, 학습자-중심의 자기-주도적 모델이나 학습을 사용한다면, 우리는 관련성이나 동기의 중요성을 지나치게 강조하는 것이 아닌가? 참가자들이 단순히 아직 요구를 생각하지 못하는 경우는 어떻게 하겠는가? 촉진자는 학습자를 사각지대로 이끌기만 하고, 학습자가 의사소통에 대해 이해하도록 인도할 책임은 없는 것인가?

우리의 경험에 따르면, 강사-중심의 교육으로부터 너무 멀리 떨어져 자기-주도적 학습으로 너무 빠르게 움직일 경우 학습이 불필요하게 위태로울 수 있다. 우리는 자기-주도적 학습과 촉진자-주도적 학습이 모두 역할을 하는 협력적 접근법을 옹호한다. 여기에서 촉진자는 의사소통기술 내용에 대한 전문 지식을 가지고 있고 학습자-중심의 접근 방식과 균형을 이루며 때로는 간단한 강의식 교육도 하는 것을 의미한다. 학습자들 또한 자신들이 함께 학습하는 그룹에 자신의 경험과 전문 지식을 더해 줄 수 있다는 것을 인정받을 필요가 있다.

여기서 다시 한 번 교육과 상담의 비유는 도움이 된다. 우리는 상담의 주도권이 전적으로 의사의 손에 있고 환자가 소극적인 기여자로 남아 있는 아버지 중심의(paternalistic) 접근에서 점차적으로 벗어나고 있다. 그러나 의사가 발언권이 없는 상태에서 모든 권력이 환자의 손에 달려 있는 소비자 주도형(consumer-driven) 상담도 본질적으로는 아무도 책임을 지지 않는 자유방임주의 접근(Laissez-faire approach)처럼 종종 역효과를 낳는다 (Roter와 Hall 1992). 보다 현대적인 환자-중심 접근법(Stewart 외 연구진 2003)에서는, 의사들이 상담을 진행하는 중에 아무런 지시나 조언, 제안을 하지 않는 것이 아니다. 의사들은 여전히 구조와 정보를 제공하며 돕지만, 기정사실이 아닌 제안 차원의 정보를 제공한다. 환자-중심의 상담에서 의사와 환자는 모두의 역할이 더 유연한 협업과 파트너십을 추구한다.

가르치는 데 있어서도 우리는 같은 말을 하고 있다. 협력적 촉진자로서(collaborative facilitators), 우리는 학습자들이 참여하는데 편안함을 느낄 수 있도록 돕는 합의된 구조를 함께 만들 책임을 진다. 우리는 의도적으로 학습자들이 생각해 낸 요구 사항에 대한 토의나 학습자의 의제를 적극적으로 발견해 주는 학습자-중심의 접근법을 권장한다. 그러나, 동시에 우리는 적절한 시점에 참가자들의 학습을 조명하고 깊게 하기 위해 의견을 제시하는 등 정보를 제공해야 한다.

문제-기반 학습은 단순히 학습자가 생각한 요구 사항에만 초점을 맞춘다는 것을 의미하지는 않는다. 이는 단순히 주제로 들어가는(starting)한 방법으로 학습자가 최선을 다해 학습할 수 있도록 돕는 것을 의미한다. 학습자가 간과해서는 안 될 중요한 문제나 학습의 기회를 놓친다면 그러한 영역을 토론에 도입하지 못한 것은 촉진자의 책임이 된다. 또한, 학습자가 제기한 문제를 추가적인 학습 영역에 대한 도약대로 사용하는 것이 바람직하다. 촉진자들은 그룹의 일원으로서, 질문하기, 정보 제공하기 또는 역할극(role playing) 등을 통하여 그들의 관점을 자유롭게 제공할 수 있다. 촉진자가 결정적인 해결책을 제공하는 것은 역효과를 낳는다. 그러나 학습자가 적절하다고 간주하고 수용하거나 거부할 권리를 갖는 경우, 학습자에 의한 제안에 추가적 대안으로 제공된다면, 촉진자의 이러한 의견은 문제-중심적 학습을 저해하지 않고 학습자의 시야를 넓혀줄 수 있다.

따라서 우리의 접근법은 체험적 학습 원칙을 학습자-중심과 촉진자-중심 활동이 균형을 이루는 학습 구조로 통합하는 것이다. 상담에서와 마찬가지로 가장 유용한 주제는 학습자와 교사의 요구 사항을 모두 수용하는 것이다.

더 이상 강의식(didactic) 교수법은 필요 없는 것인가?

이 장 초반에 우리는 체험적 학습 방법이 학습자의 의사소통 기술에 변화를 일으키기 위해 필요하다는 근거에 대해 논의했다. 그러나 이는 체험적 방법만 가치가 있고 의사소통 기술 과정에서는 강의식 교육방법을 사용할 여지가 없다는 것을 의미하지는 않는다. 그렇다면 의사소통기술 프로그램에 강의식 교육을 포함시키는 것의 이점은 무엇인가?

왜 의사소통기술 프로그램에 강의식 교육을 포함시키는가?

지식은 중요하다. 이 책의 반복되는 주제 중 하나는 학습자가 체험적 학습을 조명할 수 있는 개념, 원리 및 연구 근거를 이용할 수 있도록 이를 촉진자가 제공해야 한다는 것이다. 그러한 지식은 학습자가 의사소통기술 훈련의 이면에 있는 문제들과 각 기술의 가치에 대한 근거를 더 완벽하게 이해할 수 있게 해준다. 읽기, 분석하기, 가설 세우기 및 분류하기와 같은 인지적 접근법만으로는 기술을 창출하지 못하지만, 인지적인 이해는 우리의 기술 사용을 더 공고히 해주고 잘 안내해주며, 자세와 문제에 대한 탐구도 도와줄 수 있다.

다양한 의사소통기술들 사이의 관계에 대한 핵심적인 지식 또한 매우 중요하다. 다양한 기술 사이의 논리적 연결과 상담의 다른 부분에서 이러한 기술을 함께 사용할 수 있는 방법을 이해하면 학습을 향상시킬 수 있고, 면담에서 그 기술을 더 건설적으로 사용할 수 있다. 학습자에게 기술을 분류하고 상호 관계를 정의하는 스키마를 제공함으로써 학습자는 자신의 학습 내용을 기억하고 마음대로 사용할 수 있는 형태로 결합할 수 있다. 2장에서 이미 제시한 바와 같이 학습자가 자신의 학습 내용을 이해하고 시간이 지나도 이를 유지하기 위해서는 상담의 구조와 그 개념적 틀을 이해할 필요가 있다.

5장과 6장에서 우리는 인지적 자료를 강사-중심의 강의식 방법을 피하면서 기술-기반의 체험적 교육과정 전반에 어떻게 건설적으로 도입할 것인지 탐구한다.

4장
적절한 교육방법의 선택 및 사용

소개

제 3장에서는 다음과 같이 의학에서의 의사소통을 가르치고 배우는 방법에 대한 개요를 제시했다.
다음과 같은 의사소통 교육자들에게 알려 주고자 한다.

- 소규모 그룹 촉진자
- 의사와 환자의 의사소통에 기술-기반의 접근법을 취하는 근거
- 의사소통기술 교육에서 특정한 체험적 학습 방법의 중요성
- 문제-기반 접근법 통합의 필요성
- 체험적 학습을 보완하기 위해 강의식 교육방법과 인지적 자료를 사용하는 것의 가치

그러나 이러한 방법들을 실제로 어떻게 사용할 것인가? 어떤 강의 방법과 체험적 방법이 있으며 각각의 장단점은 무엇인가? 어떻게 하면 학습자의 의사와 환자의 의사소통에 대한 지식과 이해를 확장시키고 그들의 기술을 극대화시킬 수 있는가?

교육방법과 학습방법의 선택은 의사소통 프로그램이나 개별 과정이 달성할 수 있는 성과에 상당한 영향을 미친다. 프로그램 책임자와 촉진자는 각 접근 방식의 상대적 장점을 이해하고 의도에 맞게 선택해야 한다. 이러한 방법들은 적극적인 참여를 요구하기 때문에 학습자들도 선택에 대한 근거를 이해하면 도움을 받을 수 있을 것이다.

그러므로 이 장에서는:

1. 사용 가능한 교육 방법 중 하나를 선택하는 방법 탐구한다.
2. 강의를 통한 지식-기반 교육 방법의 사용을 검토한다.
3. 다음과 같은 체험적 자료의 사용 및 각각의 상대적 장점에 대해 논의한다.
   - 오디오 및 비디오 녹화
   - 실제 환자
   - 시뮬레이션 환자
   - 역할극(role-play)

적절한 교육방법의 선택

의사소통 교육과정에서 사용할 수 있는 다양한 교육방법 중에서 어떻게 선택할 것인가? 우리가 각각의 다른 방법들을 통하여 성취할 것이라 기대하는 것은 무엇일까? 사용 가능한 방법을 다음 연속체를 따라 배치하면 의사결정에 도움이 된다.

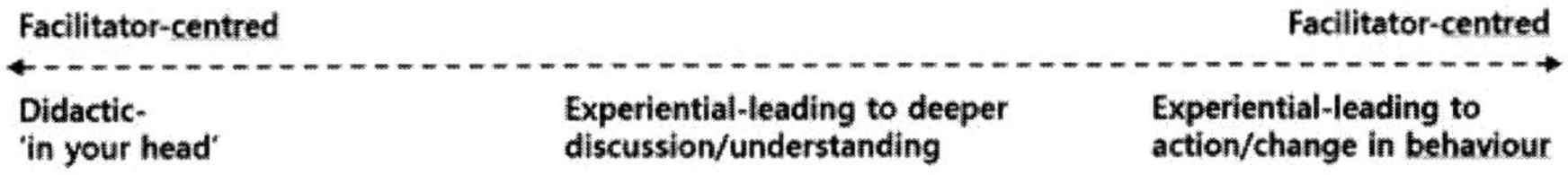

```
Facilitator-centred                                              Facilitator-centred
←─────────────────────────────────────────────────────────────→
Didactic-              Experiential-leading to deeper    Experiential-leading to
'in your head'         discussion/understanding          action/change in behaviour
```

그림 4.1 의사소통기술 교육방법의 연속체

연속체의 모든 방법들은 유용하다. 어떤 것도 장점이 없는 것이 없다. 가용성, 비용 및 시간 제약과 같은 모든 실무적 고려 사항들은 교육 방법의 선택에 영향을 미친다. 그러나 주어진 방법이 효과적이냐 하는 것은 궁극적으로 달성하려고 하는 목표에 달려 있다.

강의(Didactic)

연속체의 강의적 방법 끝에는 강의, 그룹 발표, 독서가 포함된다. 이러한 방법들이 자극을 줄 수는 있지만, 행동의 변화나 기술의 발달로 이어지지는 않는 경향이 있다. 학습자의 역할이 보다 수동적인 이러한 촉진자 중심의 방법은 흥미를 자극하고, 사고를 촉진하며, 이해를 넓히고, 개념적 틀을 개발하는데 도움을 줄 수는 있지만, 그것만으로 행동의 지속적인 변화가 생기는 경우는 거의 없다. 학습자들은 효과적인 의사소통을 위해 무엇이 필요한지 이해할 수는 있지만 기술을 개발하거나 실제로 기술에 숙달하거나 및 그것을 응용할 수 있을 지는 보장하지 못한다.

더 깊은 토론이나 이해를 유도하는 체험적 방법

연속체를 따라 중간 지대 방향으로 향해 나아가면서, 더 깊은 논의나 이해를 이끌어 내지만 행동의 변화로 부터는 여전히 먼 곳에 있는 한 세트의 체험적 방법으로 볼 수 있다. 그러나 이러한 방법들은 참가자들을 참여시키고 그들의 반응(response)과 관여(involvement)의 정도를 높이는 데는 강의적 방법보다 더 적절하다. 예를 들어 실제 예를 보여 주는 영상, '시작 영상(trigger tape)'(토론과 역할극의 시작 부분으로 사용되는 짧은 자료물), 워크숍, 토론 및 연습 등이 있다.

실행하게 하거나 행동의 변화를 이끄는 체험적 방법

마지막으로 연속체를 따라 행동이나 행동의 변화를 이끌어내는 체험적 방법 쪽으로 이동한다. 여기서는 한 학습자는 다른 학습자들이 관찰하는 동안 면담을 진행한다. 학습자는 면담, 대안적 접근법(alternative approaches) 또는 특정 기술에 대한 피드백에 참여하며, 면담의 일부 또는 전체를 다시 시도한다. 수행 능력(performance)은 과정 내용(course content)의 중요한 부분이 된다. 체험적 방법은 대안을 통한 실험, 태도와 행동의 변화, 기술과 전략의 개발, 그리고 행동으로 이어질 가능성이 더 높다. 강의적 방법과 체험적 방법의 차이는 효과적인 의사소통에 대해 아는 것(knowing about)과 효과적으로 의사소통을 할 수 있는 것(being able)의 차이와 같다.

형식: 큰 그룹, 작은 그룹 또는 일대일

강의식 학습은 큰 그룹, 작은 그룹, 일대일 또는 심지어 혼자만의 환경을 포함한 많은 형태로 이루어질 수 있다. 강의와 상호 작용을 다수 포함한 시범(demonstration), 연습(exercises) 등은 큰 그룹과 작은 그룹 형식에서 행해질 수 있다. 의사소통 연구와 이론에 대한 논의(discussion)는 일대일 교육, 즉 작은 그룹에서 이루어질 수 있다. 반대로, 체험적 문제-기반 학습은 전문적인 촉진자와 함께 소규모 그룹 또는 일대일 형식 교육에서 가장 효과적으로 이루어진다.

의사소통기술 프로그램은 그림 4.1에 표시된 연속체의 오른쪽에서 나오는 방법에 주로 중점을 두기 때문에 대부분의 학습은 소규모 그룹이나 일대일 상황에서 이루어진다. 우리는 6장에서 소규모 그룹과 일대일 형식의 상대적 장점에 대해 논한다.

교육 방법 연속체는 프로그램 책임자와 촉진자가 접근 방식의 폭을 염두에 두고, 의사소통 교육과정의 각 요소에 적합한 방법을 고를 때 도움을 줄 수 있는 방법이다. 이 장의 나머지 부분은 의사소통기술 프로그램에서 연속체의 양쪽 방법을 사용하는 것에 대해 탐구하도록 한다.

방법 연속체의 왼쪽 방법 사용하기

우리는 이미 강의식 방법만으로는 학습자의 행위에 변화를 일으키기에 충분하지 않으며, 강의식 방법을 통한 어떠한 학습도 견고하게 하기 위해서는 체험적 방법이 필요하다는 것을 확인하였다. 그러나 강의식 방법은 여전히 의사소통 교육과정에서 중요하다.

- 인지 자료는 학습자들이 의사소통기술 훈련을 '구매'하도록 동기를 부여할 수 있다. 의학적 의사소통에서 발생하는 문제를 이해하고 이를 극복하기 위해 연구를 통해 창출되는 해결책을 검토함으로써, 그리고 의사소통기술과 의사소통기술을 가르치는 것의 기초가 되는 이론과 연구에 대해 학습함으로써 학습자들은 이 과목을 공부하는 것과 잠재적으로 불편할 수 있는 체험적 관찰과 피드백에 자신을 노출 시키는 것의 중요성을 이해할 수 있다.
- 강의식 방법은 체험적 학습을 조명할 수 있으며, 학습자가 개발하고 있는 기술에 대한 이해도를 높이고 기술들 사이의 논리적 연결성을 알 수 있도록 도울 수 있다.

교육 과정에 인지 자료(cognitive material)의 도입하기

우리는 여러 가지 방법으로 의사소통 프로그램에 인지 자료를 도입할 수 있다.

기술-기반 작업에 포함된 요소로서
인지 정보는 학습자가 다음을 수행할 수 있을 때 가장 잘 동화된다.:

- 정보의 필요성을 스스로 발견하는 경우
- 그 정보를 수동적으로 듣기보다는 적극적으로 고찰하는(grapple) 경우
- 단순히 정보를 암기하는 것보다 그 이면의 이론(rationale)과 원리(principles)를 이해하려는 경우
- 서로 다른 정보 조각들 간의 논리적 상호 관련성(logical interconnections and links)을 이해하려는 경우
- 여러 가지 개념을 한데 묶어 기억할 만한 범주로 분류하려는 경우
- 그 정보를 실제 적용(practical application)과 관련시키려는 경우

5장에서는 의제-주도 성과-기반 분석(agenda-led outcome-based analysis)을 소개할 것인데, 이는 의사소통 교육 및 학습에 문제-기반 체험 학습과 연구 근거 및 기타 강의 자료를 적절한 시기에 접목하는 접근법을 사용하는 것이다. 이 방법은 위의 원칙에 기초하여 학습자가 정보의 필요성을 만들고 이후 체험적 탐구 과정(experiential exploration)에 인지적 소재를 도입하여 쉽게 그 내용을 받아들일 수 있도록 해준다. 이 정보로 부터 얻은 교훈들은 연습을 통하여 즉시 시험해 볼 수 있으며, 실제로 어떤 의미가 있는지 알 수도 있다.

강의식 자료의 도입은 체험적 학습 기간 중 촉진자가 책임지는 통합 부분(integral part)에 해당한다. 이를 달성하기 위해 촉진자는 의사소통 연구와 이론에 대한 내용을 잘 알고 있어야 한다. 이와 관련한 공식적인 훈련이 부족한 것, 그리고 이러한 욕구에도 불구하고 촉진자에게 이 정보를 습득할 시간이 거의 없다는 것은 문제이다. 우리 동반 서적 '환자와 의사소통하는 기술'은 프로그램 책임자들과 촉진자들이 이 문제를 극복하는 것을 돕기 위해 기획되었다.

별도 활동
또한 다음과 같은 별도의 인지 활동을 위한 확실한 기회가 있을 수 있다.

- 강의에서의 발표
- 관련 참고 문헌 연구
- 연구 근거에 대한 비판적 독서
- 지도 교사에 의한 그룹 토론
- 프로젝트 작업
- 시연 보기(실시간 또는 녹화)
- 세미나 및 패널 회의
- e-러닝

프로그램 책임자 및 촉진자는 교육 과정 내에서 이러한 다양한 활동을 어떻게 사용할지 고려할 필요가 있다. 예를 들어 다음과 같은 작업을 수행할 수 있다.

- 학습자를 '끌어들이거나(hook)' 체험적 작업에 대한 개념적 틀을 제공하기 위해 과정 시작시 대규모 그룹 강의를 하거나 시연을 보여준다.
- 그룹 토론을 통하여 과정 전반에 걸쳐 체험적 활동을 강화한다.
- 체험적 토론에서 노출된 이슈에 대해 문헌 연구를 할당하거나 프로젝트 작업 수행 또는 세미나 발표를 소개한다.
- 상담의 특정 부분에 적합한 기술을 도입하기 위해 시연 또는 시작 영상의 사용한다.
- 지금까지 학습을 요약하고, 관련 연구 근거를 제공하거나, 새로운 이슈나 기술 영역을 소개하기 위해 과정 전반에 걸쳐 전략적으로 대규모 또는 소규모 그룹 강의 교육을 시행한다.

학습자가 각각의 활동에 참여하는 이유를 고려하여 적절한 선택이 이루어질 수 있도록 하는 것이 중요하다.

예를 들어, 강의는 행동을 바꾸는 효과적인 방법은 아니지만, 학습자들이 체험적 학습을 선택할 수 있도록 하는 '끌어들이는' 역할을 할 수 있다. 의사소통 관련 학부 필수 과정에서 초기의 강의는 학습자들에게 상황을 설정하고, 목표를 설명하며 과정에 대해 설명하여 새로운 학습 방법을 쉽게 받아들일 수 있게 만들어 준다. 연수 교육에서의 강의는 학습자의 관심을 끌 수 있다 - 강의는 의사소통 훈련의 필요성을 설명하고 적절한 연구 근거를 제시함으로써 주제를 검증해 줄 수 있다. 이는 임상 의사가 체험 과정에 참여하도록 자극하는 역할을 할 수 있다. 강의는 또한 과정 내에서 지금까지 진행되어 온 발전을 종합하고 다음 체험 기간으로 넘어가기 전에 새로운 학습 영역을 소개하기 위해 사용될 수도 있다. 토론, 브레인스토밍(brainstorming), 짝 혹은 소그룹 연습과 같은 상호 작용을 강의에 포함시켜 학습에 참여하는 참가자를 자극하면 강의식 발표가 더욱 효과적일 수 있다.

비판적 독서(critical reading) 및 프로젝트 작업은 학습자들을 인지적으로 참여시켜, 그들이 의학에서의 의사소통기술 연구를 검증하는 이론과 그 연구 기반을 이해하고 개별적 기술의 사용에 기초 역할을 하는 근거를 탐구할 수 있도록 해준다.

시연(demonstration)은 특정한 의사소통기술을 소개하는 귀중한 역할을 할 수 있지만 진정한 체험적 훈련과 혼동해서는 안 된다. 시연은 환자와의 의사소통에 대한 활발한 토론을 시작할 수 있도록 해준다. 좋은 상담 사례, 나쁜 상담 사례에 대한 시작(trigger) 영상 또는 실황이나 시뮬레이션 환자의 현장 시연을 활용한 강의는 적절한 행위를 보여줌으로써 의사소통기술 학습의 첫 단계로 쓰일 수 있다. 이러한 방식은 강의와 연계하거나 강의의 대안으로 대규모 그룹 수업 환경에서 시행될 수도 있다. 예를 들어, 캘거리에서 관계 형성 및 나쁜 소식 전하기 강의를 하는 동안, 우리는 완화 의료(palliative care specialist) 전문가와 협업을 하였다. 시뮬레이션 환자와 함께 시연하면서 다음과 같은 방법을 사용하였다.

1. 잠재적으로 나쁜 소식을 전해야 하는 새로운 환자와 신뢰 관계를 형성하기 시작한다.
2. 간암에 대한 우려가 있어 조직 검사를 해야 한다는 나쁜 소식을 전하고, 환자

의 우려에 적절히 대응한다.
3. 예후가 좋지 않은 간암이라는 나쁜 소식을 전하는 후속 진료를 실시한다.

시연의 각 파트가 끝나면 참가자들과 전문가가 시연한 기술을 분석하고 토론하여, 대안을 제시하며, 그와 환자의 감정을 파악하여 이야기하고, 이러한 감정들을 어떻게 다룰 지를 고민해 본다. 캘거리-캠브리지 지침은 토론을 위한 구조와 방향을 제공한다. 참가자들은 이러한 상황에서 효과적인 관계를 수립하고, 나쁜 소식을 사려 깊게 전달하며, 환자와 함께 면담하는 방법에 대한 깊은 이해를 가지게 된다.

6장에서 우리는 체험적 학습 기간 동안 촉진자에 의한 시연과 본보기(modelling)의 사용에 대해 탐구한다. 물론, 그것이 대규모 집단에서 이루어지든 작은 규모의 집단에서 이루어지든, 시연 그 자체로는 의사소통기술을 사용하는 능력을 개발하기보다는 학습자들이 그에 대해 알 수 있게 해 줄 뿐이다. 의사소통기술을 습득하려면 피드백, 적응(adaptation) 및 개인화(individualisation)를 통하여 관찰된 것들을 실천하는 것이 필요하다. 강의처럼, 기술 시연은 우리 스스로 창조 또는 재창조하는 것을 배울 수 있게 하기 때문에 아낌없이 사용되어야만 한다. 우리는 시연을 하고 학습자들에게 그것을 연습해 보라고 요구하는 것보다는, 학습자들 스스로 적절한 기술을 발견할 수 있도록 장려할 수 있는 문제-기반 접근 방식을 선호한다. 학습자가 적절한 기술을 개발하기 위해 고군분투할 때 비로소 스스로 원하는 것을 얻을 수 있다고 생각한다.

'e'-러닝은 인터넷 웹사이트나 CD-ROM을 통한 온라인 학습을 말한다. 이것은 인지적으로 참여하는 또 다른 방법을 제공한다. e-러닝의 주요 장점은 독립적인 학습을 할 수 있다는 것이다. 인프라와 기술이 마련되어 이 방법을 이용할 수 있는 경우 학습자는 원하는 시간에 웹 사이트나 CD-ROM을 통해 학습할 수 있다. 'e'-러닝은 정식 교육 과정을 보완하기 위한 학습 도구로서 온라인 학습 프로그램을 통하여 의학 교육에 점점 더 많이 사용되어 지고 있다. 특히 의사소통기술 교육과 관련한 대화형 강의 자료뿐만 아니라 특정 문제를 소개하거나 특정 기술의 효과적인 사용을 보여주는 비디오를 다운로드하여 시청하는 방법은 정보와 내용을 제공하는 데 매우 큰 잠재적 유용성을 가진다(Fleetwood 외 연구진 2000; Herxheimer 외 연구진 2000). 토론 포럼과 화상 회의 모두 가능하다. 성공은 교육 자료를 학습자 중심으로 만들고, 주요 대면 교육과 과정의 기타 요소를 어떻게 통합시키느냐에 달려 있다 - 'e'-러닝 그 자체로는 기술 교육에서의 대면 교육 요소를 대신할 수 없다. 이 접근 방식의 잠재적인 문제로는 정보의 부정확성, 정보 업데이트 문제, 품질 관리 문제, 질이 떨어지거나 신뢰할 수 없는 기술, 그리고 비디오 영상이나 그래픽에 대한 접근성과 비용 등이 있다. 웹사이트를 최신 상태로 유지하고 잘 관리하는 것도 만만치 않은 작업이며, 비밀번호를 통해 접근이 통제되더라도 저작권 관련 문제 등이 있을 수 있다.

방법 연속체의 오른쪽 방법 사용하기

학습자가 환자와 상호작용하는 것을 관찰할 수 있는 다양한 체험적 방법이 있다. 여기에는 다음이 포함된다.

- 오디오 및 비디오 녹화
- 실제 환자
- 시뮬레이션 환자
- 역할극

이 방법들의 상대적 장점은 무엇인가?

오디오 및 비디오 피드백

우리는 이미 3장의 의사소통기술 교육 프로그램에서 비디오와 오디오 피드백의 장점을 탐구했다. 의사소통기술 교육에 대한 연구는 면담의 녹음과 재생이 핵심적으로 중요함을 명확히 보여주었다. 비디오 녹화가 의사소통 교육의 시금석 역할을 한다는 것은 의심의 여지가 없다. 비록 비디오는 오디오 보다 학습자와 환자에게 잠재적으로 더 두드러지고 폐쇄적인 위협일 수 있지만 오디오로는 불가능한 시각적인 비언어 행동의 측면에 초점을 맞출 수 있고, 검토자들의 주의를 훨씬 잘 끌며, 면담을 보다 상세하게 분석할 수 있게 해준다 (Kurtz 1975; Westberg와 Jason 1994).

비디오 녹화 사용의 실제적 문제

의사소통 프로그램에서 실제 비디오 사용과 관련된 문제는 어떤 것이 있는가?

비용

비디오는 비싼 매개체다. 프로그램의 녹화(카메라와 마이크)와 재생(텔레비전 스크린과 비디오 레코더)을 위한 장비를 갖추는 데는 상당한 비용이 필요하다. 기술의 진보가 원래의 기계를 쓸모없게 만들면 장비는 수선이 필요하고, 유지비도 요구되며, 결국 교체되어야 하기도 한다. 다행히도, 최근 몇 년 동안 최신의 캠코더도 상당히 저렴해졌고 더 널리 보급되었다. 디지털 기술은 고품질 녹화에 이용 가능한 추가 옵션이지만, 재생에는 디지털 재생 장비나 비디오테이프로의 데이터 전송이 필요하기 때문에 현재로선 매력이 떨어질 수 있다 (시간이 많이 걸리고 번거로운 추가 단계).

기술

비디오는 훈련 과정을 방해할 수 있다. 녹음에 앞서 카메라를 설치하고 마이크를 점검하며 소리 수준을 확인해야 한다. 재생 장비는 기록 장비와 호환되고 연결되어야 한다. 녹음이나 재생에 부적절한 소리나 영상은 교육을 방해하고 학습자와 촉진자 사이의 신뢰를 떨어뜨릴 수 있다. 이러한 문제를 극복하기 위해 장비의 설치를 단순화하기 위한 모든 노력을 기울여야 한다. 녹음 장비는 쉽게 사용할 수 있어야 하며, 가급적 영구적으로 현장에 있어야 한다. 영상 녹화가 정기적으로 사용되는 임상 상황이나 교실에는 카메라나 카메라 장착 브래킷의 영구적 설치와 유선 마이크 사용이 녹화를 쉽게 해준다. 촉진자나 다른 스태프는 녹음 장비가 설치되고 작동하는지 확인할 책임이 있다. 장비를 임상 현장으로 이동해야 하는 경우, 환자나 학습자를 관여시키지 않고 기록 전에 이 작업을 수행해야 한다. 재생 장비에는 모두가 똑같이(equally) 접근할 수 있어야 한다(Kurtz 1975; Westberg와 Jason 1994).

설정

체험적 학습의 설정에는 고려해야 할 것이 있다. 일부 의과대학 수련병원은 한 쌍으로 된 관측실을 갖추고 있는데, 그 사이에는 단방향 거울이 있다. 이러한 교육실은 임상 기술 전용 실습실로 분류될 수 있으며, 여러 종류의 임상 기술 교육 및 평가에 사용될 수 있다. 상담은 카메라와 마이크가 설치된 진찰실이나 진료실을 시뮬레이션 할 수 있는 방에서 이루어진다. 소규모 학습 그룹인 경우, 그룹은 두 번째 방에서 벽 너머에서 진행 중인 면담을 관찰하고, 기록하며, 때로는 이에 대해 간략하게 토론하기도 한다.

만약 당신의 환경에 이 같은 짝을 이룬 방이 실용적이지 않다면, 이동 가능한 칸막이를 사용하여 의사와 환자로 부터 관찰자를 분리할 수도 있다. 침묵하는 관찰자들은 어떤 떨어진 곳에 앉아서 그것이 녹음되는 것을 지켜볼 수도 있다('어항(fishbowl)' 기술). 또는 다른 사람들이 면담 실황을 관찰하지 않고 개별적으로 녹화하여 나중에 확인할 수도 있다. 진료실에 장비를 설치하는 경우 가능한 한 눈에 띄지 않게 배치해야 한다.

최소한 의사와 환자가 모두의 신체를 최소한 3/4 이상 촬영할 수 있도록 카메라를 고정한다. 카메라를 원격으로 제어할 수 없는 한 (그리고 보통 그럴 수 있어도), 다른 각도로 만지작 거리거나 얼굴 표정을 클로즈업하기 위해 확대하려 하지 않도록 한다. 그러한 카메라 작업은 주의를 산만하게 만들고 확인 시 거의 도움이 되지 않는다. 신체 검진 중 의복을 제거해야 하는 경우 녹음만 계속되도록 카메라를 배치하거나 렌즈를 차단해야 한다.

시간

수업 시간에 비디오나 오디오를 사용하는 경우에는 시간이 소요된다. 녹음의 전체나 일부 부분을 재생하는 경우에도 수업 시간이 상당히 길어진다. 비디오를 효율적으로 사용하려면 촉진자가 이에 능숙해야 하는데, 특히 수업 진행 중에 정해진 기술과 행동을 찾아야 한다면 특히 더 그러하다. 학습자가 나중에 영상을 검토할 때 특정 순간을 참조할 수 있도록 짧은 기간의 면담 영상 시간이나 번호를 적어두면 그룹 구성원이 시청할 때 도움이 된다.

Roter 외 연구진(2004)은 최근 이 시간의 문제를 극복하기 위한 접근법을 보고했다. 그들은 학습자의 비디오를 대화형 CD-ROM 플랫폼에 기록하고, 기존의 코딩 시스템으로 코딩하여 특정 의사소통기술을 신속하게 검색할 수 있도록 함으로써 피드백의 시간을 절약하는 혁신적인 비디오 피드백 방법의 사용을 설명하였다. 저자들은 학생과 교사들에 대한 수용 가능성(acceptability)과 간단한 교수 개입법(1시간 강의 및 역할극 세션과 연계된 비디오 피드백 1시간)을 평가했다. 그 방법에는 모든 참여자들이 적응할 수 있었고, 그러한 개입(intervention)은 의사소통의 광범위한 영역에 걸친 긍정적 변화와 관련 있었다.

우려(Apprehension)

비디오를 사용하면 관찰된다는 공포와 불안을 가중시킬 수 있다 (Hargie와 Morrow 1986). 만약 관찰만 되고 피드백을 받는 것이 설정되어 있지 않다면, 당신의 행동을 방 한구석에 있는 라이브 카메라가 총천연색으로 지켜보도록 강요당하는 것은 훨씬 더 나쁠 것이다. 녹화와 재생(자체 평가, 학습자 참여, 객관성, 정확성, 피드백의 특수성, 설명 및 행동의 미세 분석)을 사용하는 것은 학습자들에게 이런 불편을 모두 초래할 수 있다(Beckman과 Frankel 1994). 이 접근 방식은 세심한 배려가 필요하며, 우리는 5장과 6장에서 이것을 달성하는 방법을 심도 있게 탐구할 것이다.

이러한 잠재적인 어려움에도 불구하고, 비디오 녹화는 의사소통기술 프로그램을 위한 가장 중요한 도구로 남아있다. 비디오 작업의 사용을 억제하기보다는 학습자와 강사에게 주는 혜택이 매우 큰 만큼 이러한 어려움을 극복할 필요가 있다. 학습자에게 주는 즉각적인 이득은 물론 우리가 3장에서 설명한 연구에서 보듯 장기적 이익 또한 분명히 존재한다. 학습자는 학습의 기록을 보관할 수 있으며, 나중에 학습을 강화하기 위해 강의 세션을 다시 검토할 수도 있다. 프로그램 책임자 또한 기록을 남길 수 있으며, 향후 교육이나 '시작 영상(trigger tape)' 준비에 사용할 수 있도록 면담 자료 은행을 개발할 수도 있을 것이다. 녹화는 또한 11장에서 보겠지만 학생 평가뿐만 아니라 과정의 연구와 개발에도 도움이 될 수 있다. 교육에 즉시 사용하는 이외의 연구나 교육에 테이프를 사용하는 경우에는 환자 및 학습자의 추가 동의가 필수적이다.

실제 환자

의사소통기술 교육과정에서 실제 환자가 참여하는 경우 몇 가지 형태를 취할 수 있다.

사전에 녹화된 실제 상담 비디오

전공의 수련이나 연수 강좌에서는 일반적인 체험적 방법으로, 실습 중인 학습자 자신이 실제 상담하는 모습을 촬영하여 사용할 수 있다. 이것은 영국 일반의 실습에서 의사소통기술 훈련의 표준적인 접근 방식이 되었고 이와 관련해 추천할 내용이 많다. 앞에서 언급하였듯이 체험적 소재는 가능한 한 현실 상황과 가까운 것이 중요하다. 의사가 근무하는 직장에서 촬영된 실제 상담보다 더 현실적일 수 있을까? 참가자들은 자신이 어렵다고 판단한 면담의 영상들을 가지고 와서 특정 문제에 대한 도움을 요청할 수 있다.

문제-기반 작업 외에도 실제 상담의 비디오는 두 가지 다른 방법으로 사용될 수 있다.

- 학습자는 일정 기간 동안의 모든 상담을 비디오로 촬영하고 이들 중 어렵게

여겨지는 특정 문제(예: 힘들어 하는 부모에게 천식 환아의 스테로이드 흡입기 사용을 설명하는 것)를 검토하여 토론을 위해 캡처할 수 있다.
- 비디오 분석에 대한 신뢰와 학습을 위한 지지적인 환경이 구축되면 학습자의 전체 진료를 비디오로 촬영하고 무작위로 선택하여 사용할 수도 있다. 이것은 학습자의 행동에 대한 더 정확한 그림을 만들어 낸다.

이런 식으로 미리 녹화된 영상을 의사소통 과정으로 가져오는 것은 단점도 있다. 환자는 개인적으로 그들의 수행에 대한 피드백을 의사에게 제공할 수 없으며, 또한 추가적인 연습에도 참여할 수 없다. 이를 위해서는 역할극을 이용한 대체 방법을 사용해야 하는 것이다. 우리는 녹화와 관찰만으로는 충분하지 않다는 것을 안다. 새로운 행동이 학습자의 레퍼토리에 포함되려면 추가 연습이 필요하다. 그러므로 우리는 녹화를 사용하는 모든 체험 세션에서 연습을 설계할 필요가 있다. 이것은 시뮬레이션 된 환자들 대상으로는 비교적 쉽다: 그룹은 '환자'와 의사 사이의 상호작용을 관찰할 수 있고, 비디오는 피드백 중에 즉시 사용할 수 있으며 배우와의 추가 연습이 이루어질 수 있다. 하지만, 강의 시간에 출석하지 않는 실제 환자의 사전 녹화된 영상을 이용할 경우 이러한 연습이 어려울 수 있다. 이 경우는 그룹의 한 구성원이 환자의 관점에서 기록을 보고 피드백과 연습 동안 환자의 역할을 수행할 준비를 하는 것이 중요하다. 우리는 이 기술을 제 5장에서 더 설명하도록 하겠다.

의사소통 과정에 초청된 환자에 대한 면담

실제 환자를 대상으로 하는 이 대안적인 방법은 학습자를 돕기 위한 명확한 목적을 위해 면담할 환자들을 의사소통 과정에 참여시키는 것이다. 예를 들어, 의사를 교육하는 촉진자는 선택된 환자를 프로그램에 참여하도록 초대하거나, 교육 병원인 경우, 입원 환자가 참여할 수 있도록 협의할 수 있다.

일부 의과대학들은 실제 환자들, 즉 자원 봉사자들이나 또는 지역 사회 환자 프로그램 참여자들을 귀중한 제3의 원천으로 하여 이에 의존하기도 한다. 이 프로그램들에서는 환자의 병력을 부분적으로 또는 완전히 연관시키고, 자원한 환자나 적은 금액을 주어 지역 사회 환자들을 참여시킨다. 지역 사회 환자들은 의사의 소개, 대기실에 전시된 참여 초청 안내문 또는 미디어의 광고 등을 통해 참여할 수 있다. 프로그램 코디네이터는 종종 의사와 함께 지원자를 심사하고 지원자가 제공하는 건강 문제나 다른 문제, 그리고 그들의 이력과 관련된 것 외에 신체 검진을 받을 의향이 있는지 여부 등을 구두로 확인하여 그 내용을 자원 봉사 환자 프로파일 형태로 '은행'을 만들어 관리한다. 또한 이름, 주소, 이메일, 의사 이름, 사진, 참여 가능 시간, 연령, 인종, 교통 필요성, 참여 및 비디오 촬영에 대한 서면 동의 등 인구 통계학적 정보와 연락처 정보 등이 파일에 보관되어야 한다. 이러한 환자들은 첫 번째 면접에 앞서 오리엔테이션/훈련에 참석하여 자신이 맡을 역할, 학습자와 함께 하게 될 일, 그리고 다양한 과정에서 무엇이 기대되는가를 이해하도록 교육 받는다. 그들은 종종 피드백을 제공하고 토론하는 훈련을 받기도 한다. 이렇게 개발된 프로그램들은 시간이 지남에 따라 환자들을 효과적으로 지원하고, 의사소통 및 기타 임상 기술 과정에 신뢰할 수 있는 효율적인 도움을 제공한다. 과정 책임자 또는 촉진자는 이 자료 은행에서 적절한 환자를 찾아 교육을 준비하고, 적절한 환자를 찾을 수 없는 경우, 요구 사항을 충족하는 지역사회 환자를 찾아 교육하기도 한다.

이런 식으로 실제 환자에게 의존하는 것은 상당한 가치가 있다. 예를 들어, 의과 대학 학생 의사소통 교육과정이 시작될 때 학습자들은 실제 환자를 보기 원하며, 의사소통 과정에서 환자와 함께 실습할 수 있는 기회를 소중히 여긴다. 환자의 즉각적인 피드백은 학습자에게 매우 유용할 수 있다. 즉, 한 줄의 질문이 환자의 관점에서 민감하게 처리 되었는지 또는 환자가 학습자의 예상보다 더 많은 정보를 원했는지 여부를 발견할 수 있다 (Kent 외 연구진. 1981). 불행히도, 환자들은 때때로 학습자들에게 너무 지지적이 되어서 건설적인 비판을 하기가 힘들기도 하다!

실제 환자를 사용하는 것은 다른 어려움을 야기하는데, 그 중 일부는 잘 교육된 자원 봉사자나 지역사회 환자 프로그램을 통해 개선될 수 있다.

연습의 제한점(Rehearsal limitations)

비록 대안을 시도하는 것이 가능은 하지만, 반복적인 연습은 특정 문제의 상담에 대한 실마리를 주지 못하거나 각각의 연습에서 다르게 행동할 수 있는 문제를 가진 실제 환자들은 어려울 수 있다. 그들은 연기자가 아니다. 이러한 어려움은 상황의 복잡성과 함께 증가한다. 실제 환자와 함께 효율적으로 병력 청취를 연습하는 것은 비교적 쉽지만, 환자에게 숨겨진 우울증을 이끌어내기 위해 여러 학생들이 다른 기술을 시도할 수 있도록 해달라고 요청하는 것은 분명히 별개의 문제다.

제한된 유형의 환자

특정 유형의 환자만 참여할 수 있다 - 예를 들어 낮 시간이 자유로운 은퇴자만 참여할 수 있다. 보이는 환자들은 일반 외래의 만성적인 질환을 가진 환자나 현재 안정되어 있는 병원의 환자들이다. 그들은 분명히 선택된 그룹이다.

사실주의

매체 자체가 관찰하는 면담에 큰 영향을 미친다. 진정한 면담의 현실성은 면담이 공학적 방식으로 이루어지면 상당 부분 줄어든다. 반복 면담이기 때문에 대부분의 환자들은 처음에 의사를 봤을 때와 같은 방식으로 증상이나 고민을 제시하지 못하게 된다. 환자는 더 이상 급성 질환이 없을 수도 있고 과거에 겪었던 문제들에 대해서만 의사에게 말할 수도 있다. 첫 번째 면담 이후 그들에게 일어난 일들로 인해 많은 감정적 기반이 향상 되었을 것이다. 우리는 환자가 의료인에게 분노를 표현하는 과정을 계속 겪게 하거나 나쁜 소식을 반복해서 듣는 과정을 요구할 수는 없다. 따라서 우리는 이러한 접근법으로 그러한 까다로운 상황에 대처하는 방법을 가르칠 수 있을 것이라 기대해서는 안 된다.

동의

물론 실제 환자로 부터 동의를 받는 것은 학습자를 돕기 위해 의료 교육에 그들을 초대하는 모든 상황에서 중요한 사안이다. 녹화가 이루어질 때는 특히 그렇다. 정확한 정보를 제공한 후 획득한 동의가 필요하며 환자들에게는 참가를 거부할 수 있는 진정한 기회, 상담 후에도 마음을 바꿀 수 있는 기회가 주어야 한다(Southgate 1993; General Medical Council 1995). 환자에게 은밀한 검사는 녹화되지 않을 것이라고 알리고, 미성년자는 반드시 성인을 동반해야 하며, 자료는 의사와 교육 담당자만 볼 수 있으며, 일정 기간이 지난 후에는 안전하게 삭제 돼야 한다는 등의 안전장치를 동의서에 명확히 기재해야 한다. 환자에게는 상담 전후에 충분한 정보를 제공하고 동의를 얻어야 한다.

자원 봉사 환자와 학습자의 연습 면담을 비디오로 촬영하는 것은 비교적 간단하다. 그러나 의사의 진료실에서 실제 상담을 녹화하는 것을 거부하는 환자들에 대해서는 어느 정도 상반되는 연구가 있다. 영국의 일반의 진료에 관해 발표된 5개의 연구는 다음과 같은 결과를 보여준다. Martin(1984)은 16%의 낮은 거부율을 확인했다. 의사가 환자에게 직접 참여를 요청하는 경우 그 수치는 더 낮았다. 그러나 Servant와 Matheson(1986)은 적극적으로 'opt in'(즉, 상담을 비디오로 촬영하도록 적극 권유하는 등)해도 환자 참여 동의율이 비정상적으로 낮은 6%에 불과하다는 것을 확인했고, Myers(1982)는 환자가 녹화를 고려하는 시간이 길어질수록 거부 가능성이 높다는 사실도 발견했다. Bain과 Mackay(1993)는 절반 이하의 환자가 수술에 받고 설문지를 받았으며 참여에 대해 압박을 느낀다고 말했고 4분의 3은 불편함을 느낀다고 말했다. Campbell 등 연구진(1995b)은 두 사례의 짝지어진 환자들을 대상으로 한 연구에서 면담을 비디오로 촬영한 대상과 그렇지 않은 대상 사이의 만족도에 차이가 없음을 발견했다.

환자들은 그들이 면담을 녹화하도록 강요받는다고 느낄 수 있고, '의사를 기쁘게' 하기 위해 녹화하는 것에 동의할 수도 있고, 치료에 지장이 없도록 확실히 하기 위해 동의할 수도 있다는 것을 분명히 있다. 이것은 우리가 정부 기관, 의사 단체, 각 의료기관의 윤리 및 법률 전문가들과 협의하여 신중하게 검토하도록 권장하는 중요한 윤리적 문제이다.

의사가 아닌 접수 담당자가 환자의 동의를 얻도록 하는 것은 강요로 받아들여질 가능성을 감소시켜 준다. 그러나 우리는 환자가 진정한 선택을 할 수 있도록 하기 위해서는 접수 담당자들을 적절히 훈련시킬 필요가 있다는 것을 알아야 한다. 그들은 환자가 녹화를 하지 않더라도 의사는 개의치 않을 것이라고 환자들에게 분명히 알려야 한다.

시뮬레이션 환자

시뮬레이션 환자들은 1960년대 처음 도입된 후 의사소통 강좌, 평가 및 연구에 성공적으로 활용되고 있다 (Barrows와 Abrahamson 1964; Helfer와 Levin 1967; Jason 외 연구진 1971; Werner와 Schneider 1974; Maguire 1975; Stillman 외 연구진 1976, 1977, 1990a; Callaway 외 연구진 1977; Kahn 외 연구진 1979; Kurtz 1989; Anderson 외 연구진 1994; Hoppe 1995, Kurtz와 Heaton 1995년, Kaufman 외 연구진 2000년; Madan 1998). 전문화, 프로그램화 또는 표준화된 환자(특히 평가와 연구를 위해 일관된 역할을 '수행'도록 훈련된 경우)로 알려진 시뮬레이션 환자는 지정된 특정 의료 문제에 관한 의사소통 과제를 가지고 실시간 대화형 시뮬레이션을 한다. 초기에는 실제 환자들이 그들이 경험했던 질병에 대한 표준화된 시연을 하기 위해 참여했다 (Barrows와 Abrahamson

1964; Helfer 외 연구진 1975b; Stillman 외 연구진 1976). 시뮬레이션 환자들은 이제 전문 연기자나 아마추어 연기자 또는 공식적인 연기 배경이 없는 지역 사회의 숙련된 자원자들이 맡고 있다 (Barrows 1987).

시뮬레이션 환자들은 학습자가 실제 환자에게 위해를 끼칠 가능성 없이 가능한 한 현실과 가까운 안전한 환경에서 실험하고 학습할 수 있는 기회를 제공한다. 시뮬레이션 환자의 활용은 학습자와 교사 모두가 받아들일 수 있는 효과적이고 신뢰할 수 있는 유효한 강의와 평가의 방법으로 보여진다(Fraser 외 연구진 1994; Vu와 Barrows 1994; Hoppe 1995; Bingham 외 연구진 1996). 시뮬레이션 환자들은 실제 환자를 대체할 수 있다 - 연구 결과 학생, 전공의 및 임상 의사는 실제 환자와 잘 훈련된 시뮬레이션 환자를 구별할 수 없었다(Burr 외 연구진 1976; Sanson-Fisher와 Poole 1980; Norman 외 연구진 1985; Pringle와 Stewart-Evans 1990; Rethans 외 연구진 1991; Saebo 외 연구진 1995). 시뮬레이션 환자는 특히 의사소통기술 프로그램에 활용할 수 있는 풍부한 기회를 제공해 준다. 우리는 시뮬레이션 환자의 활용이 의사소통기술 프로그램에 매우 중요하고, 일부 교사와 학습자는 이전에 시뮬레이션 교육의 경험이 없을 수도 있기 때문에 여기에서 깊이 있게 논의하려 한다.

시뮬레이션 환자의 장점

연습(Rehearsal)

시뮬레이션 환자들은 피드백 시간 동안 이상적인 연습 기회를 제공한다. 여기에 학습자들에게 제공되는 궁극의 제안이 있다. - 자유롭게 실험하고 다시 기술을 연습하는 것, 바깥 세계의 진짜 환자들에게 여러분이 결코 행할 수 없는 것을 시도하고 '그것이 잘 되지 않는 것 같아, 내가 다르게 다시 해 볼게!'라고 큰 소리로 말하라. 시뮬레이션 환자들은 학습자가 실수를 하고 시행착오를 할 수 있도록 여러 기회를 제공함으로써 학습자가 새로운 기술을 시도할 때 '망쳐'버리는 부정적인 결과 없이 안전하게 연습할 수 있도록 도와준다. 물론, 이것은 그룹의 협의에 연기자가 참석해야만 가능하다. 그룹을 만나기 전에 면담을 녹화해야 하고 영상을 검토할 때에도 시뮬레이션 환자가 있지 않는 경우에는 이를 달성할 수 없다.

시뮬레이션 환자들은 의사소통 프로그램에 매우 유연하게 활용될 수 있다. 그들은 이 장의 앞부분에 설명한 대로 단방향 거울이 설치된 방이 있다면 녹화를 위한 시설을 추가하지 않고 프로그램에 참여할 수도 있다. 대안적으로, 그들은 단순히 학습 그룹에 참여하는 것만으로 현대적인 기술 연구소의 어떤 장비 없이도 면담 기술을 연습할 수 있도록 해준다. 여기서 침묵 속에 관람하는 나머지 사람들은 연기자와 학습자에게서 어느 정도 떨어진 곳에 앉아 있을 수도 있고('어항(Fishbowl)' 기술), 그룹 내의 모든 사람들이 면담과 연습에 참여하는 가운데 연기자도 그룹 자체의 일부가 될 수도 있다.

즉흥 연기(Improvisation)

시뮬레이션 환자들은 참가자들이 다양한 접근법을 시도할 때마다 적절히 다른 반응을 보이면서, 어느 시점에서나 면담의 일부를 다시 하거나 상담을 다시 시작할 수도 있다. 시뮬레이션 환자들은 학습자의 다른 접근 방식에 유연하게 대응할 수 있다. 예를 들어, 공감대를 형성하는 기술을 사용하지 못하는 학습자가 있다면, 시뮬레이션 환자는 실제 환자처럼 불안을 보이거나 조용히 있을 수 있다. 반면, 시뮬레이션 환자는 단서를 잡을 수 있을 것 같이 보이는 더 숙련된 학습자에게는 자신의 생각이나 걱정을 말할 수도 있다.

이러한 '즉흥' 특성은 다른 행동의 가치를 진행 중에 보여줄 수 있기 때문에 매우 중요하다. 또한 학습자가 상담을 중단하여 무슨 일이 일어나고 있는지 토론할 수도 있게 해준다. 시뮬레이션 환자는 정지 상태에 있어 줄 수 있으며 학습자 또는 그룹의 다른 구성원이 계속 진행할 준비가 되면 언제든지 다시 면담을 할 수도 있다. 우리가 설명했듯이, 실제 환자들이 반복적으로 복잡하거나 어려운 상황을 연습하고 학습자의 기술과 관련하여 그들의 행동을 바꿀 수 있기를 기대하는 것은 부적절하다. 이와는 대조적으로, 연기자들은 마치 전에 해본 적이 없는 것처럼 즉시 상황에 다시 몰입하고 매번 신선한 연기를 할 수 있도록 훈련되어 있는 것은 큰 이점이다. 그들의 능숙한 유연성은 매우 중요하다.

표준화(Standardisation)

시뮬레이션 환자들은 또한 표준화(standardisation)를 제공한다(즉, 역할의 재현성 reproducibility of roles). 필요한 표준화의 수준은 시뮬레이션을 사용하는 방법에 따라 다르다. 교육 상황은 합리적으로 일관된 방식으로 동일한 사례 또는 상황을 제시해야 한다. 다른 학습자들도 다른 날에 같은 도전을 체험할 수 있어야 한다. 학습자들은 그들의 동료들이 동일한 상황에 어떻게 대처하는지를 보는 것으로 부터 도움을 얻을 것이다. 촉진자와 프로그램 책임자는 평가와 피드백을 위한 기준을 미리 마련하고, 심지어 자신을 위한 의사소통 시도도 할 수 있다. 선발 시험의 경우, 응시자가 평가에서 동일한 과제에 직면할 수 있도록 완전히 일관된 표현을 하는 더 높은 수준의 표준화가 되어야 한다. 시뮬레이션 환자의 역할 표준화는 임상 역량의 평가와 의사소통기술 연구 모두에서 큰 진전을 이룰 수 있게 해주었다.

맞춤화(Customisation)

시뮬레이션 환자를 활용은 면담을 학습자의 특정 수준과 필요에 맞게 맞출 수 있게 해준다. 시뮬레이션 환자 사례는 기본 기술이 숙달됨에 따라 과제의 난이도를 높여 다양화할 수도 있다. 선임자와 프로그램 책임자들은 그러한 결정과 관련하여 연기자들과 긴밀히 협력할 필요가 있다. - 연기자들이 마음대로 할 수 있는 자격증을 갖게 하거나 자기 멋대로 역할을 바꾸는 것은 부적절할 것이다.

특수한 이슈(Specific issues) 및 어려운 상황(difficult situations)

시뮬레이션 환자들은 특히 어려운 상황을 보여주는 사례를 묘사할 수 있으므로 특정 문제에 대한 강의를 돕는 데 이상적이다. 프로그램 책임자는 사전에 과정의 계획을 세우면, 학습자가 의사소통 과정 동안 실제 상황에서는 우연히는 발생하지 않을 수도 있는 나쁜 뉴스 전하기, 문화적 문제, 중독 또는 성난 환자와 같은 상황을 체험할 수 있도록 보장할 수 있다. 시뮬레이션 환자가 아닌 실제 환자들에게 의사소통 교육과정에 참여하여 자신이 힘들었거나 감정적으로 흥분했던 경험을 반복적으로 재현하도록 요구하는 것은 명백히 부적절하다. 시뮬레이션 환자의 활용은 그러한 문제들을 해결해준다.

가용성(Availability)

시뮬레이션 환자는 실제 환자를 불편하게 하지 않고 필요할 때마다 언제든지 참여할 수 있다. 특정 사례의 자료 은행이 공유될 수 있도록 개발되면 다른 교수진들도 즉시 이용할 수 있다. 사례들은 외래 환자, 가정 간호, 응급실 또는 입원실 상담을 시뮬레이션 할 수도 있다. 환자 가용성의 제약에서 벗어나면 수업을 하는 시간을 훨씬 쉽게 선택을 할 수 있다.

시간 효율

시뮬레이션 환자의 활용은 시간상으로 효율적이다. 특정 기술은 전체 면담을 관찰하지 않고 분리하여 따로 연습할 수 있다. 학습자들은 질병 경과의 많은 단계를 연속적으로 바로 실습하는 것이 가능함으로 의사소통기술들을 실제 해보면서 따라갈 수 있다. 학생들은 실생활에서 체험하려면 몇 주가 걸릴지도 모르는 사건들을 하루에 체험할 수 있다. 캘거리 대학 학부의 통합 과정에(9장 참조) 이러한 예가 있는데, 허혈성 심장질환 환자가 외래, 입원실, 그리고 중환자실에서 치료, 이후 급사하여 법적 문제가 생길 수도 있는 상황에서 아내에게 나쁜 소식을 전하는 면담까지의 과정이다.

피드백

시뮬레이션 환자를 의사소통기술 교육에 참여시키는 중요한 이점은 그들이 학습자에게 피드백을 제공하고 일반적 관점의 통찰력을 제공해 줄 수 있다는 것이다. 의학적으로 훈련된 학습자 및 촉진자 그룹은 환자의 관점을 포함시켜 토론하는 것을 매우 쉽게 잊을 수 있다. 실제로, 의학 훈련은 충분한 의료 경험을 축적하지 못한 의사의 시야를 흐리게 할 수 있는, 꿰뚫을 수 없는 안개를 드리워, 환자의 관점에서 문제를 보는 것을 완전히 불가능하게 한다고 말할 수 있다. 그러나 시뮬레이션 환자는 환자로서 어떻게 느끼는 지를 설명할 수 있으며, 이를 통하지 않고는 들을 수 없는 피드백을 제공한다(Jason 외 연구진 1971; Whitehouse 외 연구진 1984; Barrows 1987). 촉진자나 학습자와 마찬가지로 시뮬레이션 환자도 세부적인 서술적 피드백(descriptive feedback)을 효과적으로 제공하는 방법에 대한 훈련으로부터 도움을 받을 수 있다.

촉진, 지시 및 평가

시뮬레이션 환자들은 또한 촉진자, 강사, 평가자 역할을 하도록 훈련되어 의사소통 프로그램에서 그들의 역할을 더욱 확장시켰다. 이러한 상황에서 그들은 종종 환자 강사(patient instructors)라고 불린다(Helfer 외 연구진 1975a; Carrow 외 연구진 1981; Stillman 외 연구진 1983; Levenkron 외 연구진 1987; Nestel 외 연구진 2002). 여기서 그들은 환자로서의 피드백만 주는 것이 아니라 학습자가 사용하는 면담 기술에 대해 촉진자와 같은 방식으로 의견을 제시한다. 촉진자로 일하는 시뮬레이션 환자들은 학습이 의사소통 과정 기술을 넘어서 과정, 내용 및 지각 능력의 통합에 초점을 맞출 때는 일반적으로 줄 수 있는 도움이 줄어든다. 시뮬레이션 환자의 피드백은 형성 평가(Stillman 외 연구진 1976, 1977, 1990a,b; van der Vleuten와 Swanson 1990; Sharp 외 연구진 1996)와 학습자의 기술에 대한 종합 평가(Stillman와 Swanson 1987; Langsley 1991; Grand 'Maison 외 연구진 1992; Vu 외 연구진 1992; Klass 1994; Pololi 1995) 모두에 활용될 수 있고, 의사소통기술 및 의사소통기술 교육에 대한 연구에서도 중요한 역할을 할 수 있다(Burri 외 연구진 1976; Roter와 Hall 1987; Roter 외 연구진 1987; Monahan 외 연구진 1988; Hoppe 외 연구진 1990).

시뮬레이션 환자 사용 시 어려움

몇 가지 실제 문제점은 의사소통 프로그램에서 시뮬레이션 환자의 활용에 영향을 미친다.

비용

시뮬레이션 환자들은 비용이 많이 들고 비디오 장비 구입에 수반되는 비용과 달리 반복적인 비용이 요구된다. 당연히 연기와 준비 시간 모두에 비용을 지불해야 하며, 그들의 시간을 값싸게 평가해서는 안 된다. 운이 좋아 자원하여 시간을 제공하는 은퇴자나 '휴식'하는 연기자들을 찾을 수도 있지만 이들을 신뢰할 수는 없다.

연기자들은 종종 의사소통 프로그램에 참여하기를 원한다. 그들에게는 이것이 즉흥적인 기술을 향상시킬 수 있는 기회, 다양한 등장인물과 문제의 묘사에 대한 배움의 기회, 피드백 기술을 배울 수 있는 기회, 그리고 전문가 지도와 추가(간헐적인 경우) 고용의 이점을 누릴 수 있는 기회가 될 수 있다. 연기 학교들은 종종 기꺼이 돕겠다는 학생 연기자들을 무료로 제공하지만, 이 경우는 우리가 볼 때, 아마도 금전적인 고려보다 더 중요한 문제들이 있다.

인건비로는 강사나 교육자의 인건비와 모의 환자 선정 및 훈련, 평가의 고안 및 공간, 장비 및 행정 지원 비용도 고려할 필요가 있다 (King 외 연구진 1994).

선택

시뮬레이션 환자의 선택은 훈련 이전 과정과 훈련 과정 모두에서 중요하게 고려된다. 시뮬레이션 환자는 전문 연기자 또는 아마추어 연기자, 연기 전공 학생이나 공식적인 연기 경력이 없는 지역사회 구성원도 훈련을 받으면 가능하다. 의료계에 부정적인 태도를 보이는 후보자는 배제하는 것이 현명하다. 시뮬레이션 환자는 의사나 학습자를 실망시키는 성향보다는 돕고자 하는 진정한 욕구를 가지고 있어야 한다. 많은 사람들이 의료 전문가들과 의사소통이 잘 되지 않는 것을 직접 경험한다. 이는 그 자체로 시뮬레이션 환자에게 토론 중인 이슈나 기술에 대한 귀중한 통찰력을 제공함으로써 도움이 될 수 있다. 잠재적 시뮬레이션 환자를 선택할 때 고려해야 할 것은 분노(anger)의 정도, 거부감(defensiveness), 적개심(hostility)이다. 또 다른 잠재적인 문제는 특정 사건과 관련된 해결되지 않은 문제를 가지고 있는 개인이다. 이러한 개인적인 문제는 대부분의 시뮬레이션에서 부적절하며 시뮬레이션 환자와 학습자 모두에게 어려움을 야기할 수 있다.

연기 전공 학생들이 뛰어난 시뮬레이션 환자라는 것은 증명할 수 있다. 그러나 연기 전공 학생들은 때때로 학습자에게 도움을 주는 역할을 이해할 만큼 성숙하지 못하여 점수만 매기거나, 전문성의 수준에 따라 과잉 행동을 하기도 한다. 그들은 또 일 년 만에 이주해 버릴 수 있고 이는 훈련에 더 많은 노력을 반복해야 하며 시뮬레이션 환자 은행이 개발되지 못할 수 있다는 것을 의미한다. 입소문이나 광고를 통해 연기 경력이 없는 지역 사회 구성원을 모집하는 것도 효과적일 수 있다. 그들은 기존의 환자 집단, 지역 사회 조직, 질병에 초점을 맞춘 재단 또는 아마추어 연극 단체에서 올 수도 있고 단순히 관심 있는 지역사회 구성원일 수도 있다. 이들에게서 찾을 수 있는 유용한 속성은 의사들이 배우도록 돕는 것에 대한 관심, 역할을 기억하는 것뿐만 아니라 다른 면담 스타일에 유연하게 적응하는 능력, 언어와 비언어적으로 감정을 표현하는 능력, 신체적 지구력과 정서적 안정이다(Pololololi 1995; King 외 연구진 1994).

강사가 개인적으로 알지 않는 한, 각 지원자는 신청서와 면접 과정을 통해 세심하게 심사되어야 한다. 지역 사회에서 개인들을 선별할 때에는 지원자의 보호뿐만 아니라 선발자의 보호에도 특별한 주의를 기울여야 한다. 후보자의 개인 병력을 확인하는 것은 시뮬레이션 환자 자신의 경험에 숨겨진 감정이나 해결되지 않은 딜레마를 유발할 수 있는 역할을 수행하게 되거나 편향되거나 도움이 되지 않는 성과를 방지하기 위한 중요한 과정이다.

숨은 의제(Hidden agendas)

대부분의 학습자들이 시뮬레이션 환자가 얼마나 현실적이고 유용한 지에 대해 언급하지만, 때때로 그들은 촉진자와 연기자에 의해 '설정(set up)'되고 있다고 느끼기도 한다. 학습자들은 때로 양파 껍질을 벗기는 것과 같이 속살을 발견할 때까지 질문을 하여 발견해야 하는 역할이 숨겨져 있다고 생각한다. 연기자와 촉진자만이 환자의 이야기 내용을 미리 알고 있기 때문에 일부러 학습자가 실수를 하게끔 계획을 세우는 것으로 보일 수도 있다. 이러한 의혹은 연기자(또는 적어도 연기자가 참여한다는 사실과 이유)를 초기에 소개함으로써 줄일 수 있다. 물론, 사례 일부는 학습자의 의사소통 능력을 평가하는 것이지만, 학습자들이 이것을 '설정'이 아닌 기술을 연습할 수 있는 기회로 보게 하는 것이 중요하다. 실제로 발생한 사건을 시뮬레이션의 근거로 삼는 것도 사례를 만들어 내는 것뿐만 아니라 이러한 문제를 해결하는데 도움이 되기 때문이다.

행정 작업 시간

고려해야 할 또 다른 현실적인 문제는 새로운 시뮬레이션 환자 사례를 작성하고 이미 파일에 있는 환자 사례를 주기적으로 업데이트하며, 환자의 역할을 개발하고, 시뮬레이션 환자를 모집, 훈련 및 추적하여, 적절한 시기에 활용할 수 있도록 조직하는데 걸리는 시간이다. 필요에 따라 새로운 사례를 작성하거나 이미 보관되어 있는 사례를 업데이트하려면 의사의 도움이 필요하다. 대형 프로그램에서 프로그램 책임자들이 이 모든 업무를 직접 수행하는 것은 비현실적이다. 시뮬레이션 환자 프로그램을 관리하고 시뮬레이션 환자의 훈련과 재교육을 조정하기 위해 특별히 전담 직원을 임명해야 할 수도 있다.

캘거리에서 의과대학에서는 시뮬레이션 환자 프로그램(연기, 연출, 드라마의 제작 및 교육을 담당함) 담당 책임자가 임명되면서 시뮬레이션 환자 프로그램은 교수진 전체, 학부 및 대학원 프로그램의 교육과 평가 모두가 두드러지게 확장되었다. 물론 프로그램은 의사소통 관련 부서에서 만들어지지만, 이것들은 필요할 때 각 과정의 프로그램 책임자가 요청하여 활용할 수 있도록 표준화된 환자와 사례 은행이 개발되었다. 그 전담 직원들은 의과대학의 프로그램 책임자들이 가지고 있지 못한 역할 개발 및 훈련 과정에 대한 전문 지식을 갖추고 있어 프로그램 책임자들의 요청에 맞추어 의과대학 전체의 다양한 새로운 사례들을 개발될 수 있었다. 이를 통해 시뮬레이션 환자의 활용이 의사소통 부문을 넘어 확산되었고, 의사소통기술을 더 잘 수용하고 통합할 수 있는 결과를 가져왔다.

훈련

시뮬레이션 환자는 훈련이 필요하다(King 외 연구진 1994). 시뮬레이션 환자가 다양한 환경에서 환자의 행동을 정확하게 묘사하고, 특정 역할을 수행하며, 좋은 뜻으로 건설적인 피드백을 주기 위해 훈련 받는 것은 프로그램의 성공에 필수적이다. 특정 역할을 위한 훈련으로 넘어가기 전에 시뮬레이션 환자들은 의사소통 프로그램, 봉사 정신 및 교육 방법, 학습자를 가르치거나 평가할 때 가져야 하는 모든 책임에 대한 일반적인 오리엔테이션을 필요로 한다. 시뮬레이션 환자들은 의사소통기술 프로그램의 목표와 방법에 적합해야 한다 - 그들은 의료 분야에서의 의사소통 훈련을 통하여 달성되지 원하는 목적을 이해하고 학습자들이 스스로의 행동을 바꾸려고 시도하는 프로그램에 참여하면서 겪을 수 있는 그들의 어려움을 이해할 수 있어야 한다(Barrows 1987).

시뮬레이션 환자 훈련에서의 관심사(issues)

훈련은 시뮬레이션 환자 프로그램의 성공에 매우 중요한 역할을 하기 때문에, 이 절에서는 그러한 훈련을 강화하기 위한 구체적인 방법을 제안한다.

환자가 어떻게 행동하는 지에 대한 이해

시뮬레이션 환자 훈련에서 다루어야 할 중요한 영역 중 하나는 실제 환자가 의료 면담에서 어떻게 행동하느냐 하는 것이다. 시뮬레이션 환자들은 연구 결과에 의하면 의사와 환자 사이에 자주 발생하는 정형화된 행동 패턴을 인식하지 못할 수도 있었다. 예를 들어, 시뮬레이션 환자들은 실제 환자들이 주호소에 대해 확실하게 (overt) 언급하지 않고 종종 간접적인 은밀한(covert) 단서만을 제공하는 것이나, 때로 의사들이 처음에 하는 직접적인 질문에 환자 본인의 생각이나 걱정을 숨긴다는 것을 쉽게 알 수 없다. 이와 유사하게 시뮬레이션 환자들은 실제 환자가 확실하게 이해하지 못한 것에 대해 의사에게 질문하지 않는 경우가 많다는 것을 알지 못할 수도 있다.

실제 의사와 환자의 면담 녹화 영상을 관찰하는 것은 시뮬레이션 환자들이 이러한 어려운 영역을 이해하는데 도움을 줄 수 있다. 시뮬레이션 환자들이 이러한 행동을 묘사하기 위해서도 체험적 훈련이 필요하다 - 관찰, 피드백, 그리고 연습은 학습자들뿐만 아니라 이들에게도 중요하다. 역할 묘사(role portrayal)에 있어 시뮬레이션 환자의 기술은 정기적으로 모니터링, 피드백 및 개선을 요한다.

잘 표현된 개방형 질문에 적절히 반응하도록 시뮬레이션 환자들을 교육하는 것은 특히 중요하다. 그들은 실제 환자가 개방형 질문과 폐쇄형 질문에 어떻게 다르게 반응할 수 있는지 알지 못할 수 있다. 결과적으로, 그들은 적절하게 선택된 개방형 질문에 질병과 아픔에 대한 적절한 정보를 가지고도 제대로 응답하지 못할 수 있다. 이 문제를 시뮬레이션 환자 자신의 선택에 맡기는 경우, 잘 표현된 개방형 질문에 '모른다' 또는 한 단어나 두 단어로 응답하는 것을 자주 관찰하는데, 아마도 그것은 더 이상 무언가 말을 하면 너무 많은 것을 드러낼 것이라는 잘못된 생각 때문일 것이다. 그런 다음 그들은 각각의 특정 정보가 포함된 폐쇄형 질문을 기다린다. 이러한 시뮬레이션 환자들은 불행히도 무심결에 학습자가 개방형 질문의 사용을 중단하고 폐쇄형 질문을 부적절하게 사용하도록 권장할 수도 있다.

사례 작성 시 다양한 질문에 대해 어떻게 해야 되는지 시뮬레이션 환자의 반응을 구체적으로 명시하면 시뮬레이션 환자를 쉽게 훈련시킬 수 있다. 실제 환자와의 이러한 면담 정보는 사례 작성자가 의료인일 때 가장 잘 개발될 수 있고 가장 현실적일 수 있다. 시뮬레이션은 개방된 질문에 대한 실제 환자의 반응을 많든 적든 반영할 수 있어야 한다.

개방형 질문에 대한 대응 방법을 명시하는 세 가지 중요한 사례가 있다.

- 면담 초반에 면담 진행자가 '우리 오늘은 무슨 이야기를 하면 좋을까요?' 또는 '오늘은 어떤 질문을 해드릴까요?' 라고 질문하는 경우
- 병력 청취를 하기 전에 환자의 문제 목록을 이끌어 내려고 면담 진행자가 '열과 피로 - 오늘 이것들 이외 혹시 다른 문제가 있습니까?' 라고 질문하는 경우
- 면담자가 정보를 수집하는 동안 환자에게 이야기를 들려 달라고 다음과 같이 질문할 때, '그 문제를 처음 알아차린 지난주부터 오늘까지 있었던 일을 말해 주시겠습니까?'

개방형 질문에 대한 시뮬레이션 환자의 구체적인 대응 방법이 포함된 기록의 예는 부록 3에서 찾을 수 있다. 표준화가 중요한 경우(예: 인증이나 기타 선발을 위해 사용될 경우) 또는 소규모 그룹에서 형성적(formative) 교육을 하는 동안 그러한 지침이 필요하다.

어떻게 피드백을 하는지 이해하기

시뮬레이션 환자에게 피드백을 제공하도록 요청하려면, 그들은 학습자를 지지하면서 그들을 바꿔 줄 수 있는 좋은 의도를 가진, 건설적이고, 비판단적인(non-judgemental) 피드백의 원리를 이해할 필요가 있다. 5장에서 자세히 논할 피드백의 원리에 더하여 시뮬레이션 환자들이 피드백 할 때 갖추고 있어야 할 다음의 세 가지 자세를 이해하는 것은 특히 도움이 된다는 것을 알게 되었다.

- 역할에서는, '가치중립적이어야 한다.'(in role, in 'neutral')
- 역할에서는, 여전히 감정 속에 남아 있어야 한다.(in role, still in the emotion)
- 피드백 시에는 역할에서 벗어나야 한다.(out of role)

역할 중 '중립'은 대부분의 상황에서 시뮬레이션 환자들이 가져야 할 자세이다. 피드백 바로 전에 역할이 끝나면 시뮬레이션 환자는 역할에는 머무르지만 생겨난 감정에서는 벗어나도록 한다. 예를 들어, 환자가 역할극의 마지막에 화가 나거나 울었다고 해도, 그룹의 피드백 과정이 시작되면 이러한 감정 상태에 그대로 머무르지 않고, 자동차가 '중립 상태'인 것처럼 조용히 앉아 있어야 한다. 촉진자가 피드백을 요청하면, 시뮬레이션 환자는 묘사되었던 환자 역할로 대답하지만 약간 떨어진 곳에서 무슨 일이 일어났는지를 되돌아보는 환자 역할을 할 수 있도록 훈련 받는다. 시뮬레이션 환자는 '나'를 사용하도록 훈련 받는데, 여기서 '나'는 연기자가 아닌 환자를 가리킨다:

촉진자: '존스 부인, 앤이 당신에게 의사들이 마음속으로 최선을 다한다고 안심시키려고 말했을 때 어떤 기분이었는지 궁금합니다.'
시뮬레이션 환자: '당신이 나를 안심시키려고 했을 때, 나는 더욱 화가 나는 것 같았어요. 당신이 나에게 약간의 여유를 주었다면 그 때 나에게 도움이 되었을지도 모른다고 생각합니다.'

그룹의 다른 구성원과 마찬가지로 시뮬레이션 환자는 그룹에게 학습자에 대해 말하는 것이 아니라 항상 학습자에게 직접 피드백을 제공하도록 해야 한다. 이 약간의 변화가 연기자에 의해 주어진 피드백을 학습자가 훨씬 더 개인적인 것으로 만들고 따라서 놀랍도록 더 잘 받아들일 수 있게 해준다. 그것은 또한 연기자가 건설적인 선의의 피드백을 제공하는데 더 신중해지도록 동기를 부여해준다.

'앤, 당신이 나를 안심시키려고 했을 때, 나는 더욱 화가 나는 것 같았습니다. 당신이 나에게 약간의 여유를 줬다면 그 때 나에게 도움이 되었을지도 몰라요.' (O)

'그녀가 나를 안심시키려고 했는데, 그것이 나를 더욱 화나게 만들었습니다. 그녀가 나에게 약간의 여유를 주었다면 그 시점에서 훨씬 더 좋았을 것이라고 생각합니다.' (X)

위에서 언급된 두 번째 입장(역할은 했지만 여전히 감정적임)처럼 피드백이 주어졌다면 건설적인 피드백을 제공하기 어려웠을 것이다. 일반적으로 역할에서 주어지는 피드백, 여전히 감정이 남아 있는 상태에서 주어진 피드백은 방금 일어난 일에서 배우는 것이 가능하게 하기 보다는 학습자와 환자가 면담 중에 경험했던 감정이나 딜레마로 다시 연결되게 한다.

'나는 너무 화가 났고 지금도 그래 – 너희 의사들이 나를 아프게 하고, 다 함께, 그냥 헤매는 게 어때?'

한편, 학습자가 단순히 이야기만 하는 것이 아니라 대안을 시도할 수 있도록 피드백 시간 중에 시뮬레이션 환자에게 다양한 시점으로 돌아가도록 분명하게 요청한다면 '역할극'을 수업에 훌륭하게 활용할 수 있을 것이다.

역할을 벗어나 제 삼자의 위치에서 피드백을 하는 것도 매우 문제가 될 수 있다. 다음에서 시뮬레이션 환자는 'Mrs Jones'라는 대상을 부르며 환자의 인식보다는 연기자의 인식을 가리키는 '나'의 입장에서 진술한다.

> '그런 상황에서 존스 부인은 화가 가라앉기 보다는 더 화가 났을지도 모른다는 생각이 듭니다. 만약 내가 직접 의사를 만나는 상황에서 그녀가 그렇게 말했다면, 내가 어떻게 느낄지 확신할 수 없군요. 나는 대부분의 환자들이 꽤 짜증이 났을 것이라고 생각합니다.'

이것은 피드백의 영향을 감소시킨다. 학생들은 그 당시 환자가 학습자에 실제로 어떻게 반응할 지 듣지 못하며, 시뮬레이션 환자가 이 특정 환자의 느낌에 대해 말하는 것이 아니라 일반적인 환자의 관점에서 말하기 시작할 위험이 있다. 이는 시뮬레이션 환자와 하는 실습이 모든 환자들에게 한 가지 방식으로 반응하게 하려는 것이 아니라 각각의 다른 반응을 확인하고 그에 대해 대응하는 방법을 배우게 하는 것이기 때문에 결정적인 차이가 있다.

어떤 상황에서는 제 2, 제 3의 입장을 채택하는 것이 허용된다. 예를 들어, 정신병 환자를 연기할 때 연기자가 환자의 불안정한 사고 과정과 감정을 계속 들락날락 하는 것은 매우 어려울 수 있다. 여기서 연기자는 중립적 피드백을 제공할 수 없으며, 역할 속에서 피드백을 제공하거나, 전혀 제공하지 않아야 한다.

시뮬레이션 환자가 환자 강사(patient instructor)의 역할을 수행하도록 요청 받았을 때(앞서 기술한 바와 같이), 사용된 특정 의사소통기술을 분석하고 의견을 제시할 때, 그들은 촉진자 역할을 하기 위해 분명 역할에서 벗어날 필요가 있다. 시뮬레이션 환자는 자신이 제시하는 의견을 신중히 고려하여 어떤 이야기는 환자로 그리고 어떤 것은 촉진자로 하고 있다는 것을 명시적으로 언급해야 한다.

> '당신이 환자를 안심시키려고 했을 때, 존스 부인 역할을 하던 나는 더욱 화가 나는 것을 느꼈습니다. 존스 부인을 다르게 반응하게 만들기 위해 어떤 의사소통기술을 사용했는지 알 수 있을까요?'

> '여기서 역할에서 빠져나오겠습니다. 정확히 이 지점에서 어제 학습자 중 한 명이 이렇게 했습니다'(다른 그룹의 학습자가 한 행동을 설명하면 현재 그룹이 해결하려 노력하는 문제에 특히 효과적이었다).

연기자는 훌륭한 촉진자가 될 수 있고 귀중한 '역할 밖(out-of-role)' 피드백을 제공할 수 있지만, 과정 책임자가 만약 이 연기자가 임무를 효과적으로 수행하기를 원한다면, 다른 촉진자에게 주어진 것과 같은 수준의 훈련을 그들도 받을 수 있도록 해야 한다. 시뮬레이션 환자들은 환자와 촉진자 둘 다 될 수 있도록 줄타기 방법을 배울 필요가 있다. 역할 속에서 환자가 어떤 기분인지에 대한 피드백뿐만 아니라 역할 밖에서 의사소통기술에 대한 피드백을 제공하려면 의사소통기술의 '무엇'에 대한 이해와 함께 특정 수업이나 촉진하려는 특정 학습자의 목표에 대한 명확한 이해가 필요하다.

같은 수업에서 역할을 여러 번 재생하는 방법의 이해

의사소통기술 교육 수업에서, 시뮬레이션 환자는 여러 다른 참가자들이 각자의 기술을 연습할 수 있도록 역할의 앞 단계로 여러 번 돌아가야 할 수 있다. 연기자는 정확히 동일한 환자로 다시 시작하는 방법을 배워야 하지만 참가자들이 다양한 접근법을 시도할 때마다 적절하고 다르게 반응해야 한다. 시뮬레이션 환자는 또한 각각의 묘사가 시작될 때 동일한 감정 출발점으로 돌아가는 방법을 배워야 한다. 이 같이 과정에서 여러 명의 다른 학습자들이 특정한 한 명의 시뮬레이션 환자와 함께 수업을 하게 되면, 시뮬레이션 환자는 매번 이야기에 더 깊이 빠져들고, 점점 더 우울해 지거나 화를 내게 되는 것과 같은 어려움이 있을 수도 있다. 여기서 연기자는 다른 학습자들과 함께 훈련하기 시작하면 그들의 감정을 빠르게 초기 감정의 온도로 되돌려야 한다.

요청 시 연기를 변경하는 방법 이해

시뮬레이션 환자의 또 다른 어려움은 촉진자의 요청에 따라 짧은 순간에 역할의 난이도를 변경할 수 있어야 한다는 것이다. 때때로 참가자들은 자료에 하도록 쓰여진 역할보다 더 많은 역할을 해 주기를 원할 수 있다. 예를 들어, 그들은 인터넷에서 이용 가능한 치료법에 대해 이미 광범위하게 읽어 알고 온 환자에게 상태를 설명하는 방법을 연습하고 싶을 수 있다. 그러면 연기자는 재빨리 기어를 바꾸고 그들의 첫 역할극에서보다 훨씬 더 많이 아는 것처럼 행동해야 한다. 또는 촉진자는 환자가 훨씬 더 화가 나고 언어적으로 공격적이면 어떻게 대처할지 학습자에게 물어볼 수 있다. 그러면 연기자는 마치 촉진자에 의해 조절 가능한 상상의 온도 조절기를 등에 설치한 것처럼 실제로 감정 온도를 높이거나 낮출 수도 있어야 한다.

특정 역할 준비

캘거리에서, 특정 역할에 대한 훈련 과정은 시뮬레이션 환자가 그들이 묘사할 사례를 연구하고 강사와 토론하는 것을 포함한다. 다음으로 강사나 때로는 프로그램에서 의사 역할을 해 본 다른 연기자들과 연습을 한다. 강사, 시뮬레이션 환자, 경우에 따라 사례를 작성한 의사, 그리고 드물지만 사례의 기반이 되는 사람 등이 참여하여 이해되지 않는 부분에 대해 토론하고, 질문에 답하며 보다 현실적인 묘사를 위한 제안을 하도록 한다. Rashid 외 연구진(1994)과 Thew와 Worrall(1998)은 사례의 기초가 된 원래의 상담 비디오를 사용하는 시뮬레이션 환자 훈련법을 설명했다. 좀 더 복잡한 경우, 특히 표준화가 중요한 경우 (예: 연기자가 시험 인증에 참여하는 경우), 동일한 역할을 수행하는 연기자가 서로의 연기를 지켜본 후 사례 작성자와 함께 피드백에 참여하여 표준화가 만족스러울 때까지 재평가하는 소규모 그룹 학습이 추가로 준비될 수 있다. 비디오는 이러한 연습 또는 학습자와의 공연으로 제작되어 나중에 각자 검토하거나 강사 또는 소규모의 다른 연기자 그룹과 함께 검토될 수 있다. 시뮬레이션은 사례를 작성한 의사나 사례를 보지 못한 임상의가 면담을 진행하도록 함으로써 사실성을 '평가'할 수도 있다. 신체 검진이나 특정한 의사소통 문제가 시뮬레이션의 일부인 경우, 이러한 것들을 가르치고(가능한 경우) 병력 청취와 함께 확인하도록 한다.

사건의 복잡성에 따라, 한 역할의 훈련은 2~8 시간이 소요되며, 시뮬레이션 환자가 환자 강사로 활동하여 구술 또는 서면 피드백까지 제공하려면 추가 시간이 필요하다 (King 외 연구진. 1994; Polololi 1995). 일단 증례가 '시작되면', 강사는 피드백을 위한 평가나 학습 세션을 촉진하도록 시뮬레이션 환자에게 요구하고 그들이 정확한 역할을 일관되게 유지하는지 확인한다. 사례들을 섞기 시작하거나 중요한 요소들을 무심코 바꾸거나 잊어버리는 일은 모두 너무 쉽게 일어나 버린다. 짧은 현장 지도가 필요한 경우도 있고 보다 광범위한 재교육이 요구되는 경우도 자주 있다.

시뮬레이션 환자 사례의 개발

익명성 보호를 위해 환자의 이름과 세부 사항만을 변경한 실제 사례를 사용한다면 시뮬레이션은 더 현실적일 수 있다. 실제 병력은 문제의 복잡성을 증가 시키거나 감소시킴으로써 특정 학습자에게 더 적합하도록 조정될 수 있다. 시뮬레이션 환자 사례는 환자를 처음 본 의사, 프로그램 구성자, 시뮬레이션 강사, 평가 프로그램에 참여하는 교육자 및 기타 보건 전문가로 구성되는 사례 개발 팀에 의해 고안되는 경우가 많다 (King 외 연구자 1994).

다른 접근 방식도 가능하지만, 우리가 선호하는 사례 개발 방법은 서면 사례 개발(written case)이다. 글은 사례의 성격과 용도에 따라 여러 단락에서 여러 페이지까지 길이가 다를 수 있다. 관련 세부 사항은 병력(문제 목록, 현병력, 과거 병력, 가족 및 사회력, 환자의 관점 - 생각, 걱정, 기대, 삶에 미치는 영향, 감정 등)의 제목 아래 정리된다. 긴 기록 작업은 대개 사례와 그 맥락(예: 응급실, 병동 또는 진료실 및 상황, 예를 들어 첫 번째 또는 후속 방문, 의사와의 이전 관계)에 대한 간략한 요약으로 시작한다. 이러한 기록에는 환자의 성격, 감정 및 관계에 대한 관련 세부 사항도 포함된다. 환자가 원래 얼마나 많은 정보를 제공하는지 또는 명시적으로 질문했을 때만 언급하는 항목 등 환자 의사소통의 다양한 측면에 관한 간략한 지침이 포함되어 있다. 만약 의사소통에 관한 내용이 사례의 일부라면, 그 과제는 분명히 명시되어야 하고 종종 시뮬레이션 환자에게 사용하도록 요청된 특정 문구를 포함해야 한다. 명시적으로 작성되지 않은 병력이나 가족력의 세부 사항은 연기자가 원할 경우 자신의 개인사로부터 인용할 수도 있지만, 주의를 요하는 사건과 무관한 '엉뚱한 내용(red herring)'을 도입하지 않도록 주의해야 한다. 사례는 일반적으로 시뮬레이션 환자와의 상담이 시작되기 직전에 모든 학습자가 읽는 시나리오를 포함된다. 이 시나리오는 실제 환자를 만나기 전에 학습자가 가질 수 있는 정보와 설정에 관한 문장 한 두 개가 쓰이게 된다.

의사소통과 신체 검진을 통합한 사례에 대해서는 적절한 검진 결과, 검사 또는 기타 조사 결과를 포함한다. 보조 자료는 실제 환자의 이름 없이 표시된 실제 방사선 영상 자료나 CT 스캔 또는 컴퓨터 시각 자료의 형태로 허가를 받아 사용할 수 있다. 어떤 경우 우리는 원래 방문과 후속 방문 모두에 대한 자료를 제공하며, 이 경우 실제는 일정 기간 동안 발생했지만 학습자들은 오후 과정에서 시뮬레이션을 통해 경험할 수 있는 합병증을 추가하기도 한다.

이러한 '대본(scripts)'은 정보를 포함하고 있다. - 하지만 상황에 대한 제안을 하는 것 이외의 대화는 포함하고 있지 않다 (일반적으로 특정한 의사소통 과제와 관련이 있다). 우리는 시뮬레이션 환자를 만나기 전에 학습자에게 촉진자가 상황을 설명할 수 있도록 작성한 이 사례를 촉진자뿐만 아니라 시뮬레이션 환자에게도 제공한다. 촉진자는 또한 학습자가 도출할 것으로 예상되는 세부 사항을 명확히 하는 문서를 받는다. 일부 촉진자는 관찰을 하면서 그 환자를 처음 보는 학습자나 의사처럼 참여하는 것을 원한다 - 학습자와 협력하여 사례를 수행한 후에 이 문서를 검토하기도 한다.

시뮬레이션 환자 사례 작성을 위한 수많은 방법(protocol)이 개발되었다. 이들의 구조와 복잡성은 프로그램의 필요성과 특정 사례의 사용 의도에 따라 다양하게 달라진다(프로토콜 및 사례의 예는 부록 3 참조).

지난 수 년 동안 몇몇 의과대학들은 의사소통 그리고 그 외의 임상 기술 프로그램들을 위한 사례 은행을 만들었다. 이들 중 일부는 그 사례를 목록화했고, 보통 생산 비용을 충당하기 위해 수수료를 받거나 유사한 복잡성을 가진 사례의 경우에는 교환 등을 통하여 기꺼이 공유하려 하고 있다.

서면 사례 없이 작업

특히 임상 실습 과정 의과대학 학생 및 연수 강좌 훈련에서는 10장에서 설명할 것처럼 시뮬레이션 환자와 함께 학습자 자신이 경험한 실제 임상의 어려움에 기초한 체험적 방법으로 학습을 할 수 있다. 여기에는 미리 결정된 서면 사례가 없다. 대신, 참여자는 의사소통 문제나 어려움을 수반한 실제 환자의 시나리오를 설명한다. 배우는 환자의 역할을 맡아 최대한 정확하게 재현하여 학습자가 다른 접근법을 시도하고 통찰력을 얻을 수 있도록 노력한다. 배역을 맡기 위해, 배우는 그 그룹에 사례를 가져온 학습자에게 세부 사항을 물어보는 것이 필요하다. 역할극이 실제와 유사한지 과제의 난이도가 적절히 맞는지 학습자가 만족할 때까지 여러 번 다시 시작하여 확인해야 한다.

이 작업 방법은 시뮬레이션 환자에게 높은 수준의 즉흥적 기술을 요구하며 잘 훈련되고 경험이 풍부한 시뮬레이션 연기자에게만 적합하다.

시뮬레이션에서 학습자의 역할

우리가 논의해 온 시뮬레이션 환자 사례에서 학습자들은 그들이 어떤 역할을 해야 하는지를 이해해야 한다. 교육 시간과 평가에서, 우리는 학습자들에게 그들 자신을 묘사하도록 자주 요청한다. 만약 학습자가 의과대학 1학년 학생이거나, 신경과 3년차 전공의 또는 실제 임상에서 진료하고 있는 외과의라면, 그들이 우리가 일반적으로 시뮬레이션에 초대하는 이들이다. 즉, 우리는 문제로 특정 학습자들이 그들의 현재 상황이나 가까운 미래에 실제로 마주칠 것으로 예상하는 사례를 선택하는 경향이 있다. 이는 학습 맥락을 가능한 실제와 가깝고 즉시 관련되게 하는 체험적 학습 원리에 부합하는 것이다.

때때로 선배들을 관찰하고 그들의 어려움과 관련된 복잡한 문제들 중 몇 가지를 이해하기 시작하도록, 학습자들이 앞으로 수년 내에 직면하게 될 어려움들을 소개하는 것이 필요하다. 예를 들어, 우리가 모든 전공의 프로그램에서 적절한 의사소통 훈련을 실시할 수 없는 것처럼, 영국의 의과대학 학생들은 수술 절차에 대한 동의서의 서명을 직접 할 수는 없지만, 이러한 작업과 관련된 어려움을 인식하도록 하는 것은 필수적이다. 마찬가지로, 학생들과 1년차 전공의들은 '소생술 거부(do not resuscitate)' 의견서를 받을 수는 없지만, 이는 주의 깊게 탐구할 필요가 있는 사안인 것이다.

역할극(Role play)
역할극의 장점

역할극은 우리가 의사소통 교육과정에서 활용할 수 있는 또 다른 귀중한 방법이다 (Bird와 Cohen-Cole 1983; Simpson 1985; Maguire와 Faulkner 1988b; Coonar 1991; Koh 외 연구진 1991; Mansfield 1991; Cohen-Cole 외 연구진 1995). 우리는 이미 어떻게 역할극이 연습을 포함한 모든 체험적 방법의 필수적인 부분인지에 대해 토론했다. 그룹 구성원들은 상담 분석 중에 의사의 역할을 맡아 기술을 훈련하고 연습할 것을 권장한다. 우리는 또한 사전에 녹화된 상담이나 실제 환자 또는 시뮬레이션 환자가 면담에 대한 토론에 참여할 수 없는 다른 상황에서 참가자가 어떻게 환자의 역할을 맡아 피드백과 연습을 용이하게 할 수 있는지를 알아보았다.

여기서는 한 학습자가 전체 면담을 위해 환자가 되는 역할극의 특정 형태에 대해 논의하려 한다. 환자 역할을 수행하는 학습자는 특정 역할을 부여받거나(예: 세부 사항을 설명하는 인쇄된 '대본'을 통해) 또는 개인적으로 경험했거나 의사로서 목격한 의료 문제에 기초하여 역할 자체를 '창조'할 수 있다. (사례를 모르는) 두 번째 학습자는 의사 연기를 한다. 학습자에게 그 자신의 병력을 묘사하도록 요청할 때는, 다른 사람에게 알리지 않고 적절한 세부 사항을 변경하여 노출을 원하지 않는 개인 정보를 보호하도록 권장한다. 또한 이러한 사례들은 실제 환자로부터 오는 모든 기록과 마찬가지로 기밀 사항임을 이 그룹에 상기시키도록 한다.

역할극에는 분명한 이점이 있다.

- 저렴하다 - 사실 무료다!
- 훈련이 필요하다고 하여도 거의 필요 없다.
- 언제나 이용 가능하다 - 계획 없이 그리고 큰 조직 없이도 프로그램 책임자가 원할 때마다 실행될 수 있다. 영상 자료를 미리 준비해야 하거나 연기자를 교육하거나 또는 예약을 할 필요가 없다.
- 환자 역할을 맡는 일부 학습자들은, 그 자체로 중요한 학습 경험이 된다.
- 역할극은 즉각적인 관찰, 피드백 및 재연습(re-rehearsal)에 대한 즉각적인 평가를 통해 특정 면담 기술을 반복적으로 쉽게 연습할 수 있게 해준다.

- 촉진자 또는 학습자가 특정 주제와 관련된 의사소통기술을 연습하고자 할 때마다, 의사소통 교육과정 내부와 외부의 모든 교육 기간 동안 사용할 수 있다. 역할극에 익숙한 그룹은 이 방법을 쉽게 사용할 수 있다.

역할극은 다양한 상황에서 유용하다.

어려운 사례의 경우

역할극은 학습자가 실제 업무 중에 경험한 것을 학습 그룹에 가져오는 난해한 사례를 즉흥적으로 표현할 수 있다. 역-역할극(reverse role play)은 여기서 특히 가치가 있다 - 어려움을 경험한 의사는 다른 참가자가 의사를 연기하는 동안 문제가 있었던 환자의 역할을 맡는다. 대체 기술을 시연할 수 있는 동시에 첫 의사는 직접 환자의 감정을 경험함으로써 귀중한 통찰력을 얻을 수 있다.

문제 사례

학습자는 현재 교육 기간의 초점인 면담의 특정 문제나 영역을 설명하기 위해 자신의 역할극을 개발하도록 요청받을 수 있다. 이러한 역할극은 학생, 의사 또는 환자로서 그들 자신이 실제 생활에서 경험했던 사례에 기초할 수 있다.

특정 이슈

환자 및 의사 역할의 대본은 수업 전에 촉진자가 개발하여 특정 문제를 상세하게 탐색하고 토론할 수 있도록 할 수 있다. 여기서 한 가지 접근 방식은 두 명의 참가자가 환자와 의사를 묘사하고 이후의 면담을 시뮬레이션 환자와 동일한 방식으로 비디오로 촬영하고 분석하는 것이다. 또는, 역할극은 그룹을 의사와 환자의 쌍 또는 의사, 환자, 관찰자 세 명의 트리오로 나누어 동시에 수행될 수도 있다. 각 모임은 비디오 자료 없이 면담을 수행하고 분석한다. 한 사람을 관찰자로 두면 나머지 한 쌍이 연습을 진지하게 받아들이고 분석 중에 귀중한 서술적 피드백을 제공받을 수 있는 도움을 줄 수 있다. 이 기술은 소규모 그룹뿐만 아니라 대규모 그룹에서도 사용될 수 있으며, 모든 사람들이 한 번에 의사소통기술을 탐구하게 할 수 있다.

시작 영상 자료(trigger tapes)

준비된 시작 영상을 본 후 학습자를 참여시켜 영상에 나오는 환자와 의사 모두의 역할을 하게 할 수 있다. 이는 체험적 자료를 얻기 어려운 상황일 때, 그룹 참가자가 참여하지 않은 준비된 영상이 없는 경우 특히 가치가 있다. 앞에서 논의했듯이, 시작 영상을 보고 분석하는 것만으로도 학습자가 의사소통기술을 인지적으로 이해하고 반응을 증가시키게 할 수 있지만, 그 자체로는 행동을 바꾸거나 기술을 증가시킬 수는 없다. 그러나 참가자 역할극이 추가되면 시작 영상의 사용은 기술 개발을 향상시킬 수 있는 더 체험적인 방법으로 바뀔 수 있다. 이 영상은 학습자들이 다루기로 제안한 영상 속의 문제에 대한 새로운 기술을 연습하는 역할극을 위한 시작점 역할을 한다.

역할극의 단점

역할극을 사용하는 것의 단점은 참가자들이 역할을 채택하는 데 있어 가질 수 있는 어려움의 정도와 관련이 있다. 참가자들은 연기자가 아니며 특히 다른 참가자와 이미 관계를 맺고 있는 경우, 자의식(self-consciousness)이 없으면 역할극이 어렵다는 것을 알 수 있다. 특히 학습자가 실제 현장에 대한 배경과 전문 지식, 경험이 없으면 의학 지식을 벗어 던지고 마치 환자처럼 반응하기 어려울 수도 있다. 학습자가 스스로 경험한 문제를 연기하거나(개인 정보를 충분히 변경하여 사생활을 보호함), 실제 삶이나 비디오에서 본 것 같은 인물을 묘사하는 것이 더 쉽다. 학습자가 처음부터 역할을 채택하는 것은 훨씬 더 어렵다. 대부분의 학습자들은 합리적으로 상세한 배경이 제공되지 않는 한 진행하면서 병력을 즉흥적으로 작성하기가 어렵다. '환자'가 제안된 역할에 몰입할 수 없다면 '의사'와 '환자' 모두에게 인위적인(artificial) 느낌을 주는 경우가 많다. 이러한 인위성은 역할극에 대한 가장 일반적인 단점이다. 따라서 학습자는 역할극을 위해, 특히 역할극 상황에 몰입할 수 있도록 그리고 이후의 브리핑에 도움이 될 수 있도록 '환자'를 준비하는 데 주의할 필요가 있다. 학습자에게 복잡하고, 특히 섬세하거나 감정이 풍부한 사전 서면 사례(pre-written cases)를 묘사하도록 요청할 때에는 추가 준비 시간이 필요할 수도 있다.

체험적 학습에서 '비현실성'의 문제

우리가 논의한 모든 체험적 방법은 관찰, 피드백, 훈련의 기회를 제공한다는 점에서 가치가 있다. 불행하게도, 이 모든 방법은 학습자들(그리고 때때로 교육자들)에 의해 '비현실적(unreal)'이라고 비판 받을 가능성도 있다. 장비나 동의서 서식이 면담에 영향을 미칠 수 있기 때문에 실제 환자를 촬영하는 것은 비현실적이다. 시뮬레이션 환자와 함께 일하는 것은 실제와 같지 않을 수 있다. 환자를 연기하는 친구와 면담을 진행하는 것은 실제 환자와의 상호 작용과 같지 않다.

이러한 어려움은 항상 받아들여야 한다 - 결국, 그것이 사실이다! 어떤 방식의 관찰이든 면담 과정에 지장을 줄 수밖에 없다. 하지만, 그 방법들은 여전히 학습자들이 기술을 개발할 수 있도록 도울 수 있는 가장 좋은 방법들이다. 비록 우리는 학습자들이 최대한 잘 하는 것처럼 보이기 위해 자신을 드러내지 않는 유보적인 태도를 보이는 것을 받아들여야 하지만, 그러한 진술을 만드는 기저의 긴장감은 종종 상황의 정확성에 대한 우려가 아니라 처음으로 관찰되어지고 비판되어 진다는 것에 대한 불안이라는 것을 우리는 알고 있어야 한다. 이러한 자연스러운 거부감(defensiveness)과 역량(competence)에 대한 우려는 수용되고 이해될 필요가 있다.

이러한 수행의 불안을 해소하는 귀중한 방법은 상황이 비현실적이라는 것에는 동의하지만 불행히도 현실은 관찰하고 실험할 수 없다는 점을 지적하는 것이다. 여기 안전한 상황에서 실수를 하여도, 해를 끼치지 않고, 면담을 몇 번이고 반복할 수 있는 기회가 있다 - 이것은 현실에서는 결코 일어나지 않는 것이다. 그리고 어쨌든, 현실에서도 일은 계획한 대로 진행되지 않는다 - 우리는 항상 방해받고, 생각이 산만해져 있으며 또 피곤하기 때문에 최선을 다하지 못하고 있다. 조건이 완벽하지 않은 여러 상황에서 대처할 수 있는 방법을 찾아야만 한다.

2부
의사소통기술 교육과 학습의 실제

2부 소개: 의사소통기술 교육과 학습의 실제

우리는 이제 의사소통기술을 가르치고 배우기 위한 실제 전략에 관심을 돌린다. 우리는 이미 의사소통이 다음을 필요로 한다는 것을 알았다.

- 기술에 기반을 두어야 한다.
- 적극적인 소규모 그룹이나 일대일 학습에서 반복적인 관찰, 피드백, 연습에 초점을 맞추어야 한다.
- 실제 또는 시뮬레이션 환자와의 상담 비디오나 역할극과 같은 체험적 방법에 상당한 중점을 두어야 한다.
- 학습에 문제-기반의 체험적 접근법을 취해야 한다.
- 지식적 내용과 태도 학습을 통합해야 한다.

또한 의사소통 교육과정의 근거로 캘거리-캠브리지 지침을 사용한다고 설명하였다. 지침은 학습할 기술들을 체계적으로 정의하고 해당 기술과 관련된 분석 및 피드백을 구성하기 위한 수단을 제공한다.

그러면 이 모든 것을 어떻게 실행할 것인가? 학습자와 함께 이러한 요소들을 모두 어떻게 결합할 것인가? 학습과 안전을 극대화하기 위해 체험적 교육은 어떻게 조직할 것인가? 체험적 학습과 강의식 교육을 어떻게 결합할 것인가? 촉진자와 학습자의 거부감을 최소화하고 학습을 장려하기 위해 구조와 피드백을 어떻게 구성할 것인가? 그리고 의사소통기술 교육과 학습 중에 필연적으로 발생하는 어려운 상황에 대처하며 참여를 극대화하기 위해 어떤 자원과 전략을 사용할 수 있는가?

이 책의 2부에서 우리는 이러한 과제를 해결할 수 있는 의사소통기술 교육의 촉진과 참여 둘 모두에 대한 접근법을 살펴본다. 6장과 9장에서 논의할 내용인 실제 환자 진료와는 별도로 개설되는 전담 의사소통 교육 세션과 진료실 또는 병실에서 실제 환자들의 진료 중 진행되는 덜 형식적인 '현장(in-the-moment)' 의사소통기술 교육 세션, 이 두 종류의 세션은 모든 수준의 의학 교육에서 필수적이다. 더 깊고 넓은 내용의 전담 세션은 필수적이며 위에서 확인한 기술들을 가르치기 위한 모든 필수 구성 요소를 잘 충족시킨다. 다만, 교육과정 기획자들이 자주 간과하는 현장 의사소통 교육은 전문 세션에서 진행한 교육을 보강, 강조, 검증하기 위해서 필요하다. 일반적 상황에서 의사소통기술에 대한 이러한 관심은 실습 학생과 전공의 수준에서 특히 중요해진다. 그러한 교육이 없다면 전담 의사소통 프로그램은 학습자의 관점에서 평가절하 되고 학습자에게 노출되는 모델링과 진료에 의해 의도하지 않게 도입되는 '숨겨진 교육과정'이 승리하게 된다.

그러므로 의사소통 프로그램의 성공은 두 종류의 교육자 - 전담 세션을 촉진하는 교수와 임상 강사(전공의를 포함한)에 달려있다. 이 강사들은 외래나 병실에서 학습자들과 함께 일한다. 이 책의 2부는 두 교육자들의 필요성을 다루고 있다.

5장에서는 의사소통기술 교육 및 학습에서 다음과 같은 두 가지 핵심 활동을 달성하기 위한 전략을 탐구한다.

- 의사소통기술 분석 방법
- 체험 세션에서 효과적으로 피드백을 제공하는 방법

학습자는 체험 학습에 매우 적극적인 참여자이고, 자신과 동료의 훈련을 정확하고 상세하게 성찰할 수 있는 능력은 매우 중요한 전문적 기술이기 때문에, 촉진자와 학습자 모두 이 장에서 도움을 받을 수 있을 것이다.

6장에서는 서로 다른 종류의 의사소통 교육 세션을 효과적으로 운영하는 방법에 대해 자세히 설명한다. 소그룹을 포함하는 전담 세션의 일차 촉진자나, 병동이나 진료실에서 현장 교육을 하는 임상 교수진, 실습 학생을 가르치는 전공의 등 주로 촉진자를 대상으로 하는 이 장에서는 다음 사항에 대한 아이디어를 제공한다.

- 학습 세션 구성 방법
- 5장에 기술된 전략을 다른 학습 상황에 어떻게 적용시키는가.

7장은 다시 촉진자와 학습자를 대상으로 한다. 앞의 두 장에 기초하여, 다음과 같은 방법을 포함하는 소규모 그룹 또는 일대일 과정에서 참여와 학습을 극대화하기 위한 도구와 전략의 '뷔페(smorgasbord)'를 제공한다.

- 참가자를 참여시키기
- 자기 또는 다른 사람의 행동 변화 및 기술 개발 지원하기
- 감정에 대처하기와 거부감 또는 갈등과 같은 어려움에 대처하기

특히 환자의 교육이나 행동 변화에 초점을 맞춘다면 이러한 내용의 많은 부분은 환자와 함께 작업할 때도 도움을 받을 수 있다.

8장에서는 특히 관련 연구와 이론을 적기에 도입하여, 교육 과정과 토론을 확대하고 통합하는 방법을 탐구하면서 2부를 마무리한다.

적절히 적용할 경우 우리가 여기서 제공하는 대부분의 전략은 전담 교육 세션과

현장 교육 세션 모두에 응용 가능하다. 사실, 많은 자원은 의사소통 프로그램을 넘어 의학 교육과도 관련이 있으며, 임상 기술을 가르치거나 행위를 개선하거나 변화시키는데 초점을 맞춘 소규모 학습 그룹 또는 일대일 과정의 효율성을 향상시킬 것이다.

5장
체험 교육에서의 면담 분석과 피드백 제공

소개

의사소통기술 교육 및 학습 - 실제는 임상 기술 - 은 지속적인 나선형 훈련, 자신 및 타인의 질문에 대한 기술의 세심한 관찰과 분석, 상세한 피드백, 기술을 심화시키거나 실패한 기술에 대한 개선 방법 논의, 연습 및 재시도 기회 등을 필요로 한다. 이 장에서 우리는 나선형 주기(helical cycle)의 두 가지 핵심 구성 요소에 초점을 맞춘다.

- 의사소통기술 교육에서 분석 및 피드백을 수행하는 방법:
    - 왜 의사소통기술 교육에 피드백과 학습을 조직할 필요가 있는가?
    - 전통적인 피드백 규칙 - 강점과 약점
    - 대안적 접근 방식 - 상담의 의제-주도 성과-기반 분석 (agenda-led outcome-based analysis, ALOBA)
- 의사소통기술 교육에서 피드백을 효과적으로 하는 방법:
    - 건설적 피드백의 원칙
    - 설명적 피드백

의사소통기술 교육에서 분석과 피드백의 수행

의사소통기술 교육에 피드백과 학습을 조직화해야 하는 이유는 무엇인가?

우리는 강의식 교육 방법이 학습자의 행동을 변화시키는데 거의 도움이 되지 않기 때문에 의사소통기술을 가르치는데 성공하지 못한다는 것을 알고 있다. 그러나 강의식 교육은 많은 분야의 교육자들이 매력적이라고 생각하는 확실한 특징을 가지고 있다:

- 그것은 안전하다, 대부분의 수동적인 학습자들에게 쉽게 받아들여진다.
- 그것은 구조화 되어 있다 - 선생님은 처음부터 끝까지 진행할 계획을 가지고 있고 통제할 수 있으며, 짧은 시간 내에 그 주제에 대한 상당한 정보를 전달할 수 있다.

- 중요한 강의 내용을 분명히 다룰 수 있다. 일련의 강의를 통해 어느 정도 확실한 내용을 다룰 수 있다.

이와는 대조적으로, 체험적 기술-기반 학습은 학습자의 의사소통기술에 변화를 일으키기 위해 필수적이지만, 성공적인 의사소통 프로그램을 만들려면 극복해야 하는 몇 가지 어려움이 따른다.

- 그것은 잠재적으로 안전하지 않다 - 방법이 더 도전적일수록, 학습자는 더 많은 위험을 감수한다. 비판에 자신을 노출시키는 것은 결코 쉬운 일이 아니며, 잘못된 환경에서는 주도하는 사람이나 다른 학습자들이 부정적이거나 지지하지 않는 이야기를 할 수도 있고, 이런 경우 학습이 중단될 수 있다. 의사소통기술을 배우는 것은 다른 기술을 배우는 것과 같지 않다 - 의사소통은 자기-개념(self-concept), 자존감(self-esteem)과 밀접하게 관련되어 있기 때문에, 학습자들은 변화와 관련된 제안을 그들의 인격(personality)에 대한 위협으로 인식할 수 있다. 지지적이고 안전한 환경을 보장하기 위해서는 추가적인 노력이 필요하다.
- 그것은 덜 구조화되어 있다 - 그것은 분명한 구조를 가진 강의식 교육보다 작업하기 더 '복잡(messy)'한 환경이다. 더 많은 학습자가 학습에 협력(collaborative)적으로 참여할수록, 모두에게 유용한 학습을 보장하는 수업을 구성하는 것은 더욱 어려워진다. 체험적 학습 그룹은 시간을 낭비하게 되거나 막연하고 비생산적인 결론에 도달하기 쉽다.
- 그것은 본질적으로 우연에 기대하고 무작위적이다 - 촉진자들은 결코 한 수업에서 다룰 기술들을 전적으로 결정할 수 없다. 초점은 관찰된 면담 내용, 수업의 흐름 및 학습자의 특정 요구에 따라 달라진다. 촉진자는 교육과정의 기술들이 모두 다루어졌음을 확인하기 어려울 수 있으며 학습자들은 학습 시간 동안 무작위로 나타나 보이는 퍼즐 조각들을 한데 모으는 데 어려움을 겪을 수 있다.

그러므로 체험적 교육과 관련된 어려움을 최소화 하는 동시에 가치 있는 학습의 기회를 극대화 하는 것은 과제이다. 의사소통기술 교육자들은 안전과 학습을 모두 달성하기 위해 체험적 교육에서 분석과 피드백을 구성하기 위한 몇 가지 접근법을 개발했다 (Riccardi와 Kurtz 1983; Pendleton 외 연구진 1984; Gask 외 연구진 1991; Lipkin 외 연구진 1995; Silverman 외 연구진 1996). 여기서는 피드백을 조직하는 확립된 방법을 그 대안적 접근법인, 상담의 의제-주도 성과-기반 분석과 비교하도록 하겠다.

전통적인 피드백 규칙: 강점과 약점

우리는 먼저 의사소통기술 교육에 광범위하게 사용되어 온 피드백을 구성하는 방법에 대해 설명하겠다. 이 접근 방식은 1984년 Pendleton 등에 의해 의학 교육에서의 피드백과 관련하여 처음 발표되었으며, 종종 '펜들턴의 규칙(Pendleton's role)'이라고도 불린다. 이 규칙은 의학에서의 의사소통기술 교육에 대해 발표된 많은 접근법의 일부가 되었다 (Pendleton 외 연구진 1984, McAvoy 1988, Cohen-Cole 1991, Gask 외 연구진 1991).

이러한 피드백 규칙은 주로 상담의 분석에서 균형(balance)과 안전(safety)을 제공하기 위해 도입되었다. 펜들턴과 그의 동료들은 의학 교육에서 학습자의 실수와 실패는 지나치게 강조하는 반면 어떻게 변화해야 하는지에 대한 지지적이고 건설적인 조언은 잘 하지 않는 경향을 보였다. 관찰되는 것은 흔히 학습자에게 학습 의지를 유도하는 것이 아니라 파괴적인 경험으로 인식되었다. 따라서 펜들턴 팀은 이러한 잠재적 위험을 줄이기 위한 규정을 권고했다. 그들은 피드백의 순서를 정했는데 먼저 좋은 점에 대해 이야기하여 전체적인 균형을 이루는 피드백 순서를 제안했다.

이러한 기반 규칙은 펜들턴과 동료들이 원래 의도했던 형태는 아니지만 다른 사람들에 의해 다양하게 해석되었다. 사실, 펜들턴 외 연구진(2003)은 최근 'the over-zealous application of the feedback principles originally suggested'과 'used as laws rather than guidelines', 'elevated to the status of dogma' 등을 통해 의견을 개진했다. 시간과 함께 진화하면서, 참조의 용이성을 위해 '전통적 피드백 규칙'이라 이름 붙인 해석이 널리 사용되고 있다.

전통적인 피드백 규칙은 다음과 같이 요약할 수 있다:

- 관계된 사실을 간단히 밝힌다.
- 먼저 관찰되는 학습자가 잘한 것을 말한다.
- 나머지 그룹 구성원(촉진자가 혼자인 경우 일대일로)도 잘한 것에 대해 어떻다고 말한다.
- 학습자는 무엇을 다르게 하였는지 어떻게 하였는지 이야기한다.
- 나머지 그룹 구성원(촉진자가 혼자인 경우 일대일로)은 무엇이 다르게 수행될 수 있는지, 그리고 어떻게 해야 하는지를 말한다.

이러한 규칙의 기초가 되는 교육 원칙은 다음과 같다.

- 우선 안전을 위해서는 긍정적이어야 한다. 펜들턴 외 연구자들은 '학습자'의 강점을 어떤 제안도 하기 전에 충분히 논의해야 한다고 제안했고, '인출하기 전에 잔고를 채우라'고 제안했다. 이는 부정적 비판이 공격과 방어의 소용돌이를 일으키는 것을 막기 위해 제안된 것이다. 먼저, 강점에 대해 논의하자고 주장하는 것은 더 안전하고 더 지지적인 분위기를 조성하기 위한 것이다. 긍정적인 힘의 강화도 함께 일어난다.
- 자기-평가 먼저. 학습자들은 자신이 먼저 자신의 면담에 대해 의견을 말할 기회를 가져야 한다. 학습자에게 있어서 어떤 것에 대해 비판받는 것보다 스스로 어려움을 확인할 수 있는 것이 훨씬 더 도움이 된다. 이런 식으로 많은 거부감을 줄일 수 있다. 촉진자에게 있어, 학습자 자신의 평가는 문제에 대한 갖고 있는 학습자의 인식을 이해하는 중요한 '진단' 관련 정보다. 문제가 발생

했다는 것을 인식할 수 있는 학습자와 문제가 있다는 것을 인식하지 못하는 학습자 사이에는 상당한 차이가 있다.
- 추천(recommendation)은 비평(criticism)이 아니다. 전통적인 규칙은 무언가가 잘 되지 않았다고 말하는 것을 넘어 무엇이 중요한가를 강조한다. 학습이 이루어지려면 난이도가 적절한지에 대한 확인이 이루어져야 한다. 따라서 이 규칙들은 '무엇이 잘못되었는가' 뿐만 아니라 '무엇을 다르게 할 수 있는가'와 '어떻게 다르게 할 수 있는가'라는 변경에 대한 제안이 제공될 수 있을 때에만 피드백이 제공되어야 한다고 제안한다.

이러한 규칙의 개발은 상담 분석 초기에 자주 드러나는 피드백으로 어려움을 해결하는 데 중요한 기여를 했다. 그 규칙들은 학습자들이 부정적인 비판만 받는 것을 막는데 도움이 되었다. 그러나 의학 교육자들은 이 복잡한 분야에 관한 경험을 점점 더 많이 쌓으면서, 이 규칙들 안에 학습 잠재력을 제한할 수 있는 문제가 있다는 것을 확인하였다. 균형 잡힌 피드백, 자기-평가 및 개선에 대한 의견 제시와 같은 규칙의 중심 원칙은 처음 도입 되었을 때와 마찬가지로 오늘날에도 매우 중요하다. 다만, 펜들턴 팀의 일차적 의도는 안전을 위협하는 문제를 막기 위해 피드백에는 엄격한 순서가 있어야 한다는 것이었다.

전통적인 규칙의 잠재적인 어려움은 무엇인가?
좋은 점과 문제 영역의 인위적 분리 그리고 학습자 및 그룹의 인위적 분리

안전을 보장하기 위해 참가자의 어려움을 논의하기 전에 좋은 점을 제시하고, 관찰자가 관여하기 전에 학습자가 의견을 제시하도록 하는 등 비교적 엄격한 피드백 순서를 제안하였다. 촉진자는 누가 관여하고 언제 관여하는지를 지시하는 경찰 같은 행동을 할 필요성을 느낄 수 있다. 이것은 피드백 과정에 대한 인위성(artificiality)을 만들 수 있다. 그것은 핵심 사항이 생각날 때 또는 가장 적절할 때 피드백이 형성되는 것을 어렵게 하여 토론을 막을 수 있다. 상당한 시간이 걸리면서 면담의 특정 영역에 대해 의견을 말하는 것이 분리될 수 있어, 이를 기억하거나 관련짓기 어렵게 될 수 있다.

학습자가 이야기하고 싶어질 수 있다:
'저는 저를 잘 소개하고 싶었지만 들어오는 사람이 누구인지, 환자와 함께 온 사람이 누구인지 확인하는 것 밖에 할 수가 없었습니다.'
또는
'당신이 제 질문이 매우 상투적이었다고 생각하는 것을 압니다. 하지만 저는 개방적인 질문을 통해 더 많은 것을 알아낼 수 있었습니다.'
전통적 규칙에 집착한다면 촉진자들은 끼어들어야만 한다:
'잠깐만, 우리 지금은 좋은 이야기만 하면 좋겠습니다.'

전통적인 규칙은 상호적인 토론을 가능하게 하기보다 기여 순서를 엄격하게 준수함으로써 안전을 확보하는 것을 더 중요시 하는 것 같다. 그러나 참여자들은 종종 이러한 접근 방식이 과하게 보호적이며 건설적인 비판을 억제한다고 언급한다. 우리가 면담에 대화형 접근을 추구한다고 하면서, 우리의 의사소통교육에서는 왜 그것을 막으려 시도하는가? 항상 존재했던 위험을 강조하며 제한하는 규칙을 필요로 한다고 하면 역설적으로 매우 안전하지 않다고 느끼게 할 수 있다.

피드백 표현의 평가

파괴적 피드백이 학습자에게 미치는 부정적인 영향을 막고자 하는 목표에도 불구하고, 전통적인 규칙에 따라 주어진 피드백도 여전히 평가적이고 판단적으로 학습자에게 전달될 수 있다. '잘한 일'과 '다르게 할 수 있는 일'을 대조함으로써, 전통적인 규칙은 무심코 이어지는 피드백에 대한 판단의 톤을 설정했다. 이 규칙들은 '좋은 점'에 대한 피드백에 '비판이 아닌 제안'이 뒤따르게 제안함으로써 평가에 대한 인식을 개선하려고 하였다. 이것이 도움이 되기는 하지만 학습자의 마음에서는 '다른 방법으로 할 수 있는 것'이 종종 '잘하지 못한 것'에 대한 얇은 포장으로 보여지는데, 이는 특히 '잘한 것'과 너무나 직접적으로 대비되기 때문이다. 따라서 학습자는 초기 긍정적인 피드백을 호의 또는 건성(사탕발림)으로 인식하고 그것이 반드시 올 것이라고 '충격(hit)'을 대비할 수 있다. 우리가 이 장 뒷부분에서 보게 되듯이, 평가적 피드백은 거부감을 만들고, 안전을 감소시키며 학습을 억제하는 경향이 있다. 학습이 일어나게 하기 위해서 우리는 '좋은 것과 나쁜 것'이라는 평가적 언어의 틀에서 벗어나 학습자들이 더 쉽게 받아들일 수 있는 피드백 표현의 대안적 방법을 찾아야 한다.

학습자가 원하는 논의 의제를 피드백 과정의 후반에 늦게 발견되게 한다.

규칙은 순서의 뒷부분까지 학습자의 의제를 발견하도록 권장하지 않는다. 좋은 점을 먼저 말하도록 고집하는 것은 학습자가 어려웠다고 생각되는 특정 분야나 그룹 내 다른 동료의 도움에 감사를 표현할 수 있는 기회를 일찍 갖지 못하게 할 수도 있다.

역설적으로 이러한 접근은 피드백을 받는 사람을 더 불안하게 만들 수 있다. 그녀는 자신의 문제가 다른 사람들에 의해 어떻게 평가되고 있는지에 대해 걱정하기 때문에 자신의 좋은 실력에 대한 첫 번째 언급을 쉽게 받아들이지 못할 수도 있다. 불확실성은 불안으로 이어질 수 있으며, 좋은 기술에 대한 의견을 듣는 것을 방해할 수 있으며, 따라서 피드백의 이러한 매우 중요한 측면으로부터 얻을 수 있는 잠재적인 학습을 감소시킬 수 있다.

시간의 비효율적 사용

흔히 불균형적으로 시간을 '좋은' 것에 소비하여, 건설적인 도움을 주는 어려움에 대한 상담을 위한 시간이 너무 적게 남곤 한다. 특히 나중에 논의하기 어려운 부분이 있는 경우, 상담에서 가능한 모든 좋은 점을 이야기하여 최대한 힘을 보태려 노력하기 쉽다.

과정이 반복될 수 있다 - 피드백의 분리는 번거로울 수 있으며, 피드백 과정에서 한 영역이 여러 번 반복될 수도 있다. 상담 전체에서 학습자의 모든 좋은 점을 먼저 이야기 하고, 그 다음에 그룹의 좋은 점을 모두 이야기 하고, 그 다음에 학습자의 모든 개선점과 그룹의 모든 개선점이 이어지기 때문에, 상담은 계속 한쪽 끝에서 다른 끝으로 반복된다. 구체적으로 상담의 한 부분에 집중하여 세부적인 부분에 대해 고려하는 것은 어려워진다.

상담의 의제-주도 성과-기반 분석
(Agenda-led outcome-based analysis)

의제-주도 성과-기반 분석은 면담을 분석하고 체험적 수업에서 학습과 안전을 극대화하는 피드백을 제공하기 위한 대안적 전략이다(Silverman 외 연구진 1996). 균형 잡히지 않은 부정적 비판을 막고 자기-평가를 촉진하는 규칙의 강점을 바탕으로 하면서 위에서 기술한 규칙의 단점을 극복하기 위한 것이다. 피드백의 조직 방식을 바꾸는 것 외에도, 이 접근 방식은 개념, 원칙, 연구 근거 및 더 넓은 논의의 적절한 도입을 통하여 학습자의 의제를 중심으로 문제-기반의 체험적 학습을 섬세하게 혼합하도록 장려한다. 체험적 의사소통기술 교육의 잠재적 특징인 무작위성 비정형성이 극복되면 학습자들은 의사소통교육 과정에 대해 진화되고 체계적으로 이해할 수 있다. 의제-주도 성과-기반 분석은 촉진자가 학습자들이 문제의 핵심을 빨리 파악하도록 하는 방법에 초점을 맞춘 접근법이다. 3장에서 요약한 학습 원리에 기초하며, 성찰(reflection)의 시간을 포함하고 있다 (Kolb 1974; Schon 1983). 우리가 여기서 설명하는 접근 방식은 모든 수준의 의학 교육에서 소규모 그룹 또는 일대일 교육, 그리고 회진이나 외래에서의 '현장' 토론 교육에서 모두 가능하다. 그 방법은 다음의 분석에서도 같은 효과를 보인다.

- 실시간 면담(즉, 다른 학습자나 촉진자가 관찰할 수 있도록 - 이어 피드백이 즉시 수행됨) 또는
- 사전 녹화된 비디오 면담(즉, 면담은 다른 학습자 또는 촉진자가 진행하고 비디오로 녹화함 - 관찰자는 나중에 비디오를 보고 피드백을 제공함) (Riccardi과 Kurtz 1983; Kurtz 1989; Heaton과 Kurtz 1992b).

의제-주도 성과-기반 분석의 원칙

상자 5.1은 의제-주도 성과-기반 분석의 개요를 설명한다. 이는 ALOBA 접근법의 각 원칙에 대한 보다 자세한 설명을 제공한다.

상자 5.1 의제-주도 성과-기반 분석의 원칙

피드백 과정의 조직
- 학습자의 의제로 시작한다.
  - 학습자가 체험한 문제가 무엇인지, 그룹의 다른 학습자로부터 받고 싶은 도움이 무엇인지 물어보라.
- 학습자와 환자가 얻고자하는 성과를 확인한다.
  - 학습자가 향하는 목적지가 어디인지 어떻게 그곳으로 가려하는지 의논하라 - 의사소통의 효과는 항상 환자와 면담자가 성취하고자 노력하는 것에 달려있다.
- 우선 스스로 평가하고 문제를 해결하도록 격려한다.
  - 그룹의 다른 학습자의 생각을 묻기 전에 학습자에게 의견을 제시할 기회를 주라.
- 문제 해결에 그룹 전체가 참여시킨다.
  - 학습자의 문제 해결을 돕는 것이 아니라 그룹 전체가 스스로의 문제를 해결하는 것처럼 함께 노력할 수 있도록 격려하라.

각자에게 유용한 피드백 주기
- 단정적이지 않은 접근을 장려하기 위해 묘사적인 피드백을 사용한다.
  - 묘사적인 피드백은 단정적이지 않고 구체적인 말을 할 수 있도록 하여 모호함을 방지해 준다.
- 균형잡힌 피드백을 제공한다.
  - 그룹의 모든 참가자들이 잘 수행된 점과 잘 수행되지 않은 점의 균형을 잘 잡아 피드백을 하면 서로가 지지하고 학습하는 효과를 극대화할 수 있다. 잘 되지 않는 이유의 분석과 마찬가지로 잘 된 이유를 분석에서도 많은 것을 배울 수 있다.
- 제안하고 대안을 제시한다.
  - 지시보다 제안을 하고 그것을 반영하여 학습자가 다시 생각하도록 하라. 대안적 접근 방식으로 생각하라.
- 좋은 의도를 가지고 존중하고(valuing) 지지하도록(supportive) 한다.
  - 서로를 존중하고 세심하게 대하는 것은 그룹의 책임이다.

분석과 피드백이 특정 기술을 더 깊이 이해하고 발전시킬 수 있도록 하기
- 연습을 제안한다.
  - 대안적인 표현과 실천적인 제안을 시도하라 - 어떤 기술을 배울 때, 효과를 바꾸기 위해서는 관찰, 피드백 그리고 연습이 요구된다.
- 그룹에게 면담은 선물과 같은 싱싱한 토론 주제(raw material)이다.
  - 면담을 그룹 전체가 의사소통의 문제나 주제 그리고 기술들에 대해 탐구할 수 있는 재료로 선물처럼 사용하라 - 당장의 관심의 중심에 있는 학습자 뿐만 아니라 그룹의 구성원들 모두 같은 정도로 배울 수 있다. 모든 구성원은 제안을 하고 연습할 책임을 가진다.
- 우연히라도 이론이나 연구 근거를 소개하고 토론의 폭을 넓혀라.
  - 개념, 원칙, 연구 근거를 소개하고, 그룹 전체의 학습을 장려하기 위해 적절한 시기에 토론의 폭을 넓혀라.
- 건설적인 결론에 도달할 수 있도록 구조화하고 요약하라.
  - 학습자들이 전체적인 개념의 틀 속에서 개별 기술을 종합할 수 있도록 캘거리 캠브리지 지침을 사용하여 과정 동안의 배움을 구조화하고 요약하라

피드백 과정을 구성하는 방법
학습자의 의제로 시작하라
 이 분석 방법의 핵심은 의제가 주도한다는 것이다 - 토론은 관찰의 대상이 된 학습자가 면담에서 어떤 문제를 체험 했는지와 그룹의 나머지 학습자로부터 어떤 도움을 받고 싶은지 질문하는 것으로 시작된다. 이 접근법의 장점은 무엇인가?

- 문제 영역을 조기에 발견하고 인지할 수 있도록 하여 학습자의 불안과 불확실성을 방지해 피드백을 받아들이는 능력을 지켜준다.
- 그룹이 특정 문제에 관심을 갖고 집단적으로 문제를 해결하려고 시도함에 따라 더 효율적이고 구조화된다.
- 상담의 특정 부분을 심층적으로 다루고 분석할 수 있다.

 학습자의 의제로 시작하는 것은 피드백에서 좋은 점이 우선되어야 한다는 기존 규칙의 제안과 배치되지만, 사실 학습자의 의제로 시작하는 것이 강점에 대한 자기-평가로 시작하는 것보다 더 안전하고 더 많은 지지를 받는 경우가 흔하다. 학습자 스스로 문제 영역을 식별하고 그룹의 다른 구성원에게 도와달라고 요청하기 때문에 거부감이 덜하다. 단순히 자신의 어려움을 인정하는 것만으로도 학습자는 더 여유로워지고 다른 사람의 의견을 잘 들을 수 있다. 피드백을 손상시키는 것은 거의 문제가 되지 않는다. 이 그룹은 처음부터 지지적인 분위기를 조성하고 학습자가 대응 전략을 짜도록 돕는 일을 기꺼이 맡는다. 여기서 중요한 단계는 지원 요청이다. 문제를 해결하는데 도움이 되는 피드백을 공개적으로 요청할 수 있다.
 우리가 보게 될 것처럼, 균형 잡힌 피드백은 여전히 필수적이지만, 그것은 학습자의 의제를 발견하는 이 초기 단계부터 시작되어 계속된다. 종종 촉진자와 학습자는 좋은 점을 먼저 식별하는 것을 고집하는 경우 오히려 더 긴장되고 인위적으로 보일 수 있다고 느낀다 - 학습자들은 행위에서 좋은 점을 찾는데 어려움을 느낀다. 그러나 사실 학습자들은 여전히 마음 속에 가장 급한, 먼저 알고 싶어 하는 그들의 의제에 멈추어 있다. 환자와의 상담에서처럼 우리는 학습자들의 표현을 차단하기 보다는 그들의 생각과 감정을 발견하고 수용함으로써 도움을 받을 수 있다.
 여기서 중요한 단계는 학습자가 자신의 의제를 가지고 있고 그룹과 공유하고 싶은 경우 학습자에게 자신의 의제를 시작할 수 있도록 기회를 제공하는 것이다. 때때로 학습자는 특정한 의제를 가지고 있지 않거나 처음에 그것을 명확하게 표현하지 못 할 수도 있다. 그런 학습자는 그룹에게 먼저 피드백을 요청할 수 있다. 이것은 괜찮다 - 분석은 학습자의 의제로만 시작해야 하는 것이 아니라 학습자가 원한다면 먼저 문제 영역에 대한 선택을 그룹에게 넘길 수 있는 기회가 주어질 수도 있다.

학습자와 환자가 달성하고자 하는 성과를 확인하라
 2장에서 살펴본 의사소통의 원칙 중 하나는 효과적인 의사소통은 성과 측면에서 계획하고 사고해야 한다는 것이다. 당신이 구사하는 기술은 당신이 성취하고 싶은 것에 매우 많이 달려있다. 화가 난 환자를 생각해 보라. 만약 당신이 상담을 빨리 끝내고 잠재적으로 위험한 상황에서 벗어나고 싶다면 당신은 일방적인 방식으로 행동할 것이다. 그러나 그 분노의 근본적인 이유를 이해하고 관계를 다시 형성하려면 완전히 다른 기술이 필요하다.

따라서 학습자의 의제를 발견한 다음 단계는 학습자가 어떤 성과를 얻었으면 하는지를 묻는 것이다. 목표를 달성하는데 효과적일 수 있는 기술을 찾기 전에 학습자가 면담의 특정 지점에서 어디에 도달하고 싶은지에 대해 논의하라. 또한 그룹의 구성원들은 환자가 염두에 두고 있는 성과에 대해서도 고려해야 한다 - 주어진 상황에서 가장 효과적인 것이 무엇인지에 영향을 미칠 수 있다

성과-기반 접근법을 취하면 두 가지 장점이 있다. 첫째, 학습자-중심 문제 해결을 장려할 수 있다. 학습자와 그룹은 '환자와 나는 어디로 가고 싶은가?'와 '어떻게 그곳에 갈까?'라는 질문을 함으로써 자신의 목표를 설정하고 자신과 환자의 요구를 충족시킬 수 있는 적절한 기술을 발견하는데 적극적으로 참여하게 된다.

둘째, 성과-기반 방법은 판단적이지 않은 접근법을 장려한다. 그것은 어떤 것이 본질적으로 좋은 것인지 나쁜 것인지에 대한 생각을 멈추고, 행해진 어떤 것이 특정한 목적을 달성하는 데 효과가 있었는지가 (당신이 선택한 결과를 얻는데 '무엇이 효과가 있는 것 같다는 것') 문제가 된다. 그렇게 되면 기술에 도덕적 꼬리표를 붙일 필요가 없어진다. 다른 목적을 달성하기 위해 다른 상황에서 그 기술을 활용했을 뿐이다.

이것은 의미만 따지는 것이 아니다 - 성과-기반 접근은 거부감을 줄이고 학습을 용이하게 해주는 요인이다. 논의의 기초가 될 의도하는 성과가 없다면, 당신은 어떤 것이 암묵적으로 좋거나 나쁘다고 말하기 위해 판단력을 가져야 할 수밖에 없다. 이것은 피드백을 주는 사람이 확실한 옳고 그른 접근 방식이 있다는 전제를 가지게 된다. 최소한, 피드백은 주관적이게 되고, 단순히 동의하지 않을 수도 있는 학습자에게 건설적이지 않은 개인적인 판단이 되고 만다.

성과-기반 접근법을 통해 학습자는 자신이 면담에서 달성하고 싶은 것을 말하고 나면 자신의 목표를 달성하는데 도움이 되는 접근법과 기술에 대한 피드백을 받을 수 있다. 학습자는 자신의 목표나 환자의 목표를 달성하는데 평가가 아닌 도움을 받게 되고, 이 과제를 달성하는데 무엇이 효과가 있었고, 무엇이 실패했는지 검토함으로써 피드백의 언어는 자연스럽게 평가에서 평가가 아닌 모드로 이동하게 된다.

자기-평가와 자기-문제를 스스로 해결하도록 먼저 장려하라

전통적인 규칙은 학습자가 먼저 의견을 말할 수 있도록 항상 허용하는 것의 중요성을 강조한다. 학습자와 촉진자 모두에게 매우 도움이 되는 이 초기 자기 평가는 우리 방법의 중심이기도 하다.

하지만, 우리는 그룹이나 촉진자가 피드백을 제공할 때 학습자를 최대한 일찍 참여시켜 자신의 문제를 해결하도록 한다는 개념도 관련시키려 한다. 전통적인 규정에 따르면, 그룹이 의견을 말할 차례가 되었을 때, 그룹 구성원들은 '다른 방법으로 할 수 있었던 것'과 '어떻게'에 대한 피드백을 제시하도록 요청받는다. 이는 관찰되는 학습자가 대안 전략이 제시될 때까지 토론에서 배제된다는 것을 의미한다. 따라서 학습자는 다른 사람의 아이디어를 수동적으로 받는 사람이 된다.

이와는 대조적으로, 우리는 그룹이 즉시 해결책을 제공하지 말고, 단순히 그들이 본 것을 설명하게 하고 이를 학습자가 다시 반영하는 것을 권장한다.

> '45초에, 당신은 지난번에 무엇을 하였는지 알기 위해 의무기록을 확인하고 있었고, 그러자 환자는 다소 주저하게 되었습니다. Sue 어떻게 생각하세요?'
> '맞습니다. 당신이 맞아요.
> 아마 처음 몇 분은 의무기록을 내려놓고 눈을 맞춰 줄 수도 있었을 텐데.'

이것은 학습자가 그룹이 제안을 하기 전에 무슨 일이 일어났는지 스스로 인정하고 문제를 해결할 기회를 준다. 그러면 그룹은 추가적인 도움을 제공할 수도 있고 지지적인 상호작용이 이루어질 수 있다. 자기-평가와 자기-문제 해결 모두 학습자가 스스로 해결할 수 있는 부분에 대한 제안을 받을 때 발생하는 거부감의 가능성을 줄여준다.

그룹 전체를 문제 해결에 참여시킨다.
학습자의 의제부터 시작하는 성과-기반 접근 방식을 사용하는 것이 문제 해결을 어떻게 장려하는지 살펴보았다. 일단 문제가 확인되고 성과가 결정되면, 그룹 전체가 딜레마를 어떻게 해결할 지에 대해 똑같이 제안을 할 수 있다. 학습자의 성적보다는 문제에 접근하는 것이 문제가 된다. 물론, 학습자가 먼저 제안할 수 있는 기회를 가져야 하지만, 이 접근법의 핵심은 학습자와 그룹의 나머지 구성원들을 함께 참여시키는 것이다. 그러면 이 그룹은 학습자를 도울 수 있을 뿐만 아니라 미래에 틀림없이 직면하게 될, 또는 이미 과거에 직면했던 유사한 상황에서 그들 자신을 위한 해결책을 도출하기 위해 노력할 수 있다. 이것은 학습자와 그룹을 동등하게 만들어 주고, 학습자가 지속적으로 관심의 중심이 되는 것을 방지해 준다.

ALOBA의 이러한 첫 네 가지 원칙은 학습을 확장하는 중요한 요소인 개인의 성찰(personal reflection)을 구축하는데 도움을 준다.

서로에게 유용한 피드백을 주는 방법

판단적이지 않은(non-judgemental) 접근 방식을 권장하는 설명적 피드백을 사용하라
설명적 피드백은 매우 단순하지만 필수적인 방법으로, 판단적이지 않고, 구체적이며, 행위에 대한 선의의 피드백을 제공한다. 이 장의 뒷부분에서는 처음부터 해석이나 평가를 하는 대신, 보고 들은 것을 묘사하며 피드백을 하는 방법을 탐구하고자 한다.

균형 잡힌 피드백을 제공하라
전통적인 규칙은 학습자를 지지할 뿐만 아니라 학습을 극대화하기 위해 올바르게 균형 잡힌 피드백을 하라고 주장한다. 우리는 어떤 것이 작동하는 이유를 분석하여 배우는 만큼 작동하지 않는 이유도 분석함으로써 많은 것을 배운다.
하지만 어떤 제안을 하기 전에 먼저 좋은 점을 이야기하기 위해 그렇게 엄격하게 집중하는 것이 필요할까? 우리는 지지적인 환경을 제공하기 위해 노력을 기울이고, 상담 분석에서 의제-주도 성과-기반 접근법을 사용하며, 공동의 문제를 해결하기

위해 그룹이 협력 한다면, 피드백 순서는 그렇게 중요한 것이 아니라는 것을 알 수 있었다. 수업이 끝날 때까지 균형 잡힌 피드백이 이루어지도록 하는 책임은 촉진자에게 있지만, 피드백이 주어지는 순서에 대해서는 훨씬 더 유연할 수 있으며, 인위적으로 어려움이 논의되기 전에 모든 좋은 점을 언급하지 못할 수도 있다. 상담의 특정 부분에 대해 무엇이 잘 되었고 무엇이 잘 되지 않았는지에 대한 언급은 동시에 제공될 수도 있고, 이를 통해 학습자와 그룹 간의 유용한 상호 작용과 학습이 극대화될 수 있는 길이 열린다. 이러한 접근 방식에서 촉진자는 교육 중 그룹의 분위기와 학습자의 상태를 관찰해야 한다. 거부감이 이미 만연해 있는 경우에는, 좋았던 영역부터 피드백을 시작하는 것이 더 중요할 수 있지만, 대부분의 경우 그룹이 잘 협력하고 있다면 끝까지 균형을 이루는 것만으로 충분하다.

전통적인 의학 교육의 경쟁적 세계에서 성장한 학습자들에게는 이러한 지지적인 분위기가 자연스럽게 다가오지 않을 수도 있다. 이러한 교육 방식은, 지지적 환경을 조성하고, 거부감의 억제하며, 협력적 학습의 장려를 위해 상당한 노력이 필요하다. 학습자를 견제하는 규칙을 강요하기 보다는 먼저 그룹에 공개적으로 이러한 접근법을 이야기하고, 잠재적 이득과 어려움에 대해 탐구하며, 지지적 분위기를 조성하여 문제-기반 접근법을 장려하는 것이 바람직하다. 우리는 균형과 지지에 대해 주의 깊은 관찰을 하고, 필요한 경우 방향을 바꾸며, 학습자와 그들의 요구 사항을 확인하고, 모든 참여자들이 목표를 달성할 수 있는 학습 형태를 제공하는 데 노력을 투자할 수 있다.

이 방법은 촉진자에게 상당한 기술과 전문 지식을 요구한다. 그러나 일단 의제-주도 성과-기반, 문제-지향 분석의 개념이 확립되면 안전에 대한 문제는 크지 않게 된다.

기회와 의견을 제안하라: 대안 제시

학습자에게 규범적인 논평을 하기 보다는 의견을 제안하고, 그들이 고려할 수 있도록 하라. 하나의 '최고의' 답변에 대한 합의가 목적이 아니다. 확실성 보다는 실험성, 독단 보다는 개방성, 규범적 조언 보다는 대안의 관점에 대한 가치 평가 - 이러한 접근 방식이 문제-해결 접근법을 돕기는 하지만, 전형적인 의학용어는 아니다! 다시 말하지만, 이것은 우리가 의학 면담에서 알리려고 하는 바로 그 기술들을 모델로 삼는다. 즉, 환자들과 함께 작업하듯이, 온정적이고 우월한 위치에서의 접근이 아닌 협력적이고 동등한 위치에서의 접근이다.

좋은 의도를 가지고, 가치에 대해 생각하고, 지지하라

협동 학습에서, 동료들을 돕고 지지하는 것은 그룹의 모든 구성원들의 책임이며, 이러한 일이 일어나도록 하는 것은 촉진자의 책임이다. 이는 모든 그룹 구성원들이 서로 신뢰할 수 있는 '학습 공동체'를 만드는 데 중요하다. 상담에서처럼 교육의 다른 모든 과제가 달성될 수 있도록 지지적인 관계를 구축하고 유지하는 것이 필요하다. 지지적인 환경을 조성하는데 관심을 두지 않으면 다른 모든 것이 어려워진다. 학습을 극대화하기 위해 서로를 존중하고 세심하게 대하는 것은 모두의 책임이다.

분석과 피드백이 실제로 특정 기술에 대한 더 깊은 이해와 발전으로 이어지게 하는 방법
연습 제안

단순히 토론하라는 것이 아니라 환자와 또는 동료들과 함께 큰 소리로 시도하며 제안의 가치를 탐구하는 것은 필수적이다. 이러한 연습이나 훈련은 모든 기술을 익히는 열쇠인 '관찰, 피드백, 연습'의 세 번째 부분이다. 연습을 통하여 학습자는 제안이 자신에게 도움이 되는지 알아보고, 정확한 표현법을 실험하며, 아이디어를 실행할 수 있도록 시도해 볼 수 있다. 연습은 그 자체에 대한 추가 피드백, 새로운 제안 및 다음 연습으로 이어진다. 연습은 학습자들이 안전하게 여러 다른 아이디어를 실험하고 미래의 어려운 상황에 대해 훈련할 수 있게 해준다.

면담을 그룹 전체의 학습 원자재처럼 가치 있는 선물로 평가하라

분석과 피드백을 할 때 기본적으로 그룹 전체를 대상으로 하기보다는 관찰 되어지는 사람에게 도움을 주는 방향으로 접근하게 되는데 이 경우 역설적으로 그 개인에게 부담을 주고 결국 거부감을 야기한다. 우리는 면담 참가자에 너무 집중하기 때문에 그를 보호하려고 시도하거나 그의 필요에 더 적절히 맞추려 피드백을 하면서 그를 더 '쟁점에(on the spot)' 있게 하여 실제로는 불편하게 만들고 만다.

이와는 대조적으로, 의제-주도 성과-기반 분석은 그룹의 활동을 목적으로, 지지적인 '학습자 공동체'의 발전을 장려한다. 면담 참가자는 그룹의 모든 사람이 경험할 수 있고 배울 수 있도록 하는 특권을 선물한다. 면담은 평가의 재료가 아니라 기술을 향상시키기 위한 자원으로 간주된다. 학습은 면담 참가자만을 중심으로 돌아가지 않고 집단 전체의 동등한 활동으로 진행된다. 관찰된 면담은 그룹이 의사소통기술과 문제를 탐구하는데 사용할 수 있는 원재료를 제공한다 - 그룹 구성원은 면담에 참여한 학습자만큼 많은 것을 배운다. 모두가 제안을 하고 연습을 한다. 다른 참가자들이 대안을 시도하고 피드백을 받는 동안, 면담 참가자는 더 이상 그룹 전체의 관심의 중심이 아니다.

우리는 의사소통기술에 대한 우리의 교육에서 동시에 추구해야 할 두 가지 목표를 분명히 가지고 있다:

- 면담에 참가한 학습자를 포함하여 그룹 전체가 모두에게 도움이 되도록 의제를 제시한 관찰된 학습자의 문제를 해결하도록 돕는 것
- 특별한 의사소통기술과 사건을 보기 위한 특정 문제의 면담으로부터 벗어나 일반화하고 전반적인 학습을 구성하는 것

면담을 '원재료(raw material)'나 '모관(springboard)'으로 활용하려는 이러한 의도는 일찌감치 그룹과 논의해 그룹 교육 계약에 포함시킬 필요가 있다.
기회가 있을 때마다 이론이나 연구 근거를 소개하여 토론의 폭을 넓혀라.
적절한 시점에, 그룹의 동의를 얻어, 촉진자는 주제가 되는 면담에서 벗어나:

- 의사소통의 원리를 설명함
- 연구 근거를 제시함 (또는 그룹의 다른 사람들에게 제시하도록 요청함)
- 구체적인 기술이나 개념을 시연(모델링), 토론, 브레인스토밍, 연습 등을 통해 명확히 함
- 면담의 특정 부분에 주의를 집중함

촉진자는 매순간 그룹의 토론을 파악하고 학습자들이 기술이나 주제를 더 탐구할 수 있도록 돕기 위해 이러한 접근 방법 중 하나를 제공할 수 있다. 교육 후, 촉진자는 면담에 참여한 학습자들에게 토론이 도움이 되었는지 확인할 수 있다.

이러한 종류의 교육은 학습자에게 가장 많은 도움이 되고 학습자의 자기탐구를 보완해 주어야 할 시점에 도입될 필요가 있다. 즉, 학습자가 이미 파악한 문제나 사건에 대한 대응으로 필요하다. 촉진자의 아무런 개입 없이 그룹의 모든 작업이 체험적이어야 한다고 생각하는 것은 잘못이다. 촉진자들은 그룹의 작업을 조명할 수 있는 지식을 가지고 있다. 그룹 내의 한 학습자로 남아 있으면서 모든 학습자가 평등하게 토론에 참여하도록 돕고, 일부 참여자가 토론을 독차지하지 못하게 하며, 재기되는 내용을 간략하게 유지하며, 학습자가 스스로 생각해 낼 수 있는 기회를 포기하지 않도록 도와주며 지식을 공유하는 것은 매우 가치가 있다. 학습자들은 촉진자가 기여한 바의 가치를 평가하여 그 도움을 받아들이거나 거부할 수 있다.

이런 식으로 면담을 활용하는 것은 중요한 이점을 가지고 있다. 첫째, 스포트라이트가 제거 되면서 학습자는 눈에 띄게 긴장을 풀고 뒤로 물러서서 자기 성찰(reflection)을 할 기회를 갖는다. 그룹은 학습 과정에 훨씬 더 많이 참여하게 되고 피드백을 받는 학습자와 동등한 위치에 놓이게 된다. 둘째로, 학습자들은 더 넓은 그림을 보고, 건설적인 최종점에 도달할 수 있도록 학습을 함께 구조화할 수 있게 된다. 우리는 체험적 학습이 잠재적으로 비정형적이고 무작위적인 방법이라고 이미 언급했다. 여기에 체험적 학습, 그룹 작업 및 간단한 강의를 절묘하게 혼합하여 문제를 해결할 수 있는 한 가지 방법이 있다.

학습자가 의사소통 교육과정에 대한 발전되고 체계적인 이해를 개발할 수 있도록 학습을 구조화하고 요약하라

의사소통기술을 가르치고 학습하는 것은 학습자의 당면 과제와 문제에 자연스럽게 초점을 맞춘다. 학습은 관찰하는 면담 중에 우연히 발생한다. 그렇다면 학습자들이 겉보기 무작위로 발생하는 각각의 기술들을 어떻게 전체적인 개념 체계로 통합할 수 있도록 하겠는가? 학습자가 지금까지 어느 한 교육 과정이나 전체 과정에 걸쳐 다루어졌거나 다루지 않았던 것들에 대한 개요를 어떻게 파악할 수 있겠는가? 과정이 진행됨에 따라 확인된 특정 기술을 어떻게 구조화하고 통합하여 기술들을 단지 '온갖 수단(bag of tricks)'처럼 보이지 않도록 할 수 있는가?

첫 번째 단계로, 의사소통훈련 프로그램은 교육과정의 내용을 규정할 필요가 있다. 2장에서 우리는 의료 의사소통기술 훈련 프로그램을 위한 교육 과정에서 강조한 각 기술들을 종합적으로 설명하고, 의료 면담 상황을 고려하여 이러한 기술들을 구조화하는 틀로 캘거리-캠브리지 지침을 제시했다.

- 시간 경과에 따른 학습을 구조화하기 위해 일상적 교육에서 캘거리-캠브리지 지침을 사용할 것
  - 우리가 가르치고 있는 것을 정의하여, 학습자들이 학습 중에 무작위로 발생하는 기술들을 종합할 수 있도록 해주어야 한다. 우리는 매 수업 시간마다 촉진자와 학습자 모두에게 간결하고 접근하기 쉬운 의사소통기술 요약 지침을 사용하게 함으로써 이를 해결하려 한다. 학습자와 촉진자가 교육 중에 쉽게 언급할 수 있는 기억의 보조 도구로써 그리고 체험적 학습의 무작위적인 특성에 대처하는 방법으로 이 지침을 활용한다. 그것은 각 기술을 배치하여 전체적인 스키마를 구축할 수 있는 틀을 제공한다. 지침은 상담 중 서로 다른 지점에서 유용할 것으로 보이는 관찰 가능한 행위의 형태로 기술을 나열하여 발견 시 적절한 영역을 실습할 수 있도록 한다.
  - 우리는 학습자들이 관찰과 피드백을 받는 동안 지침을 앞에 두고 직접 작성하거나 별도의 종이에 적어 참고하기를 권장한다. 이 지침은 피드백을 하기 위해 항목에 체크하는 체크리스트로 사용하기 위한 것이 아니다. 체크리스트는 학습을 촉진하기 보다는 학습을 억제하는 '통과/실패' 사고방식을 길러준다. 대신, 참가자들과 촉진자들에게 토론을 안내하는데 도움을 주기 위해 상세하고 구체적이며 설명적인 의견을 쓰도록 권장한다. 우리는 지침의 구조화된 구역에 의견을 기록할 수 있는 공간을 제공했다(부록 2 참조). 이는 관찰자들이 상담의 어느 단계에 있는지 어디로 향해 가야 하는지 알 수 있도록 도와준다. 지침은 자기와 동료 평가를 위한 도구이고, 학습자가 가지고 갈 수 있도록 다른 사람이 언급한 내용을 기록해 둘 수 있다.
- 지침을 교육을 요약하는 수단을 사용하는 방법
  - 지침의 두 번째 효과적인 사용법은 학습자가 학습을 보다 정확하게 개념화할 수 있도록 교육이 끝날 때까지 발생한 학습을 요약하고 기록하는 것이다. 이것은 의제-주도 성과-기반 분석의 중요한 마지막 단계이다. 촉진자(또는 다른 그룹 구성원)는 논의된 기술을 반복하고 상담의 구조에 어떻게 적용하는지 설명할 수 있다. 지침은 특정 상담이나 교육에서 다루어지지 않은 것에 대한 개요를 제공할 수 있다. 학습자는 나중에 지침을 상담실이나 회진 중 기억을 돕는 자료로 사용할 수 있어 확인된 기술을 실습할 수 있다. 이를 위해 학습자(및 임상 교수)가 쉽게 휴대할 수 있는 주머니 크기 카드 형태 지침을 개발했다. 촉진자는 참가자가 마지막으로 만난 이후 이러한 기술을 어떻게 진행했는지 확인하고 다음 교육을 시작할 수 있다.

의사소통기술 프로그램에 매우 필수적인, 체험적 방법을 최대한 활용하는 방법으로 시간 경과에 따라 학습을 구조화 하는 방법이 있다. 우리가 9장에서 볼 수 있겠지만, 의사소통과정은 '나선형(helical)' 방식으로 설계되어야 한다 - '일회성(one-off)' 과정은 거의 가치가 없다. 의사소통 교육과정은 의학 교육 전반에 걸쳐 실행되어야 하며, 기본의 반복, 정교화, 복잡화가 필요하다. 지침들은 이 나선형 교육 과정

에서 무작위로 발생하는 기술들을 짜 맞출 수 있는 방법을 제공하여 기술들이 가장 잘 사용되도록 한다. 지침은 우리의 접근 방식의 중심이기 때문에, 10장에서 각기 다른 수준의 의학 교육에서 학습자들이 그것을 어떻게 사용하고 어떻게 적응할 것인지에 대해 살펴본다.

의사소통기술 교육에서 효과적으로 피드백 표현하기

위에서 설명한 바와 같이 의제-주도 성과-기반 분석의 핵심 요소는 설명적 피드백의 사용이다. 여기서 우리는 설명적 피드백을 심도 있게 탐구하여 의사소통기술을 분석하고 피드백을 제공하는 전략에 대해 계속 검토하고자 한다. 의제-주도 성과-기반 분석은 의사소통기술 교육을 조직하기 위한 전체 틀을 제공하는 한편, 설명적 피드백은 그 틀 안에서 판단적이지 않은 구체적인 언급을 하는 방법을 말한다.

의학 분야의 학습자들은 판단적이지 않으면서도 건설적인 비판을 할 수 있는 동기 부여가 잘 된 교육자로부터 지지를 위한 관찰 같은 학습 상황을 거의 경험하지 못했을 것이다 (Ende 외 연구진 1983; McKegney 1989; Westberg와 Jason 1993). 피드백을 받는 사람이 편안해 하면서도 솔직하고 파괴적이지 않게 표현할 수 있다면 우리는 모든 의학 교육 촉진자와 피교육자들에게 그런 지침을 사용하도록 주장할 수 있지 않을까?

피드백은 다른 의사소통과 마찬가지로 대화형 과정일 때 가장 효과적이며, 학생들이 한 행동에 대해 어떻게 생각했는지 또는 다르게 무엇을 해야 하는지 말하는 강의 형태의 일방적 전달이 아니다. 의사-환자 면담에서와 마찬가지로, 교육과 학습 분야의 의사소통이 성공하기 위해서는 포환 던지기(shot-put) 방식보다는 대화형 '원반던지기(frisbee)' 방식이 요구된다 (Barbour 2000). 여러분이 피드백을 아무리 잘 구상하여 전달하더라도, 그 모든 일이 메시지를 밖으로 꺼내서 멀리 떠나보내는 것이라면, 여러분은 서로 이해하는 공통점에 이르거나 상대방의 신뢰를 얻지는 못할 것이다. 학습자가 피드백을 듣고, 동화되고, 잠재적으로 행동할 수 있게 하기 위해서는 양방향 메시지에 대한 상호 작용, 협업 그리고 토론이 필요하다.

건설적(constructive) 피드백의 원리

건설적인 피드백의 다음 원칙들은 결코 새로운 것이 아니다. 그것들은 25년 이상 사용되었지만(Gibb 1961; Johnson 1972; Riccardi와 Kurtz 1983; Silverman 외 연구진 1997) 의학 교육에 잘 침투하지 못했다. 의사소통기술 교육에서도 피드백의 원리에 대한 이해는 결코 보편적인 것이 아니다.

피드백은 판단적이거나 평가적이기보다는 설명적이어야 한다

좋고 나쁨, 옳고 그름의 관점에서 피드백 하지 말라. '끔찍해', '멍청해', '똑똑해', '느슨해', '멋쪄'와 같은 용어는 학습자에게 별로 가치가 없다. 다음과 같은 부정적인 평가:

> '시작은 끔찍했습니다, 당신은 그녀를 그냥 무시하는 것처럼 보였어요.'

는 거부감을 발생시키기 마련이다. 관찰자가 면담을 수행하는 사람에 대해 정해진 기준과 비교하여 실패하였음을 암시하고 있다. 다음 항목과 비교해 보라.

> '면담 초기에, 당신은 반대쪽을 보면서 기록을 보고 있어서
> 나는 당신과 눈을 마주칠 수가 없었습니다.'

이것은 설명적이고, 판단이 없는 피드백으로, 학습자가 동화되기 쉬운 결과와 관련된다. 여전히 문제를 지적하지만 학습자가 부족하다고 보는 방식이 아니다. 마찬가지로, 긍정적인 평가도 판단적으로 제공할 때는 도움이 되지 않는다.

> '시작은 아주 좋았습니다. 훌륭해요.'

이것은 왜 어떤 것이 좋았는지 의미를 싣고 있지 않다. 다시 말해 그것은 이미 합의된 기준을 내포하고 있다. 다음 항목과 비교해 보십시오.

> '처음에, 당신은 시선을 고정하고 그녀에게 주의를 집중했습니다.
> 당신의 표정은 그녀가 말하는 것에 관심이 있다는 것을 잘 보여 주었습니다.'

의사소통기술은 본질적으로 좋지도 나쁘지도 않다. 단순히 주어진 상황에서 특정한 목표를 달성하는데 도움이 된다. 설명적 피드백은 건설적인 비판의 핵심 요소이기 때문에, 우리는 이 장의 뒷부분에서 그것에 대해 더 자세히 설명한다.

일반적인(general) 피드백이 아닌 구체적인(specific) 피드백을 제공하라
다음과 같은 일반적이거나 모호한 의견:

> '당신은 연민을 가지고 있지 않은 것 같아 보였습니다.'

은 별로 도움이 되지 않는다. 피드백은 상세하고 구체적이어야 한다. 보고 들을

수 있는 특정한 행동에 대한 구체적인 설명에 초점을 맞추라. 모호한 일반론은 도움이 될 수 있는 실현 가능한 변화를 가져오는 시작점을 만들지 못하며 '아하, 내가 그랬어!' 라는 대답만 만들어 낼 수 있다.

대비:

> '밖에서 보니, 그녀가 당신에게 자신의 불행에 대해 말할 때 당신이 무엇을 느끼는지 알 수가 없었습니다. 그녀의 이야기에 집중하던 당신의 표정에는 변화가 없었습니다. 당신이 그녀에게 공감했어도 그녀가 알지 못할 것이라 생각되었습니다.'

이는 환자가 의사의 공감에 명백하게 고마워할 수 있도록 하는 전반적인 공감 개념과 구체적인 기술 모두를 건설적으로 보여 준다.

'우리는 생각한다.' 또는 '대부분의 사람들이 생각한다'가 아닌 '나는 생각한다'와 같이 피드백을 줄 때 1인칭 단수를 사용하라. 일반적인 상황보다는 당신의 개인적인 관점과 이러한 특정한 상황에 초점을 맞추라.

성격보다는 행동에 대한 피드백에 집중하라

누군가를 '입이 거칠다(loudmouth)'라고 표현하는 것은 개인의 성격, 즉 당신의 생각에 대한 이야기이다. '당신은 말을 꽤 많이 하는 것 같았는데 - 환자가 말을 가로막으려 했지만 대화에 끼어들지 못했다'는 말은, 당신이 생각하는 행동 즉 개인이 한 행동에 대한 논평이다. 행동은 쉽게 바꿀 수 있고, 성격은 잘 변하지 않기 때문에 - 우리는 우리의 '됨됨이(what we are)' 보다 '행동(what we do)'을 바꿀 수 있다고 생각하는 것이 가능성이 더 높다.

피드백은 학습자의 이익을 위한 것이어야 한다.

잘난 척하고 조롱하는 우월한 논평은 학습자를 돕고 격려하기 보다는 관찰자에게 이익이 되는 경향이 있다. 주는 사람의 필요보다는 배우는 사람의 필요를 충족시키는 피드백이 제공되어야 한다. 단순히 주는 사람을 위해 '제공'하는 것이 되어서는 안 된다. 우리의 기분을 좋게 하거나 우리의 심리적인 이점을 위해 피드백을 하는 것은 학습자에게 그리고 궁극적으로 그룹 전체에 파괴적인 역할을 할 뿐이다.

조언을 해주는 것보다는 정보를 공유하는 피드백에 집중하라

우리는 정보를 공유하여, 피드백을 받는 사람이 스스로 어떤 것이 가장 적절한 행동 방침인지 결정할 수 있게 해야 한다. 이와는 대조적으로, 우리가 충고를 할 때, 우리는 종종 다른 사람들에게 무엇을 해야 할지를 말해 버리고 그들 스스로의 결정할 자유를 빼앗는다 - 우리는 무심코 그들을 깔아뭉갠다. 학습자들과 함께 작업할 때, 정보를 공유하는 것과 조언을 하는 것 사이에는 분명한 차이가 있지만, 우리는 조언을 주는 것에서 벗어나 대안을 만들고 제안을 하는 피드백의 개념으로 향해야 한다.
피드백의 해석을 확인하라
 피드백을 주는 사람은 피드백의 결과를 확인할 책임을 져야 한다. 면담처럼 받는 사람의 언어적, 비언어적 반응을 잘 의식하고 그들의 반응을 직접적으로 확인하는 것이 중요하다. 우리는 피드백의 결과를 잘 알아야 한다.
 또한, 수신자도 피드백을 정확하게 이해했는지 확인해야 한다: '내가 생각하기에 당신이 의미하는 것은' 이것은 방어적인 기미가 조금이라도 있다면 쉽게 발생하는 왜곡과 오해를 방지해 준다.
 마지막으로, 그룹의 다른 사람들이 그들의 느낌을 공유하는지 확인하는 것은 피드백을 주는 사람과 받는 사람 모두에게 도움이 된다.

피드백 정보의 양은 제공하고자 하는 양보다 받아들일 수 있는 양으로 한정하라
 피드백으로 사람에게 과부하를 가하는 것은 그가 피드백을 효과적으로 사용할 가능성을 감소시킨다. 그리고 그것은 우리가 학습자를 돕는 것이 아닌 우리 자신의 필요를 충족시키고 있는 것일지도 모른다. 우리는 학습자가 가장 적절한 영역에 집중하기 보다는 우리가 본 모든 것을 다루지 않으면 자신이 실패했다고 느끼게 할 수 있다. 우리는 과정 후반부에 전에 놓친 영역으로 돌아갈 다른 기회가 생길 것이라고 믿는 법을 배워야 한다 - 만약 학습자가 모든 것을 받아들이지 않는다면, 지금 그 모든 것을 다루어야 할 이유가 있을까?

피드백은 강요하기보다는 요청받아야 한다
 피드백은 받는 사람이 적극적으로 찾고 특정 질문에 대한 도움을 요청할 때 가장 유용하게 들을 수 있다. 우리는 이미 의제-주도형 협의 분석을 논의할 때 이 개념의 중요성을 다루었다. 그룹이 피드백을 주고받을 방법과 시기를 사전에 합의하는 것이 중요하다.

변경할 수 있는 부분에만 피드백을 제공하라
 누군가에게 쉽게 고칠 수 없는 '단점'은 상기시켜도 별 의미가 없다. 신경성 매너리즘이나 말더듬는 습관은 민감하게 인식될 수 있는 문제일 수 있지만 매너리즘 자체에 대한 자세한 피드백은 도움이 되지 않을 수 있다.

> '당신이 말을 더듬지 않았다면, 환자가 조금 더 잘 이해할 수 있었을 것 같습니다. - 환자에게는 고통스러울 정도로 느렸답니다.'

더 유용할 수 있는 것은 다음과 같다.

> '당신은 분명 수년 동안 살면서 말을 더듬었을 겁니다. 우리 모임으로부터 도움을 받고 싶은 것이 있는가, 아니면 우리가 그냥 받아들이고 함께 일하기를 바라나요?'

마찬가지로, 계속 전화가 와서 방해가 된다거나 하는 조직의 문제는 학습자가 임상 의사인 경우 보다는 전공의나 학생인 경우 고치기가 더 어려울 수 있다. 이러한 상황에서 학습자에게 방해를 예방하는 방법보다는 방해를 다루는 방법을 연구하도록 하는 것이 더 가치 있을 수 있다.

설명적 피드백(Descriptive feedback)

어떻게 하면 학습자들에게 위에서 설명한 원칙에 부합하면서 학습을 긍정적으로 향상시킬 적절한 피드백을 제공할까? 답은 설명적 피드백을 사용하는 것이다, 간단하고 쉽게 이해할 수 있는 방법 즉, 다음과 같은 피드백을 자연스럽게 하라:

- 판단적인 않은(non-judgemental)
- 구체적인(specific)
- 성격이 아닌 행동에 대한 직접적인
- 잘 의도된(well-intended)
- 공유하는(shared)
- 잘 받아 들였는지 확인하는

설명적 피드백은 그룹을 위해 거울을 들고 있는 것과 같은 과정이다. '잘된 것'과 '다른 방법으로 할 수 있었던 것' 대신에,

- '여기 내가 보거나 들은 것이 있다'
- '어떻게 생각하느냐?'

당신은 면담에서 본 것을 정확히 설명함으로써, 거의 평가적이지 않고 구체적인 피드백을 만들어 낼 수 있을 것이다. 여기서 이러한 방법의 힘을 입증하는 예가 필요하다. 예를 들어 환자가 아래를 내려 보며 손가락을 만지작거리고, 느리게 말하며, 울먹이는 듯한 표정을 짓기 시작하고, 의사가 가족이 어떻게 지내는지 물어 보자, 환자는 괜찮다고 대답한다. 평정을 되찾고, 그녀에게 왜 그렇게 불편해 보이는지 다시 묻지 않는다면, 당신은 두 가지 다른 방법으로 피드백을 줄 수 있을 것이다.

> '내 생각에 당신은 정말 중요한 단서를 놓친 것 같은데, 그녀는 분명히 긴히 하고 싶은 말이 있었는데 당신은 그녀에게 물어보지 않았습니다.'

이것은 학습자의 성격에 대한 암묵적인 논평과 함께 학습자의 행동에 대한 동기를 가정한 판단적이고 일반적인 피드백이다.

다음 항목과 비교해 보십시오.

> '맞습니다. 저는 그 때 그녀의 마음을 어떻게 열지 몰랐습니다.'
> '3분 23초 지점에, 흥미로운 점이 있었는데, 그녀는 밑을 쳐다보며, 손가락을 만졌고, 말이 느려지면 흐느끼는 듯이 보였다. 그러자 당신은 그녀의 가족에 대해 물었고, 그녀는 언제 그랬냐는 듯이 다시 안정을 되찾았다. 어떻게 생각하나요 John?'

> '맞습니다. 저는 그 때 그녀의 마음을 어떻게 열지 몰랐습니다.'

이것은 판단적이지 않고 매우 구체적인 설명적 피드백이다. 그것은 또한 학습자가 어떤 결과를 얻기 위해 노력했는지에 대한 논의를 매우 효과적으로 이끌어 낸다. 만약 학습자가 한 시간 정도 늦어졌기 때문에, 환자의 감정의 영역으로 들어가고 싶지 않았다면, 그는 그 목적을 달성했다. 그는 자신의 행동을 만든 생각과 감정을 가졌었을 수 있다. 그러나 그런 순간조차도, 그룹의 다른 학습자들은 충분한 시간이 있을 경우 그 환자의 마음을 어떻게 열 수 있었을지 또는 환자의 관점을 고려한 대안을 이 시점에서 연습할 수 있다.

설명적 피드백이 처음에 왜가 아닌 무엇, 언제, 어디서, 어떻게 에 얼마나 집중하는지 확인하라. 어떤 일이 왜 행하여 졌는지에 대한 논평은 관찰 가능한 것에서 추론되며, 이는 더 논쟁적인 동기와 행동에 대한 영역으로 쉽게 이어질 수 있다(Premi 1991).

여기 몇 가지 예가 더 있다. 긍정적인 피드백은 명확하고 구체적인 설명에 의해 생길 수 있다는 점에 유의하라.

> 비교:
> '나는 당신이 환자가 그렇게 쉽게 이야기 하도록 만든 것이 훌륭했다고 생각합니다' (일반적이고, 평가적이며, 학습에 크게 도움이 되지는 못함)

와 함께

> '당신은 시작하면서 그녀에게 질문을 하였고 이후 그녀가 이야기하도록 해 주었습니다. 그녀가 이야기를 멈출 때마다 '으-음' 하면서 잠시 기다려 주었고, 그녀가 이야기를 이어가도록 해 주었습니다. 그녀는 문제와 두려움들을 모두 스스로 이야기하였습니다.'

또는:

> '끔찍했어요, 당신은 그녀에게 강의를 했습니다.'

와

> '당신은 그녀에게 상태를 설명하면서 많은 정보를 주었고, 2분 동안 멈추지 않고 자세히 이야기 하였습니다. 그녀는 질문을 하지 않았지만 나는 40초쯤 지났을 때 그녀가 얼굴을 찌푸리는 것을 보았습니다. John, 어떻게 생각하십니까?'

설명적 피드백이 의제-주도 성과-기반 분석의 원리와 얼마나 잘 부합하는지에 유의하라. 첫째, 관찰되고 있는 학습자에게 되돌아보는 성찰은 자기-문제의 해결을 장려한다. 둘째, 일어난 일에 대한 묘사는 그것이 어떤 영향을 미칠 것으로 보이는가를 직접적으로 알려준다. 이것은 차례로 학습자가 어떤 일이 일어났으면 하고 바라는 것과 학습자 또는 환자가 어떤 성과를 얻었으면 하는가 하는 것으로 이어진다. 마지막으로 학습자들은 어떤 기술이 목표로 가는데 도움이 될지 고민할 수 있다.

설명적인 피드백의 목적은:

- 거부감을 줄여 준다
- 공개적인 토론을 촉진한다.
- 실험을 증가시킨다.
- 사용 가능한 대안의 제시와 고려를 돕는다.
- 궁극적으로 행동의 변화를 촉진한다.

좀 더 설명적으로 표현하려고 노력함으로써 학습을 장려하고 판단적이지 않은 분위기를 조성하려고 한다. 물론, 어떤 판단은 묘사할 영역을 선택하는 바로 그 행위와 관련되어 있다 - 우리가 하는 모든 일에는 선택적 지각 편견(selective perceptual bias)이 있다. 그러나 우리의 언어를 선악의 판단 체계에서 벗어나 '우리가 본 것'이라는 서술적 틀로 이동시킴으로써, 우리는 피드백을 받는 방식과 어쩌면 우리가 생각하는 방식까지 바꾼다. 관찰자가 판단을 한 경우, 평가적 언어의 사용을 피하도록 하여 피드백을 받는 사람이 방어적으로 되지 않으면서 설명적 정보를 활용할 수 있도록 해야 한다. 이것은 분석과 해석이 결코 특징을 언급해서는 안 된다는 말이 아니라 면담을 진행하는 사람에게 먼저 추론할 수 있는 모든 기회를 주어야 한다는 것이다. 만약 이것이 성과가 없다면, 조금 더 해석적인 모드로 전환하는 것이 적절할 수도 있다.

다음은 이러한 것이 등급화 된 접근 방식의 예이다.

> Jane: '제 생각에 John의 폐쇄형 질문은 환자가 본인의 이야기를 하기 보다는 그냥 대답만 하게 만든 것 같습니다.'
> Jane: '당신은 네 개의 질문을 재빨리 연속적으로 하였고, 환자는 단지 네 또는 아니오 로 대답했습니다.'
> Facilitator: 'John, 당신은 어떻게 생각하세요?'
> 만약 John이 대답하기를 '네 제가 매우 어렵게 만든 것 같군요.'라고 하지 않고 '제가 생각하기에 그런 질문을 통해 꽤 유용한 정보를 얻었다고 생각합니다.'라고 한다면 당신은 다음과 같이 진행할 수 있을 것이다.
> Facilitator: 'Jane, 당신이 한 말에 대해 제가 이야기해 볼 수 있을까요? John의 질문들에 대해 당신은 어떻게 생각하세요? 그 질문들이 효과적이었다고 생각하세요?'

위의 예에서 Jane은 여전히 선악에 대한 언급 없는 판단적이지 않은 언어를 사용하였으나 원인과 결과를 추론하는 분석의 길을 따라 약간만 움직인 것이라는 점에 유의해야 한다.

6장
과정 운영: 서로 다른 학습 맥락에서 의사소통기술 촉진하기

소개

그렇다면 의제-주도 성과-기반 분석의 원칙이 살아날 수 있도록 하려면 실제 의사소통기술 교육과정은 어떻게 운영해야 하나? 그리고 이러한 효과적인 교육과 학습의 원칙들이 어떻게 각기 다른 맥락에서 적용될 수 있을까?

본 장은 다양한 맥락에서 실제 의사소통 교육과정을 운영하는 것에 대한 탐구 내용을 다음과 같은 의사소통 교육자들에게 알려 주고자 한다.

- 소규모 그룹 촉진자
- 강의식 교육에서 일대일로 가르치는 사람
- 병실이나 외래에서 교육하는 사람
- 전공의를 가르치고 있는 사람들

이 장에서는 우리는 다음과 같은 내용을 제공한다.

- 의제-주도 성과-기반 분석을 실제 어떻게 적용하고 가르치는지 보여 주는 간단한 한 장의 도표
- 다음의 경우에 의제-주도 성과-기반 분석을 어떻게 적용하는지 예시
    - 소그룹의 체험적 의사소통교육
        - ▶ 시뮬레이션 환자 및 비디오 장비를 사용하는 경우
        - ▶ 자원한 실제 환자와 비디오 장비를 사용하는 경우
        - ▶ 실제 환자의 사전 비디오를 사용하는 경우
        - ▶ 비디오 또는 오디오를 사용하지 않는 경우
    - 일대일 체험 의사소통교육
- 촉진자와 학습자가 의제-주도 성과-기반 분석의 각 개별 단계에서 자주 받는 질문
- 병동이나 외래에서의 '현장(in-the-moment)' 교육
    - 의사소통과정 교육
    - 모델링 활용하기

이 장의 자료는 모든 수준의 의학 교육과 관련이 있다. 의과대학 학생, 임상 의사, 전공의, 교수 등 의사소통기술의 습득이 중요하다고 생각하는 모두에게 강의식 의사소통 교육을 필요로 한다. 한편, 모든 수준의 학습자들은 그들의 기술을 강화하고, 더 발전시키며, 그들의 실제 행동을 변화시키거나 향상시키기 위해 병동과 외래에서의 적절한 '현장' 교육도 또한 필요하다. 물론 강의식 교육과 '현장' 교육 사이의 균형은 학습자의 수준과 그들의 의사소통 교육과정의 목표에 따라 달라질 것이다.

의제-주도 성과-기반 분석의 실제

이전 장에서 설명한 전통적인 피드백 규칙은 간결해서 매력적이다. 즉, 상담의 분석을 짧은 몇 줄의 비교적 정해진 구조로 캡슐화 하여 매우 잘 기억할 수 있게 하였다. 우리는 우리의 교육 과정과 같이 미리 정해진 경로를 따르지 않고 촉진자의 기술에 더 의존하면서 과정의 흐름을 유지하고, 균형을 맞추는 경우 우리의 권고처럼 간결해 지기가 어렵다는 것을 알았다. 이상적으로는 학습자가 자기-평가나 동료에게 피드백을 제공하는 경우 상당한 책임을 가지게 되므로 학습자는 효과적으로 피드백을 주고받는 방법에 대한 지침을 필요로 하게 된다. 따라서 우리의 접근 방식을 통해 과정을 구성하기 위해서는, 학습자들에게 스스로 5장을 읽도록 권장하고, 그 다음 함께 의제-주도 성과-기반 분석의 원리에 대해 논의해야 한다(박스 5.1 참조). 그런 다음 그림 6.1의 간단한 한 장의 도표에 따라 교육을 수행하여 이러한 원칙을 실제 적용토록 한다.

촉진자들은 ALOBA의 원리를 자주 검토하고 그림 6.1에 표시된 도표를 교육 중 필요할 때 즉시 참조할 수 있도록 가까이 두는 것이 도움이 된다는 것을 알게 된다. 그러나 우리가 제안하는 구조가 유연하다는 점에 유의하라. 피드백은 상호작용이며 일방적인 전달 과정이 아니다.- 그것은 면담과 일맥상통하며 동적이고 나선형 모델을 따르는 작업이다. 도표에 간략히 설명된 접근 방식을 시금석처럼 생각하지는 말아달라!

체험적 학습을 구성하고 ALOBA를 실행에 옮기기 위한 이 계획(그림 6.1 참조)은 캘거리-캠브리지 지침의 틀과 매우 유사하다. 상담에 대한 캘거리-캠브리지 지침에서와 같이, 구체적으로 관계를 형성하는 방법과 강의 시간 전체에 걸쳐 발생하는 일들을 연속적인 실처럼 구조화하여 제공하는 방법을 보여 주었다. 이 두 과제는 좀 더 단계적인 진행을 따르는 나머지 과제들과 뚜렷이 구별되며 교육이 계속됨에 따라 대게 순서대로 수행된다. 관계 구축과 교육 구성 모두는 일반 촉진자에게 중요한 기술이며, 주제가 의사소통 기술인지의 여부와 관계없이 모든 소규모 그룹 또는 일대일 교육에서 촉진자의 주요 과제이다. 이러한 과제를 달성하는데 필요한 기술은 캘거리-캠브리지 지침에 나열된 기술과 동일하지만, 여기서는 환자가 아닌 학습자 그룹에 적용된다. 우리는 7장에서 관계 구축과 지지적인 학습 환경을 만들어 내는 기술에 대해 더 자세히 논한다.

마찬가지로 교육 실행을 위한 순차적 단계는 캘거리-캠브리지 지침의 틀에 있는 순차적 작업(초기, 정보 수집, 설명하기 및 계획하기 및 종료하기)에 해당된다(신체 검진은 분명히 예외임). 다시 한 번, 환자와의 의사소통 관련 지침의 대부분 기술들은 학습자와 의사소통에서도 똑같이 잘 작동한다. 단순히 '선생님'과 '학습자'를 '의사'와 '환자'로 대체하기만 하면 된다.

우리는 의도적으로 교육의 구조를 모래시계로 표현함으로써 중앙을 강조하여 개별 학습자가 피드백을 통해 달성하고자 하는 의제뿐만 아니라, 학습자가 달성하고자 원하고 그룹이 돕고자 하는 구체적인 성과(들)를 식별하는 것이 중요하다는 것을 보여 주었다. 또한 도표는 환자가 면담의 다양한 지점에서 달성하려고 하는 성과를 고려해야 한다는 것을 강조한다. 모든 의사소통 교육에서, 의제와 성과에 대한 이러한 고려 사항들은 다른 모든 것으로 부터 모여드는 초점이 된다.

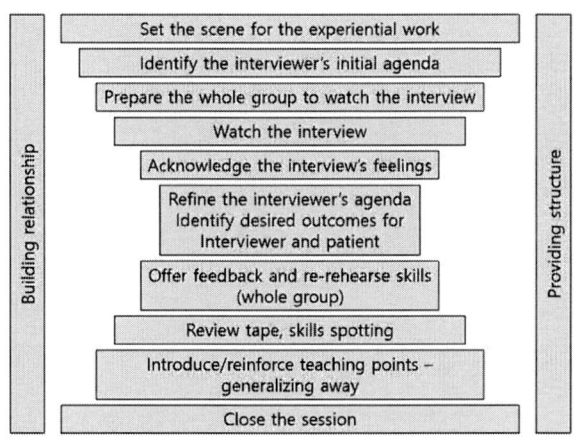

그림 6.1 실제 의제-주도 성과-기반 분석 작업

다양한 맥락에서 의제-주도 성과-기반 분석을 사용하는 방법의 예

의제-주도 성과-기반 분석은 다음과 같은 전형적인 체험적 의사소통 교육에 똑같이 적합하다.

- 실제 또는 시뮬레이션 환자와 함께 하는 경우
- 실제 또는 미리 녹화된 면담을 사용하는 경우
- 참가자들끼리 역할극을 하는 경우
- 녹음이나 녹화를 사용하는 경우와 하지 않는 경우
- 소그룹 교육의 경우
- 일대일 교육의 경우

의제-주도 성과-기반 분석(ALOBA)의 정확한 활용은 학습 상황의 맥락에 따라 미묘하게 다를 수 있다. 이러한 차이점을 설명하기 위해, 우리는 각 상황에 대한 상세한 설명을 제공하고, 여러 다른 맥락의 교육에 요구되는 이 접근 방식의 변형들을 설명하려 한다.

강의식 체험형 의사소통 교육: 시뮬레이션 환자 및 비디오 장비를 사용하는 소규모 그룹 형식

다음은 우리가 훈련을 하는 촉진자를 위해 제공하는 현실과 거의 유사한 구체적인 설명이다. 비록 누구도 그 세부 사항을 똑같이 따라 하기를 기대하지는 않지만, 함께 작업해 온 촉진자들이 요청하여 그 내용을 제공한다. 촉진자들은 따라하거나 적용할 수 있는 단계와 구체적인 표현의 예를 아는 것이 어떻게 교육을 관리하고 그들의 촉진 기술을 발전시키는지 이해하는데 도움이 된다고 말한다. 늘 그렇듯이 중요한 것은 그 단계를 단순히 이해하는 것이 아니라 실행에 옮기는 과정이다. 우리는 아래에 큰 제목의 단계들은 생략하지 않도록 노력하였지만, 세부 대안(bulleted alternatives)들은 상황에 맞게 적절히 선택하여 교육하였다.

이 예는 시뮬레이션 환자와 면담하는 것을 녹화하여 다른 학습자들과 촉진자가 관찰하는 교육을 구성하는 방법을 제시한 것으로 이어서 피드백이 진행된다.

체험형 소규모 그룹 작업의 장면 설정하기

- 초기 관계(rapport) 형성:
  - 환영, 소개
  - 이 교육이 학습자의 전체 학습에 어떻게 적합한지 탐색하고 토론하라
  - 교육의 일정을 개략적으로 설명하고 목적 및 방법을 설명하라
  - 기대(interest)와 우려(concern)를 표현하라.
- 학습자가 교육 주제에 집중할 수 있도록 도와주라. 그룹에게 다음을 권장할 수도 있다:
  - 학습자들이 자신의 이슈를 확인하게 하라
  - 환자의 이슈를 논의하라
  - 상담을 통해 교육의 목표를 정의하라
  - 관련된 틀(예: 캘거리-캠브리지 지침, 통역사와 함께 작업할 때 고려해야 할 단계, 성관계 병력의 구성 요소)을 검토하고 논의하라.
- 이 교육은 중요한 기술들을 실제 현장에서 사용하기 전에 훈련할 수 있는 기회라고 설명하라. 그것은 평가를 위한 연습이 아니라, 학습자가 안전하게 원하는 만큼 연습할 수 있는 기회이며, 앞으로 실제 직면하게 될 상황과 거의 유사하므로 많은 도움이 될 기술들이라고 설명하라.
- 무대를 설정하고 학습 그룹을 안내할 수 있을 정도로 시나리오를 충분히 상세하게 기술하라 (예: 설정, 이미 알고 있는 정보, 의무 기록 등).
- 시나리오에서 학습자의 역할을 구체적으로 설명하라. 예를 들어 '당신은, 병동에서 처음으로 환자를 면담하는 것입니다. 전공의가 방금 입원한 환자 Joan Henderson과 얘기해 보자고 제안합니다. 오늘 아침 우리는 막 면담을 시작할 것이고 환자에게서 병원에 오기까지 무슨 일이 있었는지 알아내는데

집중할 것입니다.'
- 첫 번째 학습자가 면담하기 전에 그룹에게 시나리오에 제공된 일반적인 이슈에 대해 논의하여, 아래 설명된 것처럼 그들 자신들의 목표를 설정하게 하라.
- 상담실 및 장비(가구 배치, 카메라 각도 등)를 설정하라.

학습자의 초기 의제 식별하기

- 학습자 중 한 명에게 과정을 시작하도록 하라. 면담 중 모두가 그룹이 토론할 수 있는 원재료, 즉 그룹을 위한 선물을 줄 수 있을 것이다.
  - '여러분이 개인적으로 의논하고 싶은 이슈나 어려운 부분은 무엇인가요?' (학습자가 문제를 최대한 구체화할 수 있도록 노력하라 - 학습자가 경험을 쌓을수록 더 쉬워진다.
  - '무엇을 훈련하고 다듬고 싶은가요?'
  - '면담에서 개인적 목표는 무엇인가요?' (플립 차트/보드에 기록)
  - '우리는 어떻게 도움을 줄 수 있을까요?'
  - '어떤 피드백을 원하십니까? 특별히 우리가 지켜봐 주기 바라는 것이 있습니까?'

전체 그룹이 면담을 볼 수 있도록 준비하기

- 면담을 할 학습자에게 시나리오에 대해 더 알고 싶은 것이 있는지 물어보라.
- 면담을 할 학습자에게 시작해도 좋은지 물어보고, 면담 중에 언제든지 끊고 멈춰서 도움을 요청해도 괜찮다고 강조하라. 학습자가 면담 전체를 시도하지 않고 싶은 경우 어떤 면담을 수행할지 사전에 의논하라. 학습자가 면담을 언제 멈출지 말하지 않을 경우 촉진자가 먼저 말하라 (예: 면담의 특정 시점 또는 주어진 시간 후).
- 관찰하는 그룹의 참여자들에게 관찰하는 동안, 설명적 피드백을 위한 자료로 쓸 특정 단어와 동작을 기록하게 하여 피드백 중에 사용하게 하라. 이 작업은 빈 종이에 자유 형식으로 수행할 수 있다 (이 경우, 캘거리-캠브리지 지침의 세부 사항을 참조하여 피드백을 진행하라). 다른 대안으로 관찰/피드백의 내용을 캘거리-캠브리지 지침 사본의 적절한 기술 및 기술 세트 옆에 직접 작성할 수도 있다 (예: 부록 2 참조). 교육이 녹화되는 경우, 비디오 기록에서 시간을 적어 면담의 특정 지점과 피드백이나 질문을 연결할 수 있도록 하라. 경우에 따라 이러한 메모는 피드백이 끝난 후 개별 검토에서도 유용하게 사용될 수 있다.
- 학습자 중 한 명이 면담 내용을 기록하고, 다른 학습자들은 의사소통과정 기술에 초점을 맞출 수도 있다. 면담이 과정 지침의 모든 주요 과제(예를 들어 전공의의 경우 종종 이에 해당)를 다루는 경우, 일부 학습자들에게 병력 청취와 같은 과정 지침의 한 부분에 대한 관찰과 피드백에 집중하도록 하고, 다른 학습자들은 관계 형성이나 계획과 같은 또 다른 부분에 초점을 맞추도록 하는 것도 도움이 될 수 있다. 필요에 따라 캘거리-캠브리지 과정 및 내용 지침 사본

을 해당 그룹 구성원들에게 배포하라.

면담 관찰하기

- 피드백을 구성할 때 도움이 될 수 있도록 진행 중인 면담에 대해 우려할 만한 모습(clue)이 있는지 면담하는 학습자 및 그룹의 다른 학습자들을 면담 내내 면밀히 관찰하라. 가능한 경우, 피드백 또는 비디오 검토 중에 직접 관심을 기울이고 싶은 특정 지점을 표시하는 기록을 하거나 번호를 기록하라.
- 면담을 시청한 후, 면담을 한 학습자와 다른 학습자 그룹에서 생각을 모으고 그들이 피드백 중에 제기하고 싶은 한두 가지 가장 중요한 점을 파악하도록 하여, 무엇이 효과적이었고, 무엇이 문제였는지 균형을 잡아 논의하라.
- '생각하는 시간' 동안, 여러 번 촉진자로 새롭게 등장한 '패턴'(8장 참조)을 포함한, 면담에 대한 당신의 의제, 어려운 피드백에 접근하는 방법, 특히 잘 된 것에 대한 피드백을 어떻게 할 것인지 등 면담에 대한 자신의 생각을 명확히 할 수 있다.

면담에 대한 학습자의 감정 인지하기

- '느낌이 어떻습니까?'
- '어땠습니까?'

개인들의 의제들을 구체화하고 전체적으로 원하는 성과(들)가 무엇인지 파악하기

- '면담 전에 플립차트에 있는 당신의 의제로 돌아갈 수 있을까요? 달라졌나요? 이 시점에서 어떤 피드백을 원하십니까? 새로운 내용의 난이도가 높았습니까? 우리가 문제를 확인할 수 있을까요? 자신의 강점에 놀랐나요?'
- '무엇을 다르게 했으면 좋았을까요? 우리가 파악한 문제점들을 고려해 볼 때, 어떤 성과에 도전하고 싶으십니까?'
  - 촉진자 - 듣고, 명확히 하고, 요약하고 확인하라.
  - 촉진자 - 여기서 당신 자신 또는 학습자 그룹의 의제에 무엇을 추가할 것인지 고려하라.

피드백 제공하기와 기술 (재)연습하기(전체 그룹)

- 학습자와 면담을 볼 수 있는 가장 좋은 방법에 대해 의논하라. 피드백을 시작하거나 연습을 시작하기 전에 초점을 맞출 영역과 비디오를 다시 볼 지 여부를 결정하라.
- 학습자와 시작하라. 선택 사항들에는 다음과 같은 것들이 포함된다.
  - '이제 당신이 얻고 싶은 성과에 대해 확실히 알았는데, 어떻게 다르게 접근하면 더 좋다고, 생각하시는요?'

- ■ '당신은 분명히 당신이 무엇을 시도하고 싶은지 분명히 알고 있군요..'
- ■ '문제를 정의하고 제안하셨는데.. 그 부분을 다시 시도해 보시겠습니까?'
- ■ '무엇이 잘 되었는지, 특히 당신이 정의한 목표와 관련지어, 말해 보시겠습니까.'
- ■ '당신의 구체적인 목표와 관련해 잘 안된 것은 무엇인가? 그리고 환자의 목표와 관련해 잘 안된 것은 무엇인가요?'
- ● 논의 중 특정 영역에 있어서는 학습자와 환자가 원하는 성과에 대해 명확히 설명하라.
  - ■ '당신과 환자는 무엇을 성취하려고 했나요? 그 질문으로 무엇을 알게 되었나요? 당신과 환자가 의논한 성과는 같은 것이었나요?'
  - ■ '그것이 당신이 이루고 싶은 것을 이루어 주었나요? 환자가 의논하고 있던 것의 성과는 어떻게 되었나요?'
  - ■ 만약 성공 했다면: '축하합니다! 그 어떤 대안도 훨씬 더 효과적이거나, 더 효율적일 수 없을 것입니다.'
  - ■ 그렇지 않은 경우: '어떤 대안이 당신과/또는 환자가 원하는 것을 이룰 수 있을까요?'
  - ■ '당신이 간과한 중요한 성과가 또 있을까요?'
- ● 그룹의 다른 학습자로부터 대안에 대한 설명적인 피드백과 아이디어를 지속적으로 얻어내라.
  - ■ '시작이 특히 좋았다고 하셨는데, 무슨 뜻인지 좀 더 구체적으로 말씀해 주시겠습니까? 무엇을 보셨습니까?'
  - ■ '당신이 방금 우리에게 달성하려 노력한다고 말한 그 성과에 대해 생각해 볼 때, 여기 다른 분 중에 다른 대안을 시도하고 싶으신 분 계십니까?'
  - ■ '그것은 잘 통할 수 있는 하나의 접근법이군요! 다른 분 중 이와 다른 접근법을 시도하고 싶으신 분 계십니까?'
- ● 캘거리-캠브리지 지침을 사용하여 피드백을 구성하고 대체 자료로 참고하라. 관찰 중 작성한 노트를 사용하여 구체성(concreteness)과 특수성(specificity)을 강화하라.
- ● 참가자들이 제안할 때, 면담을 한 학습자가 그것을 시험해 보고 싶어 하는지 또는 그룹의 다른 학습자가 그것을 시도하기 원하는지 물어 보라.
- ● 시뮬레이션 환자를 초대하여 전체 교육에 통찰력(insights)과 현실감(feelings)을 더해주는 추가 연습을 시도하라. 시뮬레이션 환자가 다른 그룹과 함께 작업해야 하는 경우, (예를 들어 특정 피드백에 대한 학습자의 요청에 대응하거나 대안을 시도할 기회가 생길 때마다) 연습을 가급적 일찍 시작하라.
- ● 역할을 한 배우에게 그룹이 세부 사항을 잘 수행했는지 질문하라.
- ● '무엇이 가장 걱정스러우냐고 물었을 때, 어떤 느낌을 받았나요?'
- ● 면담을 한 학습자와 다른 학습자들이 자신의 감정과 태도를 고민할 수 있도록 대화를 열어 두어야 한다.
  - ■ '그 때 기분이 어땠나요? 그런 감정을 가지고 하신 선택은 어떤 것입니까?'
  - ■ '그 상황이 일어났을 때 무슨 생각을 하고 있었나요? 그 상황에 대한 당신

의 입장은 어땠습니까? 방금 그 환자에게 어떤 태도를 보였나요? 그런 태도나 상황을 어떻게 다룰 수 있을까요?'
- 명심해야 할 사항:
  - 그룹이 제안하는 새로운 기법으로 다시 훈련하고 연습하라
  - 긍정적인 피드백과 부정적인 피드백 사이에 균형이 맞는지 확인하라
  - 환자의 피드백을 이용하라
  - 적절한 때에 그 기술을 직접 시연하라
  - 캘거리-캠브리지 과정 및 내용 지침을 사용하라
  - 과정, 내용 및 지각 능력이 상호간에 어떤 영향을 미치는지에 대한 논의를 포함하라:
  - 그룹에게 과정 기술이 내용의 습득이나 주어진 정보의 이해에 어떤 영향을 주었는지, 그 반대의 경우는 어떠한지 생각해 보도록 하라:
    - ▶ '일련의 폐쇄형 질문 대신 병력의 청취를 시작하기 위해 개방형 질문을 사용한다면 어떻게 될까요?'
  - 그룹에게 사고 과정이 면담에 어떤 영향을 미쳤는지 생각할 수 있도록 하라:
    - ▶ '바로 그 때 어떤 추측을 하고 있었나요? 그 생각이 당신의 면담에 영향을 미쳤나요? 당신의 가정을 확인해 볼 필요가 있지는 않을까요?'
    - ▶ '면담의 그 시점에 무슨 생각을 하고 있었나?'

비디오 검토와 기술 확인하기

- 의사소통에서 사용된 섬세한 기술과 정확한 단어를 확인하라.
- 비디오 영상의 일부를 재생하여 구체적인 표현/행동을 시연하라(면담의 시작 또는 종료는 제외하고, 일반적으로 관찰자가 관찰한 영상의 정확한 시간을 적은 경우에만 실행이 가능하다).
- 학습자가 교육이 끝난 후 비디오를 검토하게 하라.
  - '이 영상은 참 좋습니다. 다시 한 번 확인해 보시기 바랍니다. 특히 당신이 어떻게 시작하였는지, 그리고 처음 8분 동안 무슨 일이 일어나는지 확인해 보십시오.'

교육 핵심 소개하기와 강화하기: 일반화

- 학습자, 환자 및 그룹 구성원으로부터 이야기를 들은 후 촉진자의 생각을 추가하라
- 적절한 시점에 이론과 연구 그리고 광범위한 논의를 시작하라
- 관련 이론이나 연구를 연관시켜 그룹의 사고를 강화하라

교육 마치기

- 학습자에게 그의 의제가 다뤄졌음을 명확히 확인하라

- 무엇이 잘 되었고, 무엇이 그렇게 잘 되지 못하였는지 끝까지 균형을 잡을 수 있도록 하라.
- 모든 사람이 무엇을 배웠는지 (배우고 가는 한 가지), 피드백이 유용하였는지 받아들일 만 했는지를 차례로 확인하라.
- 요약 - 캘거리-캠브리지 지침의 기술을 함께 생각하라. 논의된 기술이 지침의 구조와 줄거리에 어떻게 부합하는지를 강조하라. 학습자에게 그룹 또는 촉진자가 작성한 서면 피드백을 적절하게 제공하라. 시뮬레이션 환자에게 감사를 표하라.
- 관련 유인물(예: 교육 과정의 목표 또는 이전 교육에서 나온 이슈와 관련된 문헌)을 전달하라.

실제 환자 및 비디오 장비를 활용한 소규모 그룹 형식

시뮬레이션 환자와의 훈련 형식에 실제 환자(예: 학습자가 최근에 본 환자 또는 자원봉사 환자 프로그램의 환자)가 자신의 경험을 가지고 참여할 경우, 몇 가지만 변경하면 된다. 가급적 그룹을 만나기 전에 환자가 학습자의 수준, 교육의 목적 및 교육 진행 방법(비디오 촬영, 시간 초과 시 호출 방법, 소규모 그룹이 관찰한다는 사실, 환자가 피드백을 받을지 여부 등)을 이해할 수 있도록 해야 한다. 동의를 얻었는지 확인하고 아직 못 얻었다면 얻어야 한다. 현 병력 또는 과거 병력의 어떤 부분에 초점을 맞출지 환자와 의논하고 필요하면 간단히 교육하여야 한다. 논의되는 모든 정보가 기밀이 될 것임을 확인해주고 그들을 안심시켜라. 환자가 피드백에 참여하는 경우, 그룹의 각 구성원을 소개시키고 시뮬레이션 환자에게 피드백을 요청하던 것과 동일한 시점에 피드백을 하라. 실제 환자들에게는 다시 환자로 돌아가서, 특히 당혹스러웠던 감정의 문제나, 다른 민감한 부분에 대한 접근법을 연습하는 것이 어려울 수 있다. 이러한 단계에 환자를 포함시킬지 아니면 환자가 그룹을 떠난 후 연습할지를 신중히 고려하라. 환자가 참여해 준 것에 대해 감사하라.

강의 형식의 의사소통 교육: 교육 전에 실제 환자가 녹화된 비디오를 사용하는 소규모 그룹 형식(환자 참여 없음)

실제 환자의 사전 녹화된 비디오가 있고 시뮬레이션 환자가 없는 다양한 맥락의 그룹 교육에 대한 자세한 예가 있다. 여기서는 별도로 녹화된 면담을 다른 학습자와 촉진자가 보고 나중에 피드백을 제공하는 방식으로 진행된다. 이 상황에서는 다음과 같은 조율을 고려해야 한다.

체험적 교육을 위한 장면 설정하기

- 여기서는 비디오를 제공한 학습자들의 노력에 대해 알리고 영상을 가져온 것에 대해 감사를 표하는 것이 중요하다.
  - '의사소통 문제를 함께 탐구하는데 사용할 수 있는 비디오 자료를 가져와 주셔서 감사합니다. 우리는 자료에 있는 그 특정 의사의 의제를 해결하기 위해 도울 뿐만 아니라 모두가 배울 수 있도록 비디오의 내용을 벗어나 일

반적인 의사소통의 영역을 살펴보기 위해 노력할 것입니다.'

학습자의 초기 의제를 식별할지 결정하기

- 이런 상황에서, 학습자의 의제에 대한 사전 확인을 하지 않고 선입견 없이 면담 영상을 보는 것도 도움이 될 수 있다.
  - '지금 당신이 가지고 있던 의제에 대해 먼저 말해주셔도 좋고, 아니면 영상을 본 후에 당신의 의제에 대해 논의해도 좋습니다.'
  - '특별히 우리가 지켜보고 논평해 주기를 바라는 것이 있습니까?'

그룹 전체가 면담을 볼 수 있도록 준비하기

- 여기서 그룹은 환자와 대화를 시작하기 전에 학습자가 무엇을 알고 있었는지 어떤 감정을 가지고 있었는지 정확히 알 필요가 있다. 영상을 보여주는 학습자에게 장면에 대한 설명을 요청하고, 환자에 대한 사전 지식과 상황에 대한 이해가 가능하도록 상황을 나열하게 하라.
- 환자가 없으므로, 그룹 구성원 중 한 명을 선택하여 환자의 관점에서 상담을 살펴보고, 연습에서 환자 역할을 하게 하여 그룹에게 환자의 관점을 말할 수 있는 준비를 할 수 있게 하라.

면담 보기

- 오디오 품질은 잠재적인 문제가 될 수 있다. 실제 문제(예: 소리가 들리지 않는 지점)가 있는지 확인하라.
- 비록 그것이 흐름을 방해할 수도 있지만, 녹화된 비디오를 면담 진행에 따라 멈추면서 다양한 부분에 대해 논의하는 것이 유용할 수 있다. 시작하기 전에 이렇게 하는 것에 대한 동의를 얻도록 하라.
  - '그것이 도입의 끝인 것 같은데 어떻게 생각하시나요?'
  - '시간이 다되어 가는 것이 우려된다고 하셨는데, 당신이 어려움을 느낀 의제를 확인하는데 도움이 되는 부분이 있습니까?'
- 전체 영상을 멈추지 않고 시청할 경우, 참가자들은 자신의 생각(reactions)과 의문(questions)을 떠올릴 수 있도록 메모를 하는 것이 중요하다.

개인의 의제 및 원하는 성과를 구체화하기

의제가 이미 확인된 경우:

- '역할극 전에 당신이 가지고 온 의제로 돌아가 볼까요? 생각이 달라졌나요?'라고 질문하라

또는

- 여기서 초기 의제를 설정하라

피드백 제공하기 및 재연습하기(전체 그룹)

- 다시, 환자가 없기 때문에, 제안이 있은 후 그룹 한 구성원이 환자를 연기하고, 환자의 관점을 알기 위해 연기를 하고 있는 학습자에게 물어보는 새로운 기술을 훈련하라.

강의 형식의 의사소통 교육: 비디오 또는 오디오 자료가 없는 소규모 그룹 형식

비디오나 오디오 녹음 없이 의제-주도 성과-기반 분석을 사용하는 경우 수정할 필요가 없다. 그러나 논의를 돕기 위해 이러한 자료를 활용할 수 없기 때문에, 나머지 ALOBA 방법의 세부 사항에 더 많은 관심을 기울여야 한다.

녹음은 정확하고 신뢰할 수 있는 자기-평가와, 학습자-중심 접근, 더 객관적이고 및 구체적인 서술적 피드백을 도와준다. 그러나 녹화나 녹음이 없는 경우, 서술적이고 구체적인 피드백을 위해서는 관찰자들이 이야기 내용과 관찰 가능한 행동을 자세하고 정확하게 기록하는 것이 훨씬 더 중요해진다. 학습자에게는 면담을 다시 보고 자신의 행위를 관찰할 기회가 없다. 따라서 관찰과 피드백을 구조화하고 기억을 보조하며 피드백의 정확도를 높여주기 위해 캘거리-캠브리지 지침이나 그 밖의 모든 도움이 되는 것들을 활용하는 것이 중요하게 된다.

강의 형식의 의사소통 교육: 일대일 형식

이제 일대일 교육에서 의제-주도 성과-기반 분석을 사용할 때 필요한 변화에 대해 고려한다. 이 형식은 개별 학습자와의 더 많은 시간을 제공한다. 그러나 숙련된 촉진자 그리고 지지적인 동료 집단과 함께 학습하는 것은 일대일 가르침보다 두 가지 더 장점이 있다. 첫째, 소규모 그룹들은 서로 다른 접근법을 훨씬 더 많이 교환할 수 있고, 둘째, 그들은 더 쉬운 기술의 연습을 가능하게 해준다. 일대일 작업에서는 한 번에 한 명의 학습자만 혜택을 받기 때문에 촉진자의 시간에 대한 효율성이 떨어질 수 있다. 일대일 강의의 이러한 문제는 의제-주도 성과-기반 분석에만 국한된 것이 아니라 의사소통능력에 대한 피드백을 제공하는 모든 방법에 공통적으로 발생한다.

의제-주도 성과-기반 분석의 활용은 위에 제시된 두 가지 예의 요약된 단계를 따른다. 그러나 일대일 교습에서는 학습자와 촉진자만이 제안을 할 수 있다. 서로 다른 대안의 수가 줄어들면서, 단순한 의견 불일치의 함정에 빠지기 쉽고, 보다 방어적인 학습자와 교육자가 마주하는 환경이 생기기 쉽다. 힘과 지식의 차이는 문제를 더욱 복잡하게 만든다. 이것은 특히 별로 제안을 하지 않는 내성적이거나 능력이 떨어지는 학습자의 경우에 더 심각하다. 촉진자가 자신이 수동적인 비토론자에게 말하고 제안을 한다는 것을 발견하게 되면 체험적 학습의 장점은 급속히 사라진다.

동료들로부터 피드백을 받는 이점도 없다. 소규모 그룹에서 촉진자는 그룹의 모든 구성원이 노력을 한 후에도 그들이 스스로 문제를 해결하지 못한 경우에만 제안을 하거나 역할극을 시연한다. 일대일 교육에서는 대안을 제시하거나 제시할 수 있는 유일한 당사자는 학습자와 촉진자 둘 뿐이며, 촉진자는 그룹의 나머지 부분이며 피드백 과정에서 보다 가시적인 역할을 하도록 강요받는다. 동시에, 촉진자는 균형을 확보하고, 거부감을 관리하며, 학습자를 지지하고, 질문을 하고, 토론을 심화시키고, 인지적(cognitive) 자료를 도입해야 한다. 피드백 과정에서 핵심 주체가 되어야 한다는 요구는 이러한 다른 역할들을 하기 훨씬 어렵게 만든다.

연습 또한 피드백 중 시뮬레이션 환자를 이용할 수 없는 일대일 상황에서 더 문제가 된다. 환자의 입장에서 면담을 지켜보고 그 다음 연습에서 환자를 연기할 전담 인원을 두지 못하고 학습자와 촉진자가 번갈아 가며 환자를 연기해야 하고, 상대방은 새로운 아이디어를 시도해야 한다. 이것은 잘 될 수도 있지만 촉진자와 학습자 모두 융통성 있게 준비하여야 한다. 다시 말하지만, 마지못해 배우는 사람은 과정을 방해하기 쉽고, 따라서 도움이 필요한 대부분의 사람들을 잃을 수 있다. 단순히 문구를 크게 연습하는 것이 차라리 형식적인 미니 역할극을 하는 것보다 더 효과적일 수 있다.

촉진자와 학습자가 의제-주도 성과-기반 분석의 개별 단계에 대해 자주 질문하는 문제들

의사소통 교육에 참여하기 시작하고 의제-주도 성과-기반 분석을 실행에 옮길 때, 다양한 맥락에서 학습자와 촉진자 모두 유사한 문제를 제기한다. 여기서 우리는 그들이 가장 자주 묻는 질문들에 대한 답변을 제공한다.

방어적이고 시뮬레이션과 체험적 가르침이 '진짜' 문제에 제대로 대체하지 못한다고 느낄 수 있는 학습자에게 체험적 작업을 어떻게 설명하시겠습니까?

체험적 학습이 어떻게 면담 기술을 훈련할 기회를 제공할 수 있는지를 설명하는 것은 중요하다. 학습자들에게 그것이 행동에 대한 평가가 아니라는 것을 확신시켜야 한다. - 먼저 면담하는 사람들은 단지 원재료, 즉 그룹의 다른 학습자들이 연속적으로 다룰 수도 있는 문제에 대한 통찰력(insight)을 제공하는 것이다. 이것이 '실제'를 재현하려는 것이 아님을 확인시켜라. 연습은 의사소통에서 우리가 해결책을 찾을 때까지 안전하게 문제 영역을 탐구하고, 재시도하고 재생(replay)하는데 사용할 수 있는 도구일 뿐이다.

시뮬레이션 환자와 함께 작업할 때는 시뮬레이션 환자가 제공하는 좋은 기회에 대해 설명하고, 그들과 함께 작업하는 것은 평가를 위한 활동이 아니라 학습자가 원하는 것을 시도할 수 있는 기회라는 점을 강조하라. 참가자가 실제 할 것 같은 행동에 가능한 가깝게 연기를 하는 것이라 느끼게 하거나, 이 후에 자신의 능력에 대한 판단적 피드백을 받게 될 것이라고 느끼게 해서는 안 된다. 그것은 한 번에 성공하기 위한 것이 아니다 - 너무 인위적이다 - 그 보다는 학습자가 원하는 곳에 도달할 때까지 연기할 수 있는 더 많은 기회를 주는 것이다. 학습자가 안전하게 훈련할 수 있는 독특한 기회가 있고, 원하는 만큼, 가까운 미래에 직면할 가능성이 있는 상황에 도움이 될 수 있는 기술들을 획득할 수 있다는 것을 분명히 해야 한다. 즉 총알받이로 평가되거나 이용되는 것이 아니라 뭔가 연기하고 레퍼토리를 넓힐 수 있는 기회라 생각하게 만들라는 것이다.

인위적인 것이지만, 시뮬레이션 환자의 사용의 큰 장점은 연습을 할 수 있는 기회, 백 번 할 수 있는 기회, 마음껏 연습할 수 있는 기회가 있다는 것이다. 따라서 연습의 목적은 첫 번째 연습에서 당신이 얼마나 잘 하는지에 대한 것이 아니라 당신이 원하는 어떤 방식이나 그리고 도움이 받을 수 있는 출발점으로 그것을 활용하는 것이다.

왜 상담 전에 학습자가 알고 있는 것을 자극해야 하는가?

면담을 보기 전에, 그룹은 상황을 이해해야 하고, 면담을 시작하기 전의 학습자와 비슷한 위치에 있어야 한다. 이 때문에 참가자와 실제 환자들 간의 사전 녹음된 상담이 특히 중요하다. 면담을 진행하는 학습자가 면담이 시작되기 전에 환자에 대해 알고 있던 내용, 초진 환자인지 재진 환자인지, 환자와 말하기 전에 기록에서 읽은 내용, 늦은 시간이었는지 등을 언급하도록 그에 대해 물어보라. 사전 기록된 면담의 경우, 그룹이 학습자와 동일한 관점에서 상담을 경험할 수 있도록 학습자가 이후에 수집한 상담 또는 정보에서 어떤 것이 있는지 그룹에게 알리지 않는 것이 도움이 된다. 시뮬레이션 환자 또는 실제 환자 중 한 명과 현장에서 면담을 하는 것을 보는 경우도, 그룹에게 학습자와 동일한 정보와 지침을 제공해야 한다.

난 그냥 보고 논평하는 게 좋아 - 정말 메모를 해야 할까 아니면 캘거리 캠브리지 지침을 사용해야 하나?

촉진자와 그룹(그리고 모든 학습자가 녹화된 면담을 시청하는 경우)에게 피드백을 제공하는 보조 도구로 상담을 보면서 하는 메모는 것은 매우 중요하다. 촉진자와 그룹에 대한 우리의 지침은 상담 초기에 분석하려 시도하지 말고 상담의 진행에 따라 그들이 실제 들은 단어와 본 행동을 기록하라는 것이다. 이 접근 방식은 서술적 피드백을 도와준다. 만약 비디오가 사용된다면, 우리는 핵심 영상에 있는 지점의 시간을 기록하여 우리가 더 쉽게 찾고 재생할 수 있도록 해달라고 부탁해야 한다. 또한 한 관찰자에게 병력 내용을 상세히 기록하도록 요청하여 지금까지 도출된 면담 내용이 의사소통 과정 기술과 관련될 수 있도록 하는 것도 도움이 될 수 있다. 가끔 떠오르는 의견이나 질문을 적어두는 것도 도움이 된다.

피드백의 구조나, 그 기억을 돕거나, 집중해야 할 특정 기술의 균형과 선택을 하기 위해 캘거리-캠브리지 지침의 기술 레퍼토리에 쉽게 접근할 수 있도록 하는 것도 마찬가지로 중요하다. 학습자가 캘거리-캠브리지 과정 및 내용 지침에 익숙해지면, 학습자가 진행 중 지침의 특정 기술과 그 노트를 연관 지을 수 있다.

왜 이 모든 것들이 '환자 역할'에서의 피드백을 강조하는가?

우리는 피드백과 연습에서 '환자 역할'의 중요성을 지나치게 강조하지 않을 수 없다. 그 이유는 시뮬레이션 환자와 함께 작업할 때 쉽게 알 수 있다. 그들은 환자로서의 그들 자신의 고유한 경험에 의해 즉각적인 피드백을 제공할 수 있고, 학습자들의 제안과 대안을 시도할 수 있도록 면담의 '재시도' 부분도 제공할 수 있다. 또한 실제 환자들은 그들의 인상, 인식, 감정을 주기 위해 피드백의 시작 부분에 참여할 수도 있다.

그러나 사전에 녹화된 상담 영상으로 교육하는 경우, 연습과 피드백은 실제 환자를 이용할 수 없기 때문에 이러한 것들이 어려워질 수 있다. 이 문제는 그룹의 한 명을 마치 영상에 나오는 환자처럼 여기고 면담을 시행하고, 이후 환자로서 피드백을 제공할 준비를 하게 하거나, 제안을 연습할 때마다 환자의 역할을 맡게 함으로써 극복할 수 있다. 이 방법은 몇 가지 장점이 있다.

- 그것은 새로운 기술과 대안을 연습하는 수단을 제공한다.
- 환자를 연기하는 참여자는 환자의 관점에서 상담을 관찰했을 것이고 의사 중심보다는 어느 정도 환자 중심적이 되어야 할 것이다. 비록 의학 교육이 이러한 일반적 관점을 오염시킬 수밖에 없었겠지만, 환자 역할에 누군가가 있다는 것은 집단의 역동성을 변화시킨다. 논의에서 의사나 의과대학 학생들이 커피를 마시며 쉬는 것을 목격한 사람이라면 누구나 알 수 있는 '그들과 우리'의 방식으로 환자에 대해 말하는 의사들의 적대감을 제거시켜 준다. 환자의 존재가 자세를 낮추고 환자의 관점에 귀를 기울이도록 만든다.

환자 역할을 번갈아 맡으면 학습자가 시뮬레이션 환자와 함께 작업할 때 모르고 있던 통찰력을 얻을 수 있다. 환자의 관점을 경험하는 것은 모든 학습자에게 매우 교육적이다. 우리가 의사와 환자 사이의 관계에서 잃고 있던 우리의 질병에 대해 많은 것을 배우게 된다 - 우리가 실제로 아프지 않고도 경험할 수 있는 또 다른 방법이 여기에 있다!

일단 우리가 문제를 해결하려 하면, 균형 잡힌 피드백은 다음 일이라는 생각이 된다. - 어떻게 생각하는가?

교육을 구성하기 위해 이 방법을 처음 접하는 촉진자들은 '잘못 행동한 것'을 어떻게 잘 하도록 하는지 강조하는 것만큼 '잘한 행동'을 확실히 언급하는 것에 어려움을 표하는 경우가 많다. 의제-주도 문제-기반 관점에서 상담을 살펴보면 학습자가 겪는 어려움을 강조할 가능성이 높다. 만약 문제로부터 시작한다면, 아마도 잘한 행동을 쉽게 놓치게 된다.

확실히 이 접근 방식은 '긍정점'에 대해 정해진 위치를 가지고 있지 않다. 재량권과 책임은 결국 균형을 이룰 수 있도록 촉진자(그리고 결국 그룹)의 손에 맡겨진다.

토론에 '잘된 일'을 도입할 수 있는 몇 가지 방법이 있다. 위치 선정은 그룹의 작업 방식, 그룹 구성원이 가지고 있는 지지의 수준, 상담을 수행한 학습자가 보이는 불안의 정도 및 확립된 신뢰 수준에 따라 결정된다. 여기 몇 가지 예가 있다.

- 한 가지 방법은 학습자의 의제를 먼저 발견하고 다음에 면담의 관련 부분을 돌이켜 보거나 영상을 돌려보는 것이다. 그런 다음 학습자에게 무엇이 잘 작동했는지부터 말하게 하고 그 다음 어떤 어려움이 발생했는지로 계속 진행하라. 이것은 상담의 일부에 전통적인 규칙을 적용하는 것 같아 보이지만 큰 차이가 있다. 첫째, 의제가 이미 누설되어 알게 되었다. - 학습자는 이미 그룹에게 자신의 문제에 대한 도움을 요청했고, 따라서 무엇을 잘 했는지에 대한 의견을 더 잘 들을 수 있다. 둘째로, 상담의 일부분만 보게 되어 처음부터 끝까

지 다 보게 되는 것을 막을 수 있다. 피드백이 면담의 한 부분으로 한정됨에 따라 잘 된 부분과 그렇지 않은 부분이 시간적으로 크게 구분되지 않고 그룹이 상담의 한 부분에 대해서 문제-기반 접근법을 취할 수 있게 된다.

- 그룹이 잘 형성되어 지지적으로 활동할 때, 자주 사용하는 방법은 단순히 그룹을 신뢰하고 '흐름과 함께 나아가는 것(go with the flow)'이다. 학습자의 의제로 시작하고, 면담의 적절한 부분을 성찰하거나 재생하면서 학습자가 어려움을 헤쳐나가게 하기 위해 제안하게 하라. 서술적 피드백과 제안의 연습이 계속 흘러가도록 하고 대부분의 상황에서 학습자와 그룹의 피드백은 문제 영역의 분석에 균형을 맞추기 위해 무엇이 잘 작동했는지에 대한 충분한 의견을 포함할 것이다. 촉진자는 학습이 일어날 수 있도록 과정이 잘 작동하는지 심층적으로 분석해야 한다. 피드백 중에 긍정적인 피드백이 표면화되지 않은 경우, 촉진자는 목표까지 충분한 기회가 남아 있는지 확인해야 한다. 그룹이 균형 잡힌 피드백을 하지 못할 위험에 처해 있음을 직접적으로 표현하고 무엇이 좋았는지에 대한 그들의 피드백을 공개적으로 요청할 수 있다. 그러고 나서 스스로 시범을 보일 수도 있다.

- 때때로 학습자는 변화를 위한 자신의 제안으로 곧장 진행하기를 열망한다. 이에 따라 그에게 시나리오를 다르게 연기할 충분한 기회를 주는 것도 중요하다. 그런 다음 연습에 대한 피드백을 제공할 수도 있다. 대부분 새로운 접근 방식에서는 무엇이 잘 작용했는지에 초점을 맞춘다. 이 정도면 충분할 수 있다 - 학습자는 자신의 자체-평가를 하고, 자신의 문제를 해결하며, 자신의 제안을 연습하고, 추가 피드백을 받았다. 그 밖에 필요한 것은 거의 없다. 처음의 상담에서 잘한 것이 거의 없고 도움이 되는 기술들이 거의 입증되지 않은 드문 상황에서는, 그 첫 면담에 대한 반쪽 진실을 말하는 것보다 재시도에 대해 균형 잡힌 피드백을 주는 것이 아마도 더 정직할 것이다. 학습자에게 대안에 대한 역할극을 요청하고 이러한 새로운 노력과 기술에 대해 토론하라. 그렇지 않으면 강제적인 '긍정적' 피드백이 부정적(dishonesty)이나 담합처럼 느껴질 수 있다.

- 학습자가 어려움을 인지하는 시점까지, 이어지는 면담을 살펴보는 것이 도움이 될 수 있다. 종종 학습자가 잘못되어 가도록 내버려 두는 것이 오히려 기술을 적절히 활용하게 할 수 있다. 예를 들어, 환자가 우려의 단서 몇 가지를 알아차리지 못하게 보였을 수 있지만, 학습자가 촉진 기술이나 비언어적 의사소통기술을 사용하지 못했다면 그것들은 전혀 표면화되지 못할 것이다. 비록 학습자의 의제는 그 누락된 단서지만, 면담자가 바로 그 점에 도달할 수 있도록 하기 위해서는 무엇을 잘 행동했는지부터 살펴보는 것이 유익할 수 있을 것이다. 이것은 균형 잡힌 피드백을 보장한다.

- 그룹이 아직 정해지지 않았거나 면담을 수행하는 학습자가 경험이 없거나 불편해 한다면, 의제가 발견된 직후에 'George, 이제 당신은 의제를 우리에게 말하였으니, 우리가 의제를 심도 있게 살펴보기 전에 전반적으로 무엇이 잘 되었는지에 대해 몇 분 정도 이야기해 볼까요?'라고 말할 수 있다. George는 이미 그의 문제들에 대한 도움을 그룹에 요청했기 때문에, 긍정적인 피드백으

로부터 이익을 얻을 수 있을 것이다. 철저할 필요는 없다. 여기서 보내는 짧은 시간은 분석이 진행됨에 따라 균형에 대한 추가적 요구 사항을 그룹이 알게 하는데 도움이 될 것이다.
- 또 다른 방법은 촉진자가 처음부터 의제 설정 과정에 '잘된 일'을 추가하는 것이다: '좋아요, 그래서 그 부분이 우리가 집중했으면 하는 것이군요. 나 또한 우리 모두가 그것으로부터 배울 수 있도록, 여러분에게 도움이 되는 몇 가지 것들을 살펴볼 것을 제안하고 싶습니다 - 내가 강조하고 싶은 매우 가치 있다고 생각하는 어떤 것들이 있었습니다. 어떻게 보십니까? 어느 쪽을 먼저 택할까?' 상담에서의 의제 설정과의 유사성에 대해 생각해 보라.

학습자의 감정 속으로 들어가는 것이 정말 모든 경우에 필요한가?

면담을 본 후, 그리고 의제를 다루기 전에, 학습자의 감정을 확인하여 아는 것은 중요하다. 상담 자체와 마찬가지로 정서적 상황(emotional climate)에 대한 빠른 인식(awareness) 능력을 개발하는 것이 필수적이다. 학습자가 화가 나거나 당황하거나 괴로워하는지 그 감정을 확인하여 받아들이고 지지하는 것이 중요하다. 이는 우리가 면담에서 일어난 일을 변명하기 위해 뛰어들어야 한다는 것을 의미하지 않으며, 학습자에게 완전히 괜찮다고 안심시켜 구원하려고 시도해야 한다는 것을 의미하는 것도 아니다. 너무 이른 시간에 정확하지 않을 수 있는 전체적인 피드백을 제공하는 것보다 학습자의 고충을 들어주고 지지해 주는 것이 발전을 위해 더 적절한 방법이다.

학습자가 다음과 같이 말하는 것을 상상해 보라:

> '끔찍했습니다, 내가 형편없이 했어요.
> 너무 서두르는 바람에 그에게 모든 것을 이야기했습니다.'

전반적인 판단과 같은 반응으로는:

> '나는 동의하지 않습니다. 꽤 괜찮았어요. - 당신은 알아야 하는 모든 것들을 알아냈습니다. - 다시 돌아간다면 무엇을 더 할 수 있겠습니까?'

학습자의 자기-평가를 평가절하 하고 거짓 안심을 시키는 것 이상의 일을 하지 못했다 - 그의 괴로움이 상황을 과장했을 지라도 의심할 여지없이 그는 일리가 있다. 현 시점에서 긍정적인 피드백 대신, 인정과 공감을 사용하여 다음과 같이 지지하는 것이 학습자의 감정을 받아들이는 더 적절한 방법이다.

> '그 면담 때문에 기분이 많이 상했다는 걸 알겠습니다. 시간의 압박은 모두에게 문제를 일으키는 것 같군요. 아마 다들 비슷한 상황이었을 것입니다.'(그룹의 다른 사람들의 지지를 이끌어 내라). '저는 우리가 이 문제를 해결하는데 도움이 되는 어떤 전략을 만들어야 된다고 생각합니다.'

또는 해당 기술 이외의 다른 기능에 대한 지지 및 피드백을 제공하십시오.

> '그건 이 면담에서의 저의 의제와 일맥상통합니다. - 문제를 인식하는 것이 승리의 절반이지요. 잘 하셨습니다. 그럼 그에 대해 우리가 어떻게 도울 수 있을까요? 혹시 이미 어떤 아이디어를 가지고 계신 것은 아닌가요?'

당신은 또한 학습자에게 문제를 펼치도록 요구하거나 말할 기회를 줄 수 있다. 이것은 종종 학습자가 다른 많은 어려운 문제들을 식별하는데 도움을 준다. 이처럼 유도하는 것(환자와 함께 병을 모두 확인하는 것)은 교육자에게도 약간의 여유를 준다. 그럴 때 학습자의 의제가 촉진자 및 그룹의 의제와 훨씬 더 가까워지고, 모든 사람이 그 어려움에 대해 토론하고 학습자가 해결책을 찾도록 돕는 일이 잘 이루어진다.

만약 학습자의 의제가 내가 생각하는 중요한 것이 아니라면 어떻게 하는가?

이 장에서 앞서 논의한 바와 같이, 학습자에게 먼저 자신의 문제를 제시할 기회가 주어져야 한다. 우리는 면담의 구체적인 내용을 보기 전에 참가자의 의제를 확인하고 다듬는데 시간을 보낸다. 우리는 학습자가 어떤 문제를 경험했는지 그리고 그룹의 나머지 학습자들로부터 어떤 도움을 받고 싶은지 물어본다. 이러한 학습자의 어려움을 차트나 보드에 적어두면 그룹이 반복적으로 참조할 수 있다.

대부분의 상황에서 학습자와 촉진자의 의제는 충분히 일치하여 촉진자가 중요하다고 생각하는 피드백을 토론에서 어떻게 통합할 수 있는지 알 수 있다. 그러나 때로 학습자는 촉진자가 간과해서는 안 된다고 느끼는 중요한 영역을 놓치기도 한다. 촉진자는 새로운 의제를 소개하기 전에 참가자의 의제에 대한 세부적인 탐구가 완료될 때까지 기다릴 수도 있고 또는 의사가 면담에서 환자의 의제에 추가할 수 있는 것처럼 의제 설정 과정에 추가할 수도 있다.

> '그러니까, 당신은 면담을 시작하면서 환자가 왜 오늘 내원하게 되었는지 확인하는 것과 또 걱정이 많은 환자에게 고혈압의 위험성을 설명하는데 어려움을 겪었고 이에 대해 생각해보고 싶다는 것이군요. 쓸 수 있는 시간이 있을지 걱정이 되기는 하지만 환자가 우리에게 얻고자 하는 정보가 무엇인지 어떻게 확인할 수

> 있는지 이 시간에 생각해 보면 재미있을 것 같기는 합니다.'

촉진자가 사용하는 접근 방식은 그룹의 성숙도와 참가자의 거부감 정도에 따라 달라진다. 학습자가 이미 방어적인 태도를 보이고 있는 경우, 처음에는 학습자의 의제에 충실하고 토론이 진행됨에 따라 더 위협적인 영역으로 진행하면서 충고를 따를 지를 평가해 보는 것이 최선일 수 있다. 그룹이 함께 잘 협력하고 있다면, 촉진자뿐만 아니라 그룹의 모든 구성원들이 탐구하기 원하는 분야를 제안하게 함으로써 다른 의제에 대해서도 상당히 개방적일 수 있다. 교육자와 학습자의 관계가 특히 중요한 일대일 교육에서는 더욱더 주의해서 의제를 상의해야 한다.

무엇이 적절한 성과인지에 대한 다른 인식을 어떻게 처리하는가?

우선 학습자가 피드백 과정에서 얻고자 하는 의제를 설정하는 동안, 그리고 학습자와 환자가 성취하고자 원하는 것에 대해 면담하는 특정 순간, 성과에 대해 탐구하는 것은 중요하다.

때때로 학습자가 원하는 전반적인 성과가 환자나 촉진자 및 그룹의 나머지 사람들이 원하는 성과와 다를 수 있다. 서로 다른 성과 목표를 공유하게 되면 기술에 대한 판단적이지 않은(non-judgemental) 탐구도 가능하다 - 우리는 특정한 기술사용이 본질적으로 옳고 그름을 암시하기 보다는 다른 성과를 염두에 두고 활용할 수 있는 기술임을 알 수 있다.

> 학습자: '저는 혈압에 대한 문제를 지나치게 많이 다루고 싶지 않았고 단지 한 달에 한 번 정도만 확인하면 된다고 그녀를 안심시키고 싶었던 것이었습니다. - 지금 단계에서 혈압과 관련된 위험성을 이야기해 쓸데없이 걱정시키고 싶지 않았습니다.'
> 촉진자: '이 부분에서 다른 분들은 어떤 것을 하고 싶으신가요?', '환자는 어땠나요? 무엇을 원했죠?' 또는 '그렇군요. 그 의견을 존중합니다. 저는 그녀가 이미 걱정하고 있었는지 또는 혈압에 대해 어느 정도 알고 있었는지 알아보는 것도 좋지 않았을까 합니다. 그렇게 하는 것이 어떤 방법을 아는데 도움이 되지 않았을까요? 우리는 두 가지 접근법을 알 수 있을 것이라 생각합니다. 어떻게 하면 환자를 안심시킬 수 있을지와 어떻게 하면 환자가 이미 걱정하고 있었는지를 알 수 있을지 그러면 어떤 기술이 각각의 경우에 필요한 지 알아봅시다.'

또한 면담 중 어느 특정 지점에서 성과를 확인하면 촉진자는 학습자가 어느 단계를 생각하고 있는지 알 수 있고, 학습자와 환자가 추구하는 성과를 이해하고, 보다 생산적으로 대안을 찾을 수 있다.

> '그녀의 가족이 어떻게 지내고 있냐고 물었을 때, 당신이 무엇을 목표로 했는지, 무엇을 성취하려고 했는지 분명히 말해주실 수 있으시겠습니까?'
>
> '무엇이 그녀를 화나게 했는지 말하게 하는데 도움이 될 만한 질문의 대안이 있으십니까?'
>
> '그것에 대해 조금 더 이야기해 볼 수 있을까요? - 이 문제를 해결할 방법을 가지고 계신 분 있으십니까?'

학습자가 대안을 연습하도록 하려면 어떻게 해야 하는가?

학습자가 '머릿속에' 머물며 이론적으로 논의를 하는 것에서 벗어나 실제로 제안을 행하게 하기 위해 피드백 과정에서 가능한 빨리 제안을 하도록 권장해야 한다. 그렇지 않으면 사용 가능한 기술을 구체적으로 식별하고 실행하기 보다는 일반적이고 이론적인 추측이나 가정의 영역에 안전하게 머무르기 쉽다.

'여러분의 아이디어를 직접 실행해 보십시오 - 환자가 "이것이 암일 수도 있다는 것이 정말 걱정된다…"라고 말한 부분으로 돌아가서, 거기서부터 생각해 보십시오.'

> 그래서 당신은 개방형 질문이 거기서 더 효과적 일거라 생각하시죠. 그걸 어떻게 표현하시겠습니까? 제가 환자라고 가정하고 물어 보세요… 다른 분, 또 다른 방법으로 한번 시도해 보시겠습니까?'

개인의 요구와 집단의 요구 사이의 균형을 어떻게 맞추는가?

의제-주도의 면담 분석 방법은 면담을 수행한 학습자부터 시작하기 때문에, 토론의 초기 단계는 학습자 및 촉진자 2인 1조로 제한되는 경향이 있는데, 이들은 함께 의제를 설정하고 확인된 문제를 해결하는 방법을 의논한다. 하지만, 다른 학습자들을 가능한 한 빨리 토론에 참여시키는 것이 중요하다. 그렇지 않으면 그들은 침묵하는 관찰자의 역할로 좌천될 수도 있다.

교육 초반에는 개인의 요구와 집단의 요구 사이에 긴장감이 있다. 예를 들어, 학습자가 자신의 문제에 대한 가능한 해결책을 일찍 알아내어 다른 구성원들이 더 이상 토론에 참여할 수 없게 되더라도 시나리오를 다르게 시도해 볼 수 있는 기회를 제공하라. 하지만 가능한 빨리 그룹 구성원을 참여시켜 제안을 하고 역할극을 하도록 해야 한다. 일단 다른 사람들이 연습에 참여하게 되면, 그룹의 성격은 학습자를 위한 학습에서 그룹의 모든 구성원을 위한 학습으로 옮겨갈 것이다. 그렇게 되면 모든 사람들이 참여할 수 있도록 서로 격려하고, 신뢰하며, 다시 시도하기 전에 잠시 요약하거나 방향을 전환하는 것 등은 촉진자의 몫이 된다.

비디오를 어떻게 잘 활용할까?

시간이 허락할 경우 영상을 자주 재생하도록 하고, 특히 면담 중에 무슨 일이 일어났는지 정확히 기억하기 어려울 때는 영상으로 확인하라. 피드백 교육 동안 영상의 적절한 부분을 재생하면 피드백이 보다 구체적일 수 있고, '환자'가 역할에 더 쉽게 빠져들어 대안을 연습할 수도 있다. 실시간 면담을 녹화하여 그룹이 시청하고 피드백을 하는 경우, 과정이 끝난 후 전체 영상을 학습자가 시청하도록 권장하라. 이때 학습자가 영상을 검토하며 참고할 수 있도록, 그룹 구성원에게 시간 또는 카운터 번호를 포함하여 지침에 대한 구체적인 의견과 제안을 적게 하라.

왜 시간을 들여 연구와 이론을 추가해야 하는가?

우리가 이미 밝힌 것처럼, 지식을 적절한 시기에 제공하여 체험적 학습에 대해 폭넓은 논의를 하게 하는 것은 의사소통기술 촉진자의 중요한 책임이다. 비록 지금까지 체험적 교육에서는 학습자와의 토론과 그들 자신의 의사소통기술에 대한 탐구에 가장 많은 시간이 쓰였지만, 세심하게 다루어, 문제 속 면담을 일반화를 한다면 의사소통학습을 생생하게 만드는 데 도움이 될 수 있다. 8장에서 우리는 체험적 학습을 실제로 행하는 방법에 대해 설명한다. 또한, 촉진자는 독서 과제와 프로젝트 작업을 통해 학습자가 직접 문헌을 읽도록 할 수도 있다.

왜 교육을 마치는데 귀중한 시간을 할애해야 하는가?

피드백과 분석이 실용적이고 건설적인 정리로 끝나는 것은 중요하다. 이미 논의한 바와 같이, 캘거리-캠브리지 지침을 요약의 방법으로 사용하는 것이 이에 매우 유용할 수 있다. 참가자들에게 배운 내용과 다음 단계에 대한 요약을 하도록 하는 것도 상당히 가치가 있다.

진료실이나 병실에서의 '현장(in-the-moment)' 교육

본 장 앞부분에 제시된 예를 통해 설명한 것처럼, 강의 형식의 의사소통교육은 의사소통교육 과정에 필수적이다. 강의를 통해 이 책의 앞부분에서 확인된 다음과 같은 의사소통기술의 교육 및 학습에 필요한 모든 내용을 수행할 할 수 있는 맥락을 제공할 수 있다.

- 기술을 기반으로 하기
- 능동적인 소규모 그룹 또는 일대일 학습에서 반복적인 관찰, 피드백 및 연습을 사용하기
- 실제 또는 시뮬레이션 환자와의 상담 영상 시청이나 역할극과 같은 체험적 방법에 큰 비중을 두기
- 학습에 대한 문제-기반의 체험적 접근법을 취하기
- 인지 내용과 태도 학습을 통합함.

그러나 교육 과정 기획자가 자주 간과하는 '현장(in-the-moment)' 의사소통교육을 통해 이러한 강의 교육은 강화되고 검증 받아야 한다. 그것이 없다면, 공식적인

의사소통교육 과정은 학습자에 의해 쉽게 평가절하 될 수 있다. 그러나 현장에서 위에 열거한 모든 필수 기준을 충족시키기는 훨씬 더 어렵기 때문에 '현장(in-the-moment)' 가르침을 의사소통기술을 가르치는 유일한 환경으로 할 수는 없다. '현장(in-the-moment)' 교육에서의 가장 큰 어려움은 다음과 같다.

- 만족스럽게 재연습하기
- 교육 방법에 익숙하지 않은 환자에게서 건설적인 피드백 얻기
- 환자 앞에서 민감한 문제 논하기
- 전문가와 환자 모두에게 '실제' 시간의 가용성
- 주의를 요하는 환자의 치료 자체를 포함한 여러 작업
- 임상 추론, 신체 검진, 검사, 대안적 치료 등에 관한 문제를 포함한 광범위한 교육 내용의 가능성

한편, 강의식 의사소통 교육은 진료실과 병동의 실제 상황까지 이어질 수 있는 후속 조치가 필요하며, 이를 위해 많은 것을 할 수 있다. 이러한 교육의 핵심 요소는 직접적인 관찰이다. 많은 진료실 또는 병동에 기반을 둔 교육에서 학습자들은 환자와 상호작용하는 것을 보여주지 않고 단순히 그들이 찾아낸 것들만을 그들의 선배들에게 발표한다. 주어지는 모든 피드백은 면담의 과정보다는 내용에 집중하는 경향이 있고, 과정 문제가 논의되는 경우도 관찰이 부족하여 유용한 분석이 불가능하다.

그러면 진료실이나 병동에서 실제 환자들과 일상적인 활동을 하는 동안에 어떻게 의사소통기술을 유기적으로 적용할 것인가? 본질적인 어려움을 고려할 때, 보다 공식적인 의사소통교육 과정을 통한 최소한의 도움을 받을 수 있게 의제-주도 성과-기반 분석을 적용할 최선의 방법은 무엇인가?

우리는 이 논의를 두 부분으로 나눌 것이다.

- 의사소통 과정별 교육
- 모델링 활용하기

의사소통 과정별 교육

어떤 구조적 요소는 병동과 진료실에서의 의사소통교육을 더 쉽게 해줄 수 있다. 첫째, 의사소통이나 다른 교육을 할 수 있는 시간과 여지를 환자 진료를 위한 회진 시간과 별도로 갖는 것이 바람직하다. 둘째, 아마도 더 중요한 것은, 진료실이나 병실 환경에서의 의사소통교육이 환자와 멀리 떨어진 별도의 교실에서 시작한 후 환자를 보기 위해 이동했다가 다시 토론으로 돌아올 때 가장 효과적이라는 것이다 (Kurtz 1990). 이를 통해 의제-주도 성과-기반 분석의 문제-기반 접근 방식이 보다 효과적일 수 있다. 환자와 그들의 문제가 먼저 논의될 수도 있고 지식이 공유될 수도 있다. 학습자는 의사소통문제(예: 계획된 퇴원, 복잡한 병력 청취나 대안적 치료를 설명하는 것 그리고 관련된 환자의 감정을 알아내기 등)를 파악할 수 있고, 면담의 의제와 목

표를 설정할 수도 있다. 그런 다음 그룹은 환자의 침대 곁으로 이동하여 학습자와 환자의 상호 작용을 관찰할 수 있다. 병실에서 약간의 토론과 촉진자에 의한 적절한 시연/

모델링 후, 그룹은 학습자가 그의 목표를 얼마나 달성했는지, 그리고 그가 피드백을 원하는 의제에 대해 탐구할 수 있다. 그룹 내에서 다시 연습할 수도 있다.

왜 이것이 피드백과 재시연을 위해 환자와 함께 있는 것보다 더 나은가? 환자로부터의 즉각적인 피드백은 매우 도움이 될 수 있지만 환자가 자신을 발견하게 되는 곤란한 상황에 의해 제한적일 수 있다. 환자들은 진료하는 사람들에게 진심을 쉽게 누설하지 않기 때문에, 피드백은 지나치게 긍정적일 수 있다. 그러나 중요한 문제는 환자 앞에서 민감한 문제를 논의할 때 발생한다. 예를 들어, 환자가 화가 난 것처럼 보인다고, 또는 환자가 불행하다 느끼는 것을 암시하는 비언어적인 단서들을 알아차렸다고 그룹에게 말하고, 이에 접근하기 위한 다른 방법을 시도하고, 다양한 문구를 사용해보라고 가르치는 것은 어려울 것이다. 그 대신 학생이 알아차리지 못했다면 환자의 낌새를 당신이 대신 눈치 채고 그 때 그 곳에서 환자에게 반응하는 것이 더 중요할 것이다. 그런 다음 병실에서 떨어진 곳에서 모델링을 논의할 수 있으며, 다른 대안이 실행될 수도 있다.

모델링 활용하기

모델링은 의사소통교육에서 가장 비공식적인 접근법이지만 모든 프로그램의 성공에 가장 기본이 된다. 만약 학습자들이 그들의 롤-모델(role-model)이 공식적인 의사소통교육 과정에서 주창된 것과 일치하지 않는 방식으로 환자에게 접근하는 것을 본다면, 그 곳에서 우리의 모든 노력은 헛수고가 될 수 있다.

모델링은 여러 방식으로 이루어지는데, 교육에 이 중요한 접근 방식을 활용하는 것은 아는 것만큼 간단하지 않다. 우선, 임상 교수진과 이외의 다른 롤-모델들은 학습자들이 이러한 기술들을 실제로 관찰하고 배울 수 있도록 그들 자신이 적절한 의사소통기술을 사용하고 있는지 잘 인식할 필요가 있다(Cote과 Leclere 2000). 이것이 가장 확실한 종류의 모델링이지만, 모델링을 확장하여 환자와의 의사소통기술을 보여주는 것뿐만 아니라 회진 및 외래 환경에서 학습자와 집중하여 토론하기 위해 정확히 어떤 롤-모델을 선택할지 특성에 맞는 예를 확립시키는 것 또한 유용하다.

예를 들어, 롤-모델은 병실에서 떨어져 환자들에 대해 논의할 때 신중한 선택을 요한다. 첫째, 내용에 있어, 생물 의학적 관점만 논의하는 것은 너무 쉽다. 환자의 관점이라는 중요한 필수 영역이 부정되고 완전히 생략될 수도 있다. 임상 교수진은 병동 회진을 하면서 학습자가 발표하는 도중에 환자의 견해와 우려를 정기적으로 물어봄으로써 이 부분을 효과적으로 설명할 수 있다. 둘째, 과정 문제가 전혀 언급되지 않을 수도 있다. 롤-모델을 통해 과정 측면에서 환자와 겪었던 어려움을 논의하고, 문제 해결을 위해 사용한 기술을 확인하는 것은 드문 일이다. 그러나 학생들은 그 과정에서 의도적인 기술의 적용보다는 일종의 '마법' 때문에 성공했다고 쉽게 추정할 수 있기 때문에 그들이 사용하는 접근 방식과 기술에 이름을 붙이는 것이 중요하다.

마찬가지로, 병실에서 학습자를 관찰할 때 학습자의 의사소통학습을 방해하기

보다는 도움이 되는 기술을 사용하도록 권장하는 것이 중요하다. 학습자는 종종 실수로 효과적인 의사소통기술을 무시하고 부적절한 질문 기법을 사용하도록 요구 받기도 한다.

> '개방형 질문 같은 것은 잊게나 - 자네가 그러기 시작하면 우리는 하루 종일 같은 자리에 있게 될 것이다 - 그냥 내가 준 질문 리스트를 따라 해라..'

또는

> '환자의 문제 리스트에 대해서는 잊도록 하게 - 우리는 그 모든 것을 다 다루지 못한다네. 단지 주호소 만을 다루지.'

또는

> '환자의 생각[개성/사회력]에 대한 내용은 나에게 알려주지 말아주게. - 난 사실만을 알기 원한다네.'

여기서 한 걸음 더 나아가, 병실에서의 의학적인 문제의 해결에 대해 가르치고 있는 시간이라는 것과 이것이 어째서 다른 상황에서 환자와 의사소통하는 방식이 아닌지를 임상 교수진은 명확하게 지적하는 것도 중요하다. 학습자는 강사가 전체 의학 면담을 수행하는 것을 거의 관찰하지 못하고, 대신 짧은 병력 청취와 입원 경과 중 환자에게 하는 설명, 환자를 함께 계획하거나 치료하는 것만을 볼 수 있다. 학습자들은 병실에서 선배들이 문제를 해결하거나 수업하는 것만을 더 자주 관찰하고 불행하게도 이것을 '실제의 환자 치료'라고 착각한다. 학습자가 처음 환자와 관계를 설정하거나, 완전하고 집중적인 병력을 청취하고, 설명과 계획을 하며, 시간이 지남에 따라 환자와 함께 의사소통하는 기술을 관찰하는 경우는 드물다. 불행히도 학습자들은 효과적인 의사소통이 단순히 문제 해결이라고 인식할 수 있다. 그렇다고 진정한 보살핌과 모범적인 의사소통이 일어나지 않는다는 것은 아니다. 단지 학습자들이 그것을 볼 수 있을 때 그 곳에 없을 수 있고, 그런 경우가 있더라도 그 강사들이 그 사실을 직접 알려 주지는 않는다는 것이다 (Kurtz 외 연구자 2003). 이것은 가정의학과 실습과 달리 병원에서의 학생들의 경험하는 것에 관한 특별한 내용이다. Thistlethwaite와 Jordan(1999)에 따르면 다음과 같다:

병동 실습 중에 학생들은 환자 중심 상담이라는 개념에 거의 노출되지 않는 것으로 보인다. 그들은 또한 병원에서 배우는 동안 의사들이 환자의 걱정에 대해 묻는 것을 관찰할 가능성이 적다. 이런 일은 외과 보다 내과에서 더 흔하게 일어난다. 환자의 문제와 그 이후의 결과와 관련이 있을 수 있는 환자의 사회력을 탐구하려는 노력도 부족하다.

모델링의 또 다른 측면은 학습자의 내면화에 영향을 미칠 수 있는 잠재력이 있음에도 불구하고 덜 명백한 경향이 있다는 것이다. 실제로 일부 임상 의사들과 의학 교육자들은 학습자가 주변 사람들의 상호작용 하는 방식을 보는 것과 학습자 자신이 치료 받는 중 겪은 방식의 영향에 의해 어떠한 공식적인 교육 과정보다 환자와의 상호작용 시에 행하는 방식에 더 큰 영향을 받는 다는 것을 알게 되었다. 모델링의 이러한 '숨겨진 교육 과정' 측면은 헌신적으로 가르치는 사람들, 순간적으로 가르치는 사람들, 그리고 의과대학, 병원 또는 진료실에서 학습자들이 접촉하는 다른 사람들을 포함하여 우리 모두에게 중요한 의미를 가진다. Suchman과 Williamson(2003, 개인 의사소통)은 이러한 종류의 모델링에 대한 귀중한 통찰력을 제공하였다.

의과대학 학생들은 강의록에서 쓰인 것 보다 그들이 보고 경험하는 것으로부터 먼저 배운다. 만약 그들이 존중하고 협력적인 상호작용을 목격한다면, 만약 그들이 경청하고, 공감하고, 지지하는 것을 경험한다면, 만약 그들이 투쟁적이고 강압적인 접근과 호기심 어린 질문과 대화를 통한 접근의 차이를 안다면, 이러한 상호 작용이 의학적 관계의 본질에 대해 그들이 기대하는 틀로 자리 잡을 것이다. 그러나 그 대신 의학에서 힘 있는 사람들이 늘상 치료적이지 않은 방향으로 들어가거나 심지어 그들의 환자나 그들 서로간의 부정적인 관계로 들어가는 것을 보게 된다면, 그들의 멘토가 무엇보다도 숙련된 기술적인 지식의 중요성을 강조하는 것을 보게 된다면, 특히 자신이나 다른 사람들의 지식보다 더 강조하는 것을 보게 된다면, 만약 그들이 의학 교육의 표준이 되는 기술 때문에 수모나 굴욕을 경험하게 된다면, 그들은 평생 그들의 진료에 대한 매우 다른 틀을 개발할 것이다.

학생들이 의과대학에서 경험하는 것과 관련하여 패턴들을 통합하여 펼치려 한다면, 우리 각자가 (교수, 전임의 또는 전공의로서) 우리 자신의 행동에 더 신경을 써야 한다 - 우리가 일상 업무에서 만든 가치[및 기술]에 대해 좀 더 명확하게 알고, 의지를 가져야 한다. 다시 말해서, 우리 학생들이 행동을 배우고 변화시키는 것을 돕기 위해, 우리는 우리 자신의 학습과 행동 변화에 지속적으로 헌신해야 한다.

실제 임상 환경에서 '현장(in-the-moment)' 의사소통교육 중 모델링은 종종 다른 목표와 함께 수행될 수 있다. 예를 들어, 환자 회진 중 환자에 대한 학습자의 발표를 보다 유용하게 하기 위해 촉진자가 주도하고 일부 외과 의사들이 함께하는 학습의 차이점들에 대해 생각해 보라. *외과 의사들은 회진 중 거의 제시하지 않은 두 가지 정보를 학습자에게 물어 환자에 대한 발표를 개선하고 환자의 관점을 이해하게 되어 가치를 높였다.

- '이 환자는 내가 어떤 질문에 대답하기를 원할까요?'
- '내가 해결해야 할 이 환자의 걱정거리는 무엇일까요?'

이것은 또한 병동 토론에서 환자의 관점을 포함시키는 것의 가치에 대한 임상 교수들의 인식을 높일 수 있다는 잠재력을 가지고 있다.

회진 중 의사소통기술을 모델링하고 이에 집중할 수 있는 다른 방법의 예는 다음과 같다 (Kurtz 1990).

- 처음에는 참여자들을 한 명씩 조심스럽게 환자들과 접촉하게 하라 (필요한 경우 학습자를 막도록 하라).
    - 자기를 소개하고 환자의 치료에서 자신의 역할을 명확히 하라.
    - 환자에게 회진에서 예상되는 결과를 알리고 진행 허가를 요청하라.
    - 특정 환자의 상황과 관련된 세부 사항을 연결하여 환자를 배분하라 (예: '전공의가 당신이 수액 바늘 때문에 통증이 좀 있다고 말했다. 그 점을 어떻게 할지 우리가 알아보겠다').
- 학습자들이 환자를 언급하면서 3인칭을 사용하여 환자에 관해 이야기하게 하기 보다는, 2인칭(당신)을 사용하여 환자에게 직접 이야기 하듯 말하게 하라.
- 환자 및 학습자의 발언을 하면 다음과 같이 사실을 확인해 주라:
    - '좋아요, 이제 훨씬 더 잘 이해할 수 있겠습니다.'
- 큰 소리로 생각하라 - 환자의 관점을 놓쳤으면 적절한 시기에 발언과 질문을 하여 밝혀라.
    - '여기 내가 알지 못하는 문제가 있다.- 병은 확실히 밝혀냈지만, 어떻게 하면 그녀가 남은 시간 동안 가장 잘 생활할 수 있도록 도울 수 있는지 알아봐야 한다. 그녀는 무엇을 하고 싶어 하는가?' (학습자들은 더 많은 정보가 필요하다는 것을 인정했다. 이들은 3년 전에 얻은 이 암 환자의 병력과 진단에 대한 세부 사항에 초점을 맞추고 있었으며, 환자가 현재 원하거나 필요로 하는 진료에 대한 환자 관점에 대한 어떠한 정보도 얻지 못했다.)
    - '그녀를 집에서 돌봐줄 사람이 있는지 알아낸 사람이 있나요?'
- 질문을 사용하여 대안적 관점을 제시하고, 학습자의 확인되지 않은 가정이 어떻게 잘못된 판단을 유도할 수 있는지 보여 준다.
    - '그렇다면 당신은 '환자가 우울증을 조작하고 있다고 가정하는 것입니다. 환자가 하는 행동이 그 문제에 대한 합리적인 반응(reaction)이라고 가정하는 대신 우리가 그녀에게 주는 마약의 복용량을 고려할 때 그 때문이라 할 수 있다면, 그에 대해서는 어떻게 생각하십니까?'
- 여러분이 경청하고 있는 누군가에게 당신이 명백하게 집중하고 있다는 것을 침묵을 사용하여 강력하게 표현하라. 이러한 참여, 두드러짐 및 존중의 모델링은 환자나 학습자와의 상호작용 시 특히 효과적이다.
- 환자의 문제에 대한 신념 유도: 적절한 논의를 하기 전에 환자의 신념에 대한 진술을 확인하라.
    - '그렇군요…' (멈추고, 계속하도록 환자를 격려함) 생검을 한 이후 간 질환이 시작됐다고 믿는 환자에 대한 반응; 이후 환자의 추가 지적에 대해 응대하고 동시에 환자의 잘못된 사고를 불식시키기 위해 생검이 무엇을 위한 것인지 설명함.

- ■ '그렇다면 어머니를 돌아가시게 한 것과 비슷하게 폐암에 걸릴지도 모른다는 걱정을 하시는 건가요? (멈추고, 환자가 계속하도록 격려함)…. 말해주셔서 고맙습니다….'
- ● 위의 모델링의 예시와 함께, 때때로 학습자들에게 여러분이 무엇을 했는지 또는 왜 그렇게 했는지를 분명하게 물어보아 이러한 기술들에 대해 학습자들이 관심을 갖도록 하라.

* 이 예시들에 대해, 캘거리 대학 외과의 Dr John Graham과 Anita Jenkins에게 감사드린다.
+ 시애틀의 Bellevue 병원 회진 중 이 예시들을 시연해 주신 Dr Tom Inui에게 감사드린다.

7장
과정 운영: 참여와 학습을 극대화할 수 있는 촉진 도구

소개

5장과 6장은 학습과 의사소통기술 향상을 위한 안전한 틀(platform)을 제공하는 촉진에 대한 접근 방법을 기술했다. 이 장에서는 학습을 위한 지지적 환경을 조성하고 참여를 극대화하는데 도움이 되는 추가적인 촉진 도구에 초점을 맞추고자 한다. 이것들은 기술 개발이나 개인의 변화를 이끌기 위한 모든 학습의 필수적 요소들이며 체험적 의사소통기술 프로그램에서 특히 중요하다.

이 장에서는 또한 어려운 상황에 대처하는 방법에 대해서도 다룬다. 우리가 아무리 노력하여도, 의사소통 프로그램에 참여하여 촉진하게 되면 우리 모두는 힘든 도전에 직면하게 되는데, 어떻게 다루어야 할지 확신할 수 없는 학습을 가로막는 장벽과 마주하게 될 수 있다 - 방어(defensiveness), 냉소(cynicism), 자신감 부족(lack of confidence), 의견 차이(disagreement), 실수(mistakes), 그리고 미숙한 행동(poor performance)은 흔한 일이다. 우리는 그러한 도전에 대처하기 위한 기술과 전략의 다양한 예(smorgasbord)를 제시한다.

이 장에서 우리는 다음 내용을 다룬다.:

- 효과적인 촉진과 환자와의 의사소통을 연관시키고 어떻게 동일한 기술과 원칙이 이 두 가지에 공통 기초를 형성하는지 보여준다.
- 지지적 환경을 개발하고 참여와 학습을 극대화하는 데 도움이 되는 일련의 개념, 모델 및 전략을 제공한다.
- 어려운 상황과 긴장에 적절히 대응하는 전략을 고려한다.

동료 교육(peer teaching)과 자기-평가(self-assessment)를 통한 많은 의사소통 훈련이 우리 모두를 '교육자'로 만들기 때문에, 촉진자와 학습자 모두가 이 장에서 설명하는 도구와 자원을 이해하고 활용한다면, 촉진과 학습은 향상될 것이다. 이 재료에 숙달하면 소득이 두 배로 늘어날 것이다 - 이것들을 학습자와의 상호작용에 적용하는 것처럼 환자 및 동료와의 전문적 진료에도 적용할 수 있기 때문이다.

환자와의 의사소통에 촉진을 연관 짓기
의사소통기술과 촉진 기술의 유사성

효과적인 의사소통은 효과적인 촉진의 기원이다. 실제로 환자와 효과적으로 의사소통하는 데 필요한 기술은 학생을 가르치는 데 필요한 기술과 매우 유사하므로 캘거리-캠브리지 지침은 의사소통과 촉진 기술 모두를 잘 정리했을 뿐만 아니라 똑같이 적용 가능하다. 지침을 촉진자를 위한 간결한 기술 지침서 및 자가 평가 도구로 변환하려면 '의사'와 '환자'라는 용어를 전체적으로 '촉진자'와 '학습자'로 대체하기만 하면 된다.

촉진 기술을 탐구하는 의사는 이 기술이 환자와 대화에 이미 사용하고 있는 익숙한 기술 및 구조의 기반 위에 있다는 사실에 안도하는 경우가 많다.

- 교육 시작하기(이 장의 뒷부분에 설명된 대로) - 상담 시작과 유사함
- 그룹 학습 구성하기 - 요약 및 표식(sign-posting)을 사용하여 학습자의 의제 및 학습자가 달성하고자 하는 성과를 발견하기(5장에서 의제-주도 성과-기반 분석에서 논의한 바와 같이) - 시작하기 및 정보 수집하기 상담 구조와 유사함
- 질문과 답변을 통한 촉진 - 개방형 질문(open questions), 주의 깊은 경청(attentive listening), 격려(encouragement), 침묵(silence), 반복(repetition), 유사 표현하기(paraphrasing), 해석, 해명(clarification), 내부 요약(internal summary), 생각의 공유(sharing of thoughts), 학습자의 아이디어, 신념 및 기대의 발견하기(이 장 뒷부분의 참여, 사고 및 학습의 동기 부여에서 논의 됨) - 상담 시 정보 수집과 유사함
- 수락(acceptance), 공감(empathy), 지지(support), 민감성(sensitivity), 단서 발견하기(지지적인 분위기의 일부분 및 본 장 뒷부분에서 논의된 바와 같이 방어적이고 갈등적인 상황 기술을 다루기 위한 핵심 요소) - 상담에서의 관계 구축과 유사함
- (8장에서 논의된 바와 같이) 정보 제공하기 - 상담 중의 설명 및 계획과 유사함

효과적인 의사소통의 원칙과 효과적인 촉진의 원칙 사이의 유사성

2장에서 우리는 효과적인 의사소통을 특징짓는 다섯 가지 원칙을 확인했다. 이 원칙들은 효과적인 촉진에도 동일하게 적용되며, 의사소통기술 교육과정 학습을 촉진하기 위한 최선의 방법을 결정하는 틀이 되어 준다. 환자들과의 의사소통이 아니라 학습을 촉진한다는 관점에서 생각해 보면, 우리는 자신에게 주어진 교육 시간에 무엇을 했었는지 물어볼 수 있다.

- 상호 작용을 확인하라 (학습자와 촉진자, 학습자들 사이)
- 불확실성을 적절히 감소시켜라 (무엇을 기대하는지, 과정의 의제, 촉진자 및 학습자의 의무, 그룹 또는 우리가 서로 신뢰할 수 있는지 여부)
- 역동성(dynamism)을 입증하라(참여, 유연성 및 반응성)
- 학습자가 성과 및 결과에 대해 생각하는 것을 돕도록 하라(목표한 것, 발생한 것).
- 나선형 모델을 적용한다(반복과 복습으로 구축하라, 학습자가 기술과 이해의 나선형 과정에서 '다음 단계'로 나아가도록 응원하라).

우리는 효과적으로 그룹을 참여시키는 틀로 학습자들에게 이러한 원칙들을 소개하고자 한다. 예를 들어, 나선형 학습은 기술을 습득하는 유용한 모델이다. 일정 시간 동안의 학습 소용돌이를 통하여 기술이 향상되고 나면 일시적으로 후퇴한다고 이야기하는데, 아마 우리가 '오래된' 기술을 새로운 문맥에 적용하려 노력하거나 자신감이 줄어들어 생기는 것이라 여겨진다. 그룹은 그러한 명백한 좌절이 불편하기는 하지만 종종 중요한 도약의 서막이라는 것을 이해함으로써 도움을 받을 수 있다.

Westberg와 Jason(1993)은 도움이 되는 교육자-학습자 관계를 특징으로 하는 또 다른 원칙을 제시한다. 효과적인 의사-환자 사이의 의사소통과 비교하며 다시 한 번 주목하라.

- 개방성(openness)과 정직함(honesty)
- 상호 신뢰(mutual trust)
- 상호 존중(mutual respect)
- 지지(support)와 육성(nurture)
- 공동 작업(collaboration), 학습자의 독립성(independence) 강화(fostering)
- 융통성(flexibility)
- 끊임없는 진화(constant evolution)

신뢰 관계를 형성하고 촉진자로서의 신뢰를 쌓는 데는 시간이 걸린다. 환자들과 마찬가지로, 많은 학습자들은 강사의 수동적인 역할에 익숙해져 있고 이러한 친숙한 형태에서 벗어나 협력적인 모델로 나아가는 것에 어려움을 가진다. 권위주의적인 접근법에 더 익숙할 촉진자들도 그렇다. 대부분의 의사들은 그들의 경험에서 경쟁력을 추구 했었고, 모든 수준의 의료 직종에서 주된 관계는 경쟁 관계라는 것을 목격해 왔다. 초기에 협력과 협동으로의 전환이 어려운 것은 놀랄 일이 아니다. 그러나 촉진자가 본 장에 설명된 기술과 원칙을 적용하여 학습자에게 동일한 작업을 하도록 장려 한다면, 그 효과로 협력의 증가, 학습의 강화 및 그룹 내부와 촉진자 및 학습자 간에 발생할 수 있는 많은 어려움을 예방할 수 있을 것이다.

참여 및 학습 극대화 전략

이상적인 학습과 기술 발전은 불신과 방어에 반대되는 신뢰할 수 있고 개방적인 환경에서 일어난다. 불행하게도 새로운 배움이 우리의 믿음과 생각을 재평가 하거나 위협하는 경우 또는, 새로운 기술을 배워야 하거나, 우리가 원래 하는 방식을 바꾸도록 요구될 때, 어느 정도의 방어(defensiveness)와 갈등(conflict)은 불가피하다. 변화의 필요성이 있다는 것을 깨달음으로써 생기는 긴장감은 종종 학습을 위한 강력한 동기로 작용한다 - 그것은 우리를 안락한 안일함에서 벗어나게 한다. 그러나 바로 이러한 불편함은 쉽게 방어적으로 바뀔 수도 있다. 학습자가 학습하고 변화하기보다 자신을 보호하거나 인지된 위협을 줄이는데 관심과 에너지를 집중하고 발뒤꿈치로 지지하며 적대적으로 반응할 수 있다.

이런 현실을 감안할 때, 모든 의사소통기술 강좌에서 지지적 환경을 조성하는 것은 필수적이겠지만, 도전 없는 지지는 충분하지 않다. 도전 없는 지지가 편안할 수는 있지만, 그것은 담합을 유발한다 - 지지가 없는 도전은 잠재적으로 파괴적이다. 그렇다면 지지적 학습 환경을 개발하고 유지하기 위해 우리는 무엇을 할 수 있을까? 학습자가 학습에 있어서 자신을 앞으로 나아가게 하는데 필요한 불편함의 전율(frisson)을 경험할 수 있도록 하는 것과 동시에 번창하는데 필요한 지지를 제공하는 것 사이에서 어떻게 균형을 맞출 수 있는가? 그리고 불가피하게 발생할 수 밖에 없는 상황에서 어떻게 방어적 태도와 잠재적 갈등을 해소할 수 있을까?

지지적 분위기 형성

이 장에서는 지지적 분위기의 개발과 유지 그리고 체험 학습 참여 극대화에 밀접하게 관련된 두 가지 전략을 살펴본다. 그 다음 각 과정과 교육의 시작 부분에 지지적 환경을 설정하기 위한 일련의 실무 지침을 제공한다.

지지적 또는 방어적 분위기에 대한 Gibb의 전략

안전하고 지지적인 분위기 조성을 돕는 것은 그룹 내 모든 사람들에게 중요한 과제이겠지만 촉진자는 모든 사람들의 최선의 노력에도 불구하고 발생할 수 있는 모든 어려움에 대처해야 하는 리더십이라는 특별한 책임을 가진다. Gibb(1961)의 작업은 지지적 분위기를 조성하고 유지하는데 매우 유용한 자료로, 발생하더라도 관리 가능한 수준이 되도록 방어적 태도를 줄이고 지지적 분위기가 일시적으로 손상되더라도 안전하게 회복되는데 도움이 된다.

Gibb는 8년간의 소그룹 토론의 녹음 자료를 통한 연구를 바탕으로 집단 내 지지적 분위기의 여섯 가지 행동 범주 특징(아래 각 쌍의 첫 번째 항목)과 여섯 가지 방어적 분위기의 대안 범주 특징(각 쌍의 두 번째 항목)을 확인했다. '전통적인' 권위주의 강사의 고정관념을 어느 범주로 기술하고 있는지 추측하는 것은 어렵지 않다.

지지적 분위기	방어적 분위기
1. 설명	평가
비-판단적인 인식, 감정, 현상(events)의 표현; 진실된(genuine) 정보의 요구; 다른 사람에 대한 묘사적인 성찰을 하는(reflecting) 의견과 직접 관찰되어 보이는 행동; '좋다' 또는 '나쁘다' 같은 단어는 피함	판단을 전달함; 비난, 비판, 또는 찬양; 동기(motives)나 기준(standard)에 대한 질문

2. 문제 지향	조정(control)
협력; 누군가에게 무엇을 하라고 하기 보다는 서로의 문제를 정의하거나 해결함	다른 사람들에게 무엇인가 행함; 그들에게 무엇을 하라고 하거나 어떻게 느끼고 생각하는지 말함
3. 자발성(융통성), spontaneity(flexibility)	전략(숨겨진 의제)
'숨겨진 의제들' 또는 그릇된 생각으로부터 벗어남; 곧게 앞으로 향함; 사건이나 사람들을 융통성 있게 대하는 능력(자발성이 조직화의 부족이나 계획 혹은 구조의 부재를 의미하지는 않는다)	'속임수(trick)'나 숨겨진 계획을 통한 조작; 의도 숨기기
4. 공감(관여), empathy(involvement)	중립(무관심), neutrality(indifference)
다른 사람과 기꺼이 관계를 형성함; 다른 사람들을 확인하고, 존중하고 받아들이며 이해함	무관심, 떨어지기(detachment), 냉담함; 다른 사람들을 연구의 대상으로 바라봄
5. 평등	우월성(superiority)
기꺼이 다른 사람과 함께, 서로의 문제를 정의하고 해결함; 권력이나 능력의 차이를 강조하지 않음. 평등은 능력이나 지식의 차이를 부정하는 것이 아니고, 대신 각 개인의 가치와 헌신을 인정하는 것이다.	다른 사람의 가치를 인식하지 못하고, 상대에게 부적절한 감정을 불러 일으키며, 누군가가 다른 누군가 보다 낫다고 소통함
6. 가설주위(잠정주의), provisionalism(tentativeness)	확실주의(독단주의), certainty(dogmatism)
잠정주의; 열린 마음가짐; 대안적 관점이나 행동의 계획을 탐구하는 것에 대해 관대함.	독단주의; 대안의 고려에 대해 부정적임; 문제를 해결하기 보다는 논점의 입증을 중점을 둠

지지적인 분위기를 만들고 유지하기 위해 - 그러면서 학습 방법을 시작하거나 변화시킴 - 의식적으로 설명, 문제 지향, 자발성, 공감, 평등 및 가설을 채택하고 가능한 한 평가, 통제, 전략, 중립성, 우월성 및 확실성을 피한다 (Gibb가 정의한 것처럼). 이것은 우리가 어떤 새로운 그룹과 처음 학습을 시작할 때마다 그리고 어떻게 대처해야 할지 확신할 수 없는 어떤 종류의 어려움이 발생할 때 가장 먼저 의지하게 되는 틀이다. 우리는 학습이나 의료 환경에서 방어와 불신 같은 태도가 생겨날 때마다 대처하는 수단으로 이 틀이 특히 유용하다는 것을 알게 된다.

지지적인 분위기를 조성하는 것은 단순히 지지하고 방어적인 분위기의 행동을 피하는 것보다 더 복잡하다. 이미 존재하는 방어력의 수준은 여러 범주의 원인이 방어성 또는 지지성을 유발시키는 정도에 영향을 미칠 것이다. 만약 이 그룹에 지지적 분위기가 조성되어 있다면, 참가자들은 어떤 범주에서든 더 자유롭게 의견을 말할 수 있고 더 쉽게 용인할 수 있다. 반면에 방어력으로 학습이 차단되기 시작했다면 의도적으로 지지적인 범주를 사용하도록 하라. 그리고 이것들은 확실하지 않은 새로운 모든 상황에서는 분명 더 나은 출발점이 될 것이다.

비록 방어적 범주의 정의가 부정적인 면에 초점을 맞추고 있지만, 이러한 범주가 항상 부적절한 것은 아니다. 평가와 통제는 어떤 상황에서는 방어력의 발생과는 무관하게 적절할 수도 있다.

서로 이해하는 공통점: 신뢰와 관계의 기초

Baker의 업적(1955)에서 파생된 모델은 우리에게 지지적인 분위기를 조성하고 참여를 장려하여 방어력을 다루는 또 다른 방법을 제공한다. 이 모델은 Baker가 말하는 '상호 식별(reciprocal identification)' 또는 우리가 표기한 것처럼 '서로 이해하는 공통점'의 중요성을 강조한다(Riccardi와 Kurtz 1983). Baker에 따르면, 의사소통의 효과(또는 교육 노력)는 의사소통자 사이의 공통점의 정도, 즉 상호 작용하는 한 사람이 다른 사람을 정확히 식별하는 정도에 따라 결정된다. 보다 최근의 연구는 이 가설을 확실하게 증명한다. 예를 들어, 315명의 환자와 39명의 일차 진료 의사들을 대상으로 한 연구에서 Stewart 외 연구진(1997)은 '의사와 공통점을 찾으려는 환자의 인식'이 환자의 불편함과 우려를 해소시키고, 2개월 후의 정서적 건강 상태 및 추가 전원의 감소와 관련이 있다는 것을 발견했다. 상호성과 동반자 관계의 장점에 대한 Roter의 연구(1997) 또한 '공통 기반'이 소그룹 교육이나 학습과 마찬가지로 의사와 환자 사이의 의사소통에서도 유용하다는 개념을 강화했다. Baker의 모델을 자세히 살펴보면(그림 7.1 참조) 왜 그런지 알 수 있다.

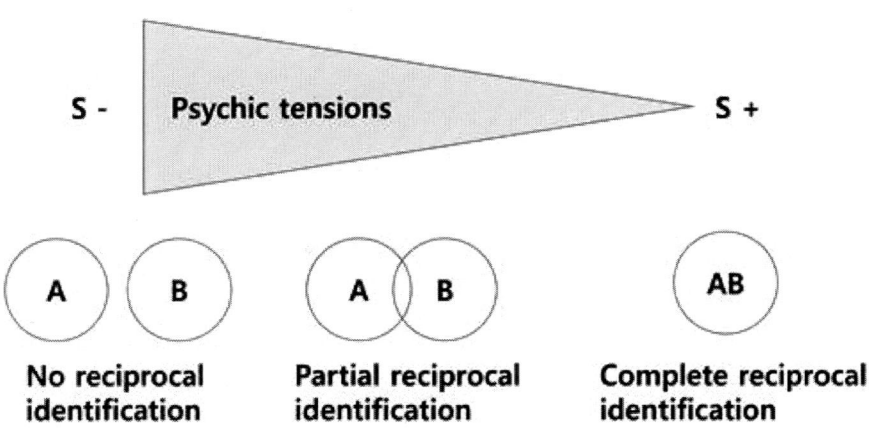

그림 7.1 Baker의 의사소통 모델 (1995)

그림 7.1의 원 A와 B는 두 사람이 상호 작용하는 것을 나타내고, 겹치는 영역은 그들 사이의 상호 이해되는 공통 기반의 정도를 나타낸다. 예를 들어, A와 B 둘 다

공통의 문화나 언어를 공유하고 있고, 둘 다 그 사실을 알고 있다면, 상호 이해되는 공통성이 존재한다. 한 개인의 입장에서 공통점을 식별하는 것만으로는 충분하지 않다. 공통점은 상호적으로 식별되어야 한다. 즉, 서로 이해해야 한다. A와 B가 의사소통을 통해 서로의 배경, 목표, 신념 등을 밝히고(즉 '언어의 영역') 시간과 경험을 공유해야 상호 이해되는 공통점을 추가로 발견할 수 있다. 이러한 상호 확인은 신뢰와 정확성의 중요한 기초가 된다.

참가자들이 일시 정지 또는 침묵 기간 동안 느끼는 감정은 상호 식별의 지표다. 모델 'S-'는 더 높은 수준의 긴장과 상호 이해의 공통 지반이 상대적으로 결여된 불편한 침묵을 나타내며(예: 갈등, 당황, 거부감 때문에), 'S+'는 더 낮은 수준의 긴장과 더 높은 수준의 상호 작용을 반영하는 편안한 침묵을 나타낸다(예: 공유된 이해와 미미한 거부감). 모델은 어떤 특정 순간에 존재하는 관계나 상호 이해되는 공통 기반의 정도를 결정하는데 도움을 준다.

마지막 구절인 '어떤 특정 순간'이 중요하다. 상호 식별의 정도는 끊임없이 유동적이다. 비록 순간적인 '완전한 상호 확인'의 성과도 그 관계에 계속 긍정적인 영향을 미칠 수는 있지만, 그 상태의 관계가 지속된다는 보장은 없다. 새로운 오해나 갈등은 어떤 관계(또는 그룹)든 일시적으로 부정적인 침묵과 '상호적 식별 없음'에 대한 인식으로 돌릴 수 있다. 이 모델에 의해 제안된 해결책은 공통점이 다시 상호 인식될 수 있는 지점으로 되돌아가 신뢰의 정도를 재확립하는 것이다 (예: 양 당사자는 관계를 유지하기를 원한다는데 동의함). 그리고 그로부터 상호 이해되는 공통의 기반(예: 양 당사자가 모두 동의할 수 있는 문제에 대한 설명)을 다시 개발하기 위해 노력하는 것이다.

Baker의 모델이 우리에게 어떤 도움이 될까?

- 그것은 긴장을 줄이고, 오해를 해결하며, 지지적인 분위기를 조성하는 한 가지 방법은 공통의 참조점을 설정하는 것이라고 강조한다(예: 목표에 대해 공동으로 합의됨).
- 그것은 우리에게 신뢰를 쌓고, 관계를 구축하고, 상호 이해되는 공통점을 확립하는 데 도움이 되는 모든 것을 하는데 유용한 방법을 제공한다.
- 그것은 우리 중 많은 사람들이 낯선 집단에서 잠깐이지만 경험하게 되는 불편함이나 친분(rapport)이 거의 없거나 어떤 오해를 갖고 있는 개인에게서 느끼게 되는 거북함에 대한 부분적인 설명을 제공한다.
- 그것은 그러한 불편함을 줄일 수 있는 방법을 제시한다. 즉, 경험을 공유하거나 공통점을 확립하려고 시도하는 것이다.

우리는 촉진하고, 숙고하여, 피드백을 제공할 때, 공통점과 관련된 두 가지 아이디어를 더 염두에 두는 것이 유용하다는 것을 알게 된다. 첫째는, 효과적인 의사소통(또는 가르침)은 우리가 이해했다는 것을 말하는 것과도 다르고 듣는 것과도 같지 않다. 메시지를 보내거나 들었다는 이유만으로 정확한 의사소통을 했다고 가정할 수는 없다. 우리는 대부분의 경우 잘못된 논리에 의존할 수 없다 - 나는 내가 X를 정확하게 본다고 가정한다. 나는 당신이 X를 정확하게 본다고 가정한다. 그러므로 나는 당신이 X를 내가 X를 보는 것과 같은 방식으로 본다고 가정한다(Schutz 1967). 효과적인 의사소통을 위해서는 상호 이해되는 공통점을 이끌어내는 피드백과 토론이 필수적이다.

둘째로, 의사소통은 합의와 같지 않다. 우리들 중 많은 사람들은 다른 사람들이 우리의 관점에 동의하지 않는다면 우리의 의사소통 - 또는 우리의 촉진 활동 -이 '깨어졌다'거나 오해 받았다고 잘못 생각한다. 그러나 의견 불일치는 오해와 같지 않다 (Verderber와 Verderber 1980). 사실, 의견 불일치는 모범적인 의사소통의 결과일 수도 있다. 우리가 성취하는 상호 이해되는 공통점은 단순히 서로의 상당히 다른 관점에 대한 정확한 이해와 그 차이를 타당하다고 받아들일 수 있는 것에 합의하는 것일 수도 있다. 이러한 관점은 사람들이 함께 나아가기 위한 '최선의' 방법에 대해 합의하지 못할 때 유용하다. 종종 의견의 불일치를 해소하고, 합의하는 것이 필요하지 않으며, 대안적인 관점을 듣는 것만으로도 도움이 된다는 점을 지적함으로써 상당한 시간을 절약할 수 있다. 에너지는 어떤 대안이 '최고'인지에 대해 논쟁하는 것보다 여러 대안들을 정확히 이해하는데 더 많이 소비되는 것이 바람직하다.

시작하기: 지지적 환경을 위한 기반 마련

공통의 기반을 확립하고 지지적 풍토를 만들기 위한 기초를 다질 수 있는 중요한 기회는 새로운 학습자들과의 첫 만남에서 그리고 각 교육의 시작 단계에서 주어진다. 우리가 시작하면서 하는 많은 제안들은 우리가 Gibb의 지지적인 풍토에 해당하는 행동과 상호 이해의 공통 기반을 확립하는 Baker의 모델을 실천하기 위한 실질적인 방법들이다.

여기에 또 하나의 학습과 상담 사이의 유사점이 있다. 캘거리-캠브리지 지침에 나와 있는 환자와의 상담을 시작하는 기술과 학습자에게 교육을 시작하는 다음 기술 목록 간의 뚜렷한 유사성을 확인해 보라.

- 준비
- 초기 관계(rapport) 설정하기:
    - 관심 및 존중 확인하기, 적절한 행동 모델링하기
    - 소개: 자신 및 참가자
    - 친해지고 신뢰를 쌓기
    - 선입견을 뒤로 하고 참여하기
- 안전과 지지의 문화를 발전시키기
    - 명확한 기본 규칙(ground rules) 정하기
    - 의도(intentions)와 책임(responsibilities) 논하기
- 의제(agenda)를 공유하고 및 상의하기
    - 명확한 사전 목표 설정하기 (비밀 의제 없음)
    - 학습자의 요구 사항(needs) 및 의제 파악하기
    - 학습자와 촉진자의 요구를 모두 고려하여 의제를 상의하기

준비

자신감과 편안함을 촉진하는 열쇠는 좋은 준비이다. 학습자가 도착하기 전에 자료, 장비 및 장소를 준비하라.

초기 관계(rapport) 설정

만약 우리가 학습자들이 신뢰, 존중, 개방성, 정직, 공감, 온화함, 유머, 민감성, 친근감을 가지고 행동하기를 바란다면, 이러한 자질의 모범을 보이고 그 관심(interest)과 존중을 우리 스스로 보여 주어야 할 필요가 있다.

배경과 이름을 포함한 소개는 학습 그룹이 서로 모르는 경우라면 시작하면서 하는 것이 좋다. 소개에는 참가자들이 그들의 배경이나 경험을 공유함으로써 서로를 알 수 있도록 하기 위한 간단한 준비 운동이나 어색함을 깨는 연습이 포함될 수 있다. 이전에 잠깐 만났던 그룹이 다시 만날 때에도(예: 촉진자의 부재를 대신하기 위해), 우리는 다른 사람들이 이미 알고 있을 것 같지 않은 자기 자신에 대해 몇 분 동안 말을 함으로써 모든 사람들이 서로 누구인지에 대한 생각을 갖게 하면서 시작할 수 있다. 상호 이해되는 공통의 기반(고향, 가족, 비슷한 취미 등에 관한 것)을 확립함으로써 가능한 한 함께 듣고, 응답하고, 함께 웃고, 연결할 수 있는 신뢰의 토대를 마련하며, 놀랄 만큼 쉽게 지지적 분위기를 형성할 수 있다. 운동은 참가자들이 그들의 선입견을 뒤로 하고 참여할 수 있도록 하기 위해 사용될 수 있다. 모든 '시작하기' 활동과 마찬가지로, 우리는 자신이 다른 구성원들처럼 헌신하는 진정한 그룹의 구성원이라 생각할 수 있다.

안전과 지지의 문화 개발

다음 단계는 학습자에게 그룹이 어떻게 운영될 것인지와 관련하여 어떤 기본 규칙을 수립하고 싶은지 물어보는 것이다. 이는 모든 사람의 발언권과 청취권 보장, 비밀의 유지, 파괴적인 비판보다는 정직하고 건설적인 비판의 촉진, 상담 중 도움을 얻기 위해 중단하는 방법, 출석 정책 등과 관련이 있다. 소개 단계와 마찬가지로 그룹 내 협업, 공유 의사 결정 및 개방성을 위한 규범을 만들면서 시작한다.

의도와 책임을 논하는 것은 명백해 보일 수 있지만 종종 이것들은 명백하게 확인되지 않기도 한다. 과정이나 교육을 시작할 때 학습자에게 제공할 준비가 되어 있는 사항에 대해 명확하게 설명하라. 동등하게 대할 것이고, 학습자의 자세를 가질 것이고, 유머를 촉진하고, 그들이 말하는 모든 것을 듣고 확인하려 노력하겠다고 말하라: 여러분이 학생들에게 선택과 대안의 기회를 제시할 것이며, 오류가 있을 경우 인정할 것이라는 등을 언급하라. 학습자에게 잘못 이해했을 경우 표현해 달라고 요청하라. 학습과 마찬가지로 지지적인 풍토를 유지하는 것 또한 궁극적으로 그룹의 모든 사람들이 공유해야 하는 책임이라는 것을 강조하라. 서로의 학습을 촉진하는 방법에 대해 배우는 것이 모든 그룹 구성원에게 이익이 된다는 것에 대해 이야기하라.

의제 공유 및 상의

교육 또는 과정의 명확한 목표를 설정하는 것은 불필요한 불확실성을 줄여주기 때문에 도움이 된다. 과정이나 교육을 어떻게 알리는 지는 중요하다. 그것은 학습자가 무엇을 기대해야 하는지 정확히 알 수 있도록 도울 수 있다. 누가 촉진자가 될지, 과정의 근거나 길이, 사용될 방법 등에 대한 정보와 함께 과정이 시작하기 전에 명확하게 구조화된 과정의 목표를 제공할 수 있다.

우리가 학습자를 만날 때, 우리는 그들이 추구하고 싶어 하는 목표(goals)와 과제(objectives)를 확인하고, 그들이 학습 요구 사항과 의제를 정하도록 요청한다. 처음 또는 두 번째 학습자들과 만나는 자리에서는 장기적인 목표에 대해 초점을 맞춘다. 예를 들어, 먼저 학습자들에게 그들의 개인적인 목표를 적은 후 그룹과 공유할 수 있는 짧은 시간을 준다. 아마도 두 명 또는 세 명씩 먼저 언급할 것이다. 서로의 생각을 듣는 것은 보통 개인적인 목표에 대한 수정과 추가 그리고 공유된 목표에 관한 공동의 기반의 만들어 낸다. 이 목록들은 유연하다 - 과정이 진행됨에 따라 학습자들은 의심할 여지없이 그들이 처음 가졌던 원래 생각을 바꿀 것이다. 나중에 학습자가 달성하고자 하는 성과에 대해 계속 생각하도록 격려하기 위해 이 원본 목록들을 정리해 둘 수 있다.

보통 목표에 대한 논의가 끝나면 과정의 주최자가 과정의 '설정' 목표에 대해 검토하게 되는데, 중복되는 부분이 있는지, 그룹의 개별 목표나 공유 목표가 다른지 비교한다. 이 토론은 미리 계획된 과정 목표에 변화를 가져올 수도 있다. 환자들과 마찬가지로, 우리는 그 과정의 공동 의제를 상의한다.

장기 목표를 논의한 후, 우리는 일반적으로 진행될 교육에 대한 단기 목표(예: 이전 회의에서 설정되거나 과정 주최자가 미리 계획한 목표)와 개별 학습자가 상담에 대해 구체적으로 갖게된 목표들에 관한 논의로 주제를 전환한다. 우리는 후자에 대해 상담 전('특별히 우리가 지켜보기를 원하는 것은?')과 후에('특별히 논의 중에 우리가 집중하기를 원하는 것은?') 물어보게 된다.

그런 다음 우리는 그들이 달성하고자 하는 결과를 고려하여 그룹과 어떻게 진행할지 논의한다. 만약 우리가 이미 형성된 그룹을 처음 접한다면, 우리는 그들이 보통 어떻게 일을 하는지 물어본다. 그리고 우리는 그 패턴을 따르거나 그 집단이 다른 방법을 시도할 의향이 있는지 물어볼 수 있다.

첫 번째 교육에서, 이러한 활동들은 시간이 좀 걸릴 것이다. 그 후에는, 일반적으로 지지적 분위기를 재정립하고 목표를 식별하기 위해서는 각 교육이 시작될 때 단지 몇 분만 있으면 된다. 그러나 이 노력은 전체 기간의 성공에 결정적으로 작용한다.

과정 중 지속적으로 참여와 사고 및 학습에 동기 부여

교육이 잘 시작되고 지지적인 분위기와 협력적 학습의 토대가 안전하게 마련되면 학습자의 참여를 극대화하기 위해 두 가지 중요한 촉진 도구, 즉 대응 기법과 질문 기법이 필요하다. 상담에서의 환자와 마찬가지로 학습자의 발언에 반응하는 방식, 참여 유도 방식, 적절한 질문하기 등이 교육의 결과를 결정하는 핵심 요소다. 이러한 기법은 캘거리-캠브리지 지침에 수록된 상담의 정보 수집 기술과 직접적으로 일치하며, 우리의 동반 저서에 이에 대한 기술이 상세히 되어 있다.

반응

학습자에게 듣고 반응하는 기술은 효과적인 촉진의 핵심이다. 그것들은 상담에서 사용되는 다음의 기술과 동일하다.

- 세심한 경청(attentive listening)
- 격려(encouragement)
- 침묵(silence)
- 반복(repetition)
- 바꾸어 표현하기(paraphrasing)
- 해석(interpretation)
- 해명(clarification)
- 내부 요약(internal summary)
- 언어와 비언어적 단서(cue)들을 찾아내는 것

이러한 촉진을 위한 기술들은 비-지시형(non-directive) 상담의 핵심 기술이기도 하다. 그것들은 Rogers(1980), Egan(1990) 등에 의해 광범위하게 논의되어 왔으며, 상대방에게 과한 전문적 지시(professional direction)를 하지 않고도 그들의 문제에 대해 더 많이 말하게 하는 것을 목표로 하는 모든 의사소통에서 중요한 요소로 받아들여진다.

효과적인 대응 기법의 예에 대해서는 앞서 소개한 사례 연구(Kurtz 1990)로 다시 돌아가야 하는데, 이 연구에서는 병동 회진을 하는 한 명의 의사를 며칠 동안 관찰하였다. 학습자들은 그 의사가 특히 참여(participation), 측면 사고(lateral thinking), 학습(learning)을 자극하는 훌륭한 능력을 가졌다고 인식했다. 놀랍게도, 이 연구는 질문과 대응 기법이 핵심 기술들 중 하나라는 것을 보여주었다. 여기서는 그가 참여와 학습을 자극하기 위해 사용했던 듣기와 대응 능력에 대해 살펴본다. 그는 기회가 있을 때마다 학습자들을 인정하고 강화하는 기술을 사용했다.:

- 분명한 집중(concentration)을 동반한 응답으로 침묵(silence)을 선택함; 누가 말하든지 집중함
- 학습자들의 발언을 사려 깊게 반복함: '그러니까 당신은 ...에 관해 생각하고 있군요.' '그래서 아이들과 함께 크리스마스에 집에 갈 수 있게 되었군요.'
- 언어적, 비언어적 단서 찾아내기: '오늘 피곤해 보이는데... 이것까지만 하고 끝냅시다.'
- 간헐적으로 중단함 - 필요한 경우, 약간 앞으로 나아가거나 눈을 마주치는 것과 같은 비언어적 단서들을 먼저 제공함
- 학습자의 아이디어를 강화하고, 큰 소리로 반응한다: '좋은 제안이군요', '흠.. 오..,' '당신 생각이 맞아요', 'OK. 이제는 훨씬 더 잘 알겠습니다.'
- 학습자가 생각하고 응답할 수 있는 시간을 제공하기 위해 질문 후 3-5초간

기다림
- 구체적인 설명을 요구함: '무슨 뜻인지 설명을 좀 더 해주시겠습니까?'
- 해석을 확인하기 위한 비유: '그러니까 당신이 가장 염려하는 것은 ...인지 아닌지 하는 것이군요..'

질문
세 가지 유형의 기본적인 질문은 촉진에 유용하다.

- 많은 답변이 가능한 개방형 질문(open questions)
- 답변으로 한 두 마디만 필요하며 보통 정답이 하나밖에 없는 폐쇄형 질문들(closed questions)
- 소크라테스식 질문(Socratic questions), 학습자가 스스로 '발견'할 수 있게 길을 열어주는 작은 질문들

달성하고자 하는 성과에 따라 각각의 시기에 모든 것들이 적절할 수 있다. 학습자의 관심을 끌고 참여하게 하며 다양한 사고를 장려하기 위해서는 개방적 질문이나 소크라테스식 질문이 가장 효과적이다.

우리는 앞서 소개한 병실 회진에서 시행된 한 의사의 연구로 돌아가서 그의 질문 기법을 살펴본다. 일반적으로, 그는 질문을 사용하여 소그룹의 의과대학 학생들과 전공의들이 더 깊이 생각하거나 정보를 다르게 종합하도록 주문하였다. 소크라테스식 질문의 변형을 가장 자주 사용하였고, 학습자를 시험하거나 평가하기 보다는 '함께 생각하는 것' - 문제를 해결하거나 대안을 찾기 위해 공동으로 노력하는 것 같은 인상을 주었다. 다음과 같은 구체적인 예는 보다 효과적인 질문을 하는 방법을 보여준다.

- 학습자들이 무엇을 하고 있는지에 대한 맥락의 질문을 한다 - 반복해서,: '그래서 지금 이 시점에서 무엇을 생각하고 있나요?'
- 학습자들의 질문을 명쾌하게 요청한다: '더 이상의 질문이 있습니까?' '우리가 알아야 할 다른 것이 있을까요...?'
- 학습자들이 초기에 보인 반응 이상의 생각을 하도록 강요하고, 때때로 적절한 다음 단계에 대한 아이디어를 주기도 한다: '또 알고 싶은 것은?' '그게 효과가 있다면 무엇을 알아낼 것인가?'
- 질문을 사용하여 학습자들이 자신이 알고 있는 것을 서로에게 가르쳐 줄 수 있는 기회를 제공한다.: '최근에 보고된 연구 결과를 보셨습니까....?' '그것에 대해 우리에게 말씀해 주시겠습니까?'
- 특히 학습자가 곤혹스러워하거나 간과했던 것을 알아내기 위해 일련의 관련 질문을 한 후, 함께 생각하도록 큰소리로 학습자들을 이끈다. 몇 가지 질문을 한 후, 뒤로 물러서서 '내가 무엇을 하고 있을까요?'라고 묻는다.
- 질문을 암시하거나 의견을 제시함으로써 생각을 시작하는 것: '내 생각에는... 어떻게 생각하십니까?'

- 질문을 사용하여 대안적 관점을 제기하고, 학습자들이 가정하는 것이 어떻게 그들을 잘못된 길로 인도할 수 있는지를 보여준다: '그렇다면 당신은 환자가 의사를 조종하고 있다고 가정하고 있는 것이군요. 그 대신에 환자가 하는 일이 그 문제에 대한 합리적인 반응이라고 가정한다면(혹은 우리가 그녀에게 주는 마약 복용량을 고려해 볼 때) 어떻게 생각하십니까?'
- 대답하는 사람이 아무도 없을 경우 학습자들에게 추측하도록 요청한다: '예상해 보시겠습니까' 그 의사는 더 나아간 기술, 즉 '큰 소리로 생각하기' 방법을 질문과 대답 모두 사용했다. 그는 자신이 생각하고 있는 것을 큰 소리로 말함으로써 학습자(및 환자)에게 자신의 사고와 문제 해결 방법을 보여주었다.
- 적절한 때에 생각을 자주 드러낸다. 예를 들면: '저의 고민은 이것입니다. 고칠 수 없는 병이 있지만 그녀가 떠날 때까지 어떻게 하면 그녀가 가장 잘 기능할 수 있게 도울 수 있는지 결정해야 한다는 것입니다.' (학습자들은 더 많은 정보가 필요하다는 것을 인정함으로써 반응했다 - 그들은 병력과 진단에 대한 세부 사항에만 초점을 맞추었고 그녀가 지금 필요로 하는 치료의 핵심을 놓쳤다)
- 자주 요약하기, 요약하면서 의문이 생기면 멈춤
- 학습자가 '당신을 도와 드리겠습니다.'라고 하며 참여하게 하여, 당신이 고민하고 있는 문제에 답하게 함: '제가 고민하는 것은... 우리는 이 문제를 어떻게 해결할 수 있을까요?'

감사해 하는 질문(appreciative inquiry, Cooperrider와 Whitney 1999) 교육은 소그룹(또는 조직)에서 서로 질문하고 반응하는 방식에 또 다른 차원을 더해 주었다. 감사해 하는 질문은 효과가 없을 질문을 적게 하는 것보다는 효과가 있을 질문을 많이 시도할 때 더 동기 부여가 되고 효과적이라는 전제에서 이루어진다. 하지만, 단순히 우리의 관심을 돌리는 것만으로도 상당한 변화의 기회를 제공할 수 있다는 것이다(Williamson 외 연구자 2001). 이러한 관점은 이미 학습이나 환자 치료에 효과가 있는 것에 초점을 맞추는 것이 중요하다는 또 다른 근거를 마련해 준다. 예를 들어, '여기서 일어나고 있는 것들 중 당신에게 정말 효과가 있는 것은 무엇입니까? 무엇이 당신을 환자의 치료 과정에 참여하도록 동기를 부여하였나요? 그리고 학습 과정은? 무엇이 당신을 가로막고 있습니까?'와 같은 질문을 사용한다.

학습 및 변화의 모델

다음으로 우리는 학습자가 새로운 기술과 행위의 패턴을 개발할 때 겪는 단계들을 보여주는 몇 가지 학습 및 변화 모델을 알아본다. 이러한 모델은 학습자나 촉진자가 기대하는 바를 더 현실적으로 만들어 학습 환경을 더 편안하고 덜 방어적이게 도와줌으로써 지지적인 분위기를 만드는데 도움이 된다.

4-단계 학습 모델

4-단계 학습 모델(Wackman 외 연구진 1976)은 새로운 기술을 배울 때 우리가 겪게 되는 네 단계를 말한다. 학습자들에게 이 모델을 설명하는 것만으로도 긍정적인 영향을 주는데, 아마도 그것은 그들이 단계를 진행하면서 그 단계에 대해 인정하고

심지어 농담도 할 수도 있는 일종의 자격증 같은 것을 주기 때문일 것이다. 학습자들이 각 단계를 경험하는 것이 자연스럽고 예상되는 것이라는 것을 이해하게 되면, 최소한의 방어를 하면서 더 많은 우아한 실수를 하고, 전진과 퇴행을 하며 회복하는 단계들을 자유롭게 드나들 수 있다.

단계들은 이미 터득한 육체적 또는 예술적 기술에 먼저 적용한다면 더욱 이치에 맞을지도 모른다. 수영이나 악기 연주를 배운다는 것이 어떤 것이었는지, 특히 성인이 되어 배운다면 어떠했는지를 떠올려 보라.

1. 초기 인식(Beginning awareness) 단계. 혼란과 흥분으로 특징지어 지는 이 단계에서 당신은 미처 생각하지도 못했던, 많은 숙달되지 못한 것들이 있다는 것을 인식하게 된다. 모든 것이 여전히 새롭고 다르기 때문에 동기 부여는 중요한 문제가 아니다.
2. 어색한(Awkward) 단계. 이 단계에서 당신은 새로운 기술이나 접근 방식에 대한 인식을 높였지만 그것을 사용하는데 어려움을 겪고 있다. 당신은 '자신'이 아닌 것처럼 서툴고, 기계적이고, 과장되거나, 어색하다. 여러분은 너무 자의식이 강해지는 것에 대해 불평할 수 있고, 명백하게 더딘 발전에 대해 여러분의 강사나 동료 학습자들을 비난하는 경향이 있을 수 있다. 이 단계에서 당신의 행동은 강요된 것처럼 보일 수 있고, 자발성은 감소될 것이며 일반적으로 당신은 편안하지 않다고 느낀다.
3. 의식적으로 숙련된(Consciously skillful) 단계. 당신은 이 단계에서는 여전히 상당히 자의식이 강하지만 그 기술을 더 효과적으로 사용하기 시작하고 있다. 당신은 더 편안함을 느끼고 새로운 기술을 당신의 개인적인 스타일에 맞추기 시작한다. 그럼에도 불구하고, 여러분의 행동에는 다소 기계적인 면이 남아있고 여전히 여러분이 하고 있는 것에 대해 신중히 생각해야 한다.
4. 통합(Integrated) 단계. 이 단계에 도달하려면 연습에 많은 시간과 지속적인 노력을 들여야 한다. 이 단계에서 당신은 새로운 기술을 편안히 사용할 수 있고, 유능하며, 자발적인 느낌을 받는다. 기술은 자연스러운 행동의 일부가 된다.

현실에서 이 진행이 역으로 되돌아가지 않는 것은 아니다. 특히 스트레스를 받거나, 피곤하거나, 다른 개인적인 문제들로 인해 산만하거나, 심지어 잘 발달된 기술일지라도 새로운 맥락에서 적용하려고 할 때면, 회귀가 일어날 가능성이 크다. 다행히 일단 통합 단계에 도달하면 긴장이 고조되거나 새로운 맥락이 나타날 때에도 퇴보하는 횟수가 줄어들 수는 있다.

어색한 단계에 대해서는 추가 내용이 필요하다. 당신이 이 단계에 처음 진입하거나 나중에 그 곳으로 퇴보하는 경우, 새로운 행동을 더 이상 실험하지 않기 위해 여러 가지 핑계를 생각해 낼 수도 있다. 의사소통기술 과정에서 자주 나타나는 몇 가지 핑계는 다음과 같다.

- '이건 가짜야, 그냥 이건 "내"가 아니다.'
- '이 모든 것이 나를 너무 의식적으로 만든다.'

- '의사소통훈련은 사기다.'
- '어른이 되면, 당신의 의사소통패턴과 관계 방식이 형성되는데 바로 그것이다.'
- '아무도 보지 않을 때, 나중에 나 혼자서도 이런 것들은 배울 수 있어.'
- '나는 대단하지는 않지만 충분히 잘한다.'

우리는 초기에 참가자들에게 4-단계 모델에 대해 알려주고 적절한 시기에 이를 다시 복습한다. 예를 들어, 앞서 설명한 회피나 철수 같은 전술을 완화하기 위해, 우리는 모델을 검토하고 참가자들에게 최소한 의식적으로 숙련되는(consciously skillful) 단계에 도달하여 편안함을 느낄 때까지는 '새로운' 행위를 계속 유지할 것을 강조한다.

이 모델은 자신과 타인에게 기대되는 지속적인 행동의 변화가 원하는 만큼 발전하는 데 시간이 걸리는 현실을 알 수 있도록 해주어 더 인내심을 갖게 함으로써 방어력을 감소시킨다. 이 모델은 또한 반복적인 연습, 관찰, 피드백의 필요성을 설명한다. 꽤 잘 하지만 자신의 실력을 향상시키기 위해 전문가에게 수업을 받는 테니스 선수를 생각해보라. 전문가는 관찰한다, 라켓의 각도에 문제가 있다는 것을 알아차린다. 포핸드 드라이브에서 그립의 변화를 제안한다. 이제는 꽤 잘하던 경기력 대신, 학습자가 잘 하던 샷을 포함한 모든 샷이 엉망이 된다. 그는 샷 하나하나를 너무 골똘히 생각하여 자발성(spontaneity)이 모두 떨어지고 처음보다 더 기분이 안 좋다. 그 이상의 연습, 피드백, 격려만이 그가 새로운 접근법을 게임의 나머지 부분에 동화시켜 향상시킬 수 있게 해줄 것이다. 결국 그의 게임은 자연스럽고 향상될 것이다. 그는 네 번째 단계에 도달하게 된 것이다.

성과에 대한 우리의 생각을 재조명하는 것

참여자들이 실제로 행동의 변화를 성취해야만 가르치고 배우는 것이 성공적이라고 생각하기 쉽다. 이러한 다소 제한적인 개념 대신에, 촉진자가 목표로 할 수 있는 다른 성과나 변화의 종류를 생각해보는 것이 도움이 된다.

변화의 성과

행동의 관점에서만 생각하지 말고 다음 네 가지 대안적 성과들을 고려하라:

- 고려 사항 (변화를 알고 있으며 고려할 용의가 있음)
- 태도 (나는 변화에 대해 긍정적인 태도를 가지고 있다)
- 신념과 가치 (변화가 최선의 접근이라고 믿는다)
- 행동/행위 (실제 생활에서 행동이나 행위 하는 방식을 바꾼다).

만약 우리가 학습자들이 이 진행 과정 중 어디쯤에 있는지 알 수 있다면, 우리는 어디에 노력을 투자할지 그리고 '다음의 어떤 단계'를 향해 나아가야 하는지 더 정확하게 이해할 수 있다. 물론 우리의 궁극적인 목표는 학습자의 행위의 변화와 기술 향상을 달성하는 것이다. 그러나 덜 직접적인 접근이 종종 방어력을 줄여주어, 처음부터 행동에 영향을 미치려고 하는 것보다 더 많은 결과를 낳기도 한다. 내가 아직 변화할 의향이 없다면, 그 변화에 대해 이미 긍정적인 태도를 가지고 있는 것보다 지속적인 행동을 할 가능성이 적어진다.

한 가지(즉, 행동)가 아닌 네 가지 성과의 관점을 생각하면 우리의 교육 노력이나 학습자의 진척도를 확인하는 방법도 달라진다. 그것은 우리가 행동의 변화뿐만 아니라 학습자들이 기꺼이 변화를 고려하는지, 그들의 태도나 가치, 믿음에 변화가 있는지 등의 발전성을 기록하게 만든다.

변화 단계의 모델

이 모델을 중독성 행동에 적용되는 Prochaska 및 DiClemente(1986)의 최신 변화 단계의 모델(stages of change model)과 비교해 보라.

사색 이전 상태(pre-contemplation)

- 사색(contemplation)
- 적극적 변화(active change)
- 유지(maintenance)
- 재발(그리고 이전 단계를 통해 다시 순환) 또는 성공.

이러한 자연스러운 발생 단계를 알고 고객이나 학습자가 도달한 단계를 스스로 이해하도록 돕는 것은 동기 부여와 발전을 지지하고 영향을 미칠 방법을 결정하는 데 도움이 된다.

확신(conviction)과 자신감(confidence)

Keller와 Kemp-White(1997)는 동기 및 변화와 관련된 성과에 유의한 영향을 미치는 두 가지 추가 요인을 확인했다.

- 확신
  - 이 변화가 너에게 얼마나 중요한가?
  - 당신은 얼마나 열심히 하는가?
- 자신감
  - 이 변화를 만드는 방법을 알고 있는지 얼마나 확신하는가?
  - 당신이 이 변화를 일으킬 가능성이 얼마나 된다고 생각하는가?

각 요소는 변화에 대한 준비 상태를 결정하고 만드는데 모두 도움이 된다. 이 모델은 확신과 자신감 사이의 상호작용 관계를 격자(그림 7.2 참조) 형태의 관점으로 표현하며, 이를 통해 확신과 자신감의 수준을 '측량'할 수 있는 수단을 제공하고, 사람들이 변화를 시도하는데 어떻게 막혀 있는지 설명한다.

High Convinced	**Stuck: frustrated** This is important but I don't know where to start; I haven't been very successful in the past	**Moving: committed** I think this is important and I'm going to do it no matter what the obstacles are
CONVICTION		
Ambivalent	**Stuck: unaware/critical** This is impossible and I don't want to bother with it anyway	**Stuck/sceptical** I could do this, but it's not worth the energy
	Helpless	Powerful
Low		High
	CONFIDENCE	

그림 7.2 확신과 신뢰 격자 (Conviction and confidence grid, Keller and Kemp-White 1997)

Keller와 Kemp-White는 Prochaska와 Diclemente의 변화 단계의 모델을 그들의 모델에 적용했다. 환자가 생활 습관을 변화시키거나 치료 요법에 따르도록 돕기 위해, 임상 의사들은 각각의 변화 또는 새로운 행동과 관련하여 환자들이 어떤 변화 단계에 있는지 뿐만 아니라 확신/신뢰 격자 어디에 있는지 알아낼 필요가 있다. 격자 상의 위치는 임상 의사들이 환자의 변화를 돕는데 다른 기법을 사용할 것을 요구한다. Keller와 Kemp-White은 임상 의사들이 환자를 돕기 위한 얼마나 많은 헌신을 하는지 알기 위해, 그리고 개인적이거나 직업적인 행동을 변화시키려는 동기를 평가하기 위한 수단으로 격자의 사용할 것을 권장한다.

확신/자신감 격자는 우리 스스로 새로운 의사소통(또는 촉진)기술을 배우거나 다른 사람들이 그렇게 하도록 돕는 것에 똑같이 적용된다. 이 책과 부록에서는 의사소통기술을 가르치고 배우는데 '왜'와 '무엇', 그리고 '어떻게'에 대한 독자들의 역량뿐만 아니라 확신과 자신감을 높이는 데도 초점을 맞추고 있다. 의학에서 촉진과 의사소통에 대한 우리의 접근 방식은 의도적으로 학습자, 환자, 의사들의 확신과 자신감 밑에 흐르는 자존감을 보호하고 향상시키는 것도 목표로 하고 있다. 확신/자신감 격자 및 자존감의 고려를 학습의 4단계 모델(초기 인식, 어색함, 의식적으로 숙련됨, 통합)과 변화 모델의 결과(고려, 태도, 신념, 행동)와 결합하면 세 가지 접근법의 유용성은 모두 향상된다. 이러한 관점에서 볼 때, 높아진 확신, 자신감, 그리고 자존감은 목적을 위한 수단뿐만 아니라 의사소통 프로그램에서 다룰 가치가 있는 성과들이다.

어려움을 다루기 위한 전략

방어적이고 충돌적인 상황에 대응하기: 기본 사항

당신이 주의 깊게 가꾸어 놓은 지지적인 분위기가 무너지는 경우는 항상 있을 수 있다. 여기서는 학습자가 다른 학습자를 상대로 또는 촉진자를 상대로 도전하는 경우, 특히 그러한 도전이 공격적이거나 불편함을 유발할 때 사용할 수 있는 일련의 촉진 기술을 제시한다.

이 절의 기법은 거의 모든 충돌 상황에 사용하기 위한 초기 접근법을 설명한다. 갈등이 생기거나 방어적으로 될 문제를 감지하는 즉시, 또는 오랜 어려움을 해결하러 시작하는 할 때 가장 먼저 쓰는 기술은 '초기-대응(first-response)'이다.

방어와 갈등을 긍정적인 긴장으로 생각하라

어려움을 겪기 전에 태도에 주의하라. 참가자들은 의도적으로 문제를 일으키지 않으려 한다. 당신과 당신의 학습자들이 방어와 갈등을 실패(failure)나 부정의 힘(negative forces)보다는 기회로 가득 찬 기술에 대한 학습의 자연스럽고 불가피한 부분인 긍정적 긴장감이라고 생각할 수 있다면 도움이 된다 (Foreman 외 연구진 1996).

수용적 반응(accepting response)을 사용하라

특히 강한 감정(긍정적이거나 부정적인)이 존재할 때(Briggs와 Banahan 1979) 수용적 반응을 자주 사용하라. '지지적 대응' 또는 '승인된 대응(acknowledging response)'이라고도 불리는 수용적 대응은 다음을 위한 실질적이고 구체적인 방법을 제공한다.

- 학습자가 말하는 것을 무조건 받아들이는 것
- 자신의 견해와 감정을 가지고 있는 학습자의 정당성을 인정하는 것
- 학습자의 기여에 대해 가치 평가하는 것

이 접근 방식은 학습자의 관점에 대한 공통된 이해를 통하여 촉진자와 학습자 사이의 공통점을 확립하기 때문에 효과적이다.

수용적 반응의 주된 특징은 상대방의 감정이나 생각을 인정하고 수용하는 것을 표현하며, 그런 것들을 가질 권리를 확인해 주는 것이다. 수용을 표명하는 것은 신뢰의 기반을 구축한다. 그것은 상대방이 부정적인 감정을 극복하도록 돕거나 우리가 동의하지 않는 생각을 바꾸게 하려는 시도가 아니다. 그것은 의견의 일치나 불일치를 나타내지 않으며, 잘못된 인식을 바로잡거나 안심시키려 하지도 않는다. 그러한 단계들은 적절한 경우, 나중에 나올 수 있다. 대신에 수용하는 반응은 상대방이 '있는 곳' 또는 그의 느낌에 대한 이해(understanding), 지지(support), 수용(acceptance)을 표현한다. 여기서 수용한다는 것은 동의(agreement)가 아니라 인정(acknowledgement)이라는 뜻이다.

예를 들어, 폭발한 분노의 표현에 대응하는 수용 반응은 다음과 같다.

> '당신이 얼마나 화났는지 느낄 수 있다. 당연히 화날 수 있습니다.'

또는, 만약 누군가 심하게 동의하지 않는 경우:

> '맞습니다. 이 상황을 바라보는 또 다른 방법임에 분명합니다.
> - 흥미로운 대안이군요.'

그런 다음 일시 중지 - 상대방이 수용했다고 느낄 때까지 기다리십시오. 이때 도움이나 조언을 제공하거나 상대방에게 다르게 느끼게 행동하도록 설득하지 마십시오. 또한 잠시 망설이다가 '그러나…'라고 하면서 다시 시작하지 않도록 주의하라.

인정받았을 때의 반응은 받아들여졌다는 생각을 하거나 다시 확립하는데 도움이 되고 따라서 신뢰에 도움이 된다. 또 어떤 사람들은 자신이 표현하려는 감정이나 생각이 어떠하든 간에 잠깐은 더 과장되게 반응하는 경우가 자주 있다. 다시 침묵에 이은 수용적 반응을 사용하라. 대개 이 시점에서 수용적 반응은 당사자들이 공통의 기반을 재정립하고, 오해를 풀고 건설적으로 문제를 해결할 수 있는 대안을 생각할 수 있도록 하는 방어적이지 않은 분위기의 토대를 마련해 줄 것이다. 우리는 수용적 반응을 우리의 동반 서적에서 의사와 환자의 의사소통의 맥락에서 더 완전하게 설명한다.

다른 말로 다시 표현하기(Paraphrase)

자주 다른 말로 표현하라 - 상대방의 메시지 내용 또는 그에 대한 인식을 당신의 말로 다시 표시하라. 당신의 표현으로 다시 말해 주는(paraphrasing) 것은 메시지에 대한 당신의 해석이 상대방이 의도한 의미와 동일한지 확인하기 위한 시도이다. 모든 관련자들이 상호작용하는 중요한 부분을 당신의 방식으로 바꾸어 표현함으로써 모든 사람이 서로를 정확하게 이해하도록 하라. 자신의 인식이나 타인의 인식이 왜곡될 수도 있는 언급되지 않은 가정들에 대해 알려고, 확인하려고 노력하라. 수용 반응과 다른 표현으로 바꾸어 말하는 기술은 서로 다른 문화를 가진 그룹에서 특히 중요하다.

공동 기반을 재설정하라 (Baker 모델)

수용 후, 상호 이해되는 공통점이 있는 지점으로 '회귀'하여 갈등 관리를 계속한다. 그 공통점의 예로는 공개적으로 논의되고 상호 이해되는 문제의 정의가 있다. 일반적으로 다음과 같은 이유로 큰 문제보다 작은 의견 불일치 문제에 대한 공통점을 중심으로 문제 해결과 갈등 관리를 시작하는 것이 좋다.

- 작은 문제가 공통의 기반을 구축하고 진전하기 더 쉽다.
- 그러한 초점은 모든 당사자들이 더 어려운 문제들을 해결하려 노력할 때 필요한 관계를 발전시키는데 도움이 된다.

침묵이 눈에 띄게 불편할 때마다 멈추고 상호 이해되는 공통점이 무엇인지 다시 설정하라. 침묵이 비교적 편안하게 느껴질 때 갈등을 처리하기 위해 다시 진행하십시오. 이 전술은 또한 단순한 의견 불일치에서 참가자들이 서로 인격적으로 '공격'

하기 시작하는 자아 갈등 단계로 격상되는 것을 방지하는데 도움이 된다. 후자의 상황은 관리하기가 훨씬 더 어렵다.

지지 및 방어적 분위기와 관련된 Gibb의 전략을 검토하고 의도적으로 사용하라
이러한 전략(페이지 158 참조)은 갈등이 발생할 때마다 어느 정도 방어적으로 되는 것이 불가피하기 때문에 갈등을 다룰 때 특히 중요하다. 여기서 주의해야 할 한마디 말이 있다 - 방어(defensiveness)와 공정한 방어(fair defence)를 신중하게 구분하라. 다른 사람을 방어적인 존재라고 표시하는 것은 그들을 또는 그들의 정당한 방어를 위한 행동을 깎아 내리는 방법이 될 수 있다. 이러한 무시하는 행동은 결국 당신과 그룹이 현재 말하고 있는 모든 것을 무시하거나 아예 듣는 것을 중지하게 만들 수 있다.

'미안하다' 또는 '내가 틀렸다' 또는 '그런 생각은 못했다/그에 대해 잘 몰랐다 - 나에게 알려줘서 고맙다'라고 말하는 것을 배우고 연습하라

진심으로 사용하는 이 간단한 구절들은 매우 효과적이다.

갈등 관리(conflict management)를 나선형 과정으로 생각하라

사람들은 갈등을 다루는 것을 선형 과정으로 보는 경향이 있다. 그들은 일단 한 점에서 논쟁이 시작되면 그 점에 관한 갈등이 끝나야 이기게 된다고 기대한다. 또는 일단 갈등이 생겨 방어적으로 되면, 그들은 '길의 끝'에 도달하여 절망적으로 되거나 적어도 아주 나쁜 상태로 타협할 수밖에 없게 된 상황을 손에 쥐게 된다고 가정한다. 보다 생산적인 선택은 모든 의사소통 및 학습과 마찬가지로 갈등의 당사자들이 동일한 관심사를 조금 더 높은 수준에서 다시 다루어지고 때로는 만족스러운 해결을 얻기 위해 반대 방향으로 역-슬라이딩(back-sliding)을 해야 하는 나선형 과정으로 보는 것이다. 나선형 모델은 우리가 했던 일을 다시 하게 되거나 좌절하게 되었을 때 그 갈등 과정을 보다 현실적으로 예상할 수 있도록 도와준다. 나선형은 학습자와 촉진자 모두에게 진정한 진보가 종종 점진적이라는 사실을 명심하도록 하며, 우리에게 어떤 대약진보다 한 번에 한 걸음씩 '다음 단계'를 나선형으로 올라갈 것을 요구한다. 나선형 과정뿐만 아니라, 갈등도 종종 학습과 변화에 대한 나선의 일부분으로, 발전에 대한 전조(precursor)로 여긴다.

학습에 영향을 미치는 긴장의 처리

모든 체험적 학습, 특히 의사소통기술 교육에서 한 가지 확실한 것은 강한 감정 반응이 가끔 나타난다는 것이다. 의사소통은 자기 개념과 자존감에 너무 밀접하게 관련되기 때문에 가벼운 좌절감부터 노골적인 분노에 이르는 다양한 감정들이 우리가 방금 논의한 자존감, 방어, 갈등의 문제들과 함께 동반될 가능성이 높다. 도발적인 가정을 하고 동료들에게 새로운 접근법이나 대안적 접근법을 시도할 위험을 감수하도록 요청하는 것은 또 다른 수준의 느낌 - 미지의 두려움, 위험 감수, 실수나 실패에 대한 두려움 - 을 더한다. 이러한 불안은 잘 구성된 집단이나 일대일 학습 환경에서는 근거 없는 것으로 판명될 수도 있지만, 우리들 대부분은 여전히 그

것들을 어느 정도 경험하게 된다. 위에 제시된 자료 외에, 촉진자 및 학습자에게 이러한 긴장을 다룰 수 있는 어떤 기술을 추천할 수 있을까?

이어지는 논의의 대부분은 감정이 학습 과정에 어떻게 도움이 될 수 있는지, 그리고 의사소통기술 학습이 극대화되도록 촉진자는 어떻게 그 감정들을 처리할 수 있는지에 초점을 맞춘다. 우리는 여기서 의사소통기술을 배우는 맥락에서 감정을 가지는 것과 상담이나 집단 치료 중에 가지는 것을 구별한다.

그룹의 촉진과 치료의 경계는 종종 불분명하다. 의사나 학생들이 지지적인 분위기의 집단에서 작업할 때도, 그들이 심한 감정, 가치관, 믿음을 공개한다는 것은 놀라운 일이 아니다. 촉진자의 고민은 그룹 내에서 이러한 감정을 어디까지 탐구할 것인가 하는 것이다 - 우리는 학습 그룹의 경계를 명확히 할 수 있을까?

발생하는 감정은 물론 당면한 의사소통문제와 무관할 수도 있으며 확립된 지지적 분위기 속에서 쉽게 표면화 될 수도 있다. 이 경우, 촉진자는 그룹의 의사소통 학습을 지속하는 것의 중요성과 현재, 현장에서 개인의 감정을 탐구하는 것의 가치와 적절성 및 균형을 맞춰야 한다. 단지 감정이 표면화 되었다고 해서 그 개인이 그것을 더 탐구하기를 원하는 것은 아니다 - 모두가 그것을 원하는 것이 아닐 수도 있다. 감정이 논의 중인 의사소통문제와 관련 되어 있을 때, 장기적으로 지지적일 가능성이 없고 촉진자가 그룹 치료 과정을 이끌기 위해 필요한 상당한 기술을 보유하지 않은 상태에서 그러한 개인적인 감정을 탐구하는 것은 잠재적으로 위험할 수 있다. 반면에 숙련된 촉진자는 학습자가 어려운 감정을 탐구하는 것을 돕고 그룹 전체가 공감하고 협력하여 도움이 되는 제안을 찾을 수 있도록 하여 학습 체험이 모든 사람에게 풍부해지게 할 수도 있다.

이어지는 토론에서, 우리는 긴장감을 일으키는 감정이나 어려움이 그룹 학습에 어떻게 영향을 미칠 수 있는지를 이해하는 것의 중요성을 강조하고, 이것이 언제 일어나는지 인식하는 방법을 탐구하며, 나타나는 긴장감과 감정들을 다루기 위한 다양한 전략을 제공한다. 우리는 대부분의 학습 그룹과 이 책의 범위를 확실히 벗어난다고 여겨지는 상담이나 치료의 기술에 대해서는 검토하지 않을 것이다.

긴장감의 유형 구분

감정은 두 가지 다른 종류의 갈등이나 긴장으로부터 나올 수 있다 (Miller와 Steinberg 1975; Stewart와 D'Angelo 1975; Foreman 외 연구진 1996).

1. 개인(intrapersonal) (자기 내면의 갈등, conflict within oneself):
    - 자신감(confidence)과 자존감(self-esteem)의 문제
    - 불안감(anxiety)이나 초조감(nervousness)
    - 과거의 경험에 대한 인식(identification) 또는 공명
    - 실수, 실패 또는 모험에 대한 두려움
2. 대인 관계(interpersonal) (그룹 또는 개인 간의 관계):
    - 정의, 해석, 정확성에 대한 내용 충돌
    - 철학적 또는 이념적 차이 등에 의한 기본적 가치관의 충돌
    - 오해에 의한 거짓 갈등(pseudoconflict) (즉, 실제로 충돌은 존재하지 않음)

- 한 쪽이 이기려면 다른 한 쪽이 져야 하는 단순한 갈등
- 당사자들이 전문 지식이나 능력, 개인적 가치, 이미지, 또는 누가 누구에 대한 권력을 가지고 있는가를 이유로 서로를 공격하는 자아 갈등(ego conflict)

다른 종류의 갈등은 다른 관리 기법이 필요하기 때문에 감정 뒤에 어떤 갈등이나 긴장이 있을 수 있는지를 확인하기 위해 뒤로 물러서는 것은, 감정을 다루고 갈등을 관리할 때 유용한 첫 번째 단계다. 자아 갈등이 출발점이 되는 경우는 거의 없다. 오히려 다른 형태의 갈등에서 문제의 초점이 관련된 당사자에게로 옮겨지면서 자아 갈등으로 확대될 수는 있다. 자아 갈등은 잠재적으로 가장 파괴적인 유형이기 때문에, 사람에 대한 공격에서 즉시 벗어나 문제의 논의로 돌아가도록 하여 심화되는 것을 막는 것이 유용하다. 보통 당신이 제3자일 때가 당신을 향한 자아 공격인 경우(혹은 당신에게서 시작되는)보다 더 쉽다. 어려운 감정을 다룰 때 - 특히 자아 갈등에 직면했을 때 - 위에서 설명한 갈등과 방어 상황을 관리하기 위해 의도적으로 '초기 대응' 기술을 사용하라.

낮은 자신감 또는 낮은 자존감 향상하기

자신감 부족이나 낮은 자존감이 학습을 막을 때처럼 더 큰 자신감과 높아진 자존감으로의 변화가 학습을 향상시킬 수 있다. 자신감 부족이나 낮은 자존감은 보통 학습과 정확한 정보 교환, 자신 있는 행동을 방해할 수 있는 불안감이나 초조함 등을 동반한다.

역설적으로, 낮은 자존감과 자신감의 부족은 종종 오만(arrogance)이나 과신(overconfidence) 뒤에 숨겨진 진정한 감정이다. 후자의 두 행동들은 이해할 수는 있지만, 대게 부적절하다. 그것들은 환자와 동료들로부터 똑같이 부정적인 반응을 이끌어내고, 치료나 조언과 관련하여 왜곡되거나 누락된 정보를 수집하게 하거나 흥분하게 하는 등 임상적으로 불행한 결과를 낳을 수 있다.

어떤 불안과 자신감의 부족은 배움에서 자연스럽고 불가피한 측면이 있다. 이 문제는 보통 시간과 경험으로 해결된다. 그럼에도 불구하고, 촉진자와 학습자 모두에게 부정적인 영향을 줄이면서 자신감과 자존감을 높이는 데 도움이 되는 기술을 개발하는 것은 유용하다(Riccardi와 Kurtz 1983).

1. 그룹(그리고 당신 자신)에게 그러한 감정에 대해 말할 수 있는 자격증을 주어라. 각 구성원을 불안하게 만드는 것, 그러한 감정에 대한 개인적인 반응, 그리고 구성원들이 그것들을 불식시키는데 유용하다고 생각하는 치료법 등에 대해 토론할 기회 같은 것을 만들라.
2. 비디오 영상을 보거나 피드백 하는 동안 참가자들이 서로의 이러한 측면을 어떻게 인식하는지 성찰하라. 평가적인 피드백보다는 서술적인 피드백을 제공하는데 집중하라. 예를 들어 그러한 행위에 대하여 '당신은 정말 오만하다(혹은 불안하다)'는 등 '고정된' 성격 특성인 것처럼 이름 붙이지 말고 오만이나 불안의 인상을 주는 관찰 가능한 행위를 정확히 지적하라.

3. 이완된 호흡, 근육 이완, 이미징, 요가, 명상, 자기 확인, 그리고 다른 형태의 생체 자기 제어(biofeedback)와 자기 암시의 사용을 권장하라.
4. 그런 느낌이 들지 않더라도 느긋하고 자신감 있어 보이게 하는 행동을 의도적으로 이용하라. 그러면 다른 사람들은 여러분에게 자신감 있고 편안한 것처럼 반응하려 할 것이고, 이는 여러분이 그렇게 느끼도록 실제로 도움을 줄 것이다(Mehrabian와 Ksionsky 1974; DeVito 1988). 그러한 행동에는 다음이 포함된다.
   - 움직임(예: 몸짓, 자세 변화, 의자에서 이동, 표정 변화) - 모든 종류의 움직임은 긴장을 줄여주고 다른 사람들에게도 움직임을 '허락'해 준다. 신체의 한쪽이 다른 쪽과 다르게 보이는 비대칭적인 자세는 자신을 편안하게 느끼게 해주고 좀 더 편안하고 자신 있게 보이게 하는 간단하고 효과적인 방법이라고 여겨진다(예: 한쪽 팔은 팔 받침대에 올려놓고 다른 한쪽 팔은 무릎에 올려놓아 두 팔을 모두 무릎에 얹지 않도록 한다).
   - 역동성 또는 반응성 표현(예: 평탄한 음성이나 경직된 표정과는 반대로 생기 있는 표정과 음성을 사용) - 역동성은 한 개인이 다른 사람에게 얼마나 중요한 지를 반영하는 추가적인 이점이 있다(내가 더 많이 반응할수록 내가 당신을 더 중요하다고 생각하는 것으로 여긴다).
   - 의제를 명확히 하고, 여러분의 생각을 공유하여 교육에 구조적으로 추가하는 것 등은 모두 교육의 효율을 높이고, 자신감 부족을 반영하는 듯 한 목표 없는 질문이나 순서 없는 질문을 줄이는 경향이 있다.

실수, 실패 및 모험에 대한 두려움 해결하기

아무도 바보처럼 보이고 싶어 하지 않는다. 아무도 실패하고 싶어 하지 않는다. 그러나 모든 사람들은 의사소통기술을 전문적 수준으로 발전시키는 과정에서 그렇게 될 것이다. 이것이 학습자들이 위험을 감수하고 실수를 해도 안전하다고 느낄 수 있도록 지지적인 분위기를 조성하는 중요한 이유이다. 3장과 5장의 연습과 서술적 피드백에 대한 논의와 이 장에서 제시한 자료들은 이를 어떻게 달성하는지를 설명한다. 여기에 몇 가지 구체적인 기술들은 특별한 가치가 있다.

- 최상의 단일 접근 방식을 제안하기 보다는 앞으로 나아가기 위한 대안들을 강조하고 논의하라.
- 반복하고 다시 시도할 수 있는 기회를 제공하라.
- 학습자가 면담 진행 중 원하는 경우 '중지(time-outs)'하고 관찰자에게 도움을 받을 수 있도록 하라.
- 나선 과정의 관점에서 크게 생각하라 (예: 학습자들에게 그들이 시도하고 있는 '다음 단계'가 무엇인지 확인하고 완벽한 수행을 목표로 하기 보다는 특정한 과정 중의 단계들을 시도하도록 하라).
- 학습자의 실수나 실패를 많은 사례 중 시도된 하나의 옵션으로 여기도록 유도하라.
- 실수가 발생하지 않는다면 학습도 발생할 수 없다는 것을 설명하라. 좌절은 종종 학습의 돌파구를 바로 앞에 두고 있는 발전의 지표로 볼 수 있다.

우리는 소규모 학습 그룹의 실수를 다루는 많은 기술을 밝혀낸 한 임상 교수의 병동 회진에 대한 연구로 돌아간다(Kurtz 1990). 학습자들은 이 임상 교수가 실수를 다루는 방식이 자신들의 학습에 많은 기여를 한 특별한 기술이라고 하면서 이러한 회진들이 특히 유용했다고 일관되게 말하였다. 그 임상 교수는 실수나 간과(자신은 물론 학습자의 실수)를 포기나 비판의 기회로 여기기보다는 학습의 발판으로 삼았다. 그는 학습자들에게 '당신이 틀렸다'고 노골적으로 말하기 보다는 그들이 틀렸다는 것을 스스로 결론짓도록 유도하고, 종종 그 과정에서 그들의 실수를 바로잡는 방향으로 나아가는 것을 도왔다. 오답과 실수들을 다루는 그의 기술은 다음과 같다:

- 학습자에게 그들이 틀렸다고 말하는 대신 좀 더 집중적인 질문을 던진다(예: '섬유종이 문제라고 생각하는군요. 그런데 무엇이 간 질환과 체중 감량을 유발하고 있는 것일까?')
- 만약 갈등이 옳고 그른 사실보다는 의견과 관련이 있다면, '사람들은 많이 다르다.' 또는 '그것에 대해 내가 원하는 것은..'
- 중요한 측면을 간과했을 때 학습자의 생각을 명확하게 다시 확인한다(예: '기억해보세요, 여기서의 목표는 나중에 오랫동안 입원해야 할 것이기 때문에 지금 병원에 있는 시간을 최소화하는 것입니다')
- 어떤 사람이 무엇을 해야 할지 모른다고 인정하는 경우, 다른 학습자에게 생각을 물어보거나, 아무도 모르는 경우 학습자에게 생각하는 자신의 사고 과정을 큰 소리로 말해 보라고 하면서, 몇 가지 안내를 위한 질문을 한다.
- 자신의 불확실성이나 이해 부족함에 대해 이야기하고 때때로 그가 단점을 어떻게 고칠지를 제안함으로써 학생들이 자신의 단점을 더 공개적으로 인정하고 고칠 수 있도록 장려한다.

당연히, 이러한 회진에서 학습자들은 자신의 실수나 지식 부족을 자유롭게 인정하고 현장에서 바로 잡았다. 임상 교수의 기술은 학습자들이 스스로를 방어하기보다는 자유롭게 생각하고 대안을 시도할 수 있게 해 주었다.

오류, 불일치, 충돌을 실패의 지표로 보기 보다는 유용한 긍정적 긴장감과 참여와 학습의 자연스러운 부분으로 보는 것은 인식의 상당한 변화를 의미한다.

불일치 처리

의사소통기술을 배우는 데 초점을 맞춘 그룹에 참여한 모든 사람들 사이에 의견의 차이나 불일치는 불가피하다. 자아 갈등으로 확대되거나 그렇지 않으면 학습이나 변화를 가로막는 불협화음에 직면할 때 당신은 무엇을 할 수 있을까? 다음 사항을 고려하라.

- 그 갈등이 '진짜'인가? 알아내기 위해서는 반응을 인정하고, 신중하게 경청하여 문제를 명확히 하고 공통점을 확립하라. 종종 더 이상의 단계가 필요하지 않을 수 있다. 필요한 경우 왜곡이나 인식의 오류를 수정하라. 의견 불일치와 토론을 한 번에 한 가지 주제로 제한하라.

- 만약 '진짜' 갈등이 존재한다면, 그 집단에 두 가지 중요한 마음가짐을 상기시켜라.
  - 당신이 어떤 성과를 얻으려고 하는지 알 때 비로소 무엇이 효과적인지 결정할 수 있다. 동의하지 않는 사람들은 어떤 목표나 성과를 염두에 두고 있는지 묻고, 그 맥락 안에서 효과적인 것이 무엇인지 그룹이 생각하도록 격려하라.
  - 합의가 필요 없는 경우가 많다. 많은 의견 불일치는 단순하여 모든 사람이 동의할 필요는 없다는 점을 지적함으로써 해소될 수 있다. 의사소통훈련의 한 가지 목표는 학습자들이 그들의 기술 목록을 확장하는 것이기 때문에, 합의는 오히려 역효과를 낼 수도 있다. 사실, 공감대 부족은 종종 학습자들이 변화에 직면할 수 있도록 만들어주는 건설적인 갈등이다. '최고'의 해결책이나 전략 또는 '유일한' 방법을 찾거나 무언가를 표현하는 것이 아니라 학습자들의 목록을 확장하는 것이 초점이라는 것을 상기하라.
- 가치관이 충돌하는 경우, 동의하지 않는다는 것에 동의하고, 이것을 큰 소리로 인정하는 것이 일반적으로 가능한 유일한 임시 '해결'이다. 장기적으로는, 모델링을 통해, 여러분이 말하는 것보다 여러분이 어떻게 행동하느냐를 통해 영향을 주는 것이 유용한데 이는 여러분 자신이 관점의 변화를 가져올 수 있는 미래의 토론과 깨달음에 대해 가능성을 열어두고 있기 때문이다.
- 당신이 그룹의 다른 참가자들과 의견이 다른 경우:
  - 그룹을 신뢰하고 그 일부가 되라 - 여러분이 촉진자든 그룹의 일원이든 간에, 여러분은 기여하고 발언할 수 있는 동등한 권리가 있다.
  - 이런 말로 대응하라: '흥미롭군요... 내 견해는 다릅니다 - 내 제안은..' -대안적 관점을 가진 사람을 중시하라.
  - 당신의 의견을 제안이나 대안으로 삼고 다른 사람들에게 어떻게 생각하는지 물어보라 (즉, 앞을 보고 당당히 서라 그리고 의제를 숨기지 말라).
  - 매우 중요하다고 생각되면, 그 부분에 대해 정중하게 중요하다고 말하라: '이것은 나에게 중요한 문제입니다 - 나는 그것에 대해 강하게 느낍니다. 분명히 그것은 갈 수 있는 유일한 방법이 아니니 좀 생각해 주십시오'
  - 다른 사람들의 논평에 대해 '네, 그리고..' 또는 '네, 하지만..'이 아닌 '다른 한편으로는'을 사용한다.
  - 긴장을 풀라 그리고 방어적인 행위보다는 지지적인 자세(예: 제공(offers), 제안(suggestions), 평등(equality))를 취하라. 즉, 자아 갈등으로 치닫는 것을 피하라.
- 그룹을 향해 거울을 들어 보이라. 참가자들이 그룹 내에서 일어나고 있는 일의 과정에 대해 생각하기를 원할 때, '여기 내가 보는 것이 있다. ..어떻게 생각하십니까...?'라고 말하라. 이 기술은 당신이 직접 의견 불일치에 관여하거나 제 3자로서 분쟁 관리를 할 때 모두 적절하다.

분노에 대처하기

실수와 의견 차이를 탐구하는 과정은 많은 갈등과 방어적 상황을 수반하는 감정에 대해 고려해야 한다. 분노(크거나 작거나)는 우리 자신의 분노인지, 다른 누군가의 우리를 향한 분노인지, 우리가 그저 관찰하고 있는 다른 누군가의 또 다른 곳으로 향하는 분노이든 상관없이 우리 대부분에게 어려움을 만들어 주는 것 같다. 분노를 이해하는 것은 그것에 효과적으로 대처하기 위한 전략을 세우는데 도움이 될 수 있다.

결론적으로, 분노는 부차적인 감정이다 - 분노는 혼자만 일어나는 것이 아니라 항상 다른 '일차적(primary)' 감정들과 함께 일어난다(Gorden과 Burch 1974). 예를 들어, 우리는 '심하게' 좌절하거나 겁먹거나 상처 받았을 때 화를 낸다.

Zeeman의 공격 모델(Zeeman 1976년)은 분노 그리고 특히 갈등이 비교적 온건한 불화에서 자아 갈등으로 확대되는 상황에서 사람들이 어떻게 반응하는지에 대한 중요한 통찰력을 제공한다. 이 모델은 공격성과 분노가 예측 가능한 증분으로 증가하는 일정한 선형적 진행을 따르지 않는다고 설명한다. 오히려 공격성은 갑자기 높아진다. 한동안 그 진행은 직선을 따라 또는 점차 위로 구부러지는 것을 따라가는 것처럼 보인다. 하지만, 어느 예측 불가능한 지점에서 점차적으로 증가하는 공격의 수준은 전혀 다른 평면으로 갑자기 기하급수적으로 치솟는다. 이 이론은 분노가 언어폭력(또는 신체적)으로 확대되거나 보다 온화한 형태의 갈등 중 하나가 자아 갈등(ego conflict)으로 확대될 때 사람들에게 어떤 일이 일어나는지 이해하는 데 도움이 된다. 또한 문제에 초점을 맞추는 것에서 사람에게 초점을 맞추면서 다른 '평면'으로 도약하는 전환이 생길 수 있다고 한다.

분노에 대한 이차적 감정설과 공격 모델은 우리에게 분노와 갈등에 대처하는 방법의 실마리를 준다.

- 자신의 분노 또는 다른 사람의 분노는, '도약(leap)'이 일어나기 전에 대처해야 한다. 분노를 조절하거나 그것이 생성하는 에너지를 건설적으로 전달하고자 하는 경우, 분노를 일종의 신호로 생각하고 대응하라. 처음 분노의 존재를 감지하면, 분노를 사용할 수 있도록 집중하고, 그것이 증가하여 '도약'하기 전에 신호를 보내라. 분노를 그 내부에서 당신에게 보내는 메시지라고 생각하라(건설적인 행동에 맞춰) : '여기 뭔가 잘못이 있다 - 당신이 분노를 다룰 수 있도록 지금 있는 것과 맞서라.'
- 만약 '도약'이 이미 일어난 것처럼 보인다면, 서로 이성적으로 판단하기 전에 시간을 내어 더위를 식히는 것이 도움이 될 것이다.
- 분노 밑에 있는 일차적인 감정이 무엇이고, 무엇이 그것을 야기 시키고 있는지에 집중하라. 분노에만 집중하지 말고 거기서부터 작업하라.

분노, 공포, 좌절(frustration), 감수성(sensitivity), 현기증(giddiness), 홍분(excitement) - 어떤 종류의 감정은 거의 항상 갈등을 동반한다. 감정을 다루기 위해 특히 기억할 만한 중요한 마지막 제안을 발견했다: 감정들의 부정적인 특성이나 긍정적인 특성과는 상관없이, 감정은 자연스럽고 잠재적으로 유용하다. 왜냐하면 감정은 우리가 감정과 연관되는 경험에 집중할 수 있도록 도와주기 때문이다. 감정은 우리가 관여하고, 배우고, 변화시키는 능력을 높여준다. 아마도 그것이 감정과 감정들을 야기 시키는 갈등들이 우리의 학습 체험에서 흔한 이유일 것이다.

구체적인 어려움 대처하기: 기술을 실천에 옮기기

우리는 어려운 상황에 직면했을 때 효과적인 촉진에 대한 몇 가지 기술과 전략을 위에서 설명하였다. 그룹 학습에서 자주 발생하는 어려움에 대한 다음의 두 가지 예는 촉진자가 실제의 기술을 어떻게 결합할 수 있는지를 보여준다.

예 1: 그룹 구성원의 판단적이거나 안전하지 않은 피드백에 대응하기

이 예에서, 우리는 그룹 구성원(집중하지 않은 순간 촉진자가 될 수 있는 사람!)이 안전하지 않거나 판단적인 피드백을 제공할 때 어떻게 대응해야 하는지 탐구한다. 피드백을 받는 사람과 그룹의 나머지 구성원의 학습을 극대화하기 위해 필요한 전제 조건은 비판을 수용하고 동화시킬 수 있는 지지적인 분위기이다. 판단적이거나 공격적인 피드백은 학습자를 방어적으로 만들고 학습을 감소시킨다. 촉진자에게는 다음과 같은 두 가지 난제가 발생한다.

1. 어떻게 자신이 판단적으로 되지 않고 학습자를 방어적으로 만들지 않으면서 판단적 비판에 대응하겠는가?
2. 어떻게 하면, 피드백을 받는 사람을 구하기 위해 달려들면서, 공격적인 비판을 해소하고 동시에 그것을 준 사람도 지지할 수 있을까?

원치 않는 결과

그룹 구성원: '정말 끔찍했습니다. 당신은 환자의 신호를 전혀 듣지 않았다. 끔찍했습니다..'

번역: 그 면담는 엉터리였고 아마 너도 마찬가지일 거야.

촉진자(피드백을 받는 사람을 구조함): '잠깐, 그런 종류의 피드백을 하면 곤란합니다. 너무 공격적으로 대하지 마십시오. 당신은 그것이 John의 기분을 어떻게 만들 것이라고 생각하나요?'

번역: 피드백은 엉터리였고 아마 당신도 마찬가지일 거야.

다른 그룹 구성원(첫 번째 일원을 구하려함) : '하지만 나는 Dave의 말에 동의합니다.. 끔찍했어요.'

번역: 당신의 개입은 형편없고 아마 당신도 그럴 것이다.

촉진자(현재 방어적이며 여전히 테이프를 보여준 사람을 구하려 함): 'John, Dave의 피드백이 네 기분을 어떻게 만들었니?'

번역: 도와줘, 난 지금 방어적인 기분이 들어 구조해 줄래.

John(용기를 내어 Dave를 구하려함) : '난 전혀 개의치 않습니다. Dave는 항상 삽을 삽이라고 합니다.. 그는 항상 그런 식이랍니다!'

> 번역: 이 모든 관심 때문에 내가 얼마나 끔찍하게 느끼는지 아십니까? 나는 지금 기분이 더 나빠지고 있습니다.
>
> 촉진자는 바닥에서 도망가기 위한 구멍을 찾는다.

더 좋은 계획
- 메시지(피드백이 말한 내용)를 전달(말한 방식)에서 분리하다. 즉, 과정에서 내용을 분리하라. 종종 참가자들은 좋은 지적을 하지만 잘못된 방식으로 한다. 서투른 과정을 다루면서 좋은 내용을 간과하게 되기 쉽다.
- 판단적이지 않고 설명적인 피드백을 시연하라. 판단력을 가지고 판단력과 싸우는 대신에, 적절한 기술을 시연하라.
- 면담을 수행한 사람과 피드백을 제공한 참가자 모두를 지지하고 가치 있게 평가하라. 둘 다 잠재적으로 어려운 상황에 대한 구조를 필요로 한다. 너무 심하게 개입하여 한쪽에 치우치거나 보호의 필요성을 강조하는 것은 문제를 더 악화시킬 수 있다.

계획을 실행하기 위한 선택
- 이들과 대립하기보다는 참가자들에게 서술적 피드백을 사용하도록 권장하라. '그 경우 피드백은 매우 어렵습니다.' 대신, 다음 단계로 과정을 진행하라.

> '당신이 끔찍하다고 했을 때, 무엇 때문에 그렇게 생각하게 되었나요?'

직접 행동에 맞서지 않고도 원하는 것을 보여줄 수 있는 비대립적 시연이다. 참가자를 폄하하지 않고도 적절한 서술적 피드백을 얻을 수 있으며, 참가자의 피드백을 인정하며, 피드백을 받는 사람의 실패는 더욱 분명하게 하지 않으며, 두 개인 모두 가치를 인정받는다.

- 설명적 피드백이 그룹에 어떤 도움을 줄 수 있는지 보여주라. 약간 다른 접근 방식은 참가자가 피드백을 바꿔야 하는 이유를 제안하는 것이다.

> '흥미로운 지적이군. 당신의 피드백이 효과가 없는 것처럼 보이는 이유를 살펴볼까요 - 그것이 좋든 나쁘든, 당신이 중요하다고 느낀 단서들을 정확하게 묘사하였습니까? 그랬다면 우리 모두는 무엇을 얻고자 했는지 살펴보고 그것을 하는 방법을 생각해 볼 수 있었을 것입니다.'

이는 일반적이고 평가적인 언급이 아니며 구체적이고 서술적인 언급의 필요성을 부드럽게 설명하면서 참가자를 소중히 여긴다. 그리고 의사와 환자가 달성하려고 하는 결과에 대해 주의를 다시 집중시키므로 어떤 접근법이 그러한 결과를 달성하는 데 가장 효과적일 수 있는가를 결정할 수 있는 길을 열어준다.

- 자신의 생각을 가지라. 피드백이 명백하게 판단적이었다면 미소를 짓고 얼굴을 찡그리며 두 손을 가슴에 얹고 다음과 같이 말하라.

> '이보게, 맘이 아프다네, 다른 사람도 그런 걸 느꼈나?'
> (즉, 그룹의 일원으로서 반응하고 그룹이 괜찮은지 확인만 하면 된다.)

이것은 상황을 완화시키기 위한 유머러스한 접근이며, 그룹이 잘 형성되어 신뢰가 있고 지지적인 분위기라면 효과가 있다. 크게 웃으며 어서 말하라.:
이것은 전달자나 수신자에게 지나치게 강조하지 않고 피드백을 신속하게 조절한다.

- 피드백 수신자 및 그룹을 확인하라. 수신자에게 피드백을 확인하기 전에 묻는 이유를 먼저 확실히 알려주라.

> '그건 중요한 지적입니다, Dave. 그런데 나는 피드백의 스타일이 궁금하다 - 당신이 매우 흥미롭다고 생각하는 그것이 아니라 당신이 어떻게 말했는지 그 스타일. 나는 우리가 앞에서 살펴본 기본 규칙에서 벗어나고 있는지 아니면 그룹이 여전히 괜찮은지 궁금합니다. 제가 John과 나머지 일행에게 그것을 확인해 봐도 괜찮을까요?'

행동에 당신이 직접 라벨을 붙이지 말고 그룹이 원하는 것에 라벨을 붙이고 정렬하도록 하라. 만약 그렇지 않다면, '나였다면, 나를 방어적으로 만들었을 것이다. 어떻게 생각하나요?' (아직은 댓글에 공격적이라고 딱지를 붙이지 않음, 등.).

- 전반적으로 그룹 내 피드백을 살펴보십시오. 종종 비난의 손가락질을 직접 한 사람에게 하지 않는 것이 더 나을 수 있다.

> '잠깐 뒤로 물러서서 그 과정을 살펴볼 수 있을까요? 피드백은 잘 되고 있나요? 우리가 개선할 수 있는 것은 없을까요?'

- 아니면 그룹에 거울을 들어 보이라.

> '내가 본 바로는, - 우리가 부정적인 것에 더 집중하고 있는 것처럼 보입니다 - 그것이 당신이 하고 싶은 일인가요?' 또는 '예를 들어, 우리는 부정적인 논평으로 시작하려고 하고 있습니다.' 그리고 나서 어떤 사람을 탓하는 것처럼 들리지 않게, 그것들을 기억할 것처럼 인용한다. '괜찮습니까? 그것이 건설적인 진행 방법일까요?'

학습 그룹의 상호 작용과 면담의 상호 작용을 연결하십시오. 서로에 대한 우리의 언급은 우리가 환자에게 하는 언급과 같으며, 우리는 항상 말을 듣는 사람에게 미치는 영향에 주의를 기울여야 한다.

- 만약 당신이 스스로 판단적인 피드백을 주는 실수를 저질렀다면, 자신을 잡고 큰 소리로 그렇게 말하라.

> '잠깐 - 미안합니다, 그건 유용한 피드백이 아니었습니다.
> 한 걸음 뒤로 물러서서 다시 한 번 해 보겠습니다..'

어느 누구도 100% 완벽하게 집중하지 못한다. 공개적으로 자신의 실수를 인정하고 고치는 것은 오류를 바로 잡고, 실수를 학습의 발판으로 삼는 방법을 시연해 주며, 학습자들이 자신의 단점을 인정하고 고치도록 장려한다.

예제 2: 지지적이지 않거나 파괴적인 그룹 구성원에 대처하기

이 두 번째 예에서는 지지적이지 않거나 파괴적인 그룹 구성원을 다루어야 하는 어려움에 대해 살펴본다. 이는 촉진자에게 다음과 같은 다양한 형태를 취하게 하는 도전적인 문제다:

- 리더십(leadership)에 대한 직접적인 도전 (강력한 공격성)
- 그룹의 다른 구성원들에 대한 지지적이지 않는 비판적 행동
- 과정 참여에 대한 거부 (역할극, 영상 준비, 피드백 제공 안하기)
- 지나친 자신감이나 경쟁심으로 인해 과도하게 기여하거나 교만해 지는 경우
- 침묵 또는 시무룩함, 기여하지 않음 (수동적 공격성)
- 태업, 그룹의 과정 또는 구조의 파괴 (고의적일 수도 있고 아닐 수도 있음)
- 통제 불능 집단

이러한 상황에 대처하기 위한 전략

다음 사항을 기억하면서 사고방식을 확인하라:

- 갈등 또는 '문제(difficult)'의 행동은 건강하고 정상적이다.
- 모든 문제 행동은 의사소통의 문제이다.
- 그 '문제'의 사람이 하는 '문제'의 행동처럼 보이는 것이 사실 그룹의 다른 모든 사람들이 용감한 행동이라고 생각하고 있는 어떤 말을 하고 있는 것일지도 모른다.
- 메시지의 내용과 과정을 구분하고 양쪽의 의미를 고려하라.

상충되거나 방어적인 상황, 특히 행동이 명백하고 직접적인 상황에서는 앞서 설명한 '초기 대응' 기술부터 시작하라.

- 수용적인 반응을 보여라
- 비유를 하라
- 공통점을 재설정하라 (Baker 모델)
- 방어적이고 지지적인 분위기에 관한 Gibb의 전략을 검토하고 의도적으로 사용하라
- '미안합니다' 또는 '내가 틀렸군요' 또는 '저는 그런 생각을 해본 적이 없네요 - 나를 깨우쳐줘서 고맙습니다'라고 말하는 것을 배우고 연습하라.

그러나 우리가 위에 열거한 많은 상황에서, 곤란한 파괴적인 행동은 공공연한 도전이 아니며, 그룹 내에서 무언의 그리고 때때로 인식되지 않고 남아있던 문제라는 것이다. 예를 들어, 만약 그룹 구성원 모두가 서로의 의견을 듣는 것보다 한 번씩만 의견을 내고 있거나, 혹은 그룹의 구성원 중 한 명이 시무룩하거나 지나치게 기여하는 경우, 촉진자는 그룹을 어떻게 더 적절하게 운영할 것인지, 아니면 문제의 행동을 토론의 의제로 할지 결정해야 한다.

다음과 같은 추가적인 접근 방식은 위에 열거된 상황 모두에서 유용할 수 있다.

- 촉진자 자신의 딜레마를 말하고 공유한다. 촉진자가 그룹과의 딜레마에 대해 확인하는 것은 문제를 밝히고 해결하기 위한 것이다. '거울을 들고 있는 것'은 이를 실현하는 하나의 방법이다.

> '잠깐 멈추고 그룹에서 무슨 일이 일어나고 있는지 알아보고 싶습니다. 여기 내가 본 바로는 몇몇 그룹 구성원만이 대부분의 이야기를 하고 다른 많은 구성원들은 아직 말을 하지 않고 있습니다. 어떻게 생각하십니까? 그걸로 만족하십니까?'

- 자신의 감정에 대해 그룹에게 확인하라. 그룹 대신 자신을 위해 발언하라.

> '오늘 우리가 태클을 하는 모습이 순간적으로 저는 불편했습니다. 제가 점점 더 방어적으로 되어 걱정스럽습니다. 무슨 일이 일어나고 있는지, 그리고 여러분 모두 그것에 대해 어떻게 느끼고 있는지 확인해 보고 싶습니다?'

- 그룹에 기본 규칙에 대해 상기하게 하라. 그룹이 이전에 수립된 기본 규칙을 다시 성찰하게 하고 이를 준수하고 있는지 물어보라. 그룹 구성원이 현재 진행 중인 과정에 만족하는지 확인하라.
- 그룹이 이 피드백 과정의 의제를 다시 성찰하게 하라. 그룹이 여전히 원래 의제에 대해 건설적으로 일하고 있는지 확인하여 방향과 과제를 다시 설정하라.
- 그룹의 현재 작업 방식을 '라운드'로 전환하라. 각 그룹 구성원들에게 그룹 논의의 초점인 사안에 대해 자신의 생각을 한 번씩 진술하도록 하는 것은 각 구성원이 기여하도록 격려하고 경청하고 존중하는 분위기를 다시 조성한다. 특히 한 구성원이 너무 많이 기여하는 경우 도움이 된다. '재미있군요/ 다른 사람들이 어떻게 생각하는지 들어봅시다.'라고 말하면서, 그룹을 라운딩하면 기여자를 소중하게 여기게 되는 동시에 나머지 구성원들도 참여할 수 있게 된다.
- 감정적인 '라운드'는 깨라. 이를 통해 모든 구성원이 한 기여자(예: 비기여자)를 선정하지 않고도 그룹의 과정이나 과제에 자신의 감정을 가지고 참여할 수 있다.
- 그룹의 현재 작업에 대해 짝을 지어 듣는 연습을 하게 하라. 발생한 어려운 행동에 집중하기 보다는 한 쌍의 학습자가 그룹이 작업하고 있는 문제에 대해 토론하게 되어 듣기 연습을 통해 모든 사람의 참여를 유도하고 학습자의 어려움을 지나치게 부각되지 않게 하면서도 적절한 듣기가 가능하며 토론에 기여할 형식을 재정립할 수 있다. 이러한 연습은 또한 문제를 해체하고, 리더가 생각하고 성찰할 수 있는 시간을 주며, 그룹 토론 과정을 더욱 역동적으로 만든다. 쌍으로 논의한 아이디어는 그룹 전체에서 공유될 수도 있다.
- 과정에 관한 듣기 연습은 짝을 지어 시행하라. 짝을 지은 청취 연습은 어려움을 야기하던 그룹 역학을 그룹이 다룰 수 있도록 하기 위해 사용될 수도 있다. 이것은 그룹 내 흐름의 변화를 가능하게 하고 성찰의 시간을 제공한다.
- 사람들을 밖으로 불러내라. 그룹 구성원 개개인과 대결하는 것은 위험 부담이 큰 전략이다. 촉진자는 그런 상황을 무시하고, 그룹 내에서 문제를 해결하려 시도하거나 다음 기회에 개인적으로 해결하는 것 중 하나를 신중하게 선택해야 한다. 그룹 내의 소극적인 구성원에게 'Richard, 잘 지내나?'라고 묻는 것은 어려움에 대한 더 명확한 이해로 이어질 수 있다 (피로함이나 교실 밖의 다른 걱정거리 또는 교수법에 대한 불안이나 불편함 때문일 수 있음). 그러나 그러한 행동은 그룹의 학습에 지장을 주거나 학습자의 더 나은 판단과 이해를 방해하고 사적인 문제를 그룹에 노출하도록 강요할 수도 있다. 조금이라도 의심스러운 점이 있다면, 특히 집단이 잘 자리를 잡지 못하고 구성원에 대해 당신이 아

직 잘 모르는 경우에는 개인적으로 대화를 나누는 것이 더 안전하다.

'Dave, John이 자살하기 전에 얼른 그것을 고쳐 말하세요!'

'좋은 논평입니다. 학습하기 좋도록 그냥 바꿔 말하면 안 될까요?
"그 환자는 여러 번 걱정된다는 신호를 주는 것 같았다."고
생각하시는 것이지요, Dave?'

- 그것을 당신 스스로 고쳐 언급하라.

8장
과정 운영: 연구와 이론 소개, 학습의 확장과 강화

소개

이 장에서는 체험적 학습에 대한 연구 근거와 의사소통 이론을 도입하는 방법, 토론이 더 큰 이해와 기술 개발로 이어질 수 있도록 논의를 확장하고 강화하는 방법을 탐구한다.

5장, 6장, 7장에서 논의했듯이, 촉진자는 그룹 과정과 관련된 의사소통 기술 교육에서 많은 책임을 가진다. 이 장에서는 다음이 포함된다.

- 지지적 분위기를 만들고 유지하기
- 서술적이고 판단적이지 않은 피드백을 보장하기
- 그룹의 토론을 촉진하기
- 그룹을 집중시켜 앞으로 나아가기
- 학습 내용을 요약하기

우리는 또한 어떻게 촉진자가 학습 내용들을 똑같이 강조하는지에 대해서도 설명하였다. 여기에는 다음이 포함된다:

- 모든 학습자들이 개인의 기술 개발에 대한 개별 상담과 지원을 받을 수 있도록 건설적인 피드백 보장하기
- 개인의 경험과 아이디어를 공유하고 탐구하도록 장려하고 그룹이 토론에서 배운 것을 주기적으로 강화하여 토론과 학습을 확장하기
- 관련 의사소통의 개념, 원칙 및 연구 근거를 통하여 토론과 학습을 심화시키기: 문헌으로 부터 얻는 넓은 식견을 통하여 개인적인 생각과 체험적 학습의 균형 잡기

학습자에게 도움이 되도록 자기-탐색(self-exploration)을 보완할 수 있는 적절한 내용을 선별하여 체험 학습에 도입하는 것은 촉진자의 임무이다. 촉진자가 이 임무를 완수하려면 의사소통 연구와 이론에 대한 정보를 잘 알고 있어야 한다. 교육자로서 의사소통기술을 가르치는 '방법'만을 아는 것만으로는 충분하지 않다. 가르칠 '무엇'과 학습자가 그것을 활용할 수 있는 방식인 '어떻게'를 제시하는 법을 이해하는 것도 마찬가지로 중요하다. 우리가 출간한 다른 동반 서적은 프로그램 개발자들

과 촉진자들이 이 주제에 대해 의논하고 가르치는데 필요한 정보를 제공할 수 있도록 쓰였다.

물론 학습자들도 이 자료를 읽음으로써 큰 도움을 받을 수 있겠지만, 촉진자들은 체험 과정 동안 틈틈이 문헌으로부터 개념, 원리, 연구를 도입할 책임을 가진다. 학습자의 현재 토론 내용의 문맥에 맞게 이론을 소개하고 직접 적용할 경우 학습과 기술 발달에 영향을 미칠 가능성이 높다 (Bloom 1965; Rollnick 외 연구진 2002). 과정이 진행되어 그들의 지식과 기술이 발전함에 따라, 학습자들은 이 활동에 같이 참여하며 책임을 나눌 수 있다.

테니스나 스키의 비유가 여기서 유용하다. 게임 실력을 향상시키는 방법에 대해 읽는 것도 도움이 되겠지만, 읽은 내용에 따라 행동하면 더욱 많은 도움이 된다. 또한, 읽은 내용을 토론하고 테니스 코트나 스키 슬로프에서 행동하면서 적절한 순간에 그 내용을 풀어줄 수 있는 노련한 코치와 함께 하면 더 큰 도움을 받을 수 있다.

이 장에서는 다음을 돕는 방법과 기법에 대한 개요를 제공한다.

- 체험적 학습에서 관련 내용을 강의식으로 교육하라
- 체험과 토론을 확대하고 강화하라

이후 다음에 대해 논의하겠다.

- 이 두 가지 영역을 구현하기 위한 실제적인 제안:
    - 캘거리-캠브리지 과정 지침의 모든 6가지 작업
    - 선택된 의사소통 관련 이슈들

이 장은 의사소통기술을 가르치고 배우는 방법에 관한 이 책과 그 기술의 기초가 되는 이론과 연구 근거를 제시하는 우리의 동반 서적 사이의 연결 고리를 제공한다.

개요: 강의식 교육을 소개하고 체험과 토론을 확장 및 강화하는 방법

체험적 학습과 강의식 교육의 균형을 맞추는 것은 학습자의 교육 욕구를 자주 점검해야 하는 섬세한 작업이다. 비록 이 장에서 촉진자가 사용하도록 광범위한 제안을 제공하지만, 우리는 이러한 아이디어들 중 한 두 가지를 하나의 세션에 도입하는 것이 필요하다고 강조한다. 촉진자는 체험 학습의 원리를 지속적으로 염두에 두고 자신의 교육 의제보다는 학습자의 의제 위주로 교육할 필요가 있다. '과잉 학습(over-teaching)'의 위험성에 대한 인식은 매우 중요하다.

기회가 있을 때 의사소통의 개념, 원칙 및 연구에 대해 소개하기

촉진자는 그룹이 탐구하고 있는 상담의 어느 특정 영역을 조명해 줄 수 있는 중요한 이론이나 연구를 소개할 수 있는 많은 기회를 갖게 된다. 이것은 두 가지 방법으로 달성될 수 있다.

1. 검토하고 있는 특정 상담과 관련된 의사소통의 개념, 원칙 또는 연구를 미니-강좌 형식으로 상시적으로 교육하겠다고 그룹에 양해를 구하라. 참가자들에게 내용이 적절한지 어느 정도 이미 알고 있는지 알아보라.

예를 들면 다음과 같다:

> '환자의 질병에 대한 환자 본인의 관점을 이해하는 것의 가치를 뒷받침 하는 근거를 알고 있나요?' 라는 질문에 이어 '더 알고 싶으십니까?'

참가자들이 관심 있는 경우 미니 강좌를 진행하십시오.

2. 학습자가 스스로 관련 이론이나 연구를 도입하여 기여할 수 있는 기회를 제공하라. 이미 그 문헌을 알고 있는 사람이 있다면, 그룹에 그에 대해 이야기하고 싶은지, 아니면 미니-강좌를 듣고 싶은지 물어봐라. 그렇게 하면 당신이나 또는 다른 참가자가 추가적인 세부 사항 또는 지식을 제공할 수 있다.

어느 방법을 사용하든지 이후 여러분과 그룹이 보다 학습자-중심적이고 체험적인 토론, 관찰 또는 연습으로 돌아갈 수 있도록 미니-강좌는 간단히 하라. 예를 들어, 학습자 또는 그룹에게 '발언권을 돌려주고' 자료가 도움이 되었는지 물어본 다음, 문제의 면담에 대한 토론을 계속할 수 있도록 일부러 뒤로 물러나 앉는다. 촉진자로서 당신이 말하는 것과 그룹이 기여하는 것 사이의 균형을 계속 확인하라. 시간의 가장 큰 비중은 학습자, 학습자의 실습, 관찰 및 토론에 두어야 한다.

경험 및 토론의 확대 및 강화

과정이 진행함에 따라, 학습자가 자신의 학습을 확장하고 강화하기 위해 면담의 특정 자료에서 벗어날 수 있도록 해주는 기회가 제공되어야 한다. 그 기술로는 다음과 같은 것들이 포함된다.

- 학습자를 참여시키거나 토론에 심층적인 내용을 추가하는 방법
- 추가적인 역할극 또는 연습
- 비디오테이프를 사용하는 다른 방법
- 환자와 의사의 생각과 감정을 확인하면서 진행하기

- 학습을 요약하고 일관성 있게 전체로 조직하는 방법

이러한 기법은 피상적인 사고와 토론을 넘어서 체험적 학습을 심화시켜 준다(Marton과 Saligo 1976). 그것은 우리가 체험적 학습에서 발생한 아이디어와 기술을 의미 있고 기억에 남는 무언가로 통합할 수 있게 해준다. 그것은 또한 학습자를 참여시켜 체험과 토론의 깊이를 더해준다. 그리고 그것은 면담에 유용한 전환점(counterpoint)을 만들고 학습자의 기술 개발을 진전시킨다.

학습자를 참여시키고 토론에 심층적인 내용을 추가하는 방법

다음의 기법은 모두 학습을 보다 역동적으로 만들고 촉진자가 특정 기술이나 면담의 일부에 대한 탐색과 토론을 장려하는데 도움을 줄 수 있다.

- 반응하고 질문하는 기술
- 모든 구성원이 참여하도록 격려하는 순환 참여(rounds)
- 2인 1조 또는 3인 1조로 하는 연습
- 브레인스토밍
- 플립 차트(flip charting) 및 기록하기
- 캘거리-캠브리지 지침 사용의 장려

때로는 그룹 활동이나 개별 학습자와의 교류가 어려워지기도 하고 '막히거나'하여 촉진자가 길을 잃을 수도 있다. 그룹 중 한 명 이상이 침묵하거나, 기여하지 않을 수도 있고, 또는 지나치게 지배적이거나 촉진자에게 도전적일 수 도 있으며, 너무 모호하거나 피상적이어서 토론이 되지 않을 수도 있다. 위의 방법 중 하나를 사용하면 학습자가 단단히 집중하며 표면적인 것을 넘어 탐구하고, 다시 참여하며, 더 배우고자 하는 동기가 부여될 수 있다. 핵심은 7장에서 제시된 반응 및 질문 기법을 숙련되게 사용하는 것이다.

역할극을 통해 촉진 연습하기

우리는 이미 학습자들의 기술 개발에서 연습의 중요성에 대해 토론했다. 특히, 우리는 학습자가 체험적 교육 내에서 반복적으로 기술을 연습할 수 있도록 허용하는 시뮬레이션 환자의 가치에 대해 토론했다. 또한 역할극을 사용하여 학습자를 참여시키는 여러 가지 다른 방법도 알아보았다.

- 특정 표현 (예: 환자의 생각과 우려를 이끌어 내기 위한 구문 연습)을 위한 미니-역할극
- 그룹 구성원이 강의 시간에 출석할 수 없는 환자의 역할을 하는 역할극
- 학습자에게 특정 목적을 가진 의사 또는 환자의 역할을 부여하는 준비된 역할극(예: 나쁜 소식 전하기)
- 역-역할극 (reverse role play): 학습자가 자신이 논의하고 싶은 실제 사례를 그룹에 가져와 환자 역할을 하는 역할극

역할극을 사용하는 다른 방법은 다음과 같다.

- '나쁜' 역할극에 이은 '좋은' 역할극 - 이것은 얼어붙은 분위기를 녹이고, 또한 이 방법을 시도하기 꺼리는 역할극 배우들에게 도움을 줄 수도 있다.
- 비-의료적 역할극 - 때로 도움이 되고 임상 경험이 부족한 의사나 학생에게 덜 위협적이다.

학습자가 역할극을 꺼릴 경우, 그 장애물이 무엇인지 확인하고 학습자의 감정을 받아들이는 것이 도움이 된다. 시뮬레이션을 통해 기술을 연습하는 이론적 배경을 설명하거나, 그룹 구성원들이 환자와 함께 시도해 보기 전에 먼저 문구를 연습할 수 있도록 하는 따뜻하고 확고한 격려가 장애물을 극복하는 데 도움이 될 수 있다. 먼저 자발적인 자원 봉사자를 참여시켜라.

비디오 영상을 사용하는 다른 방법

우리는 이미 3장과 4장에 비디오 영상의 가치에 대해 기술했다. 비디오 영상의 사용에 대한 추가적인 방법에는 다음이 있다:

- 특정 기술(예: 비언어적 행동 또는 신호 수집)을 확인하기 위한 영상 사용
- 소리를 끄고 비디오 영상 재생하기
- 영상의 특정 순간을 '멈추기'
- 여러 영상(예: 시작 부분)에서 상담의 동일한 부분 재생하기

환자와 의사 모두의 생각과 감정을 파악하고 탐구하기

학습자들이 환자의 역할에 빠져들도록 격려하는 것은 종종 환자가 어떻게 느끼고 있는지에 대한 통찰력을 제공하는데 도움이 되고 의사들이 좀 더 환자 중심적으로 되도록 도울 수 있다. 실제 환자들에게 참여하여 이야기를 들려 달라고 하는 것(예를 들어, 불법 약물 문제를 가진 환자나 중병에 걸린 아이들을 돌보는 부모의 '패널(panel)' 등)도 학습자들의 이해를 깊게 할 수 있다. 이 책을 통해 우리는 학습자가 의사소통 기술의 적절한 사용을 살펴볼 수 있도록 성과-기반 접근법을 장려했다. 때로는 학습자들이 무엇을 성취하려 노력하고 있고 어떻게 '그곳에 도달할 수 있는지'를 살펴보기 전에 학습자들의 감정과 생각을 탐구하는 것이 도움이 된다. 그렇게 함으로써 태도와 기술을 동시에 탐구할 수 있다.

학습 요약 방법

학습자가 배운 내용을 요약하고, 보강하며, 구조화하여 기억하도록 돕는 것은 중요하다. 요약 연습에는 다음이 포함된다.

- 학습자에게 배운 내용을 적게 하거나 플립 차트에 기록하도록 하기
- 학습자가 강의 시간에 얻어가는 것을 '돌아보게 하기'
- 학습 시간 및 '다음 단계' 동안 학습한 내용을 요약하는데 캘거리-캠브리지

지침 사용하기

패턴 인식(pattern recognition)

어떤 교수법이나 연구 또는 이론을 어느 체험적 세션에 도입할지 결정하는 것이 반드시 쉬운 것만은 아니다. 다행히도, 대부분의 학습자들의 문제는 촉진자들이 쉽게 인식할 수 있는 범주에 속한다 - 일반적인 패턴은 환자가 의사에게 제시하는 문제처럼 흔히 발생한다. 촉진자는 패턴을 예측하고 그에 따라 계획을 할 수 있으므로 이러한 문제에 대한 패턴이 있다는 것을 인식하는 것은 도움이 된다. 우리가 경험한 학습자들이 제기하는 공통적인 문제의 패턴은 다음과 같다.

- 상담이 시작될 무렵에 환자가 논의하고자 하는 모든 이슈 또는 문제를 발견하지 못하는 경우
- 주의 깊게 듣지 않고, 처음에 개방형 질문을 하지 않거나, 폐쇄형 질문을 통해 방해하는 경우
- 환자의 생각, 걱정, 기대나 감정을 이끌어내지 않고 협력 관계를 맺지 못하며, 대신 면담 내내 의사-중심적인 입장을 취하는 경우
- 환자에 대한 친밀감이 거의 없고 반응을 못하는 경우
- 환자로부터의 신호를 수신하거나 이에 응답하지 못하는 경우
- 공개, 비공개 질문 사이의 균형을 제대로 잡지 못하여 부정확하거나 불완전한 의학 정보를 획득하는 경우
- 설명을 하기 전에 환자가 이미 알고 있는 것에 대해 알아내는 것을 잊은 경우
- 한 번에 너무 많은 정보를 주고 전문 용어를 사용하는 경우
- 상호 공통점을 찾지 못하여 환자와 협력하지 못하는 경우
- 환자에게 선택권을 주거나 의논을 하지 않아 환자가 계획에 동의하는지 확인하지 못하는 경우
- 추적 관찰이 부적절하거나 아예 하지 않는 경우

다음은 상담 내용을 보고 있을 때 촉진자로서 자신에게 질문할 수 있는 유용한 질문 모음이다.

- 당신은 여기에서 어떤 패턴을 확인할 수 있습니까?
- 당신은 이전에 이 문제를 경험한 적이 있습니까?
- 상담을 수행한 학습자의 기분은 어떨까요?
- 환자는 어떤 기분일까요?
- 그 그룹에서 이미 알고 있는 것 또는 당신이 이미 교육한 것은 무엇인가요?
- 어떻게 '일반화'할 수 있을까요?
- 언제 또는 어떤 연구와 이론이 초점을 맞추는데 관련이 있을까요?
- 지식이 있습니까?
- 학습자 중 지식을 가진 사람이 있습니까?
- 체험식 교육과 문헌에 대한 강의식 자료 사이의 전체적인 균형은 그룹에 적합

합니까?
- 이 상황에 맞는 그룹을 위한 보조 교재/자료가 있습니까?

이론 및 연구 근거를 소개하고
학습을 강화하기 위한 실질적인 제안

이제 우리는 이론과 연구 근거를 체험적 학습에 도입하는 방법과 토론을 확장하고 강화하는 방법을 보여주는 실질적인 예들로 눈을 돌린다. 우리는 캘거리-캠브리지 지침의 과제들로부터 이러한 관련 예들을 얻었다. 우리는 각각의 과제에서 학습자가 공통적으로 어려움을 겪는 영역과 기술을 선택하였고 이에 도움이 될 수 있는 교수법을 확인하였다. 어떤 것들은 '미니' 수업의 예이며, 다른 것들은 30분 혹은 전체 수업 시간이 걸릴 수도 있다. 여기에 인용된 제안들은 모두 우리의 경험에서 나온 것이다. 우리는 현장에서 얻은 교수법에 대한 연구 자료를 참고 자료로 제공하고자 한다.

과정 시작

상담의 이 시점에서 흔히 볼 수 있는 문제는 다음과 관련이 있다.

- 환자가 들어오기 전 준비
- 처음에 방해하지 않고 주의 깊게 듣기
- 환자가 논의하고자 하는 모든 이슈와 문제 발견하기
- 나머지 면담의 의제 정하기

주의 기울이기

상담이 시작될 때의 불확실성 때문에 많은 상담의 출발은 좋지 못하다: 즉, 정확한 환자가 맞는지, 새로운 환자인지 추적 관찰 중인 환자인지 명확히 하지 않거나, 전문의 또는 일차 진료의의 편지를 받지 못하는 경우가 그런 경우이다. 이러한 불확실성의 많은 부분은 면담을 위한 몇 분의 집중적인 관심과 준비로 피할 수 있다. 환자를 보기 전에 의사들이 의무 기록과 컴퓨터를 어떻게 사용하는지에 대한 공개 토론은 이러한 준비에 대한 문제를 탐구하는데 도움이 될 수 있다.

의무 기록 및 컴퓨터의 사용

상담 중에 학습자가 의무 기록과 컴퓨터를 어떻게 사용하는지 확인하는 것도 학습자의 비언어적 의사소통과 친밀감을 형성하는 능력에 영향을 미칠 수 있기 때문에 중요하다. 준비의 가치와 기록을 한 쪽에 놓는 것의 가치를 강조하라. 기록을 휙휙 넘기거나 컴퓨터 화면을 보면서 또는 눈을 잘 마주치면서 간단한 면담을 시작하는 것은 환자의 관점에서 볼 때 특히 유익할 수 있다. 비언어적 메시지가 언어적 메시지보다 우선시 된다는 사실을 입증하는 적절한 연구 결과도 제공할 수 있다 (Koch 1971; McCroskey 외 연구진 1971). 상담 중 컴퓨터를 사용하여 효과적으로 의사소통을 하는 방법의 자세한 내용은 Robinson(1998)을 참조하라.

경청(attentive listening)
사실상 모든 상담에서 당신은 듣는 것이 '아무 것도 하지 않는 것'이 아니라는 점을 확실히 알 수 있을 것이다. 면담자가 효과적인 듣기 기술을 보여 주면, 듣고 있다는 사실을 알려주는 것뿐만 아니라 정확하게 탐구하려 하고 있고 '그냥 앉아 있는 것'이 아니라는 것을 보여주는 데에도 도움이 된다. 주의 깊게 경청하는 부분과 행동을 보여주는 플립 차트를 분석해 보라. 예를 들면 다음과 같다.

- 언어 촉진 - '음', '예', '계속', '아하'
- 비언어적 촉진 - 위치, 자세, 눈 맞춤, 얼굴 표정, 움직임
- 대기 시간 - 후속 질문을 하기 전의 일시 중지하는 시간

> '저는 당신이 시계를 계속 쳐다보고 있던 모습이 생각납니다. 그 행동이 환자를 매우 불편하게 보이게 했습니다... 당신이 할 수 있는 다른 방법은 상담을 위해 일어서는 것이다.'

의사가 면담에서 부주의하게 듣고 있었다는 것을 보여주는 것을 찾도록 그룹의 구성원을 독려하라. 가장 최악의 행동을! 그런 다음 그룹에게 의사가 목표를 어떻게 달성할 수 있는지에 대한 서술적인 피드백을 제공하도록 요청하라.

듣고 있는 사람에게 어떤 느낌이 들었는지에 대한 피드백을 줄 수 있는지 물어볼 수도 있다. 주의 깊게 경청하는 모습을 보여준 누군가를 따라해 보라. 듣고 있던 사람들에게 다시 피드백을 요청하고 사용된 기술을 확인하라. 환자가 주의 깊게 경청하고 있는 것을 얼마나 가치 있게 여기는지, 경청 그 자체가 얼마나 치료적일 수 있는지에 대해 논의하라.

환자가 논의 하고자 하는 이슈와 문제의 식별
종종 그룹의 토론은 왜 환자가 의사를 찾아왔는지 완전히 이해하지 못한 것에 초점이 맞춰진다. 이는 전문의와 일차 진료 환경 모두에 동일하게 해당된다.

시작 질문
이 문제를 살펴보기 위한 훌륭한 방법은 시작 질문이다. 그룹 구성원이 좋아하는 시작 질문을 브레인스토밍 하여 개별 학습자의 부담을 덜어 주라. 목록을 작성하고 이러한 다양한 질문이 환자의 응답 형태를 어떻게 미묘하게 변화시킬 수 있는지에 대한 토론을 이끌라. 상담의 시작에 있어 주요 목표 중 하나는 환자가 토론하기를 원하는 모든 이슈와 문제를 발견하기 위해 노력하는 것임을 그룹이 명심하도

록 만들라. 이를 위해 학습자들에게 일상적으로 '이 환자가 왜 나를 보고 싶어 하는지 지금 내가 알 수 있을까요?'라는 질문을 한 다음, 질문을 '확인해 봐도 될까요… 이것이 당신이 약속을 잡은 이유인가/오늘 방문한 이유인가요?'라는 질문을 하게 하라.

검토(screening) 및 의제 설정(agenda setting)

검토 및 의제 설정이 효율적인 면담의 열쇠가 되는 경우가 많다. 면담 시작 단계에서 청취와 검토 사이의 긴장감 때문에, 우리는 이 과제의 도입 시기를 특히 신중하게 결정하는 것이 중요하다는 것을 알게 되었다. 의사들은 '무엇을 하는 것'을 좋아하고, 검토는 활동적인 과정이기 때문에 많은 매력을 가지고 있다. 하지만 이로 인해 가장 중요한 기술 중 하나인 청취가 검토에 밀릴 것이라는 현실적인 위험이 있다.

학습자들과 함께 탐구하는 분야가 학습자들의 의제일 때가 가장 도움이 된다. 기회가 있다면 그룹 구성원 중 한 명이 관련 문제를 제기했을 때('오늘 그녀가 왜 왔는지 모르겠다 - 그녀의 마음에 다른 문제가 있는 것 같다'), 또는 면담 후반에 두 번째 불만이 제기되었을 때('의사 양반, 이번 주에 내 다리가 파랗게 변했어') 검토에 관한 생각을 제시하라. 그룹에게 다음과 같은 질문을 던져라: '병력 청취 중 집중한 문제가 환자의 유일한 문제라는 것을 어떻게 아는가?' 이것으로 환자가 의논하기 원하는 것에 대해 가정을 하는 것이 얼마나 쉬운지에 대한 토론이 이어질 수 있다. '다른 문제는 없으십니까?'라는 다른 의제를 확인하는 질문을 하는 것이 중요하다고 강조하라. 환자가 자신을 괴롭히는 다른 증상에 대해 말할 수 있도록 충분히 열려져 있어야 하지만, 언급한 첫 번째 문제와 관련이 있을 수도 있고, 관련이 없는 다른 불만을 제기할 수도 있다. 그러면 의사와 환자는 의제의 우선순위를 정하기 위해 협상을 해야 할 수 있다.

학습자가 제시한 늦게 제기되는 불만 사항에 대해 고려하는 특정 상담을 일반화하는 것도 가치가 있음을 언급하라. 그룹 구성원의 학습 요구 목록에 면담 종료와 시간 관리 문제가 포함된 경우 해당 목록을 다시 참조하라. 환자가 종종 둘 이상의 이슈를 가지고 있을 수 있으며 환자가 이를 제시하는 순서는 환자가 생각하는 이슈의 중요성과 관련이 없다는 증거를 제시하라 (Beckman과 Frankel 1984). 참가자들이 연습을 통해 편안하게 느낄 수 있는 표현을 발견할 기회를 가질 수 있도록 환자의 전체 의제를 확인하는데 도움이 되는 대체 문구를 연습하라.

추적 상담을 보면 의제 설정의 원리를 탐색할 수 있는 좋은 기회를 가질 수 있다. 일반적으로 첫 상담과 재방문 상담을 비교하는 것은 매우 유용하다. 학습자에게 재방문 진료를 시작할 때 어떤 어려움을 겪었는지 물어보게 하라. 이는 종종 환자의 내원 이유를 이미 알고 있는 경우 상담을 어떻게 시작할지 고민하고 있었는지에 대해 알려준다.

이러한 문제를 어떻게 극복할 것인지에 대한 제안을 요청하는 것은 그룹이 이전 상담과 의사의 가정된 의제를 이해하고 계획을 수립하는데 도움이 되지만 환자나 의사가 새로운 의제를 추가할 수도 있게 해야 한다.

정보 수집
상담의 이 단계에서 직면하게 되는 흔한 문제는 다음과 같다.

- 개방형 질문을 사용하기에 기술이 충분하지 않아, 너무 빨리 폐쇄형 질문으로 이동하거나 개방형과 폐쇄형 질문 사이의 균형을 잘 잡지 못하는 경우
- 병력 청취가 부적절하게 이루어지는 경우
- 환자의 관점을 발견하는데 실패하는 경우

정보 수집을 위한 질문 방식의 중요성
질문 방식의 문제가 자주 제기된다. 그룹 토론 중에 일련의 질문들은 종종 학습자들을 그다지 많이 진전시키지 못하거나, 다음에 어떤 질문을 해야 할지 모르게 하거나, 상담을 원활하게 진행할 수 있는 최선의 접근법을 발견하지 못했다는 느낌을 갖게 할 수 있다. 계속해서, 학습자들은 특정한 가설을 탐구하기 쉬운 폐쇄형 질문을 사용하여 불완전한 정보를 도출하려 하거나 길을 잃고 마는 것을 보게 된다. 그룹이 문제 영역을 식별하게 되면, 학습자가 더 효율적이고 정확하게 필요한 정보를 얻도록 도울 수 있는 다양한 질문 방법을 살펴보는 연습을 할 수 있게 하라.

개방형 질문과 폐쇄형 질문의 차이를 탐구하는 것. 학습자가 무엇이 개방형 질문과 폐쇄형 질문을 구성하는지 항상 확신하는 것은 아니다. 다음은 이 어려움을 탐구하는 유용한 방법이다. 그룹에게 의학이라는 특정 항목에서 벗어나 일반적인 경우를 가정하도록 한 후, 비의학적인 주제에 대해 먼저 폐쇄형 질문을 하고 이후 개방형 질문을 하도록 요구해보라.

- 그룹에게 의학 이외의 분야에 대해 질문할 수 있도록 주제(예: 휴일, 자동차, 자녀)를 제공하라.
- 폐쇄형 질문만 시도하고 어떤 정보를 얻는지 확인하도록 하라.
- 그런 다음 그들에게 개방형 질문/문장을 사용하여 정보를 수집하고, 개방형과 폐쇄형 질문의 차이와 시간에 대해 논의하라.

같은 방식으로 이번에는 의학적 주제(예: 두통)를 다루어 보라. 상담을 시작할 때 개방형 접근 방식의 장점과 이 접근 방식이 학습자가 환자에게 할 다음 질문을 계속해서 생각할 필요성을 줄여 주어 환자의 말을 정확하게 듣도록 하는데 어떻게 도움이 되는지에 대해 논의하라. 학습자가 상담 내내 적절한 개방형 질문을 하도록 상기시켜라.

질문자가 의학적 지식이 부족하거나 주제에 대해 전혀 알지 못하는 경우 개방형 질문이 얼마나 도움이 되는지, 그리고 질문을 능숙하게 사용할 경우 시간을 얼마나 효율적으로 사용할 수 있게 되는지 설명하라. 병력에서 중요한 점을 명확히 하려고 할 때 폐쇄형 질문이 얼마나 중요한지, 병력 청취 과정에서 너무 일찍 사용될 경우 얼마나 큰 역효과를 내는지 설명하라.

적절한 병력 청취하기

특히 전공의 교육에서 자주 경험하게 되는데, 그들은 지름길로 가고자 하는 큰 유혹이 있고 이로 인해 병력의 중요한 부분을 놓칠 수 있는 가정을 하게 된다. 개방형 질문 후 관련된 기술적이고 세부적인 사항을 명확히 하기 위해 폐쇄형 질문을 하는 방법을 시연하라.

질문 기술을 논의할 때 특정 질문을 하는 근거를 환자와 공유하는 가치를 설명하라. '가끔 피로감은 스트레스 때문에 생길 수 있습니다. 당신이 그런 상황인지 의심스럽습니다. 요즘 스트레스를 많이 받으십니까?'와 '현재 스트레스를 많이 받으시나요?'를 비교해보면 당신의 추론에 대해 환자와 의견을 나눔으로써 환자가 당신의 의도에 대해 잘못 생각하지 않도록 해준다(예: '그는 내가 신경과민이라고 생각한다.').

환자의 관점 발견

필요한 순간 학습자들의 동의를 받고 특정 문제를 일반화하는 질병-감정 모델에 대한 미니-강의를 해보라(McWhinney 1989). 이것은 개념을 설명하는데 시간을 쓸 만큼 주제가 중요한 경우에 시도하라. 학습자에게 가슴 통증이 있는 환자의 역할에 빠져들도록 한 다음, 의사에 대한 기대뿐만 아니라 생각과 우려, 감정 등을 공유하게 하라. 이는 가슴 통증에 대한 여러 가지 다른 믿음의 틀을 만들어낼 수 있을 것이며, 이 틀은 환자들이 생각하고 믿는 것에 대해 가정을 하지 않는 것의 중요성 측면을 논의할 수 있다.

생각, 걱정 및 기대에 대한 질문의 구체적인 표현

환자의 관점을 도출하는 것과 관련하여 이슈를 탐구하는 한 가지 좋은 방법은 환자의 생각과 이슈를 직접 물어 확인하는 것이다. 의사와 환자 모두가 편안함을 느낄 수 있도록 질문을 하는 것의 어려움을 들추어내라. 유용하다고 생각하는 접근 방법에 대해 그룹에서 브레인스토밍 하라. 생각과 이슈에 대해 가능한 구문의 목록을 별도로 작성하라. 이는 생각과 걱정이 연관될 수는 있지만 반드시 같지는 않다는 사실을 강조한다. 의사에 대한 환자의 기대를 탐색하기 위해 비슷한 연습을 하라. 학습자들은 환자의 관점에 대해 질문하면서 종종 아는 척하거나 지식 자체가 부족한 것처럼 보이지 않도록 하는 것이 가장 어려운 것이라 생각한다. 정확한 구절을 연습하는 것이 도움이 될 수 있다 (예: '오늘 무엇을 하고 싶습니까?').

학습자들은 종종 환자에게 자신의 질병에 대한 견해를 물어보면 불편해 할 것이며, '당신이 의사야…'와 같은 반응을 보일 것이라 가정할 수 있다. 학습자에게 대안적 대답을 연습하고, 환자의 생각을 아는 것이 왜 도움이 되는지 환자와 대화해 보게 하라.

관계 구축

관계 구축 분야에서 학습자에게 문제가 될 만한 기술로는 다음과 같은 것들이 있다.

- 적절한 비언어적 행동을 보여주기

- 환자의 비언어적 신호를 포착하고 반응하기
- 공감 표시하기
- 환자를 참여시키기

적절한 비언어적 행동 시연

친밀감을 형성하는 데 있어서 적절한 비언어적 행동의 중요성은 아무리 강조해도 지나치지 않다. 상담을 검토하면서, 비언어적 행동의 세부 사항에 특히 주의를 집중하고, 학습자에게 상세한 강의식 피드백을 제공하라. 학습자들은 종종 모호하거나 평범함 비언어적 행동을 지적한다. 예를 들어, 누군가가 '당신은 그 환자에 대해 정말로 공감하고 있었다'고 말하는 경우, 그들이 확인한 친밀감이나 반응을 나타낸 비언어적 행동에 대해 보다 구체적이고 특징적인 내용을 요구하라.

> '그때 환자 쪽으로 몸을 앞으로 기울이는 걸 봤습니다, Jane. 당신은 눈을 계속 맞추려 노력했고 그녀는 긴장을 풀고 의자에 다시 앉았습니다… 어떻게 생각하십니까?'
> '그래요, 내가 그녀와 그렇게 가까운 사이인지는 확실하지 않았지만, 그녀가 긴장을 풀고 앉아, 더 편안해 보이는데 도움이 된 것 같았다.'
> 소리가 꺼진 상태에서 테이프를 보는 것은 의사와 환자의 비언어적 행동을 탐구하는 유용하고 쉬운 방법이다.

상담에서 비언어적 행위의 효과에 대한 이론적, 학술적 근거를 소개하라. 예를 들어, 비언어적 의사소통은 피할 수 없이 발생이며, 항상 우리가 의식적으로 행할 수 있는 것은 아니지만, 우리의 태도, 감정 및 정서를 전달하는 가장 믿을 수 있는 방법이다. 만약 우리가 환자에게 실제로 말하는 것과 모순된 비언어적 메시지를 주고 있다면, 비언어적 행동이 더 큰 영향을 주게 될 것이다. 예를 들어, 눈을 마주치는 의사들이 환자의 정서적 고통을 감지할 가능성이 더 높다는 Goldberg 외 연구진(1983)의 연구를 인용하라.

환자의 비언어적 신호를 알아내고 반응하기

환자의 비언어적 신호를 포착하고 해독하는 것, 그리고 무엇보다 우리의 해석이 올바른지 확인하는 것은 환자의 감정과 느낌을 이해하는 데 중요하다.

유용한 훈련은 환자가 비언어적 단서(Gask 외 연구진 1991)를 '떨어뜨릴' 때마다 영상을 멈추고 환자가 생각하고, 느끼고, 말하려고 하는 것에 대해 생각해 보는 것이다. 또 다른 대안은 준비된 '시작 영상(trigger tape)'을 사용하는 것이다. 환자가 부여한 비언어적 단서를 묘사하고 분석하며, 가능한 의미를 논의하여, 환자에게서 비언어적 단서의 의미나 해석을 확인할 때 사용할 수 있는 정확한 문구를 연습하는 것이다.

> '그래서 그 시점에 우리는 환자가 슬퍼 보인다는 것을 알아챘다. 그것이 무엇에 관한 것인지 생각해보셨나요? 당신의 해석을 확인하기 위해 환자에게 어떻게 다시 확인하시겠습니까? 이제 어떻게 하면 환자가 이미 우리에게 말해준 것과 연관시킬 수 있는지, 아니면 그 정보를 통해 그녀의 걱정에 대해 더 많은 것을 발견할 수 있을지 알아봅시다.'

이는 그룹에게 기술을 탐구하고 연습할 수 있는 더 많은 기회를 준다. 역할극 또는 시뮬레이션 환자에게 그룹의 제안에 대한 반응과 느낌을 이야기하게 하여 토론에 불을 붙여 보라. 이러한 접근 방식은 특히 환자 중심적이 되는 것이 어렵다고 생각하는 학습자들에게 도움이 될 수 있다. 의사가 환자의 이야기와 논리를 이해하려고 노력할 때 발생하는 일반적인 문제 - 이 시점에서 모두들 얼마나 쉽게 친밀감을 잃는가 (예: 시선을 돌리고 얼굴을 찡그리면 환자가 오해할 수 있음)에 대해 논의하라. Levinson 외 연구자들의 연구(2000)를 인용하면 1차 및 2차 진료 환경에서 의사는 바쁜 진료 시간 중에도 감정적 단서에 대한 반응 능력을 개선할 수 있음을 보여준다.

'의사가 환자의 단서들을 알아내는 것을 방해하는 것은 무엇인가?'라는 질문을 탐구하면 의식적 또는 무의식적인 학습자들의 걱정을 확인할 수 있을 것이다 (Draper와 Weaver 1999).

먼저 2인 1조로 듣기 연습을 해보라 (한 학습자에게 중단 없이 이야기하도록 부탁한 다음, 과정을 거꾸로 진행하라). 그룹에게 문제에 대해 플립차트로 정리하고 피드백 하도록 하라. 이 목록에는 다음이 포함될 수 있다.

- 시간의 부족
- '판도라의 상자'를 열어 걷잡을 수 없는 감정이 생기는 것에 대한 두려움
- 상담의 임상적 내용에 대한 불확실함
- 전화에 의한 방해
- 환자와 관계 형성을 하지 않음

충분한 시간을 갖고 이러한 문제들을 탐색하여 그룹이 어떤 전략과 해결책을 찾아 서로 도울 수 있는지 확인하라.

공감 시연하기

공감(empathy)은 의사들이 잘 이해하는 단어가 아니다. 흔히 동정(sympathy)과 혼동된다. 그 용어의 정의에 대해 탐구하고, 요약하여, 동의를 얻는 것은 충분히 가치가 있다. 학습자들은 스스로 경험하지 못한 만큼 환자의 입장을 충분히 이해할 수 없다고 말할 수도 있다. 공감하기 위해 문제에 대한 직접 경험할 필요는 없다고 설명하라. 그것은 환자에게 당신이 민감하게 반응하고 있고 그들이 세상을 어떻게 보는지를 이해하기 위해 자기 자신을 그들의 위치에 두려고 한다는 것을 보여 주기만 하면 충분할 것이다. 학습자들은 종종 비언어적으로만 공감을 표현하는 것이

충분하지 않을 수 있다는 것을 이해하지 못한다. 환자들은 그들이 이해되었다는 것을 알려주는 언어적인 반응으로부터도 도움을 받는다. 특정 상황에서 공감을 나타내는 정확한 문구를 만들라. 공감을 표현하는 하나의 방법으로 의사인 '나'와 환자인 '당신'을 잇는 방법을 예로 시연할 수도 있다. 공감을 나타내는 하나의 수단으로 수용 반응(accepting response)에 대해 토론하라.

의사가 비언어적 신호, '미안해… 그건 너에게 매우 힘들었을 것 같은데…' 와 같은 문구에 해당하는 초기 공감을 표하는 것의 효과를 연습하고 확인하라. 종종 이것은 상담 초기에 환자의 관점에서 상담하는데, 매우 유용할 수 있다.

환자 참여시키기

학습자를 가르칠 때 가장 도움이 되는 기술 중 하나는 상담 과정에 있는 환자를 참여시키는 방법이다. 우리의 경험에서 이 기술은 교육에 쉽게 사용할 수 있는 전략은 아니다. 우리는 상담의 정보-수집 단계에서 사용하는 친근하고 공감하는 스타일에 대해서는 알지만, 진료 과정에 환자를 파트너로 참여시키기 위한 노력에 대해서는 잘 알지 못한다. 학습자들은 진단, 설명, 계획과 관련하여 훨씬 더 의사-중심적이고 다소 권위주의적인 접근법을 자주 사용한다.

미니-강의(mini-lecture)를 통해 효과적인 의사소통은 불확실성을 감소 시켜주는 상호작용 과정이라는 원칙을 알려주라. 그룹에게 상담의 적절한 지점에서 생각을 공유할 수 있도록 해주는 문구들을 적어 보도록 권장하라. 학습자가 상담을 위한 이러한 유형의 협업 방식에 대해 어떻게 생각하는지 확인하라. 모든 어려움(예: 전문성의 상실, 부적절한 공개 또는 너무 많은 평등 등에 대한 우려)에 대해 논의하라.

구체적인 질문을 하거나 신체 검진의 일부만을 하는 이유를 설명하는 것은 생각을 공유하는 것과 비슷한 기술이다. 비록 이것이 불필요해 보일 수도 있지만, 그것은 환자에게 불확실성을 감소 시켜주는 또 다른 예시일 수 있고, 협력 관계를 촉진시켜 준다. 정확한 문구를 연습하여 그 효과와 수용성을 시험해 보게 하라. 또한 학습자에게 환자의 역할을 맡기고, 의사가 다음과 같이 질문할 경우 어떤 생각이 드는지 또는 어떤 것을 느낄 수 있는지 물어볼 수 있다.

> '발목이 부어오르나요?' (팔 떨림을 말하는 환자의 반응은)
> '밤에는 베개를 몇 개나 대고 주무시나요?' (호흡이 곤란하다는 환자의 반응은)

상담의 구조 제공하기

학습자가 면담에서 구조에 대한 설명을 제공하는 것과 관련하여 겪는 문제들은 다음과 같다.

- 상담 전체 또는 면담의 특정 부분의 명확한 순서와 구조 개발에 실패함
- 그러한 구조를 환자에게 '보여주는데' 실패함
- 시간을 효율적으로 사용하지 못하거나 조직화하지 못함

상담의 순서와 구조

상담에서 구조를 제공하는 것은 의사가 상담 내내 해야 하는 두 가지 임무 중 하나이다. 역설적으로 공공연한 구조를 개발하면 상담의 융통성이 강화된다 - 그것은 의사를 자유롭게 할 수 있다. 환자에게 '보이는' 구조를 만드는 것은 의사들과 함께 생각할 수 있게 하여 환자들이 좀 더 적절하게 상호 작용 과정에 참여할 수 있게 해준다. 이것은 환자들과 상담의 구조를 공개적으로 공유하는 것이 권력과 제어에 관한 문제나 시간적 문제로 이어질 것이라는 우려를 표명할 수 있는 일부 학습자들에게는 꽤 새로운 개념일 수 있다.

학습자들은 종종 '우리가 어디로 가고 있는지 몰랐다… 모든 것이 엉망이 되어버렸다… 우리는 어디로 가는지 알 수 없었다.'와 같은 말을 한다. 이러한 주제에 대해 학습자들과 토론을 시작하는 좋은 방법은 이러한 문제와 상담의 구조를 제공하는 기술들 사이의 관계에 주의를 기울이는 것이다 (전체 또는 특정 부문 내에서). 학습자에게 명시적인 구조를 제공하고 환자에게 '보이는' 구조를 만드는 이유를 설명하게 하라. 이러한 이유에는 다음이 포함될 수 있다.

- 유연하지만 순서가 있는 면담을 하기와 흐름 타기
- 환자가 이해할 수 있는 명확한 구조 제공하기
- 환자가 구조화 과정의 일부가 되도록 허용하기
- 환자의 참여 및 협업을 장려하기
- 정확하고 효율적인 정보를 제공하기
- 시간을 효율적이고 효과적으로 사용하기

다음으로 가장 활용도가 낮으면서도 모든 의사소통 기술 중에서 가장 가치 있는 두 가지인 내부 요약(internal summary)과 표식(signposting)에 초점을 맞출 필요가 있다. 이러한 구조화 기술은 환자-중심적이고 협력적인 의사소통 스타일, 그리고 보다 개방적인 질문을 통한 접근 방식을 실험할 때 학습자가 겪는, 체계화되지 않고 통제할 수 없다고 느끼는 문제에 대한 답변이다.

환자가 구조를 볼 수 있게 하기

내부 요약과 표식을 통해 '효과적인 의사소통은 일방적인 전달 과정보다 상호 작용을 보장한다'는 것이나 '불확실성을 감소시킨다'와 같은 5대 의사소통 원칙 중 일부를 (재)도입할 수 있다 (2장 참조).

역할극을 사용하여 학습자에게 내부 요약과 표식의 표현을 연습할 기회를 제공하라. 토의:

- 지금까지 말한 것을 정확히 어떻게 하고 언제 해야 하는가
- 어떻게 요약하여 표시하는가
- 환자에게 제대로 들었는지 어떻게 확인하는가
- 어떻게 요약과 표식을 사용하여 면담의 한 부분에서 다른 부분으로 전환하는가

면접 내 다양한 지점에서 요약과 표식을 활용하면 의사는 생의학적 관점과 환자의 관점을 효과적으로 엮고 환자를 참여시킬 수 있다. 학습자들은 종종 병력의 임상 세부 사항을 먼저 수집한 다음 환자의 관점을 도출하기 위해 주제를 옮기는 것이 더 쉽거나 논리적이라고 생각한다. 역설적으로 환자의 신호를 포착하여 반응하고 적절한 직접적인 공개적 질문을 적시에 하면 훨씬 더 효율적인 경우가 많다 (Stewart 외 연구진 1995). 이 접근 방식은 양방향 상호작용(two-way interaction)을 장려하고 환자를 참여시키며 관계를 구축하게 해 준다. 차례대로 행하기(sequencing), 내부 요약하기 및 표식하기가 여기서 사용할 수 있는 세 가지 기술이다. 역할극을 하거나 시뮬레이션 환자와 함께 작업해 보라. 학습자가 진행하면서 발견한 내용을 나열하면 환자는 요약한 내용을 기억하게 되고, 차이를 파악할 수 있으며, 다음에 알고 싶은 내용을 생각하고, 환자에게 다음에 나아가고자 하는 방향을 알리는 데 도움이 된다. 캘거리-캠브리지 내용 지침은 내용 목록을 구성하는 한 가지 방법을 제공한다.

설명하기와 계획하기

학습자가 상담의 이 부분에서 일반적으로 경험하는 문제는 다음과 같다:

- 정보 수집의 일환으로 환자의 사상, 생각 및 감정, 걱정과 기대를 알아내는데 실패함
- 환자가 이미 알고 있는 것을 발견해야 함을 잊음
- 한꺼번에 너무 많은 정보를 주고 부적절한 언어를 사용함
- 환자가 정보를 받은 뒤 표현하는 감정에 응답하지 않고, 이후 환자의 틀에 대한 정보를 더 수집하기를 꺼림
- 환자의 이해나 동의 여부를 확인하지 않고 정보와 설명을 제공하거나 관리 계획을 제안하는 경우
- 환자를 공동 의사결정에 참여시키지 않음

우리가 볼 때, 상담의 설명과 계획 부분은 교육하기 가장 어려운 부분 중 하나이다. 학습자와 촉진자에게 생소한 많은 새로운 연구 근거가 제공되곤 하였다. 게다가 면담의 이 부분은 학생 차원에서 잘 교육되었을 가능성이 가장 적다. 만약 우리가 효과적인 후반부 면담을 수행하지 못한다면, 정보를 수집하고 임상 추론을 하는 모든 기술은 헛수고가 될 수 있다. 이러한 이유로, 모든 수준의 교육 과정 책임자들이 이 부분을 탐구하기 위해 교육 과정의 적절한 시점에 시간을 따로 두어야 한다고 제안한다.

3장에서 우리는 체험적 의사소통 기술 학습의 요소로 체계적인 기술 정의와 필수적인 기술 정의의 중요성을 언급하였다. 설명과 계획은 아마도 의료 면담의 가장 복잡한 부분일 것이다. 따라서 학습 과정 초기에 촉진자와 학습자가 정보 수집, 상호작용 중의 관계 설정 그리고 설명과 계획하기에 대해 - 즉 정보 수집 중 무엇을 하느냐에 따라 효과적인 설명과 계획을 세울지 아니면 실패할지가 정해진다는 것을 철저히 이해하는 것이 중요하다. 체험 학습과 강의식 교육이 결합된 과정은 학습자가 상

담 과정의 설명과 계획 부분에 대한 방향을 잡도록 해주는 유용한 방법이다.

세션이 시작될 때 설명하기와 계획하기에 대한 학습자의 어려움을 발견하는 것이 도움이 된다. 학습자가 자신의 목표와 환자의 목표를 모두 탐색하도록 권장하라. 실제 환자에게 정보를 제공하고 계획을 세우는 것을 연습할 기회가 거의 없는 의과대학 학생은 본 상담의 주요 영역을 다루게 설계된 시나리오에서 시뮬레이션 환자와의 연습을 통해 도움을 받을 것이다. 학생들을 대상으로 하는 경우 설명하거나 계획해야 할 모든 것에 대해 무엇을 말할 것인지에 대한 학습자들의 지식이 부족하여 과정 기술에 집중하는데 지장을 줄 수 있기 때문에, 의사가 무엇을 설명하거나 계획해야 하는지에 대한 내용을 설명하는 자료를 제공할 필요가 있다.

미니-강의 또는 토론에서 다루어야 할 내용은 다음과 같다.

- 설명과 계획의 4개 과정과 관련된 목적(objectives)과 기술(skills)
- 명확하고 잘 알고 있는 메시지를 잘 전달하는 것(the shot-put approach), 그리고 이와 관련된 상호 이해되는 공통점을 만드는 것(the frisbee approach)의 중요성
- 의사들의 정보 제공 및 계획하기와 관련된 문제에 대한 주요 연구 (예: 관리 계획을 둘러싼 의사와 환자 간의 갈등)
- 특정 기술이 환자의 결과를 향상시킨다는 것을 보여주는 주요 연구

학습자의 지식 기반과 요구를 확인하고, 제공한 정보를 어떻게 '받아들이는지' 확인할 수 있도록 미니-강의를 대화형으로 만들어 보라. 계속 진행하면서 강의에서 사용하는 기술을 환자에게 사용하는 기술과 동일하게 강조하라.

아래는 많은 학습자에게 발생하는 문제에 대해 설명과 계획 기술을 가르치는 전략을 제안한 것이다.

올바른 양과 유형의 정보 제공하기
양 정하기와 확인하기

학습자가 환자에게 정보를 줄 때 긴 독백을 통해 전달하는 것은 흔한 일이다. 대부분 유용한 내용이 있지만, 30초 정도의 짧은 시간만 지나도 환자는 따분해 할 수 있고 의사가 하는 말의 실마리를 잃는 것처럼 보일 수 있다. 그룹에게 실습 면담이나 비디오를 보면서 이 점을 정확하게 설명하고 학습자의 행위와 환자에게 미치는 영향을 연결하게 하라. 정보를 더 작은 조각으로 나누고 환자가 지금까지 제공된 정보나 설명을 이해하고 동의하는지 확인하는 다양한 방법을 연습하라. 모든 환자가 동일한 양의 정보를 받기를 원하는 것은 아니라는 연구 근거를 논의하라 (Davis 외 연구진 1999; Jenkins 외 연구진 2001).

환자의 시작점 평가하기

대부분의 전공의와 임상 의사는 환자가 이미 생각하고 있는 것, 알고 있거나 스스로 알려고 노력하는 내용을 먼저 파악하지 않은 채 정보를 주거나 처치를 하였

다. 환자의 출발점을 알아내면 상담에서 갈등이 줄고 시간을 절약할 수 있다는 점을 설명하라. 이를 학습자의 의제로 부터 체험적으로 탐구하여 상담에서 증명할 수 있을 경우 훨씬 더 바람직하다. 시뮬레이션 환자와 함께 그룹의 제안을 시험해 보거나 그룹의 누군가의 역할극을 통해 환자 입장의 말하게 하라.

함께 이해할 수 있도록 하여 환자의 관점을 통합하기
환자의 생각, 걱정 및 기대와 관련된 설명하기

그룹과 함께 Tuckett 외 연구진(1985)의 주요 연구 결론 중 하나인 환자의 이해와 헌신을 증가시키기 위해 면담의 정보 수집 단계에서 도출된 환자의 믿음과 생각을 의사의 설명에 통합될 필요가 있음에 대해 논의하라. 실제 기대를 충족시키지 못하더라도 단지 환자의 기대를 발견해 준 것만으로도 환자는 만족하고 도움을 받았다는 느낌을 증가시킨다는 것을 발견한 Eisenthal과 Lazare(1976) 그리고 Korsch 외 연구진(1968)의 연구를 인용하라. 이것을 약을 복용하는 것에 합의하는 것과 같은 논의와 연결하라 - 왜 질병의 관점에서 건강에 대한 성과를 환자가 생각하는 삶의 질 다음의 가치로 여기는지, 의사와 환자 사이의 차이에 대한 열린 의논의 중요성에 대한 논의(Elwyn 외 연구진 2003; Marinker와 Shaw 2003).

환자의 반응과 감정을 이끌어내기

일단 설명을 하고 나면, 학습자에게 환자가 어떻게 설명을 받아들이고 반응하는지를 알아보게 하라. 양방향 상호작용에 의존하는 효과적인 의사소통의 원리에 대해 토론하라 - 의사는 환자가 어떻게 메시지를 받았는지 확인하기 위해 반복해서 확인해야 한다. 이 시점에서 단서들을 수집하고 대응하는 것은 상담의 정보 수집 단계에서와 마찬가지로 중요하다. 이는 환자의 추적 관리가 필요하거나 환자에게 나쁜 소식을 전할 때도 특히 중요하다. 환자로부터 주어진 정보에 대한 대응을 만들어내는데 도움을 줄 수 있도록 학습자가 제안한 문구를 큰 소리로 다시 연습하게 하라.

계획: 함께 의사 결정하기

환자가 정보를 이해하고 기억할 수 있도록 제공하게 되면 의사가 관리에 대한 의사 결정을 공유하는 좋은 위치를 차지 할 수 있게 된다. 협업의 원리에 밑줄을 긋고, 계획을 위한 협업 방식에 도움이 되는 다양한 모델(예: Roter와 Hall 1992년) 또는 Gafni와 Whelan의 공유 의사결정 모델(Charles 등 1999년)에 대해 논의하라. 만족도, 일치성(concordance), 만성 질환의 관리, 의뢰 및 재방문의 감소, 의사의 검사(investigation) 감소 등 환자에 대한 수많은 성과를 어떻게 개선할 수 있는지에 대해 논의하라(Stewart 외 연구진 1997).

학습자에게 모든 환자가 동일한 수준으로 의사 결정에 관여하기를 원하는 것은 아니라는 점을 상기 시켜라 (Degner 및 Sloan 1992). 환자들은 의사 결정에 대한 생각을 상황에 따라 바꿀 수도 있기 때문에, 한 번의 면담에서의 '일회성' 평가보다는 선호도에 대해 지속적으로 물어 보아야 한다(Beaver 외 연구진 1996).

의견 제안 및 선택 제안을 통해 환자 참여시키기

이 두 가지 기술을 환자에게 사용할 경우의 이점에 대해 알아보라. 예를 들어, (지시를 하는 대신) 제안을 하고 환자가 원하는 것으로 선택하도록 권장하는 것이 환자와 의사 모두에게 어떻게 도움이 될 수 있는지 살펴보라. Fallowfield 외 연구진 (1990년)의 연구 근거를 인용하면, 유방암 환자에게 선택권을 주는 것을 선호하는 전문의가 유방 절제술이나 부분 절제술을 선호하는 외과 의사에게 진료를 본 여성들보다 우울증과 불안감을 덜 겪었다고 한다. 환자를 참여시키기 위해 학습자가 시도할 수 있는 제안 권유하기 및 선택 제안하기를 위한 브레인스토밍 문구는 다음과 같다:

> '여기서 제안을 하고 싶은데요…'
> '해보는 건 어떨까요…? 어떻게 생각하십니까?'
> '모든 가능성을 살펴봅시다… 제가 보기엔 여기에 세 가지 주요 옵션이 있습니다. 나는 이 계획들 중 어떤 것을 당신이 가장 원하는지 알고 싶습니다.'
> '다음엔 어디로 가고 싶으십니까…?'
> '이 중 어떤 옵션을 먼저 시도하시겠습니까?'
> '이 중에 무엇을 원하시나요…?'

환자와 상호 수용 가능한 계획에 대해 협상하고 확인하기

그룹이 2인 1조로 작업하도록 하고 환자가 계획을 준수하지 않은 시나리오를 생각하게 하라. 계획을 따르게 하는 요인에 대한 Coambs 외 연구진의 연구 (1995)와 Meichenbaum 및 Turkin(1987)의 연구를 참조하여 실패의 이유에 대해 논의하라. 상담의 정보 수집 단계에서 요약 및 확인의 중요성과 그것들의 설명 및 계획 단계 전반에 걸친 유용성을 연관 지어보라. 의사와 환자 간의 공동 의사결정에 기여하는 모든 기술을 식별하여 연습하고 지침을 참고하여 해당 기술을 강화하라.

설명과 계획은 환자와 의사 모두에게 복잡한 과정이다. 학습자가 자신의 관점과 환자의 관점을 모두 고려하고 있는지 확인하기 위해 면담 중 이에 관한 다음과 같은 질문을 스스로에게 하도록 권장하라. 설명 및 계획에 대한 강의가 끝날 때 학습자를 위해 다음과 같은 질문을 나열하면 요약에 유용하다.

- 정보를 줄 수 있는 위치에 내가 있는가?
- 나 자신과 환자의 근거의 틀을 모두 이해할 수 있을까?
- 환자에게 어떤 질문을 하고 싶은지 물어본 적이 있는가?
- 내가 어떤 정보를 주고 싶은지 알고 있는가?
- 어떻게 하면 환자가 이해할 수 있는 방식으로 정보를 말 할 수 있는가?
- 내가 그 정보를 환자의 틀과 연관시키고 있는가?
- 환자의 질문과 그 틀에 적절하게 대응했는지 어떻게 확인할 수 있는가?

면담 마치기
면담의 이 과정에서 의사들의 흔한 문제점은 다음과 같다.

- 시간 관리
- 뒤늦게 제기된 불만이나 문제들
- 다음 단계로 나가는데 실패하기

만족스러운 결론은 나머지 상담에서 효과적인 상담을 하고, 특히 환자가 이야기하기 원하는 모든 문제를 찾아내고, 의제를 협상하며 제시된 문제에 대한 환자의 인식을 확인하여 상담을 구조화하는데 달려 있다. 이러한 연결 고리를 탐구하는 한 방법은 다음 두 문제에 대해 양방향 청취, 브레인스토밍, 라운드 또는 토론 등의 기술을 사용하는 것이다.

1. 상담이 만족스럽게 진행될 수 있도록 도움이 되는 것은 무엇인가?
2. 상담의 효과적인 종료를 방해가 되는 것은 무엇인가?

상담의 마지막에 환자가 다른 문제를 토론하기를 원하는지 여부를 확인하는데 머뭇거리는 것은 역효과를 낸다는 것을 보여준 White와 그의 연구진의(1997) 연구를 인용하라. 뒤늦은 문제 제기는 남은 시간 동안 그 우려를 해소하기 어렵다는 점에서 의사와 환자 모두의 좌절감을 높일 가능성이 높다.

계약, 안전망 및 최종 점검
상담의 최종 단계에서 안전망(safety netting, 예: 예상하지 못한 결과를 설명하고, 계획이 효과가 없을 경우 어떻게 해야 하는지, 도움을 구하는 방법)은 의사와 환자 모두에게 중요하다. 의사와 환자 사이에 만일의 사태(contingency)에 대해 계획하는 것의 장점을 그룹에서 토론이나 브레인스토밍을 하고, 이어서 계획을 수립하는데 실패하는 것의 문제점에 대해 논의하라. 안전망이 예상외로 유용했던 시나리오를 설명하도록 요청하라. 의사가 환자와의 안전망수립 시에 사용할 수 있는 문구를 연습하고 시뮬레이션 환자와 함께 가능성을 확인하라.

특정 이슈(specific issues)
동반 서적의 특수한 의료 의사소통 문제를 다룬 부분에는 나쁜 소식 전하기, 문화적 다양성 탐구 등 많은 이슈에 관한 예를 들었다. 의료에서의 의사소통에 관한 많은 책들은 다양한 특정 상황에서 의료 면담을 수행하는 방법을 설명하기 전에 핵심 의사소통 과정 기술에 대해서는 거의 시간을 쓰지 않는다. 우리의 두 책에서는 정반대의 접근을 했다. 이 장의 앞선 기술 교육과 이슈에 대한 논의에서 우리는 내용(말할 내용)이 한 이슈에서 다른 이슈 또는 한 맥락에서 다른 맥락으로 대체로 변화한다는 것을 강조했다. 그러므로 이러한 경우 촉진자들은 나쁜 소식을 전하는 것과 같은 문제에 대해 가르칠 때 내용 기술에 초점을 맞출 필요가 있다. 이와는 대조적으로 효과적인 의사소통에 필요한 과정 기술은 한 문제나 맥락에서 다음 문제까지 본질적으로 동일하다. 여기서 변화하는 것은 과정 기술 자체가 아니라 의사가 특정한 기술을 적용하는 강도나 의도의 정도일 뿐이다.

학습자들이 지침의 의사소통 과정 기술에 숙달함에 따라, 가장 복잡한 문제들도 훨씬 다루기 쉬워진다. 의사소통 문제의 심층적 탐구는 이 책의 범위를 벗어난다는 것을 인식하면서, 여기서의 우리의 의도는 기술과 이슈 교육을 결합하는 법을 설명하는 것이다. 이를 위해 특정 이슈를 탐구하기 위해 선택된 방법을 설명한다. 예를 들어, 특정 문제와 관련된 지침의 기술 중 일부를 식별한 다음 학습자가 이러한 기술을 더 자세하고 깊이 있게 사용할 수 있도록 지원하는 방법을 살펴본다. 우리가 선택한 문제들은 흔히 촉진자가 학습자의 요구를 발견하기, 이론과 내용을 제시하기, 질문과 반응에 대해 토론하기, 기술 연습하기, 성찰과 정리로 마무리하는 구조를 준비할 기회를 가지는 워크샵에서 잘 적용된다. 특정 이슈를 탐구하는 것은 개인적 신념, 가치관, 선입견을 살펴볼 수 있는 흥미로운 기회를 제공한다. 의사소통 교육의 다른 측면과 마찬가지로, 기술과 태도에 대한 학습을 통합할 수 있는 좋은 기회를 제공한다. (다른 의사소통 문제에 대한 설명은 이 책의 13장 또는 우리의 동반 서적의 8장을 참조하라.)

나쁜 소식 전하기

나쁜 소식을 전하는 것은 설명과 계획의 특별한 경우로서 캘거리-캠브리지 지침의 설명과 계획의 핵심 기술은 이 어려운 과제를 해결하는 데 필요한 거의 모든 기술을 제공한다. 그러나 침묵의 사용, 비언어적 단서 인식 및 대응, 수용적 대응(accepting response)은 여기서 특별히 민감하게 사용해야 한다.

비록 영국, 북미, 호주의 의과대학 학생들이 이제 죽음과 죽어가는 과정에 대한 교육과 나쁜 소식을 전하는 방법에 훨씬 더 많이 노출되었다는 증거가 있지만, 전공의들은 여전히 자신감이 부족하고 이 부분에 대해 선배, 동료들로부터의 도움을 필요로 할 수도 있다 (Dosanjh 외 연구진 2001; Elwyn 외 연구진 2001). 나쁜 소식을 전하기 과정을 시작하는 한 가지 유용한 방법은 학습자들에게 나쁜 소식의 전달을 어렵게 하는 장벽에 대해 토론하기 위해 짝을 지어 작업하도록 요청하는 것이다. 그런 다음 전공의들의 두려움이나 제도적 장벽과 같은 표제 아래 그룹에게 피드백을 하도록 하고 이에 대해 논의하라.

시뮬레이션 환자나 그룹 구성원과 함께하는 연습을 통해 이러한 접근을 연습할 수 있다. 심각한 질병에 대한 나쁜 소식(예: 암, 가까운 친척의 심장마비로 인한 사망, 또는 불가피한 낙태)에 대한 준비된 시뮬레이션을 시도해 보라. 학습자가 역할극을 하는 경우, '의사'뿐만 아니라 '환자'도 준비할 수 있도록 하라. 관찰자를 사용하여 세 명이 작업하는 것은 학습자들이 연습을 더 진지하게 하도록 격려하는데 도움이 된다. 그룹 전체 앞에서 이러한 유형의 역할을 수행하는 것은 위협적일 수 있으므로 안전하고 지지적인 환경을 만들도록 해야 한다. 환자의 피드백을 포함하여 의제-주도 방식의 성과-기반 분석을 사용하라. 지침의 설명, 계획 및 관계 구축 부분을 참조하라. 효과가 좋았던 기술과 그렇지 못한 기술에 대해 논의한 후 다시 확인하라. 그룹과 함께 다른 상황에서 이미 익숙해진 기술을 정리한 다음, 나쁜 소식을 전할 때 보다 세심하고 정확하게 사용할 필요가 있는 방법에 대해 알아보라. 침묵의 사

용과 수용적 대응 외에 다른 기술에는 다음이 포함된다:

- 관계 구축의 중요성
- 먼저 경고 신호를 한 다음 정보가 받아들여지게 잠시 멈추라.
- 환자가 더 이상 듣고 싶어 하지 않거나 듣지 못하는 경우 중지해야 한다는 사실을 명심하라 ('종료')
- 한 번에 두 명 이상과 면담하라
- 공동 지지(co-partnership)와 옹호(advocacy)
- 현실감 있게 희망을 주라
- 학습자가 자신의 고통에 적절히 대처하는지 파악하라

또 다른 접근은 우리가 4장에서 설명한 것과 같은 생생한 시연을 통한 면밀한 분석과 토론으로 시작하는 것인데, 대규모 그룹 (75~100명 참가)이나 소규모 그룹의 전공의(8~15명 참가)와 함께 사용해 왔다. 우리는 나쁜 소식 전하기를 설명과 계획의 특별한 사례로 간략하게 틀을 짜고, 그 다음에 타당할 수 있는 효과적인 의사소통의 원리를 살펴보는 것으로 시작한다. 학습자는 서로 잘 모르는 완화의료 전문의와 시뮬레이션 환자의 만남을 캘거리-캠브리지 지침을 활용한 분석과 토론의 기초로 삼는다. 다른 촉진자에 의해 주도되고 논의되는 세 부분으로 구성되는 시연에는 다음과 같은 내용이 포함되는데, 먼저 초기 관계를 수립한 다음, 환자에게 의심스러운 병변이 발견되었음을 알리고, 조직 검사의 필요성에 대해 설명하며, 시술에 대한 준비를 설명하고, 마지막으로(일주일 뒤 후속 방문에서) 좋지 않은 예후와 함께 간암에 대한 나쁜 소식을 전한다.

매우 빨리 역할을 맡아야 하고 즉흥적 대응에 능숙한 배우가 필요하기는 하지만, 실제 사례에 대해 이러한 시뮬레이션 환자와 함께 체험하는 것은 매우 효과적이고 도움이 될 수 있다.

학습자가 덜 심각하다고 생각하지만 환자가 다르게 인지할 수도 있는 나쁜 소식을 전하는 다른 상황의 플립차트(예: 갑상선 기능 저하증의 진단, 비정상적인 자궁경부 염색 결과에 대해 환자에게 알리거나 고혈압 치료를 필요로 한다고 환자에게 알려주는 것)를 역할극 또는 시뮬레이션 환자를 활용하는 예행연습을 하라.

나쁜 소식을 전할 수 있는 틀을 마련하고(우리의 동반 서적 8장 참조) 나중에 유인물을 배포하여 학습을 강화하라. 의사들이 좋지 않거나 어려운 소식을 전하는데 있어 부족한 점에 대한 연구에 대해 논의하라.

문화 문제

의사들이 그들 자신의 문화가 아닌 다른 문화에서 온 환자를 면담할 때 또는 그들과 같은 문화에서 온 환자일지라도 건강과 관련된 신념을 이해해야 할 때 사용하는 핵심 의사소통 기술은 환자의 의학적 신념, 생각, 우려 및 기대의 틀을 발견하고 반응하는 기술이 될 수 있다. 학습자에게 이 영역에서 발생한 문제의 예를 들게 하고 질병 모델(McWhinney 1989)과 관련시키도록 하라. 이 모델을 공식화하는 데 도움을 준 많은 개념들은 원래 인류학(anthropological) 및 이종 문화 연구(cross-cultural studies)로부터 나왔다는 것을 언급하라. 의사들이 확인하지 않고 가정하여 발생하는 문제점들을 강조하라. 자기 인식의 중요성과 고정 관념, 편견을 피하는 것의 중요성을 포함하면서, 학습자가 문화의 의미가 무엇인지, 그것이 무엇에 영향을 미치는지, 그리고 어떻게 표현되는지를 탐구할 수 있는 작은 그룹 활동을 해보라. 학습자가 문화적 다양성에 관한 태도와 신념을 탐구하도록 잘 운영되는 과정은 태도 변화에 많은 도움을 준다(Dogra 2001, Thistlethwaite, Ewart 2003). 당신이 표현하고자 하는 핵심을 보여주는 준비된 시작 영상을 사용하라(Kai 1999). 문화 간 의사소통에서 공통적인 이슈/장벽 목록을 배포하고 그룹에게 이들 중 가장 작업하고 싶은 것이 무엇인지 파악하게 하라. 종종 건강 관련 믿음에는 인종 집단 간 차이보다 집단 내에 더 큰 차이가 있을 수 있음을 지적하고 특정 인종 집단의 구성원으로서 보다는 개인으로서 환자를 먼저 대하는 것의 중요성을 강조하라 - 이러한 내용이 식상한 표현이 되지 않도록 주의하라. 학습자가 역할극의 역할 속에서 배우와 함께 환자-중심의 진료 연습을 통해 문제를 탐구하도록 함으로써 학습자가 다양한 민족의 환자에 대한 공감을 키울 수 있도록 하라 (Eleftheriadou 1996):

- 골절이 의심되어 응급센터에 가야하는 최근 입국한 통역 지원이 안 되는 이민자
- 예상 못한 불임 상태의 무슬림 부부
- 출혈이 많은 생리로 여의사를 만나고 싶어 하는 힌두교 여성인데 여의사가 없는 경우
- 통역이 필요한 환자
- 학습자 본인과 같은 문화의 환자이지만, 학습자와는 다른 건강 신념을 가지고 있는 환자

학습자가 자신의 민족적, 문화적 배경과 경험에 대해 토론하도록 장려하라. 각 시나리오의 문화적 측면을 충분히 탐구할 수 있도록 충분한 시간을 두고 가능하면 그룹 전체의 전문 지식을 활용하라. 일부 환자가 자신의 증상과 원인에 대한 신념을 어떻게 해석하는가에 대한 지식은 관습에 익숙하거나 다른 문화의 의사-환자 관계에 익숙한 것만큼 유용하다.

실제 환자나 의료 면담에 대한 이야기를 들려줄 수 있는 다른 문화적 배경의 학습자나 환자들처럼 설득력 있게 연기할 수 있는 시뮬레이션 환자들도 도움이 된다. Gill과 Adshead(1996)는 집에서 환자들을 면담하는 것을 포함하는 건강의 문화적 측면을 가르치는 모듈을 개발했다. 이 모듈은 학습자가 문화적 문제가 발생한 면담에서 생기는 의사소통의 어려움에 대한 인식을 높여 주었다고 평가받았다.

전화 면담

전화 면담은 의학계에서 점점 더 보편화되고 있다. 지금까지 전화 면담과 관련된 환자의 예후나 기술 관련 연구는 미흡한 수준이었지만, 휴대전화 사용이 폭발적으로 증가함에 따라 환자가 의사에게 전화 통화를 하는 것이 더 쉬워졌다는 것은 확실하다(Toon 2002). 전화의 사용이 증가했다는 것이, 의사나 환자의 전화 면담에 관

한 기술이 향상되었다는 것을 보장하지는 않는다. 사소한 질병을 치료하고 행정적인 문제를 관리를 하는 것은 전화 면담이 도움이 되며 시간적인 면에서는 의사보다 환자의 불편함을 덜 수 있다. 환자를 보지 않고 조언을 해주는 방법으로 시간 외 의료 서비스에서 전화 상담이 점점 더 많이 이용되고 있다. 그러나 전화로 안전한 임상 의료를 실천하기 위해서는 비언어적 의사소통이 줄어들기 때문에 지침의 수많은 핵심 기술을 보다 세심하고 집중하여 사용할 필요가 생겨난다.

학습자가 2인 1조 또는 소그룹으로 시간 외 전화 상담에서 강조해야 할 지침의 핵심 기술 목록을 작성하게 하라. 목록에는 다음이 포함되어야 한다:

- 올바른 환자와 대화 하고 있는지 확인하기
- 분명한 언어를 사용하여 목소리 톤을 통해 따뜻함과 관심을 보여주기
- 전화 통화의 주된 이유를 명확히 밝히기
- 임상 기록과 환자의 관점, 특히 전화 통화에 대한 우려와 기대치를 모두 명확히 하기
- 단서(cues) 수신하기 및 응답하기
- 반복적으로 공감하고 확인하기
- 명확하게 요약하기 및 알려주기
- 적당한 분량 제공하기와 및 확인하기로 환자의 관점에 맞는 정보를 만들어 제공하기
- 선택권을 제공하며, 치료 계획을 의논하고 확인하기
- 최종 요약 및 안전 네트(safety-netting) 사용하기

전화 기술에 대한 강의는 확실한 이유로 일차 진료 의사들 사이에서 인기가 있다. 과정을 역동적이고 재미있게 만들 수 있으며, 학습자의 필요에 따라 시나리오를 설정하고, 소품으로 휴대폰을 사용하는 학습자와 함께 역할극을 할 수도 있으며, '환자'와 '의사'를 이어서 시행하여 현실감을 더해 줄 수 있다. 또한 비디오 영상을 사용하는 것보다 더 간단하게 상담 내용을 녹음할 수도 있다. Males(1999)는 일차 진료 의사가 실제 업무 외 전화 상담의 기술 향상을 위한 오디오 녹음 방법을 사용한 워크숍 형식을 설명했다. 불확실성의 대처, 발열 아동의 부모 대처, 불합리한 기대감 대처 등 수많은 기술 분야에 대한 워크샵이었으며, 끝날 무렵에는 신뢰도가 크게 향상됐다. 다시 한 번 그룹의 문제를 먼저 발견하고, 그룹의 학습 영역과 환자와 의사 모두에게 선호되는 성과를 우선시하며, 연습과 전화 면담을 위한 형식이 도움이 된다. 환자를 연기하는 사람(배우인지 학습자인지 간에)에게 의사에게 전화를 하는 기분이 어떤지 말해 달라고 요청하라. 환자의 주요 걱정이 무엇인가? 전화 면담이 진행되는 동안 의사가 환자를 어떻게 잘 도울 수 있을까?

우리는 Tony Pearson이 이 개념을 제안해 준 것에 대해 감사를 표한다.

3부
의사소통기술 교육과정 구성

3부 소개: 의사소통기술 교육과정 구성

이 책의 나머지 장에서는 개별 세션의 촉진에서 벗어나 의사소통기술 교육과정을 전체적으로 살펴본다. 우리는 지금까지 설명한 교육 및 학습의 접근 방식을 학습자의 의사소통기술에 효과적이고 오래 지속되는 변화를 만들어낼 의사소통기술 프로그램으로 전환하는 방법을 고려한다. 우리는 무엇을 가르쳐야 하고 어떤 학습 방법을 채용해야 하는지에 대한 이해를 어떻게 잘 설계된 교육 과정으로 만들 수 있을까?

지난 25년 동안 전문 의료 기관으로 부터 의사 양성 및 평가를 국가적, 국제적으로 개선해야 한다는 압력이 상당히 증가하고 있었다(General Medical Council 1987, 1993, 2002; American Medical College Association 1984; American Board of Pediatrics 1987; Workshop Planning Committee 1992; Cowan and Laidlaw 1993; Bakun 1995; Royal College of Physicians and Surgeons of Canada 1996; Royal College of physicians 1997; British Medical Association 1998, 2003; Accreditation Council for Graduate Medical Education and the American Board of Medical Specialities, cited in Batalden et al. 2002) (World Federation for Medical education 1994; Institute for international Medical Education 2002). 전 세계의 많은 의과대학과 의료기관들은 이 충고에 주의를 기울이고 의과대학 학생들뿐만 아니라 전공의와 개업의들을 위한 공식적인 의사소통훈련 프로그램을 마련했다. 이러한 환영과 실질적인 진전에도 불구하고, 다음의 이슈들은 각 의료교육 수준에서 1등급 의사소통 프로그램을 설계하고 구현하기 위해 노력하는 프로그램 책임자 및 촉진자들에게 계속적으로 도전이 되고 있다 (Kurtz 1989; WHitehouse 1991; Novack et al 1993).

의사소통 교육과정 설계 및 구현의 주요 이슈

1. 의사소통 교육과정을 어떻게 개발할까?
    - 학습자가 증가하는 범위의 기술을 습득할 뿐만 아니라 시간이 지나도 기술을 유지하고 사용하도록 하라
    - 의사소통 프로그램의 내용을 선별하고 조직하라

- ▶ 핵심 의사소통내용을 결정하라
- ▶ 특정 학습자의 요구에 따라 내용을 맞춤화하고 조직화하라
- ▶ 프로그램의 모든 구성 요소 간의 균형을 보장하라
- ■ 프로그램 각 구성 요소에 맞는 적절한 교육 방법을 선택하라
- ■ 학습자가 자신의 의사소통기술을 전문적 수준의 역량까지 계발하고 이러한 기술을 일상 업무에 적용하도록 보장하라
2. 어떻게 학습자의 의사소통능력을 효과적이고 효율적으로 평가할 것인가?
    - ■ 의사소통 프로그램의 일환으로 형태별 평가를 개발하라
    - ■ 의사소통기술에 대해 종합적으로 인증된 평가를 개발하라
    - ■ 실무 임상의의 의사소통능력을 평가하라
3. 어떻게 하면 촉진자의 기술을 향상시킬 수 있을까?
    - ■ 환자와 촉진자 자신의 의사소통능력을 강화하라
    - ■ 의사소통기술, 이론 및 연구에 대한 지식 기반을 늘려라
    - ■ 촉진자들의 의사소통교육 및 촉진 기술을 강화하라
    - ■ 이러한 교육자에 대한 지위를 극대화하고 보상을 하라
4. 교육 내에서 의사소통 교육과정의 추가 개발 및 수용을 어떻게 촉진하고 있는가?
    - ■ 모든 의료교육 수준에서 이미 과중한 부담을 안고 있지만 의사소통훈련을 위한 적절한 시간과 자원을 찾아라
    - ■ 모든 전문 분야에 걸친 진정한 임상 기술로서의 의사소통훈련의 지위를 보장하라
    - ■ 의료 서비스 제공자 간의 의사소통 및 조정 능력 개선 필요성에 대응

이 책의 이 절의 다섯 장은 이 문제들을 차례로 고찰한다.

- 9장은 모든 의사소통 교육과정의 개발에 공통적인 문제를 해결하는 데 도움이 되는 중요한 통찰력과 전략을 제공한다.
- 10장은 학부 과정, 전공의 및 연수 교육 등 각각의 별도 영역에서 교육과정의 설계와 시행의 구체적인 문제를 다룬다.
- 11장 학습자의 의사소통능력 평가를 탐구한다.
- 12장은 촉진자 훈련을 강화하는 방법을 고려한다.
- 13장은 의학 교육에서 의사소통 교육과정의 발전을 촉진하기 위한 방안을 검토하고 향후 발전을 모색한다.

9장
의사소통기술 교육과정 설계의 원칙

소개

우리는 이 책과 동반 서적 전반에서 모든 의학 교육 수준에서 공통적으로 가지고 있는 의사소통 교육과 학습의 요소, 즉 근본 원칙과 개념, 이론과 연구 근거, 핵심 기술, 교수 방법 및 촉진 기법들에 대해 강조해 왔다. 이 장에서는 교육과정 설계의 핵심 관심사들도 다양한 국가, 모든 전문, 여러 의학 교육 수준에 걸쳐 유사하다는 것을 보이고자 한다. 그렇다고 해서 하나의 표준화된 의사소통 과정이 모든 상황에 적합할 것이라는 뜻은 아니다. 우리는 여러 맥락에서 의사소통하는 다양한 전문가들과 환자들을 위해 노력했다. 교육과정은 개별 학습자와 환자의 특징적인 요구에 맞춰져야 한다. 그러나 심지어 이 과정에서도 모든 수준의 학습자들이 시작하는 지점을 우리의 의사소통 프로그램에 기반 할 필요가 있다는 공통점이 있다.

그렇다면 수련과 임상 실습 모두에서 체계적이고 지속적인 기술 개발을 보장하기 위한 일관성 있는 프로그램을 어떻게 조직할 것인가? 문제-기반 체험 학습은 지금까지 보여진 것처럼 갑자기 제공되어 지고 비순차적인데 어떻게 이를 종합적이고 잘 짜여진 교육과정으로 구현할 수 있을까?

우리는 이 장에서 모든 수준의 교육과정 개발을 위한 기초로 사용될 수 있는 체계적인 의사소통 훈련의 개념적 틀에 대해 간결하게 요약하며 시작한다. 그런 다음 우리는 모든 의사소통 교육과정 설계에 공통적인 문제를 해결하는 데 도움이 되는 전략과 원칙을 제공한다:

- 학습자가 늘어나는 기술들을 습득하고 시간이 지나도 이를 유지하며 사용할 수 있도록 하는 방법
- 의사소통 프로그램의 내용을 선택하고 조직하는 방법:
    - 핵심 의사소통내용 결정하기
    - 특정 학습자의 요구에 따라 내용을 맞춤화하고 조직화하기
    - 프로그램의 모든 구성 요소 간의 균형 유지하기
- 프로그램의 각 구성 요소에 적합한 교수법을 선택하는 방법
- 다른 임상 기술 및 학습자의 나머지 교육과정과 의사소통을 통합하는 방법

체계적인 의사소통 수련을 위한 개념적 틀

Carroll과 Monroe(1979), Kurtz(1989), Simpson 외 연구진(1991년), Seely 외 연구진(1995) 등은 모두 교육과 평가를 위한 면담 기술에 대한 명시적인 진술을 포함하는, 특정 기술을 식별하여 실행하는 구조화된 의사소통기술 프로그램의 중요성을 강조하였다. 의사소통 프로그램 개발에는 체계적인 접근이 필요하다.

이 과정의 첫 단계로, 우리는 지금까지 이 책에서 제시한 의사소통 교육과 학습의 많은 핵심 요소들을 한데 모으는 의사소통 훈련을 위한 체계적이고 단순한 틀을 만드는 것이 도움이 된다는 것을 알게 되었다. 이 틀(framework)은 우리가 교육과정을 조직하고 평가하기 위한 접근법을 결정하는데 도움을 주는 서식(template)을 제공한다. 캘거리-캠브리지 지침과 함께 이 틀은 의과대학 학생, 전공의 또는 임상 의사 등을 대상으로 하는 우리가 개발한 모든 의사소통 교육과정의 공통적인 기반을 형성한다.

Box 9.1 체계적인 의사소통 교육을 위한 개념적 틀
기초적 가정(assumption)

- 의사소통은 기본적인 임상 기술이다.
- 의학에서의 의사소통은 성격적 특성보다는 학습된 기술의 연속이다 - 원하는 사람은 누구나 그것들을 배울 수 있다.
- 경험은 의사소통기술의 나쁜 스승이 될 수 있다.
- 변화를 얻기 위해서는 학습의 특정 요소가 필수적이다.
    - 기술의 체계적 묘사(delineation) 및 정의(definition)
    - 학습자 관찰(observation of learners)
    - 잘 의도된 상세하고 서술적인 피드백
    - 비디오 또는 오디오 녹음 및 리뷰
    - 반복적인 기술의 훈련과 연습
    - 활동적인 소그룹이나 일대일 학습

의사소통 프로그램을 위한 조직적인 스키마(Riccardi와 Kurtz 1983; Kurtz 2002)
의사소통의 목표(goals)

- 증가시키기:
    - 정확성(accuracy)
    - 능률(efficiency)
    - 지지력(supportiveness)
- 환자와 의사의 만족도 향상
- 건강성과 개선
- 협업 및 파트너십 추진(관계 중심 치료, relationship-centred care).

의료 면담의 과제

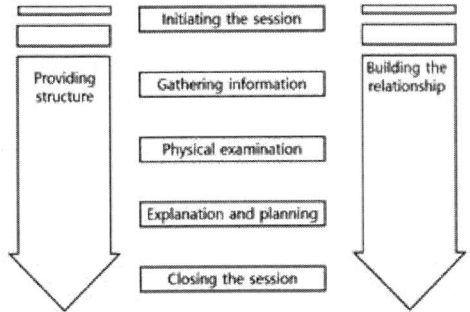

광범위한 기술 분야

- 내용 기술(content skills) - 의사는 무엇을 하는가.
- 과정 기술(process skills) - 의사는 어떻게 하는가.
- 지각 기술(perceptual skills) - 의사는 무엇을 생각하고 느끼는가.

효과적인 의사소통을 특징짓는 원칙(Kurtz 1989)

- 일방적 전달 과정(direct transmission process)이 아닌 상호작용(interaction)을 보장하라
- 불필요한 불확실성을 감소시켜라
- 성과의 관점에서 계획과 사고를 하라
- 역동성(dynamism)을 보여 주라
- 나선 모델(helical model)을 따르라

학습 및 평가에 초점들 (Miller 1990)

- 지식(knowledge) - 알고 있는가?
- 역량(competence) - 할 수 있는가?
- 수행 능력(performance) - 실제로 수행하겠는가?

우리는 이미 이 책의 앞부분에서 이 틀의 처음 세 가지 요소들을 탐구했다. 마지막 구성 요소에 대해서는 더 자세한 설명이 필요하다. 우리는 학습과 평가의 네 가지 중점 사항(Miller 1990): 지식(knowledge), 역량(competence), 수행 능력(performance) 및 결과(results)를 염두에 두는 것이 계획 및 프로그램 개발에 도움이 된다는 것을 발견했다. 모든 것은 의사와 환자의 의사소통에 중요하다. 지식과 역량은 의과대학에서 가르치고 평가한 다음 전공의 기간과 이어지는 연수 교육 기간 동안 나선형의 방식으로 검토(reviewed), 정제(refined), 심화(deepened) 및 추가

(added)될 수 있으며, 반드시 추가되어야 한다. 그러나 수행 능력과 결과는 의사들이 실제로 환자들을 위해 무엇을 선택하는지 그리고 그러한 선택의 결과가 무엇인지 볼 수 있는 전공의 수련과 연수 교육 동안에만 다루어질 수 있다. 그러므로 우리는 의사소통 훈련을 상위 수준의 의학 교육으로 확장해야만 하고 학부 의사소통 프로그램과 그 훈련을 조화시켜야 한다.

학습자가 늘어나는 기술들을 습득하는 것뿐만 아니라 시간이 지나도 이를 유지하고 사용할 수 있도록 어떻게 보장하는가?

우리는 의사들이 숙달해야 하고 실제 현장에서 실행에 옮겨야 하는 의사-환자 의사소통이 광범위한 교육 과정과 관련된 복잡한 절차(process)라는 것을 보았다. 그렇다면 학습자가 이러한 기술에 동화될 수 있도록 하는 의사소통 교육과정을 어떻게 설계하는가? 어떻게 하면 학습자들이 그들의 의사소통기술의 레퍼토리를 늘리고 확장하도록 보장할 수 있을까? 그리고 어떻게 하면 그들이 이러한 기술들을 계속 유지할 수 있도록 할 수 있을까? 어떻게 하면 실제 미래에 그 기술들을 사용할 수 있도록 할 수 있을까?

프로그램 설계에서 세 가지 최우선 원칙은 이러한 문제를 해결하고 의사소통기술 프로그램의 전체적인 계획을 안내하는 데 도움이 된다.

단일 코스보다는 교육과정

과거 학부 수준 의사소통기술 교육에 대한 접근 방식의 많은 문제들은 대부분의 의사소통 훈련을 독립된 단일 코스(single self-contained course)로 구성하여 전체 교육 프로그램의 시작 시점에 제공하려는 경향에서 비롯되었는데 이로 인해 다른 임상 기술 교육과의 분리가 야기되었다. 일반적으로, 이 과정은 학생들이 나머지 의학 교육과정과 분리되어 학습한 내용에 대한 단일 평가로 마무리된다.

그러나 학습자의 의사소통 능력에 유의하고 지속적인 영향을 미치기 위해서는 '단발성(one-off)' 이상의 과정이 필요하다. 학습자의 의사소통은 훈련을 통해 전체 교육 프로그램이 진행됨에 따라 변화하고 발전해야 한다. 그러므로 우리의 개입에는 적절한 타이밍이 필요하다 - 학습자에게 요구되는 모든 의사소통 교육 내용을 단일 교육 코스에서 다루는 것은 불가능하다.

예를 들어, 의과대학에서 의사소통 프로그램의 핵심은 면담 시작하기, 정보 수집하기와 관계 형성하기, 이후 설명하기와 계획하기로 차차 이동한다. 이와 함께, 학습자가 필요로 하는 내용은 지적 및 임상적 정교함의 증가와 함께 변화한다. 이처럼 학습자에게 요구되는 의사소통 능력은 어느 한 지점에서 모두 다룰 수 없기 때문에, 프로그램 책임자는 학습자의 교육과정 전반에 걸쳐 간격을 두고 여러 번 반복적으로 구성되는 교육과정을 계획해야 한다.

직선적인 교육 과정보다 나선형의 교육과정

'단발성(one-off)' 구성단위(module)만으로는 충분하지 않을 뿐만 아니라, 학습자가 이전에 다룬 영역을 다시 확인할 수 없는 순차 구성단위(sequential module)로도 부적절하다. 일단 학습한 의사소통기술은 쉽게 잊힌다는 명백한 증거가 있다. Engler 외 연구진(1981)은 의과대학 1학년 때, 면담 기술 훈련을 통하여 학생들의 실력이 크게 향상됐으나 2학년 때 추가 보강을 하지 않았더니 실력이 크게 감소했다는 것을 입증했다. Craig(1992)는 1학년 때 면담 선택 과정을 수강한 학생들이 대조군에 비해 면담 실력이 상당히 개선되었지만 이후 3년 동안 이러한 개선은 사라졌고 결국 대조군에 대한 모든 우수성은 사라졌다고 밝혔다. 그러나 Kauss(1980)는 포괄적 대인관계 능력 과정(comprehensive interpersonal skills course, 예: 입문 과정 이상의 비디오테이프 사용)을 수료한 의과대학 출신 전공의들이 다른 학교 출신 전공의들에 비해 정서적 자료(emotional material)를 도출하고 다루는 능력이 현저히 뛰어나다는 것을 밝혔다. 사실, 대인관계 능력 과정을 제한적으로 수료한 학교의 전공의들은 대인관계 훈련을 전혀 받지 않은 학교 출신 전공의들보다 더 심한 고통을 겪었다. Kraan 외 연구진(1990)은 이후 4년 동안 포괄적이고 지속적인 면담 기술 훈련 형식을 사용하여 지속적 효과(sustained benefit)를 얻을 수 있다는 것을 입증했다.

이러한 연구는 의사소통기술 학습이 학습자의 임상 훈련을 중에 반복되어야 한다는 결론에 이른다. 이것의 가장 유력한 이유 중 하나는 의학 교육의 두 가지 특성이다. 첫째, 초기에 의사소통기술에 대해 강조하는 것은 의학적 문제의 해결에 벅찬 학생들에게 지나친 것일 수 있다. 하지만 질병 과정 학습에 먼저 몰두하고 있다 하더라도 의사소통기술 훈련을 반복적으로 하여 균형을 이루어야 하며, 그렇지 않으면 학습자가 이미 획득하고 있던 의사소통기술의 지속적 효과도 잃게 될 것이다 (Kraan 외 연구진 1990). 둘째, 많은 숙련된 임상의들은 그들 자신이 의사소통기술에 대해 교육을 거의 받지 못했고 심지어 면담 기술 훈련의 중요성을 폄하할 수도 있기 때문에, 실제 임상의에 의한 역할 모델링이 정식 의사소통 훈련 프로그램의 효과를 떨어뜨릴 수도 있다.

그러나 과정이 진행되는 중에도 학생들이 의사소통기술 학습을 다시 하도록 하는 훨씬 더 근본적인 이유가 있다. 기본적인 교육 원리가 의사소통기술 학습은 순차적인 선형 경로보다는 나선적 경로를 취해야 한다는 것이다 (그림 9.1 참조)(Dance 1967; Riccardi와 Kurtz 1983; Kurtz 1989).

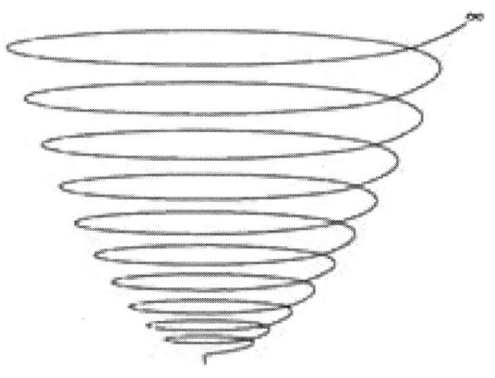

그림 9.1 Dance(1967)의 의사소통 모델

이 책의 앞부분에서 우리는 나선형을 의사소통의 중요한 이론 원리로 소개했다. 여기서 우리는 학습과 교육과정 설계에 나선 모델을 다시 적용한다. 나선 학습은 우리의 모든 계획과 실행 전략의 기초가 된다. 이는 학습자가 의사소통 과정의 한 구성단위를 완료한 후 다른 분리된 구성 요소로 옮겨가는 것 이상을 할 필요가 있음을 시사한다. 의사소통기술을 배우는 것은 단 한 번의 노출로 성취되지 않는다. 강화되지 않고 깊어지는 것은 위축되는 경향이 있다. 최대의 기술 개발을 위해서는 선행 학습의 반복과 복습을 필요로 한다. 잘 짜여진 교육과정은 학습자가 기존 기술을 재검토하고 다듬어 쌓아가는 동시에 새로운 기술을 추가하여 복잡성을 높여 학습자가 매회 조금 더 높은 수준에서 학습의 소용돌이를 돌아볼 수 있는 기회를 제공해야 한다.

왜 이런 반복이 필요한가? 왜냐하면 사람들은 직선적인 형태보다는 나선적인 형태로 배우기 때문이다. 골프 치기, 피아노 치기, 새로운 언어 말하기와 같은 기술을 새로 배울 때를 생각해 보라. 그것을 잘 배우기 위해서 당신은 일련의 교육을 받는 것 이상을 할 필요가 있었다, 각각 다른 주제에 대해서, 한번 어떤 것이 제시되면 그것을 습득했다는 가정 하에 반복이나 검토 없이 다른 것을 배웠던 것이다. 선형 모델은 사람들이 배우는 방식과 일치하지 않는다. 우리는 도입, 반복, 검토, 사물에 시험해 볼 기회, 점점 더 복잡해지는 도전, 성공과 실패, 훈련, 심지어 기존 기술을 바탕으로 복습할 기회도 필요로 한다.

내장된 반복(built-in reiteration), 점진적인 정교화(gradual refinement) 및 복잡성 증가(increasing complexity)의 특징을 가진 나선 모델을 중심으로 하는 교육과정을 계획하면 학습자가 새로운 기술을 습득할 뿐만 아니라 시간이 지나도 이를 유지하고 실제 사용할 수 있도록 보장할 수도 있다. 학습 과정 전체에 걸쳐 지속적인 나선형 의사소통 프로그램이 실행되지 않으면, 학습자들의 의사소통기술은 전문적 수준에 도달하지 못하고 오히려 잃어버리게 될 것이다. van Dalen 외 연구진(2002a) 들은 이 문제를 학부 교육에서 확인하였다. 그들은 네덜란드의 두 의과대학 학생들의 의사소통기술을 비교하여 의사소통기술 훈련에 대한 두 가지 다른 접근 방식의 효과를 평가하였다. 한 교육과정은 의사소통기술을 포함한 통합 임상 기술 훈련 프로그램을 제공했는데, 이 프로그램은 처음 4년 동안 계속되었다. 다른 의과대학에서의 의사소통 능력 훈련은 임상 전 단계, 임상 단계 시작 단계 및 두 번의 실습 교육 이전 단일 과정에 집중하여 이루어졌다. 집중적인 과정과 비교했을 때 연속 교육과정을 이수한 학생들이 전반적인 효과를 보여주는 종적으로 통합된 평가에서 높은 점수를 얻었다. Razavi과 연구진(2003)은 전체 의학 교육에서 지속적 의사소통기술 과정 대 '단발성(one-off)' 의사소통기술 과정의 유용성을 평가했다. 의사들은 2.5일 기본 훈련 프로그램에 참여한 후 무작위로 6번의 3시간 추가 강화 워크샵에 참여하는 실험군과, 기본 훈련(2.5일 훈련만 해당)만 받는 대조군으로 배정되었다. 강화 워크샵을 받은 실험군은 대조군과 비교했을 때 의사소통 능력은 훨씬 더 향상되었다. Rucker와 Morrison(2001)은 전체 보건 연구 시스템에서 동일한 이슈를 탐구한 평가 결과를 잠정적으로 보고했다. 4년제 학부 과정에 종 방향 의사소통 교육과정이 포함되는 것뿐만 아니라, 전공의와 교수들도 학생들에게 제공되었던 것과 동일한 의사소통 패러다임에 대한 세미나에 참가하게 하였다. 의사소통기술 교육과정의 목표는 효과적인 의사-환자 의사소통에 도움이 되는 조직 문화를 만드는 것이었다.

또한 나선형 교육과정은 극복해야 하는 의사소통기술 교육의 핵심 과제 중 하나인 우연히 발생하는 체험적 학습의 맥락에서 프로그램을 계획하는데 도움이 된다. 나선형 프로그램은 특정 세션에서 우연한 기회를 만나지 못해 다루지 못한 영역을 나중에 표면화할 수 있도록 허용한다. 촉진자들은 기회를 명백히 놓쳤지만, 기회가 영원히 사라진 것이 아니라는 사실에 위안을 받을 수 있다. 부록 1에서 우리는 나선형 모델에 기초하여 구축된 교육과정의 예를 제공한다.

나머지 의학 교육과정과 분리되지 않게 통합하기

프로그램 설계의 세 번째 원칙은 의사소통기술이 다른 임상 기술 훈련 그리고 의료 교육과정의 다른 부분과 모두 적극적으로 통합되도록 하는 것이다. 의사소통에 초점을 맞추고 의사소통 교육과 학습을 이해하는 촉진자들과 함께 하는 독립적인 의사소통 과정은 필수적이다. 그것이 없으면 의사소통은 아무런 관심을 받지 못하는 경향이 있다. 그러나 의사소통을 더 큰 의학 교육과정에 다시 통합하는 것, 또한 중요하다. 그를 통해 의사소통은 '진짜 의학'과 분리된 별도의 실체로 인식되지 않을 수 있다 (Carroll과 Monroe 1979; Engler 외 연구진 1981; Kurtz 1989; Van Dalen 외 연구진 1989; Kurtz 외 연구진 2003). 통합이 없다면, 의사소통은 환자와의 모든 만남에 관련된 기본적인 임상 기술이라기보다는 본질적으로 장식처럼 보일 수 있다. 더욱이, 만약 우리가 의사소통이 모든 학문에 적용되는 진정한 의미의 과목으로 보이기를 원한다면, 그것은 일차 진료나 정신건강 의학뿐만 아니라 다른 모든 전문 분야 의사들의 적극적인 도움을 받아 가르쳐 져야 한다. 의사소통을 이해하고 다양한 환경의 의료 행위에 어떻게 적용하는지 이해하는 임상 교수진이 필수적이라는 뜻이다. 우리는 통합에 대한 접근법에 대해 이 장의 뒷부분에서 더 자세히 논한다.

의사소통 프로그램의 내용을 어떻게 선정하고 조직화할 것인가?

프로그램의 핵심 내용 결정

이 책의 1부에서 우리는 의사소통 교육에 대한 기술-기반 접근법을 취하는 것에 대한 근거를 제시했고, 의사소통 교육과정을 구성하는 핵심 기술에 대해 설명하였다. 캘거리-캠브리지 지침은 이러한 핵심 기술을 요약하고 모든 상담의 일부인 명확한 업무 틀 안에 배치한다. 이러한 핵심 의사소통기술은 세 가지 의학 교육 수준(의과대학 학생, 전공의, 연수 교육)과 많은 다양한 의료 맥락에 적용 가능하다. 이 점은 직관에 반하는 것으로 보일 수 있다 - 우리가 함께 일한 많은 전문 그룹들은 처음에 그들의 특정한 환경에 요구되는 의사소통기술은 독특하다고 언급했다. 그러나 사실 핵심 과정 기술은 맥락도, 수준도 구체적이지 않다. 다른 맥락은 그러한 특정한 상황에서 의사와 환자의 특정한 요구에 맞는 기술의 강조나 적용의 미묘한 변화를 요구할 수 있다. 그러나 기본 원칙과 핵심 의사소통 력은 그대로 유지되며 모든 의사소통 교육과정의 공통적인 기반을 형성한다. 비록 상호 작용의 맥락은 변하고 의사소통의 내용은 다르지만, 과정 기술 자체는 그대로 유지된다.

캘거리-캠브리지 지침과 같은 틀이나 모델을 교육과정 개발의 출발점으로 사용하는 것의 중요성은 아무리 강조해도 지나치지 않다. 업무와 기술에 대한 체계적인 설명은 의사소통 과정의 구현에 필수적이다. 최근 의료 교육에서 의사-환자 의사소통에 관한 교육 및 평가의 국제적인 의견 일치(consensus)를 얻기 위한 몇 가지 시도가 있었다(Association of American Medical Colleges 1999; Makoul와 Schofield 1999; Bayer-Fetzer Conference on Physician-Patient Communication in Medical Education 2001). 모두들 의사소통기술 과정을 개발하는 기초로서 의사소통기술의 틀(framework)을 사용할 것을 특별히 권고했다. 그러한 틀은 의사소통 과정의 핵심 내용을 명확히 정의하고 과정이 다루고자 하는 핵심 역량을 명확하게 함으로써 교육 및 평가를 위한 계획적이고 일관성 있는 접근 방식을 제공한다.

중요한 것은, 새로운 의사소통 과정을 개발하고 있는 기관들이 교육과정 개발을 위한 그들만의 틀을 개발할 때 처음부터 시작할 필요가 없다는 것이다. 상당한 공통점을 공유하는 기존 모델들이 몇 가지 있다. 각 기관은 현지 요건에 적합하도록 요구 사항을 조정할 수 있다. 캘거리-캠브리지 지침 외에도 잘 확립된 구성단위에는 다음과 같은 것들이 있다.

- the Brown Interview Checklist (Novack 외 연구진 1992)
- the THree-Function Model (Cohen-Cole 1991)
- the E4 Model (Keller과 Carroll 1994)
- the Segue Framework (Makoul 외 연구진 1995)
- the Maas Global (van Thiel과 van Dalen 1995)
- the patient-centered clinical methods (Stewart 외 연구진 1995)
- the Kalamazoo Consensus statement (Participants in the Bayer-Fetzer Conference 2001)
- the Model of the Macy Initiative in Health Communication (Kalet 외 연구진 2004).

학습자의 요구와 관련된 내용으로 구성하라

의사소통 교육과정을 계획하는 과정에서, 학습의 초점과 순서에 합의하는 것은 흔히 개인의 기술 습득보다 더 어렵다. 의사소통 프로그램의 핵심 기술은 세 가지 의료 교육 수준 모두에서 일정하지만, 다음과 같은 면에서 상당한 차이가 있다.

- 각 학습자 그룹의 전반적인 의사소통의 필요성
- 학습자의 특정한 학습 단계에 맞는 구체적인 과정, 내용 및 지각 능력
- 이러한 요구와 기술을 가장 잘 다룰 수 있는 순서

그러므로 각 의사소통 교육과정의 설계는 해당 학습자의 필요에 따라 신중하게 조정되어야 한다. 교육과정을 계획할 때는 먼저 학습자가 누구인지 고려해야 한다.

- 학습자의 경력은 어느 단계에 있는가?
- 교육자, 환자, 기관의 인식과 서류로 확인되는 그들의 특징적인 의사소통의 필요성은 무엇인가?
- 개인 학습자들은 그들의 필요를 어떻게 인지하는가?
- 학습자들의 이전의 의사소통기술은 어떠한가?
- 그들의 요구는 얼마나 동일한가?

의학 교육의 수준은 특히 중요하다. 의과대학 학생과 전공의, 그리고 같은 전공을 가진 임상 의사들의 의사소통에 대한 요구는 크게 다르다. 그러나 의학의 다른 많은 분야와는 달리, 그들의 의사소통 욕구는 그들의 경험에 의해 전적으로 결정되는 것이 아니다. 때로는 가장 경험이 풍부한 의사가 가장 기초적인 욕구를 가지고 있을 수 있다. 우리는 10장에서 이 문제를 심도 있게 탐구한다.

의사소통 교육과정과 관련된 모든 측면 사이의 균형 유지

의사소통 프로그램 계획에서의 균형 문제는 주로 다음 두 분야에서 발생한다.

1. 의사소통 이슈, 태도(attitudes), 기술(skills)을 어떻게 결합할 것인가
2. 설명하기와 계획하기에서 어느 부분(where)을 어떻게(how) 교육할 것인가

의사소통기술, 태도 및 관심사의 균형 조정

3장에서 논의한 바와 같이, 다원화된 의사소통 교육과정은 다음과 같은 세 가지 중복된 영역을 다루고 있다.

1. 기술(내용, 과정 및 인지)
2. 태도(근본적인 신념, 가치관 및 의도 포함)
3. 이슈와 도전

이 세 가지 필수 구성 요소 간에 적절한 균형이 유지되도록 어떻게 보장하는가? 이 책은 의사소통 교육 및 학습에 대한 기술-기반의 접근법에 초점을 맞추고 있다. 여기서는 이러한 기술-기반 환경 내에서 태도와 이슈를 해결하는 방법에 대해 살펴본다.

태도 문제(attitudinal work)

의사소통 프로그램에서는 우리의 생각과 행동에 큰 영향을 미치는 태도와 믿음, 가치관에 대한 세심한 주의가 필요하다. 우리는 어떻게 기술-기반 교육과정에 보완적 기술과 태도에 대한 교육을 결합할 수 있을까? 여기 두 가지 가능한 접근법이 있다.

기술-기반 교육과정 중 토론. 학습자들은 자신들의 의사소통기술에 대한 피드백을 주고받으면서, 환자와 의사소통하는 방법에 영향을 미치는 기본적인 태도와 가정에 대해 토론할 충분한 기회를 갖게 된다. 학습자에게 도움이 되거나 문제가 있

는 것처럼 보이는 태도를 공개적으로 토론할 수 있는 이러한 기회를 활용하라. 환자-중심의 의료와 관계-중심 진료에 대한 태도, 어려운 감정, 환자와의 정보 공유, HIV나 알코올 중독과 같은 특정 환자 진료, '부적절한' 요구를 하는 환자 대하기, '가벼운 질환자' 대하기 그리고 학습자가 의사소통에 대해 알게 되는 것과 현실에서 실제 가능하다고 인식하고 있는 것 사이의 관계를 다루는 것 모두가 공론화될 수 있다.

가정들이 임상적 추론과 문제 해결에 어떤 영향을 미치는지에 대해 앞서 논의한 바 있다. 편견과 편견을 포함한 기본적인 가정들은 우리의 태도와 궁극적으로는 우리의 인식에 영향을 미친다. 자신의 태도나 가정에 대한 학습자의 인식과 이러한 잠재의식의 변수가 학습자와 환자가 행하거나 말하는 것에 미치는 영향에 대해 의문이 제기될 수 있다. 태도에 대한 의미 있는 생각을 시작할 수 있는 또 다른 방법은 어려움이 대두되는 상담의 특정 순간, 학습자에게 '어떤 성과를 얻고 싶은가?' 물어보는 것이다.

가능한 다른 성과를 비교하는 것은 비-판단적 방식으로 태도의 다양성을 강조하는 것이다 (예: '환자를 방에서 내보내고 다시는 보지 않는 것' 또는 '장기간 추적 관찰하며 관계를 형성하는 것'). 면담의 같은 시점에 환자에게 어떤 성과를 원하는지 묻고 학습자가 달성하고자 하는 성과와 비교하라. 학습자가 성과를 확인하게 되면, 태도에 대해 공개적으로 논의하거나 다른 최종 결과를 이끌어낼 해당 행동과 기술을 탐구하는 것이 더 쉬워진다. 이런 종류의 노골적인 토론은 태도와 기술 모두에 중대한 변화를 가져올 수 있다.

태도에 관한 논의에 특정 세션을 할애하는 것. 두 번째 접근 방식은 의사소통 과정 내에서 태도와 개인 인식에 특별히 초점을 맞춘 별도의 세션을 갖는 것이다 (Novack 외 연구진 1997). 일부 의과대학이 개설한 이러한 논의를 위한 대안 포럼에는 Balint-like 인식 그룹(Balint 외 연구진 1993), 좋은 의사(well physician), 문화 및 윤리 프로그램(culture or ethics programmes), 개인 또는 전문 개발 과정(personal or professional development strands) 등이 있다. 위에 열거된 특정 문제 외에도 다음과 같은 태도와 관련된 이슈들이 있다:

- 도전적이거나 대드는 환자와 관련된 힘든 상황
- 연계가 필요한 경우
- 통제가 필요한 상황
- 무력감을 느끼는 경우
- 우리 자신의 감정의 문제
- 우리 자신과 환자에 대한 성의식의 문제
- 보완(complementary) 의학과 대체(alternative) 의학에 대한 개인적인 견해
- 사회 문화적 다양성에 대한 태도
- 성별에 대한 태도
- 차이점과 유사점
- 우리 자신과 환자의 영성(spirituality)

태도와 딜레마는 우리 자신의 근본적인 인격과 성장, 가치관과 신념, 과거의 인생 경험, 개인적 편견과 관련하여 논의될 수 있다. 이러한 접근법들을 활용하면 저해하거나 구속하는 태도뿐만 아니라 유용한 태도 또한 유익한 성찰로 이어지게 할 수 있다. 태도에 대한 고려는 또한 동정심, 관용, 유연성과 같은 개인적 능력 개발을 할 수 있는 기회를 제공한다.

우리가 어디에 태도에 대한 문제를 포함시키든, 우리는 과정 중에 태도와 가치에 대한 논의 뒤에 놓여 있는 관련된 기술을 적절하게 사용해야 한다. 문제 해결 기술을 제공하거나 실행할 대안을 제시하지 않으면서 태도에 대한 문제를 제기하고 인식을 높이거나 더 유용한 접근법에 대해 설명하는 것은 의미가 없다. 왜 학습자들에게 공감을 표하거나 단호해지기 위해 필요한 기술을 개발할 기회를 주지 않고 중독된 환자에 대한 태도를 바꾸게 하려 하는가? 3장에서 언급했듯이, 인식 제고는 태도 작업의 중요한 측면이지만, 그러한 교육은 기술 훈련의 추가 없이는 학습자의 행동에 유용한 변화를 일으키지 못한다. 우리 워크숍의 한 참가자가 이 점을 우아하게 설명해 주었다. 그는 환자-중심 의학을 상세히 논한 2년간의 석사 과정과 이를 둘러싼 연구를 통해 환자-중심 의학에 대해 얼마나 흥분했는지 설명했다. 그는 자신의 진료 관행을 좀 더 환자-중심적으로 만들겠다는 생각에 전념하게 되었지만, 그 선의의 의도와 그것이 자신과 환자 모두에게 더 나은 서비스를 제공할 것이라는 확신에도 불구하고, 아무것도 변하지 않았다고 했다. 캘거리-캠브리지 지침에 기술된 기술에 대한 3일간의 추가 세미나에서, 그는 자신이 놓치고 있는 것이 환자-중심 접근법을 구현하는 데 필요한 기술에 대한 학습이라는 것을 깨달았다고 했다.

의사소통 관련 이슈와 도전 과제(communication issues and challenges)
또한 의사소통기술 프로그램은 학습자를 이 책 전반에 걸쳐 언급된 특정한 의사소통 관련 이슈와 도전 과제에 노출시킬 필요가 있다. 여기에는 다음이 포함된다:

- 문화
- 성별
- 연령
- 윤리(ethics)
- 나쁜 소식 전하기
- 성 접촉력(the sexual history)
- 신경정신과적 면담
- 삼자간 면담(the three-way interview)
- 특별한 요구를 하는 환자
- 어려운 상황
- 만성/급성 관리
- 죽음과 임종(death and dying)
- 건강 증진(promotion) 및 예방(prevention)

3장에서 기술한 바와 같이, 이 책은 의사소통 교육 및 학습에 대한 이슈-기반 접근보다는 기술-기반 접근을 주로 취한다. 비록 특정한 이슈들이 특별한 적응과 심지어 추가적인 기술을 요구할 수도 있지만, 캘거리-캠브리지 지침의 기술은 여전히 이러한 모든 의사소통 관련 이슈와 도전 과제의 효과적인 관리를 위해 필요한 주요 자원이다. 각각의 이슈나 도전 과제가 상호 작용의 맥락과 논의되는 내용을 변화시키기는 하지만, 핵심 과정 기술들은 모든 의사와 환자의 만남에서 동일하게 유지된다. 과제는 이러한 핵심 과정 기술에 대한 우리의 이해와 이를 적용하는 기술 수준을 모두 심화시키는 것이다. 각각의 상황에서 우리는 어떤 기술을 더 강력하게 의도적으로 그리고 인식을 가지고 사용해야 하는지를 배울 필요가 있다.

그렇다면 교육과정 내에서 이러한 중요한 이슈들을 어떻게 다루어야 할까? 몇 가지 가능성이 있다.

기술-기반 의사소통 교육과정의 관련 구성 요소에 이슈를 소개하기. 특히 학부 교육 초기의 한 가지 접근 방법으로 교육과정을 의료 면담의 기본 틀을 구성하는 6가지 의사소통 과제(시작하기, 정보 수집하기, 관계 형성하기, 구조 제공하기, 설명하기와 계획하기, 끝내기)를 중심으로 구축하는 것이다. 주요 역점은 이러한 각각의 과제를 달성하는 데 사용되는 핵심 기술과 목표의 탐구에 있다. 그러나 이러한 동일한 기술이 다른 상황에서 어떻게 채택되는지를 보여주기 위해 구체적인 이슈를 도입할 수 있다. 우리는 의사소통 관련 이슈와 도전이 실제 환자들과의 면담에서 우연히 발생하면 그것을 그러한 문제들을 논의할 기회로 활용한다. 그러나 여기서 가장 자주 사용되는 전략은 학습자에게 면담의 다른 업무와 관련된 특정한 이슈나 과제를 제시하는 시뮬레이션 환자 사례를 활용하는 것이다.

예를 들어 캘거리의 학부 과정에서의 표준화된 환자 사례들 중 하나는 응급실에 내원한 한 아시아 여성 사례로, 그녀는 영어를 하는데 어려움을 겪고 있었다. 그녀의 문제는 임상의가 실제 현장에서 흔히 보아온 영어 사용의 어려움이 아니라, 그녀의 발성에 영향을 미치는 신경학적 이상이 발생한 것이다. 두 번째 표준화된 경우는 자궁 절제술을 고려할 필요가 있는 출산기의 결혼한 라틴계 여성이다. 이 시뮬레이션은 정보 수집 기술에 대한 우리 강의의 일부로 문화와 성별 문제를 탐구할 기회를 제공한다. 마찬가지로 설명하기와 계획하기의 문제도 있다.

시뮬레이션 환자들은 전공의 수준에서도 이슈와 의사소통 과제를 도입하기 위해 동일한 방법으로 활용될 수 있다. 그러나 그들의 경험이 더 깊다는 점을 감안하여, 우리는 때때로 전공의 자신이 환자나 동료 또는 다른 사람들과 함께 겪었던 어려운 상황을 시나리오로 가져오도록 권유한다. 이슈와 도전 과제에 대해 단순히 이야기하는 대신 즉흥적인 방법에 능숙한 시뮬레이션 환자들을 활용하여 이러한 시나리오를 재현하고 이에 대응하는 여러 접근법을 고안하는데 것이 더 도움이 될 수 있다(4장 참조).

이슈를 중심으로 의사소통 교육과정을 구축하기. 대안적으로 접근하는 방식은 각 과정(또는 일련의 과정)에 특정 이슈를 초점으로 두고 이를 중심으로 교육과정을 구성하는 것이다. 일부 전공의 교육과 연수 교육 프로그램은 이 접근 방식을 의사소통 프로그램을 확립하는 동기 부여 장치로 사용해 왔다. 예를 들어 일반외과와 정형외과의 전공의를 위한 프로그램은 교육 요구 조사를 통해 전공의들이 환자에게 사전 동의 받기와 나쁜 소식을 전하기에 대해 배우고 싶어 한다는 것을 발견했다. 따라서 이러한 전공의를 위한 의사소통 훈련은 이 두 가지 문제와 이들을 다루는 데 필요한 기술로부터 시작되었다 (Descoute 1996).

면담 자체의 과제에서 교육과정이 진행됨에 따라 특정한 과제와 이슈로 옮겨가기. 예를 들어, 학부 교육과정이 새 학기로 진행됨에 따라 이 두 가지 접근 방식의 혼합물을 사용할 수 있다. 처음에 교육과정은 캘거리-캠브리지 지침의 주요 업무와 기술을 강조한다. 학생들이 보다 진보된 과정인 실습 학생으로 진급함에 따라, 시뮬레이션 환자들은 실습 학생들이 공부하고 있는 특정 전공과 관련된 과제를 제시하거나 탐구하고 있는 선택된 의사소통 과제를 다루는데 초점을 맞출 수 있다. 이러한 과제와 이슈는 차례로 기초적인 핵심 기술과 연계된다. 이 접근 방식은 실습 학습 중의 반복을 피하고 적절한 범위의 이슈를 포함하기 위해 시도될 때 가장 잘 작동할 수 있다. 우리는 이 접근법을 이 장의 뒷부분과 10장에서 더 자세히 설명한다.

다른 이슈-중심 과정과의 협업. 우리가 태도 교육에 관한 과정에서 제시했듯이, 의사소통 관련 이슈를 다루기 위한 또 다른 전략은 특정 이슈 중심의 과정이나 세미나를 교육하는 동료들과 협력하는 것이다. 예를 들어, 우리는 의사소통과 윤리 문화 프로그램 또는 건강 및 좋은 의사(well physician) 프로그램들과 공통 요소나 공통 평가 개발(joint Objective Structured Clinical Examination station)에 협업할 수 있다.

설명하기 및 계획하기에 대해 적절히 강조하기

모든 수준의 훈련에서 의사소통 프로그램은 정보 수집과 관계 형성 기술에 집중하고 설명하기와 계획하기의 중요성을 과소평가하는 경향이 있다. 치료 성과에 대한 중요성에도 불구하고, 의사소통 훈련 중 이 영역은 대부분 부실한 상태로 남아있다 (Carroll과 Monro 1979; Kahn 외 연구진 1979; Sanson-Fisher 외 연구진 1991; Elwyn 외 연구진 1999). 정보 수집과 관계 형성을 강조하는 경향은 이해할 만하다. 초기 연구의 대부분은 설명하기와 계획하기보다는 이러한 기술에 초점을 맞췄다. 확실히 정보 수집 중에 확립된 관계의 질은 설명하기와 계획하기 중뿐만 아니라 나중에 일어나는 일에 상당한 영향을 미친다. 나아가 정보 수집과 관계 형성 기술은 설명하기와 계획하기 기술보다 학생들에게 가르치기가 쉽고 안전하다 (최근까지 대부분의 의사소통 훈련의 수준).

두 가지 발전이 모든 훈련 수준에서 설명하기와 계획하기를 가르치는 우리의 능력을 향상시켰다.

설명하기 및 계획하기에 대한 최근 연구

우선 지난 15년간의 의료 면담의 이 분야에 관한 연구와 문헌이 폭발적으로 발전하였다. 이는 우리에게 이 분야에서 교육 프로그램을 개발하기 위한 훨씬 더 튼튼한 기반을 제공했다 (Maguire 외 연구진 1986, Kaplan 외 연구진 1989, Roter와 Hall 1992, Degner 외 연구진 1997, Elwyn 외 연구진 1999, Towle과 Godolphin 1999, Jenkins 외 연구진 2001: Richard와 Lussier 2003).

시뮬레이션 환자

두 번째 발전은 시뮬레이션 환자의 사용이 점점 더 널리 확산되었다는 것이다.

의과대학 학생들에게 환자로부터 병력을 가져올 수 있는 무수한 상황들이 제공되었지만 (불행히도 관찰과 피드백의 혜택을 받지 못하는 경우가 종종 있지만), 정보를 주는 것에 대해서는 그렇지 못하다. 대부분의 학생들은 실제 환자에게 정보를 줄 수 있을 만큼 믿을 만한 실력을 가지고 있지 못하며, 의사나 환자도 학생들이 실험이나 실수를 하는 것을 원하지 않는다. 이는 학생들에게 환자들과의 의사소통은 주로 환자 치료(patient care)보다는 병력 청취나 '탐지 작업(detective work)'에 관한 것이라는 잘못된 개념을 갖도록 만든다.

표준화된 환자(standardised patients)의 사용은 학습자가 지식의 차이(knowledge gap)를 갖거나 잘못된 정보를 주더라도 환자와 학생에게 안전할 수 있는 설명하기 및 계획하기의 기술 훈련과 연습 기회를 제공함으로써 이러한 불균형을 시정하는 데 도움이 된다. 이 전략은 모든 수준의 학습자에게 유용하다. 이슈와 도전 과제를 가르치는 데 사용되는 모든 시뮬레이션 환자 사례는 설명하기와 계획하기를 포함하도록 확장될 수 있다. 그러나 간단한 '일상(routine)' 시나리오를 살펴보는 것도 중요한데 예를 들어, 치료의 선택 사항을 설명하는 법이나 환자를 시술에 대비시키는 방법, 그러한 설명하기에서 공유된 내용을 통하여 의사 결정을 하는 방법, 진단이나 약물 요법을 설명할 때 환자의 관점을 고려하는 방법 등이다.

전공의와 연수 교육 수준에서 설명하기 및 계획하기 기술을 강화하고 유지하는 대안적 접근 방식은 구체적인 기술에 대한 분석, 피드백 및 실습을 위해 실제 환자(동의한 환자)와 함께 하는 설명하기 및 계획하기를 비디오 또는 오디오로 녹화하는 것이다.

학생 교육은 설명하기와 계획하기 분야에서 강력한 기초를 확립할 수 있고, 또 그래야 한다. 단, 학생들은 통상적으로 환자 치료에 대한 공식적인 역할을 하지 못하기 때문에(Thistlethwaite 2002), 전공의 및 연수 강좌 교육에서 이러한 기술의 강화가 전적으로 이루어져야 한다.

의사소통 프로그램의 각 구성 요소에 대한 적절한 방법을 어떻게 선택하는가?

교육 및 학습 방법의 선택은 의사소통 프로그램 또는 개별 과정이 달성하고자 하는 성과에 유의한 영향을 미친다. 프로그램 책임자와 촉진자는 이용 가능성, 비용, 특정 과정의 목표에 대한 적합성(suitability) 및 교육 시간의 가용성에 따라 방법을 적절히 조합하고 통합할 필요가 있다. 이 중요한 부분은 4장에서 심층적으로 고찰한다.

의사소통을 다른 임상 기술 및 나머지 교육과정과 어떻게 통합할 것인가?

이 장의 앞부분에서 우리는 의사소통기술 프로그램을 다른 임상 기술 및 의학 교육과정의 다른 구성 요소의 훈련과 통합할 것을 주장하였다. 의사소통은 '진짜 의학'과 떨어진 별도의 단독 과정에서만 가르치는 분리된 실체가 아니라 의학 교육 과정의 필수적인 부분이 되어야 한다. 의사소통 전용 과정 이외에도, 학습자들의 전반적인 임상 역량을 결정하게 되는 의학 교육의 네 가지 영역 모두에서 함께 고려되는 것이 중요하다.

1. 지식
2. 의사소통기술
3. 문제 해결
4. 신체 검진

이것이 두 가지 과정을 통하여 학습자에게 도움이 될 것이다, 즉, 의사소통 프로그램을 다른 관련 임상 기술에 통합하는 방법과 전체 교육 과정의 다른 구성 요소에서 관련성이 있을 때마다 의사소통을 언급하는 방법이 도움이 될 것이다. 이를 위해서는 다양한 요소와 함께 작업하는 개인들 간의 명시적인 협력과 토론이 필요하다.

의사소통 및 기타 임상 기술의 통합을 촉진하는 전략은 다음과 같다.

- 의사소통 교육과정을 한 번에 모두 제공하는 것이 아니라 전체 교육과정에 걸쳐 간격을 두고 제공할 수 있도록 부분으로 나누기
- 의도적으로 다른 임상 기술 및 학습자의 확대된 지식에 의사소통을 통합하기
- 캘거리-캠브리지 지침과 같은 기술 요약을 고안하여 다른 과정 책임자 또는 임상 교수진에게 의사소통 교육과정의 핵심 내용을 간결하게 전달하고 해당 교육과정에 필요한 경우 이를 구축하거나 사용할 수 있도록 하기
- 다른 과정을 의사소통 프로그램에 도입하기 - 예를 들어, 시뮬레이션 환자를 활용하여 윤리적 문제나 문화, 성 관련 문제를 연기하는 경우 또는 학습자가 의사소통과정과 동시에 특정 의료 문제에 관한 학습을 하는 경우
- 학습자가 환자의 문제를 해결하기 위해 다른 기술과 의사소통을 통합해야 하는 가능한 실제 임상 상황에 가까운 훈련과 평가(예: OSCE 스테이션)를 설계하기

내용(content), 과정(process) 및 인식(perceptual) 문제의 결합

의학 교육에서는 지식, 신체 검진, 문제 해결 관련 이슈가 일단 논의되면 학습이 충분하다고 가정하기 쉽다. 그러나 이것은 효과적으로 업무를 완료하는데 필수적인 의료행위 영역, 즉 환자와의 의사소통을 빼먹은 것이다. 유방암의 진단과 관리에 관하여 외과 전공의를 교육하는 것을 상상해 보라. 확실히 질병과 병리학, 신체 검진 기술, 관련 검사 및 치료시 선택 사항의 분석을 포함할 것이다. 그러나 의사소통 과정 기술과 해결해야 할 과제를 고려하는 것이 교육 과정 계획에도 반드시 필요한 것은 아닐까? 예를 들어, 유방암 환자에게 자궁내막절제술과 유방절제술 사이의 선택권을 제공하는 것과 관련한 의사소통의 문제는 수술 후 심리적으로 악영향

을 미치는 것으로 알려져 있다 (Fallowfield 외 연구진 1990). 우리는 내용 교육과 관련시켜 의사소통기술 이슈를 도입하는 것에 더 능숙해질 필요가 있다.

마찬가지로, 의사소통 전용 과정에서는 관련 내용 및 인식 문제를 소홀히 하지 않는 것이 중요하다. 방광염에 걸린 젊은 여성 환자에게 자신의 증상이 성관계와 관련이 있는지 묻지 않는 가정의학 전공의는 두 가지 이유 중 하나다. 첫째로, 당혹감이 지식의 활용에 방해가 되었을 수 있다 - 그러면 과정의 초점은 그러한 난처한 상황에서 민감한 질문을 하는 방법을 발견하려고 시도하는 의사소통 문제일 수 있다. 하지만, 전공의가 성교와 재발성 요로 감염 사이의 연관성을 알지 못할 수도 있으며, 그러면 과정의 초점은 당연히 과정보다는 내용으로 이동해야 한다.

위의 예에서 기술된 강의 과정은 의사소통이나 지식, 인식 기술 중 하나에 주안점을 두고 있다. 우리의 과제는 중요한 보완적 내용이 누락되지 않도록 하는 것이다. 균형이 다시 관건이다.

통합 과정

우리는 이제 내용, 과정 및 인식 기술을 결합하는 또 다른 접근 방식에 대해 이야기 하는데, 이 접근 방식은 전체 과정을 의도적으로 통합하여 세 가지 모두에 중점을 두도록 계획되어 있다. 본 과정은 문제-기반 학습과 기술 통합에 대한 훌륭한 예를 제공하여, 이 과정을 좀 더 자세히 설명하고자 한다.

이 통합 과정은 캘거리의 의과대학 프로그램의 필수적인 구성 요소다. 2주 반 동안 진행되는 문제-중심의 학습 과정 2개로 구성되며, 교육과정 모두 다른 어떤 것에 의해서도 제약을 받지 않는다. 이 과정은 특히 의사소통, 신체 검진 및 문제 해결이라는 임상적 기술 그리고 의학기술 정보에 대한 학습자의 지식 기반 확대와 통합을 위해 설계되었다. 이 과정은 의과대학 학생을 위해 고안되었지만, 통합된 접근 방식은 전공의와 연수 교육에서도 똑같이 유용할 수 있다.

전문 촉진자가 이끄는 소규모 그룹은 20명 이상의 시뮬레이션 환자와 상호 작용할 수 있는 기회를 가지며, 이들은 각각 시스템 사이의 문제와 특정 의사소통 과제나 문제를 제시한다. 이 사례들은 다양한 전문 분야의 의사들이 실제 경험한 환자들을 근거로 삼았다. 6명의 학생들로 구성된 각 소규모 그룹은 이 시뮬레이션 사례들을 통해 동일한 촉진자와 하루에 3시간 이상을 보낸다. 한 사례에 대한 탐구는 최대 4일간 지속된다. 심전도, 엑스레이, CT 스캔 등 환자의 검사 결과는 학생들이 요청할 때마다 확인할 수 있다. 환자의 완전한 의무기록을 촉진자가 이용할 수 있으므로, 비록 문제가 촉진자의 전문 분야가 아니더라도, 과거 및 현재의 병력, 경과 및 결과, 문제, 제안된 의사소통 과제, 지원 가능 의료진 목록 등 사건에 필요한 모든 자료를 이용할 수 있다. 이러한 시뮬레이션을 통해 다양한 의사소통 문제가 소개된다(예: 문화, 성별, 재방문 환자와의 의사소통, 제삼자 면담, 나이, 환자에 대한 나쁜 소식 전하기, 사망 및 임종, 사별, 만성 및 급성 치료, 다른 의료진과의 의사소통 및 심리적 충격에 대한 대처).

각 시뮬레이션은 한 학생이 환자와의 면담을 시작하고, 문제에 대한 정보를 수집하며, 관계를 형성하기 시작할 때 그룹이 관찰하는 것으로 시작한다. 신체 검진은 이 시점에서 실시하거나, 면담 전에 그룹에게 주어져 지금까지 얻었거나 놓친 정보에 대해 논의하고, 신체 검진에 무엇을 포함할지 고려하며, 가설을 생성하기 위해 논의하고, 결국 감별 진단을 도출할 수 있다. 학습 문제 목록(즉, 스스로 확인한 의사 결정이나 이해에 필요할 것으로 생각하는 부족한 부분)도 촉진자의 지도에 따라 작성된다.

그룹은 문제 해결과 '다음 단계'의 계획을 계속 수행하거나, 진행하기 전에 수행해야 하는 학습 문제 또는 지식 습득을 위한 시간을 갖는다. 학습자들은 이러한 학습 문제를 나누고 다음 과정에서 그룹의 다른 구성원들에게 학습한 결과를 제시한다.

이후 학습자는 시뮬레이션 환자와 '만날 약속'을 하여 사례의 발생과 진행 과정을 경험하고 설명하기와 계획하기의 모든 측면을 연습할 수 있도록 한다. 통합 과정은 학부생들이 안전한 상황에서 이러한 기술을 실습할 수 있는 좋은 기회를 제공한다. 그들은 먼저 어떤 상황이나 질병에 대한 의학적 사실들에 대해 보호 받으면서 경험할 시간을 가질 수 있다. 그리고 학습자는 자신의 지식을 환자의 세계에 정보로 제공하기 위해 그룹 내의 토론에서 사용했던 전문 용어를 환자가 이해하고 받아들일 수 있는 언어로 번역하도록 요구 받는다. 시뮬레이션 환자에게 정보를 제공하는 개별 학생은 그룹의 결합된 지식을 전달하기 위해 그룹 대표로 행동을 준비하며, 사실에 대한 자신의 지식을 '즉흥적으로(put on the spot)' 말하지 않도록 한다. 따라서 그룹은 의사소통기술과 문제 자체에 집중할 수 있다. 학습자가 안전하게 다시 시도하거나 대안적 접근법을 연습할 수 있기 때문에, 환자들을 공유 의사결정에 참여시키는 방법도 배울 수 있는 훌륭한 포럼이다.

다른 의학 기술 과정 및 평가와 의사소통의 통합(co-ordinating)

의사소통을 통합하기 위한 또 다른 전략은 의사소통 과정과 평가를 임상 기술 개발을 목표로 하는 교육과정의 다른 구성 요소와 명확하게 통합하는 것이다.

의사소통 프로그램 책임자는 다른 과정과 평가의 책임자들에게 그들의 프로그램에 초점을 맞춘 의사소통을 통합하도록 장려하고, 그 대가로 의사소통 과정이나 평가에 이러한 다른 과정의 내용을 통합하는 것을 제안함으로써 학생 수준에서 조정과 통합을 강화할 수 있다. 예를 들어, 신장 과정 책임자를 초청하여 학생들이 의사소통 과정에 면담할 수 있는 환자로 보내거나, 신장 과정에서 논의된 문제에 초점을 맞춘 표준화된 환자 사례를 개발하게 하라. 또는, 실습 과정 책임자에게 구술시험(oral examination) 중 학생들의 병력 청취 내용만을 확인하는 것 외에 의사소통 과정 기술을 평가할 수 있는지 여부를 확인하도록 하라.

신체 검진 과정 책임자에게 신체 검진 중 환자와의 의사소통에 대해 무엇을 가르치고 있는지 물어보고, 병력과 신체 검진 관련 의사소통 과정 기술이 포함된 OSCE 스테이션 개발에 협력하라. 수기 실습(예: 남성 도뇨관 삽입 또는 봉합)과 함께 의사소통기술을 가르치는 방법에 대해 고민해 보라 (Kneebone 외 연구진 2002).

발생학, 소아청소년과학 또는 노인과학 과정과 협업하여 학생이 자신이 치료에 참여한 어린이, 노인 환자 또는 가족의 실제 환자 또는 표준화 환자와 상호 작용할 수 있는 기회를 마련하라. 이러한 노력은 의사소통을 보다 가시적으로 만들고 여러 분야에 걸쳐 그 지위를 보장받게 만드는 이중 이익을 가져다준다.

학생 수준에서 통합을 이루는 또 다른 방법은 의사소통 교육과정을 공식적으로 의학 기술에 초점을 맞춘 하나의 구조를 갖는 과정이나 평가로 통합하는 의학 기술 프로그램을 만드는 것이다. 예를 들어 캘거리 학부 과정의 의학 기술 프로그램은 다음과 같은 과정을 포함한다(자세한 설명은 부록 1 참조).

- 의사소통
- 신체검사
- 윤리학
- 문화, 건강
- 의료정보학과 기술
- 건강한 남성과 여성
- 좋은 의사
- 근거 기반 진료
- 통합 과정 (integrative courses)

의사소통 실습 과정을 이러한 협력적 접근법에 활용할 수도 있다. 예를 들어, 케임브리지 대학교에서 우리는 2학년 실습 과정에 정규 과정으로 수직적으로 편성된 과정을 개발했다 (이 접근 방식에 대한 자세한 설명은 10장 참조). 이들 과정은 특히 각 실습 과정 내에 의사소통기술과 임상 내용을 함께 교육한다. 학생들은 7주마다 3시간씩 소그룹으로 통합 교육을 받는다. 두 번의 실습 연도가 끝날 때까지, 학생들은 이 통합된 의사소통/실습에 39시간을 할애하게 되는 것이다.

전공의 프로그램의 다양한 순환 과정 중에 의사소통교육을 통합하는 것 또한 유익하다. 그 예로, 케임브리지 대학의 종양학, 마취과학, 응급의학, 가정 의학 실습을 도는 학생들은 4개 실습 과정을 통합한 하나의 의사소통기술 프로그램 과정을 수강한다. 본 과정은 이 네 가지 다양한 환경에서 사망과 임종과 관련된 의사소통 이슈와 일반적인 도전 과제들을 탐구한다.

학부 또는 대학원 교육과정의 수평적 요소 전체에 걸쳐 의사소통교육의 요소를 배치하면 의사소통기술을 통합하고 프로그램 전체에 여러 의사소통 요소를 나선형으로 적용할 수 있다. 그러나 임상 교수들이 문맥에서 가르칠 때마다 자동적으로 의사소통기술을 접목시킬 것이라는 단순한 희망은 비현실적이고 심지어 교육자들이 자신의 임상 환경에서 의사소통을 가르친다고 믿어도 학생들이 항상 이를 의식하는 것은 아니다. 의학 교육에 있어 수직적 연결성은 임상 분야와 의사소통 분야 양쪽 교육자와 책임자의 적극적인 지원과 참여를 바탕으로 하는 세심한 계획을 필요로 한다. 또한 이러한 노력에는 각 요소가 통합되어 의사소통 교육과정의 필수적인 부분을 구성하도록 하는 의사소통 단위에 대한 세심한 조정을 필요로 한다.

10장
의학 교육의 각 단계별 의사소통 교육과정 설계에서의 구체적 이슈들

소개

9장에서는 의료의 모든 의사소통 교육과정 설계에 공통적인 문제를 해결하는데 도움이 되는 전략과 원칙을 제시하였다. 이번 장에서는 학부 초기, 임상 실습, 전공의, 연수 교육 등 각 수준의 의사소통 교육과정 설계시의 문제를 구체적으로 살펴본다.

의사소통 프로그램의 핵심 과정 기술은 의학 교육의 모든 수준에 걸쳐 유지되어야 하지만, 각 단계의 구체적인 초점과 교육과정 내용의 제시 순서에는 상당한 차이가 있다. 또한 선택 및 필수 등 교육과정의 시간 활용 가능성과 전문 의사소통 촉진자의 참여 가능성도 차이가 있다. 그러므로 의사소통 교육과정의 설계는 해당 학습자의 요구뿐만 아니라 의학 교육 수준, 교육자의 가용성 및 의사소통의 특성 등에 의한 제약 조건도 신중하게 고려되어야 한다.

전 세계적으로 의과대학에서 임상 실습 전 의사소통기술 교육은 점점 더 안정적으로 발전하고 있다. 이후 의학 교육에서는 그 기반이 안정적이지 않기 때문에, 본 장에서는 의사소통기술 교육이 학부 초기의 기초 단계에서 시작하여 임상 실습과 전공의 과정, 그리고 연수 교육으로 견고하게 이어지며 확장되기 위한 전략도 탐구한다. 본 장에서는 캘거리-캠브리지 지침의 과정 기술이 모든 의학 교육 수준에서 동등하게 적용된다는 사례를 제시하면서, 지침들을 적용하는 방법과 각 수준의 교육과정을 개발하기 위한 교구 및 전략으로 지침을 효과적으로 사용하는 방법을 설명한다. 일반적으로 이 장은 의학 교육의 모든 수준에 걸쳐 의사소통 교육과정을 조정하는 방법을 고려하고 있다.

학부 의학 교육

우리는 학부 의사소통 교육과정을 설계할 때 구체적인 고려 사항을 살펴보는 것으로 시작한다. 학부 프로그램을 이해하는 것은 의과대학 학생을 가르치는 사람들뿐만 아니라 이 초기 단계부터 시작되는 교육과정과 관련되는 모든 사람들에게도 중요하다 - 이러한 후속 교육과정은 학부 수준에서 확립된 기초를 강화하고 심화시킬 필요가 있다. 실제로, 강력한 학부 프로그램은 전공의 단계에서 실질적인 의사소통 훈련을 더 잘 수용하고 쉽게 발전시키는 데 기여할 수 있다 (Coke 2004).

우리는 학부 의사소통 프로그램의 설계를 두 개의 개별적인 단계, 즉 초기와 임상 실습 단계로 나누어 설계하였다. 임상 실습수업은 실제에 가까운 경험에 대해 더 많은 지식을 가진 학습자들이기 때문에, 이 두 단계의 학부 교육은 의사소통 교육과정 설계에 각기 다른 기회와 과제를 제공한다.

학부 초기

학부 초기 의과대학 학생들은 전공의나 진료를 시작한 의사보다 의사와 환자의 의사소통에 대한 선입견이 적다. 따라서 학부 초시 의사소통 교육과정의 초점과 순서를 결정하는 것은 비교적 간단한 일이다.

예비 임상실습 의사소통 교육과정의 초점 결정

모든 교육과정의 개발에서와 마찬가지로, 다음의 두 가지 의제는 예비 임상실습 교육과정에서도 중요하다.

1. 프로그램 책임자와 촉진자의 의제
   - 의학 면담의 핵심 기술
   - 선별된 이슈
2. 참가자들 본인의 의제와 이슈

의과대학 학생들은 그들의 의료 외적인 경험을 통하여 외부 세계의 의사소통에 관한 합리적인 근거를 가지고 있지만, 의료 면담의 내용이나 과정에 대한 이해는 제한적이다. 따라서 이 시점의 교육 과정은 면담을 시작에서 마무리까지 이어지는 의료 면담의 모든 과제에 대한 튼튼한 기초를 다지는 것이 요구된다. 의과대학의 처음 몇 년 동안은 학습자와 환자의 상호작용이 주로 환자의 병력을 발견하기 위한 면담에 초점이 맞추어지기 때문에, 초기 의사소통 교육과정을 병력 청취와 관련된 기술과 이슈에 집중하는 것이 타당하다. 학부생들은 면담 시작하기, 정보 수집하기, 면담 구조화하기, 심층적 관계 형성하기를 배울 수 있다. 9장에서 논의한 바와 같이 설명하기와 계획하기는 면담 초기에 도입되어야 하지만 임상 실습생, 특히 전공의 과정과 연수 교육에서 가능한 이러한 사항은 이 단계에서는 다룰 수 없다.

학부 의사소통 교육과정에서는 또한 윤리, 문화, 성별, 감정, 죽음과 임종 같은 특정한 과제와 이슈를 탐구해야 한다. 학습자들은 이러한 문제에 대한 이해와 이를 실제로 다루는데 도움이 되는 의사소통기술을 모두 발전시킬 필요가 있다. 이러한 문제를 전담하는 의사소통 과정 모듈을 별도로 두는 의과대학의 경우, 해당 모듈과 의사소통 과정 사이의 분량을 조정하여 이 역할의 일부를 맡을 수도 있다. 이외의 다른 프로그램에서는 의사소통 교육과정에서 이러한 모든 요소를 도입하게 된다.

의사소통 교육과정이 환자 및 동료와의 접촉에서 현재 경험하고 있거나 예상 가능한 문제를 다룰 경우 의과대학 학생들의 동기 부여는 강화될 수 있다 (Hajek 외 연구진 2000). 촉진자는 사전에 계획된 의제를 가르치는 것 외에도, 교육이 진행함에 따라 학습자의 새로운 의사소통에 대한 학습 요구를 파악하고 이를 해결해 줄 필요가 있다. 이를 통해 학습자는 실무에서 어려움을 겪기 전에 특정한 기술과 문제를 도입할 수 있다. 예를 들어, 설명하기와 계획하기, 나쁜 소식 전하기, 대립은 일반적으로 의과대학 학생들에게 맡겨지지 않기 때문에 이러한 과제에 의해 야기되는 어려움에 대한 직접적인 경험을 얻을 수는 없을 것이다. 그러나 학생들은 실제 환자를 대하며 문제를 해결하기에 앞서 이러한 기술에 대한 안전한 경험을 얻을 수 있다. 학습자들은 또한 진단이 아니라 환자 치료의 전체 그림에서 어떤 일이 일어나는지에 대한 밑그림을 완성하기 위해 설명하기와 계획하기를 이해할 필요가 있다.

내용 구성

학부 의학에서는 학습자의 의사소통에 대한 요구 사항에 의해 자연적인 구조가 형성되는데, 그 구조가 교과과정을 조직하는 데 도움이 된다. 의료 면담의 내용이나 과정에 대한 초기 이해도가 제한적이기 때문에 의과대학 학생의 의사소통 교육 과정은 면담의 시작부터 논리적으로 시작하여 점차 의료 면담으로 진행하게 된다. 교육과정은 면담 시작하기와 관계 형성하기로 시작하여, 정보 수집하기, 의료 면담의 내용(즉, 의료와 환자의 관점에서 환자의 문제를 탐구하는 것, 과거 병력, 약물 및 알레르기 이력에 관한 배경 정보, 가족력, 사회력, 계통적 문진)으로 진행하며, 면담 구조화하기와 면담 끝내기에 이른 이후, 과정의 다음 단계인 설명하기와 계획하기를 소개하게 된다. 초기 학생들은 완전한 병력에 무엇이 관련되어 있는지 이해할 필요가 있고 어떤 경우는 초점에 맞추어 병력을 청취할 지식과 경험이 부족하기 때문에, 우리는 완전한 병력의 맥락 안에서 먼저 의사소통기술을 가르치고, 나중에는 초점화 된 병력의 맥락 안에서 가르치는 경향이 있다. 과제, 즉, 화가 나거나 우울하거나 고통스러운 환자들의 면담 등을 과정이 진행함에 따라 포함시킬 수도 있다 (van Dalen 외 연구진 2001).

이러한 자연스러운 진행 계획에도 불구하고 이는 보이는 것처럼 그렇게 간단하지 않다. 체험적 학습에서는 과제가 우연히 발생하는 특성이 있으므로 특정 기술이 주어진 시점에서 다루어지도록 하는 것은 여전히 어렵다. 각 과정에 대해 의도된 초점을 미리 결정할 수도 있고, 많은 경우 학습자들을 위하여 그러한 초점에 적합한 시뮬레이션 환자 사례를 선택할 수도 있지만, 우리는 여전히 학생들의 면담과 표면적인 학습 의제를 통하여 교육해야 한다. 또 일단 의사소통 강좌를 마치고 나면 기술은 강화되지 않는 이상 위축될 가능성이 높다. 불행히도, 학생들은 과정 밖에서 겪는 경험들에 의해, 잘 배운 기술과 태도를 잃어버릴 수 있다.

우리는 이 문제를 선형이 아닌 복잡성을 더하거나 새로운 기술을 더하는 중에 나선형 형태로 반복할 수 있는 교육과정의 구조화를 통해 극복할 수 있다. 여기에 더하여 캘거리-캠브리지 지침과 같은 기술의 틀을 사용하여 학생과 촉진자들이 전체 교육과정이라는 '큰 그림'을 보고 해당 과정의 기술과 이슈를 파악할 수 있도록 할 수도 있다. 우리는 과정과 내용 모두를 교육 초기부터 소개한다. 이렇게 기술의 틀을 지속적으로 사용하는 것은 강력한 의사소통 교육과정 개발의 중심으로 이번 장 뒷부분에서 다룰 여러 수준의 의학 교육에서도 그러한 틀과 모델을 어떻게 사용할지 또 어떻게 적절히 적용할지 명시적으로 집중하게 된다.

부록 1에서 우리는 학부 교육에 나선형의 문제-기반 의사소통 교육과정을 어떻게 통합하는지에 대한 상세한 예를 제공한다. 캘거리 의과대학 학부 초기의 이 프로그램은 3년제 의과대학 교육과정 전반으로 확산되었다. 이 프로그램은 일차적으로 기술에 기반을 두며 적절한 체험 자료를 제공하기 위해 실제 환자, 시뮬레이션 환자 그리고 때때로 학생의 역할극과 예시를 사용한다. 50시간의 의사소통 과정은 세 단계의 의사소통 과정과 비디오 시청(video review) 및 간이-개인지도(mini-tutorial) 형태의 두 번의 형성 평가로 구성된다. 의사소통 교육과정은 또한 다양한 다른 실습 과정에 의사소통 내용을 포함시킨 의사소통 요소들을 내장하고 있는 두 개의 통합 과정을 포함한다.

임상 실습

학부 초기에는, 의사소통이 환자의 병력 청취와 관련된 캘거리-캠브리지 지침의 의사소통기술을 점진적으로 다룬다. 그러나 학부 과정의 후반, 학생들이 임상 실습 과정으로 진행함에 따라, 교육과정의 초점은 학생들의 지식과 기술의 확대에 보조를 맞출 필요가 있다. 적어도 학습자가 임상 실습 과정과 전공의로 계속 성장함에 따라 점진적으로 변화해야 한다.

1. 가능한 통합 정도
2. 초점을 맞추고 있는 기술 및 문제에 대한 직접성(immediacy) 정도(즉, 학습자가 '여기서 지금' 경험하는 것과의 관련성)
3. 학생들이 설명하기와 계획하기를 탐구할 수 있는 정도 - 학생들은 정보 제공하기, 의사 결정 공유하기, 설명 후 동의받기 등 주제에 대해 시뮬레이션 환자와 연습하면서 더 높은 수준으로 이동하기 위한 의학 지식에 대해 충분히 이해하기 시작한다.

임상 실습 의사소통 교육과정의 초점 결정

실습에서는 9장에서 다룬 다른 교육과정과의 통합과 조정 원칙이 실제로 임상에서 이루어지도록 하는 것이 매우 중요하다. 이제 학생들은 이전의 의사소통에 대한 학습이 앞으로 학습할 모든 전문 의료의 실제와 관련이 있다는 것을 아는 것이 필요하다. 또한 그들이 초기에 이미 배운 핵심 의사소통기술을 강화하고 각 실습에서 제공하는 '새로운' 맥락에 이를 적용하는 것도 필요하다. 그러나 학생들은 예전과 똑같은 학습 과제를 반복하겠다는 말을 듣는 것을 가장 싫어한다. 문제는 어떻게 하면 학생들을 참여시키면서도 동시에 핵심 기술을 강화하여 이전의 학습을 혁신적으로 발전시키고 확장할 수 있느냐는 것이다.

실습 중 초점을 결정하는 효과적인 한 가지 방법은 각 실습 과정의 임상 교육자들에게는 학습자가 그 특정 실습 중에 접했으면 하는 특정한 의사소통 문제를 가지는 경향이 있다는 사실을 이용하는 것이다. 마찬가지로, 학습자들은 자신이 학습하는 전문 과목과 관련된 특정한 도전과 이슈를 고민하기를 열망한다. 이러한 이유로 병력 청취 학습과 관련된 기술보다는 관련된 이슈들이 실습에서 의사소통 교육과정을 위한 주요 구성 및 동기 부여 장치가 될 수 있다. 학습자가 당면한 특정 이슈와 과제에 대해 배우고 대응할 수 있는 명시적 기회를 설정(또는 최소한 이를 관찰)

하면 학습자의 동기 부여는 물론 교육자의 참여도 강화할 수 있다. Kaufman 외 연구원들은(2000) '학부 교육 과정의 핵심 부분인 주요 의사소통기술에 대한 효과적인 훈련은 학생들이 이러한 기술을 관찰하고, 연습하고, 피드백 받을 수 있는 지속적인 기회를 갖는 것이며 … 기본 면접 기술 학습에 사용되는 것과 동일한 기법이 실습 과정에서도 시행될 수 있다'고 명시했다.

단, 각 이슈나 도전이 탐구될 때 임상 교육자 및/또는 의사소통 촉진자는 이를 캘거리-캠브리지 지침의 기술 및 틀과 명확하게 연결시켜야 하며, 실습생들이 이러한 새로운 맥락에 핵심 기술을 적용하는 방법을 배울 수 있도록 해야 한다. 학습자가 환자와의 실제 만남에서 체험한 의사소통의 어려움을 해결할 수 있도록 교육 과정 중 별도 시간을 마련해 두는 것도 중요하다.

학부 초기와 마찬가지로 이 수준의 학습자들 역시 아직 개인적으로 접하지 못했거나 책임질 수 없는 의사소통의 난제를 경험할 수 있도록 확장할 필요가 있다. 실습 학생들은 전공의로서의 실습 첫 해를 미리 생각하고, 그들이 직면할 수 있는 문제들을 생각해 볼 기회가 주어지면, 지금 더 깊이 있게 예행연습을 하고 싶어 한다.

내용 구성

이러한 모든 아이디어들을 실천하고 나선형 교육 과정을 계속 개발하는 방법을 보여주는 한 예가 캠브리지 실습 과정의 의사소통 교육에 대한 접근법이다. 의사소통기술과 특정 임상 실습 관련 내용의 공동 교육을 위해 특별히 준비한 수직적 정규 협동 과정에서, 학생들은 7주간 전문 분야를 실습하면서 소규모 그룹으로 나누어 3시간씩 통합 강의를 받는다. 2년 동안의 실습이 끝날 때, 각 학생들은 이러한 의사소통 실습 과정을 39시간 동안 받게 되는 것이다.

실습 중 시행되는 이 수직적으로 통합된 일련의 의사소통기술 교육 접근 방식은 다음을 보장한다:

- 내용과 과정의 통합
- 의사소통 전문가의 참여
- 임상 내용과 의사소통 양쪽의 공동 교육에 의해 이미 빡빡한 전체 교육과정에서도 의사소통과정의 가용 시간 증가
- 나선형 의사소통 교육과정의 임상 실습으로의 확장 발전

이를 달성하기 위해 각 실습은 다음과 같이 진행하였다.

- 의사소통 과정 책임자는 각 실습 책임자들에게 각 실습에서의 어려운 의사소통 문제를 파악하도록 요청하는데, 이는 실습 책임자가 학생들에게 가장 가르치기를 바라는 것이다.
- 의사소통의 이러한 의사소통 문제를 상위 전공 교육과정에서 가르치도록 한다.
- 의사소통과정에는 실습 책임자가 선택한 중요 임상 내용을 과정에 통합하도록 한다.
- 사례 시나리오와 시뮬레이션 환자 역할을 개발 하에 실습 과정 책임자와 함

께 참여한다.
- 의사소통 과정의 촉진자는 실습 과정 관련 전문가와 함께 이 과정에 공동으로 참여한다.

예를 들어, 산부인과 실습 과정에서는 문화적 다양성의 의사소통 문제를 심한 통증과 출혈이 동반된 자궁내막증 내용에 결합하도록 선택하였는데, 이 산부인과 실습에서 지식과 의사소통기술이 함께 가르쳐질 수 있다는 것이 확인되었고 이 둘 모두 성공적인 산부인과 실습에서 중요하다는 것을 입증하였다. 마찬가지로, 종양학, 마취과학, 외상학, 응급의학 및 병동 실습 등을 순환하는 학생들은 사망과 임종 관련 의사소통 문제와, 그 문제들이 환자와 의사들에게 어떠한 영향을 미치는지를 공부하였고, 비뇨기학을 실습하는 학생들은 성 관련 병력에 대해 탐구하였다. 이러한 접근 방식을 통해 실습 과정 내에서 의사소통기술을 가르치는 교육 과정을 만드는데 훌륭히 성공하였다.

각 전문 과목의 확실한 구성 요소가 되어 의사소통이 의과대학 교육 과정 내에서 수직적으로 통합될 수 있었고, 임상 과정 전반에 걸쳐 여러 나선형 구성 요소가 생성될 수 있도록 모든 실습 과정 내에 의사소통을 통합하였으며, 학습자가 의사소통 문제를 현재의 임상 맥락에 능동적으로 관여시킬 수 있는 다양한 분야의 전문가가 될 수 있도록 하였다.

3개 미국 의과대학이 컨소시엄을 통해 개발한 'The Macy Initiative in Health Communication'은 실습 과정 중 의사소통을 가르치기 위해 기술과 이슈에 통합적으로 접근하는 방식을 취한 두 번째 프로그램이 되었다 (Kalet 외 연구진 2004).

임상 실습 과정 중 의사소통기술을 가르치는 또 다른 접근법은 실습생이 환자와 상호작용하는 것을 직접 관찰하고 바로 이어 분석 및 피드백 과정을 갖는 것이다. 이 방법은 물론 시간이 소요되며, 임상 교육자 또는 지도 전공의가 관찰과 피드백을 적절하게 수행할 수 있도록 환자 치료의 책임에서 벗어날 수 있는 환경의 병원에서만 가능하다.

학부 교육과정 조정

학부 의학 교육 중에 이러한 거대한 의제를 다루는 것 자체가 그것을 형성하는 것보다 더 힘들 수 있는 일이다. 주어진 교육과정은 항상 제한되어 있는 상황으로 프로그램 책임자와 촉진자들은 얼마나 많은 중요한 결정을 해야 할 것인가. 가능한 포괄적으로 시도하도록 설득하는 데는 이유가 있다. 설명하기와 계획하기 등 면담의 중요한 영역이나 문화와 같은 이슈를 학부 과정에서 빼놓을 경우, 학생들은 의학 실습을 통해 제공되는 기술과 태도의 중요성을 효과적으로 인식하지 못할 수 있다. 이로 인해 최근 전공의 과정이나 연수 교육에서 의사소통 교육이 많이 발전했음에도 불구하고, 의사소통 교육이 현재 의과대학에서는 거의 관심을 받지 못하고 나중에 가르쳐 지고 있는 것이다. 학부 교육 과정이 포괄적으로 되기 위해 노력해야 하는 최종적인 이유는 의사소통 역량에 대한 현재의 기대를 유지하는 것뿐만 아니라 전문적인 표준 진료를 향상시키기 위해 필요하기 때문이다.

학급 규모를 감안할 때, 문제-기반 학습을 위한 관찰, 분석, 실습에 필요한 관런 내용뿐만 아니라 학생-환자 상담의 수를 어떻게 만들 것인가 하는 것도 큰 어려움이다. 해결책의 일부는 실제 환자, 시뮬레이션 환자 및 역할극을 녹화 또는 녹음하여 사용하는 것이다. 이는 4장에서 논의 되었고 부록 1에서 입증된 바와 같이, 캘거리의 나선형 학부 교육 과정에서 확인되었다. 다른 예로는 영국과 북아메리카 학부 프로그램을 설명한 Hargie 외 연구진(1998)과 American Medical College Association(1999)의 자료에서 찾을 수 있다.

전공의 및 연수 교육

의사소통기술 교육은 한동안 가정의학과와 일차 진료 전공의 실습 프로그램의 일부였다. 그러한 교육은 역사적으로 다른 전문 의학 과목에서는 제한적으로 이루어져 왔다. 그러나 최근 몇 년 동안, 전공의 교육과정과 연수 교육 모두에서 의사소통 교육의 수준이 상당히 발전하였다. 예를 들어, American College of Surgeon은 의사소통 및 교육 기술 특별반(the Task Force on Communication and Education Skills)을 구성하고 이 문제에 대해 다루기 시작했다(Gadacz 2003).

이러한 변화의 일부는 연구 근거의 확대와 설득력, 그리고 학부생으로 실제 의사소통 훈련을 받은 교수와 전공의들이 그러한 훈련이 전공의 과정까지 확대되어야 한다고 촉진하고 있기 때문이다. 전공의 프로그램 인증기관은 최근 의사소통 훈련을 전공의 프로그램의 인증 요건으로 삼는 정책을 시행함으로써 이에 큰 역할을 하였다. 다음 예를 참고하라.

- 캐나다 왕립 의사 및 외과 대학(the Royal College of Physicians and Surgeons of Canada)은 전공의 프로그램이 인증을 유지하기 위해 실질적인 훈련에 포함되어야 할 7가지 필수 역할(essential roles)과 핵심 역량(key competencies)으로 의료 전문가(medical expert), 의사소통자(communicator), 협력자(collaborator), 관리자(manager), 보건 옹호자(health advocate), 학자(scholar) 및 전문가(professional) (CanMEDS Project로 통칭)를 언급하였다. 의사소통자 역할이 강조되는 것뿐만 아니라, 다른 역할에서도 그 의사소통기술은 중요하게 여겨진다(Royal College of Physicians and Surgeons of Canada 1996).
- 미국 의학 대학원 교육 인증 위원회(the Accreditation Council for Graduate Medical Education in USA)는 각 전공의 프로그램이 전공의들에게 6개 분야에서 새로운 의료인에게 기대하는 수준의 역량을 획득하게 하도록 요구한다고 규정하였다. 역량 중 하나는 '환자, 가족 및 기타 보건 전문가와 효과적인 정보 교환 및 협업을 하기 위한 상호 의사소통 기술'이다 (Betalden 외 연구진 2002).
- 영국의 경우, 영국 왕립 일반의 대학(the Membership examination of the Royal College of General Practice, MRCGP)의 회원 자격 비디오 모듈 심사 합격은 이제 협의체(Joint Committee on Postgraduate Training for Genergan Practice, JCPTGP)에 의해 일반 진료에 대한 상담 기술 역량을 인정하는 근거로 받아들

여지고 있다 (Royal College of General Practitioners 2004; www.rcgp.org/exam/index.asp).

많은 국가의 의사 면허 위원회가 구두 평가를 통한 의사소통 능력의 명시적인 평가에 많은 관심을 가짐으로써 전공의들이 의사소통에 대해 관심을 가지게 되었다. 이후 기성 의사의 연수 교육을 위한 지방 및 국가의 평가 조직들도 의사의 의사소통기술에 점점 더 많은 관심을 갖게 되었다. 이것 역시 전공의와 연수 교육에서의 의사소통 프로그램 개발에 영향을 끼쳤다. 예를 들어, McLeod(2004)는 최근 호주/뉴질랜드, 캐나다, 영국 및 미국에서 수행된 노력을 설명하는 의사소통기술의 실질적 평가라는 주제의 문헌 검토를 완료했다. 우리는 11장에서 의사소통기술에서의 평가를 더 자세히 탐구한다.

대학원 의사소통 교육과정의 초점 결정하기

의료 실무의 복잡한 문제로 어려움을 겪고 있는 전공의 및 기성 의사의 교육을 위한 의사소통 교육과정의 초점과 순서를 결정하는 것은 학부 수준보다 더 복잡하다. 점점 더 많은 전공의들이 다양하고 뛰어난, 하지만 학생 수준의 의사소통기술 훈련 프로그램을 경험하게 될 것이다. 하지만, 그들은 이제 의료 행위에 대한 압박과 진정한 책임감과 씨름하며 고민하고 있는 자신들을 발견한다. 그들은 새롭고 잠재적으로 불편할 수도 있는 현실에 대처하려 애쓰면서 이전에 학습했던 의사소통기술에 대해 일부를 포기하거나 잊어버리게 될지도 모른다. 전공의들은 보다 복잡한 상황에 대처해야 하고 지속적으로 확장되는 지식의 기반에 대처해야 하기 때문이다. 또 다른 복잡한 요인은 전공의들이 관찰할 수 있는 역할 모델 중에는 숙련된 의사소통자도 있지만 근거-기반 의사소통 관행에 익숙하지 않은 사람들도 함께 있다는 것이다.

의과대학 학생으로서 또는 그 이후의 지속적인 의학 교육을 통해 어느 정도 의사소통 훈련을 받은 의사들이 나타나기 시작하기는 했지만, 많은 실무 의사들(임상 교육자 포함)은 의사소통의 핵심 기술들에 대해 이전에 공식적인 교육을 거의 받지 못했을 수도 있다. 그들의 능력은 아직 의사로서 경험한 것으로만 얻어진 경우가 많았는데, 우리가 이미 보았듯이 경험만으로는 종종 부적절한 교육자가 되고 만다. 그래서 우리는 학습에 대한 순서를 명확하게 정하지 않고 정교하지만 잠재적으로 충격적일 수도 있는 '교정적인' 교육을 혼합하고 있다.

따라서 대학원 또는 연수 교육 의사소통 교육과정에서 무엇을 다룰 것인가를 계획하는 것은 세 가지 뚜렷한 영역을 포함한 민감한 작업이 된다.

1. '교정(remedial)' 교육 - 과거에 포함되었어야 했던 영역 또는 위축되거나 잊혀진 영역
2. 프로그램 책임자 및 촉진자의 의제는 국가 및 지역의 관리 위원회나 기관의 요구 사항이 점점 더 많이 포함되어야 하는데 - 이러한 특정 기술들과 당신을 포함한 다른 핵심 인사들이 특정 분야 및 특정 단계의 의사들을 위해 검토할 가치가 있다고 생각하는 기술과 이슈들

3. 의사들 본인들의 의제와 문제들 - 학습자들은 명시적인 토론 없이는 고려할 수 없었을 요구 사항을 언급했다.

'교정' 교육

우리는 이 용어를 경멸적인 의미로 사용하지 않는다 - 그것은 단순히 많은 학습자들이 학부나 대학원 교육에서 의사소통 교육을 받지 못했을 수도 있고, 그런 학습자들은 의료 의사소통의 핵심 기술을 탐구하고 숙달하기 위한 시간을 필요하기 때문이다. 이것은 전공의나 의과대학 학생보다 기존 의사들이 의사소통을 학습하기 더 어렵다는 것으로 확인될 수 있다. 경험 많은 의사들은 극복해야 할 상당한 무지와 고착화된 습관을 가지고 있을 수 있기 때문이다.

프로그램 책임자 및 촉진자의 의제

프로그램 책임자의 관점에서 보면, 어떤 전문 분야든 전공의와 경험이 풍부한 임상 의사 모두가 원하는 공통적인 의제가 상당히 존재한다. 모든 그룹의 의사소통 프로그램에 공통적으로 포함시킬 구성 요소는 다음과 같다.

- 시작하기, 관계 형성하기 및 정보 수집하기에 관한 검토와 개선점 확인 - 의사소통 훈련의 혜택을 경험할 수 있을 정도로 운이 좋았던 사람들은 이 분야에서 나선형 학습을 통해 기술을 강화하고 축적할 필요가 있다.
- 설명하기와 계획하기 - 학부 수준의 많은 프로그램들이 이 중요한 주제에 대해 상세히 교육하지는 않았을 것이다. 비록 학부 프로그램이 이에 대해 교육했더라도, 당시 학습자들은 실제 환자에게 종합적인 설명을 하거나 계획을 하기에는 의학 지식과 경험이 너무 적어서, 이러한 기술을 심층적으로 개발하기에 많이 어려웠을 것이다. 이러한 기술은 전공의 과정과 이후의 연수 교육 동안에서만 충분히 탐구할 수 있기 때문에 설명하기와 계획하기는 대학원 수준의 의사소통기술 훈련의 주요 초점이 되어야 한다.
- 특정 이슈 - 이 문제들은 각 전공마다 다르며 학습자의 개별적 요구와 관심사에 따라 달라진다. 가능한 예로는 나쁜 소식 전하기, 만성 질환, 숨겨진 우울증을 윤리적으로 알리기, 예방, 중독, 나쁜 결과나 오류에 대한 의사소통, 환자의 가족이나 친구 등 제삼자와의 협의, 동료 간 또는 다른 의사나 다른 의료진 간의 의사소통이 포함된다.

위의 내용은 대부분 지역이나 국가가 인증을 위해 요구하는 의사소통 요건을 충분히 충족시키지만, 전공의나 임상 의사들은 인증이나 면허 유지를 위해 점점 더 심도를 더해가는 정기적인 재평가를 적절히 준비해야할 것이다. 그럼에도 불구하고, 프로그램 책임자나 교육자는 이러한 진화하는 요건을 충족하는 정기적 프로그램과 과정을 지속적으로 검토하여 학습자가 준비할 수 있게 해야 한다. 교육자는 또한 학습자들에게 중요한 동기 부여 역할을 하는 이러한 '외부' 요구 사항과 기대치를 숙지하는 것이 필요하다.

의사들 본인의 의제와 문제점

프로그램 책임자의 견해와는 대조적으로, 전공의나 경험이 많은 임상 의사들이 표현하는 의사소통의 필요성은 현저하게 차이가 있는 경우가 많다. 예를 들어, 전공의 수련 초기에 가정의학과 전공의는 학생 시절의 절대적으로 안전한 관찰자 역할에서 벗어나 임상의로서 복잡한 의사 결정을 해야 하는 상황에 직면하게 되면, 집중 면담(focused interview), 불확실성, 구조화 되지 않은 일반 진료의 특성으로 인해 질병을 다루는 것보다 환자를 만나는 것에 더 어려움을 겪는다. 그들은 일반적인 진료와 관련된 많은 주제에 대해 힘들어 하고, 일의 내용과 과정 모두에 대해 불안감을 느낀다. 이와는 대조적으로 기성 임상의들은 내용에 관해서는 편안함을 느끼지만 복잡한 장기 환자, '놀란(heart-sink)' 환자, 공감, 그리고 최선을 다하지 못하게 하는 바쁘고 까다로운 시스템에 직면하는 압박감을 느끼고 어려워한다 (Levinson 외 연구진 1993). 시간은 종종 그들의 최대의 걱정꺼리이다.

이와 같은 차이점은 다른 전문 분야의 전공의와 기성 임상 의사 사이에서도 발견된다. 류머티스 내과 전공의들은 상대적으로 지식이 부족해서 생기는 어려움이나 새로 의뢰된 환자로부터 신속하고 정확하게 병력을 얻는데 어려움을 느낀다. 그들은 또한 자신의 전문 영역 밖 환자의 만성적인 문제에 어떻게 대처해야 하는지에 몰라 어려움을 겪고 있다. 그들은 특히 환자들이 인터넷에서 발견한 복잡한 자료를 제시할 경우 환자와 어떻게 논의해야 할지 확신하지 못했다. 이와는 대조적으로, 경험 많은 류머티스 내과 전문의들은 시간의 압박과 신체적 질병이 명백하지 않은 만성 요통과 같은 문제를 다루는데 어려움을 겪거나, 의료-법률적 문제의 가능성이 있는 성난 환자들을 치료하는 데 어려움을 겪고 있었다.

내용 구성

전공의나 임상 의사의 연수 교육에서 내용을 조직하는 것은 학부 의학에 비해 덜 간단하다. 얼핏 보면, 구조화된 교육 과정의 중요성과 '교정' 교육의 잠재적 필요성을 고려하여, 단순한 내용으로 시작하고 프로그램이 발전함에 따라 복잡성의 수준이 높아지는 교육 과정이 적절해 보일 것이다. 그러나 불행하게도, 이것은 경험이 풍부한 의사가 인식하고 있는 필요, 우려, 그리고 감성(sensibilities)을 고려하지 못한 것이다. 복잡한 문제들과 씨름하면서도, 면담의 정확성, 효율성, 지지도를 향상시키는데 도움이 될 수 있는 중요한 기술들이 있다고 하여 의사들이 참여하기는 하지만, 낮은 수준의 기술들로 시작하는 것은 분명히 달갑지 않을 것이다: '당연히, 나는 면담을 시작하는 방법을 안다 - 나는 이미 7만 5천 번의 면담을 끝냈다!'

여기서 문제는 우리가 밑바닥부터, 처음부터 시작한다면, 일부 전공의들과 더 경험이 많은 의사들은 품위를 떨어뜨리는 것으로 인식하게 될 그런 접근법을 취하게 된다는 것이다. 그러나 7층에서 출발한다면 이는 기초를 전혀 다지지 못하게 된다. 다음과 같은 문제들로 인해 실제 활동 중인 의사들의 교육은 균형이 깨어지기 쉽다.

- 더 나빠질 것이다
- 배우지 않을 가능성이 더 크다
- 몸에 밴 버릇이 있다.

- 종종 의사소통기술 프로그램에 의해 더 많은 위협을 받는다.

그리고 경험이 많은 의사일수록 이러한 문제들은 더욱 어려워질 수 있다. 여러 해 동안 의술을 연마한 경험이 있는 의사들은 자신이 편안해지게 된 일, 즉 '나는 잘 알고 있다 - 왜 변화하나'에 문제를 제기하는 '전문가'를 갖고 싶어 하지 않을 수 있다. '만약 내가 발전할 수 있다고 누군가 말한다면, 그것이 내가 지난 20년 동안 그것을 잘 해오지 않았다는 것을 의미하는가?'라고 말할 것이다.

그러므로 모든 성인 학습과 마찬가지로, 학습자가 타당해 보이고 따라서 받아들일 수 있는 문제-기반 접근법을 취하는 것이 가장 좋다. 바닥부터 시작해야만 하고 거부감 없이 교육할 수는 없다. 우리는 참가자의 현재 상태에서 시작해서 위나 아래로 모두 움직여야 한다. 우리는 참여자들 자신의 의료 활동 중에 직면하는 문제들로부터 시작할 필요가 있다. 그러나 우리는 낮은 수준의 의사소통기술을 탐구하도록 해야 한다. 이것은 생각만큼 어렵지는 않다. 우리가 말했듯이, 가장 복잡한 문제조차도 듣기, 질문 스타일, 구조화, 공감, 단서 구하기, 몸짓 언어와 같은 핵심 의사소통기술과 관련이 있다. 복잡한 문제임에도 불구하고, 문제들에 대한 답은 대개 효과적인 의사소통의 가장 핵심 의사소통기술에 있을 것이다.

즉, 의사소통 프로그램은 먼저 참가자의 의제를 다루면서, 처음에는 특정 기술에 관한 작업을 부드럽게 그리고 우연한 기회에 소개하며, 나중에는 협의의 부분과 의사소통의 특정 문제에 대해 계획되어진 작업을 도입해야 한다. 학부 프로그램이 자연스럽게 진행되지 않았던 경우라면, 시간 경과에 따른 학습 구조화 및 조직화는 주최자, 촉진자 및 학습자에게 더 어려운 문제가 된다. 캘거리-캠브리지 지침과 같은 기술과 교육 과정에 대한 간결한 틀은 필수불가결한 것이다.

학습자가 있는 곳에서 학습자를 만나는 것

문제-기반 학습과 관련성의 발견은 모두, 전공의 수준의 프로그램 설계에서 특히 중요한 핵심 원리이다. 즉, 학습자가 근무하는 곳에서 다음을 충족하는 것을 말한다. 아래에 기술된 전공의를 위한 의사소통 프로그램은 그러한 지침의 원리를 실행에 옮기는 다양한 방법을 보여준다.

문제-기반 환경을 제공하기 위한 한 가지 성공적인 접근법은 캠브리지에 있는 애든브룩스 병원의 종양학 전공의 의사소통 프로그램이다. 이 프로그램의 핵심은 현재 학습자가 근무하는 곳에서 학습자를 만나는 접근 방식을 채택하여 대학원 환경에서 가질 수 있는 거부감을 줄이기 위해 노력한 것이다.

- 신체적으로 - 학습자가 근무하는 작업 환경으로 가서 과정을 진행하라
- 감정적으로 - 학습자가 직장 생활 및 종사하는 곳과 연관 지어라
- 의사소통관련 - 학습자가 일상적으로 어떤 문제를 겪고 있는지 알아보고 이러한 문제를 해결하라
- 이론적이 아닌 실용적이 되라
- 서둘러라 - 학습자의 작업 속도를 반영하라

이 프로그램은 격식을 차리지 않고, 4~5명의 종양학 전공의들이 1시간 동안 샌드위치 점심을 먹으며 그들 자신의 외래 클리닉에서 열리는 정기 월례 수업으로 구성된다. 촉진자와 배우가 참석하고 그룹에는 학습자로 참여하는 선임 완화의료 의사 중 한 명이 함께 참여했다. 소개에는 최대 5분 정도 소요 되었으며, 그룹 내 관계 형성은 학습자가 필요로 하는 어떤 방식으로든 실질적으로 학습자를 도우려는 명확하고 노골적인 의도를 표현하며 이루어졌다. 전공의는 현재 의사소통에 어려움을 겪고 있는 병동 내 환자, 친척, 직원 등에 대해 이야기를 나누거나, 평소 문제가 있다고 판단되는 상황에 대해 정기적으로 이야기했다. 우리는 그들이 배우와 대안을 연습할 수 있도록 함께 작업할 상황을 만들어 그날 오후 바로 실제 환자에게 새로운 접근법을 시도할 수도 있었다. 즉흥 연기 능력이 뛰어나야 하는 배우는 토론을 듣고 환자나 환자의 친척 역할을 맡았다. 우리는 피드백을 통해 다양한 접근법을 연습하였고 촉진자는 문헌이나 캘거리-캠브리지 지침에서 사용된 접근법을 요약하고 관련지었다.

비슷한 접근법이 Rollnick 외 연구진(2002)에 의해서도 보고되었다. 여기서 일반적으로 사용된 접근 방식의 주요 특징은 임상의의 근무지에서의 훈련한 것과 간단한 세미나 전후에 임상의가 겪은 어려운 사례를 시뮬레이션 환자와 시나리오로 변환한 것이었다. 일상적인 임상 경험을 앞세우고, '의사소통 능력'은 배경 속에 두었다. 학습자들의 세계에서 그들의 실제 관심사에 초점을 맞춘 또 다른 접근법 '도전 사례 회의(challenging case conference)'를 Beckman과 Frankel(2003)이 보고하였다.

그리고 캘거리의 신경과 전공의 프로그램에서 또 다른 접근법이 시행되었다. 여기서 '학습자가 있는 곳에서 만나는 것'은 매우 다른 전략을 포함한다. 여기서는 의학 교육 관련 대학원 진학을 추진하던 한 신경과 전공의가 의사소통 프로그램에 앞장섰다. 전공의 프로그램 책임자 및 의사소통 전문가의 지원(캘거리의 학부 의사소통 프로그램을 졸업하여 얻은 경험, 이후 해당 프로그램의 대체 교수, 제한된 교수진 개발을 위한 워크샵 참석 및 현장 코칭 참여)을 받아 그녀는 일 년 이상 일차 조직원이자 촉진자로 활동했다. 이 신경과 프로그램에 참여한 9명의 전공의 모두가 함께 소그룹 세션을 가졌는데, 교육은 정기적으로 매달 2시간씩 접근이 용이한 의학 실습실에서 열렸다. 교육과정에는 다음이 포함되었다.

- 교육 요구 사항 평가(needs assessment)
- 과정 전후 OSCE(강사진 평가)
- 세미나
- 환자와 함께 일하는 강사진의 비디오 리뷰
- 전문 과목 관련 시뮬레이션 환자와의 기술 연습
    - 선배 전공의가 선택하고 개발한 네 개의 사례 과정
    - 참여 전공의들이 파악한 현재의 의사소통의 문제에 관한 즉흥적인 시뮬레이션 환자 사례 과정이 포함된 4개의 과정
- ALOBA와 캘거리-캠브리지 지침에 기초한 교수진과 동료의 피드백

전공의들의 반응은 매우 긍정적이어서 모든 전공의들은 앞으로 더 많은 과정을

원한다는 뜻을 밝혔고, 향후 과정을 촉진하겠다는 의견도 여럿 나왔다. 결과와 관련된 자료 수집 및 분석이 진행 중이다 (Cooke 2004).

캐나다의 Dalhousie Medical School는 녹화된 4개 OSCE 스테이션을 사용하여 모든 1년차 전공의들에게 의사소통 훈련을 시작했다. OSCE에는 의사소통 및 임상 지식과 관련한 다양한 과제가 제시되었다. 평가에는 캘거리-캠브리지 관찰 지침의 모든 하위 항목 및 전체성과에 대한 등급 점수, 각 사례와 관련된 임상 지식 체크리스트가 포함되었다. 전문 평가자와 시뮬레이션 환자는 전공의들의 성과를 평가했다. 전공의들은 OSCE 영상을 보면서 자신의 의사소통 능력을 스스로 확인하였다. 이러한 접근 방식은 인지도를 높이고 향후 계획에 유용할 수 있는 전공의들의 기술 수준에 대한 자료를 제공하였다 (Laidlaw 외 연구진 2004).

여러 전공의 프로그램에서 의사소통 교육과정을 개발하거나 단일 기관 내에서 연수 교육을 실시하기 위한 전략

광범위한 전공의 프로그램을 통하여 의사소통 교육에 대한 인식을 높이고 한 의과대학 내에서 동시에 여러 전공의 프로그램에 일관성 있는 의사소통 교육과정을 개발하기 위해 전공의 프로그램 책임자들은 함께 작업해야만 한다. 예를 들어 캘거리 대학에서는 대학원 의학 교육 부학장이 소집하고 참석한 일련의 워크숍을 통해 이러한 성과를 이루었다. 여기서 다시 한 번 행정적 지원의 가치를 높이 평가하지 않을 수 없다. 전공의 및 학생 실습 책임자 모두가 이 워크숍에 함께 참여했는데, 이는 전공의가 의사소통에 대해 배우는 것이 의사소통기술에 대한 학생 실습 교육에 크게 영향을 미칠 수 있고, 이는 실습 학생 및 전공의 의사소통 교육과정에 긍정적인 영향을 미칠 수 있기 때문이다.

캘거리-캠브리지 지침과 관련된 몇 가지 전략의 유용함이 이 일련의 워크숍을 통해 입증되었다:

- 모든 전공의 및 실습 학생 프로그램에 적용할 수 있는 공통적인 근거 및 출발점으로 지침 소개하기
- 각 책임자에게 종이와 포켓 카드 형식의 지침 배포하기
- 참가자와 기타 다른 참가자가 지침을 이용하여 도움을 받는 방법을 확인하고 탐구하기

워크숍 참가자들의 요청에 따라 지침에 대한 간략한 설명과 다양한 전문 분야의 맥락에서 의사, 전공의 및 의학 교육자들이 사용할 수 있도록 다양한 자료를 제공하면서 관찰하였다. 부록 6에 제시된 유인물을 통한 열성적인 한 번의 교육은 생각을 자극하는 촉매제 역할을 할 수 있었으며, 프로그램 책임자들이 의사소통 교육과정이나 강사진 개발 등 자신의 목적에 관한 여러 아이디어를 개략적으로 설명할 수 있도록 해주었다. 워크숍과 연계하여 대학원 의학 교육 부학장은 의사소통 교육 및 학습에 대한 추가 지원을 약속했으며, 캘거리-캠브리지 지침을 코팅된 주머니 크기의 카드로 만들어 전공의와 임상 교육자가 요청할 경우 이용할 수 있도록 하여 의과대학 전체에서 의사소통의 가시성을 높였다.

미국의 Bayer Institute for Health Care Communication은 전공의에서의 의사소통 프로그램과 함께 연수 교육 수준의 유용하고 다양한 추가 워크샵을 제공하였다. 주제로는 어려운 의사-환자 관계, 응급의료센터에서의 의사소통, 치료에서 완화의료로 이행하는 경우의 대화, 의료 결정 공유하기, 위험 관리 및 학술적 교수 과정이 있다.

캘거리-캠브리지 지침에 다양한 수준 적용

각 의학 교육 수준의 교육과정 개발을 설명하면서, 우리는 의사-환자 만남의 모든 면을 포함하는 균형 잡힌 의사소통 프로그램을 만들고 의사소통기술 교육과정을 서술하는 유용한 도구로 캘거리-캠브리지 지침을 강조하였다. 지침은 면담의 각 과제에 필요한 의사소통기술을 식별하고, 실제로 이용 가능한 연구 결과들을 요약한 것이다. 이처럼 간결하고 가시적인 표현을 통해, 면담의 모든 영역을 적절히 강조하는 프로그램을 계획하는 것이 상대적으로 쉬워졌다.

우리는 다양한 의학 교육 수준들의 차이를 반영하기 위해 캘거리 캠브리지 지침의 사용을 변경할 필요가 있다는 것을 발견했다. 비록 지침이 학부, 전공의 그리고 연수 교육에 똑같이 유용하지만, 이 세 환경의 다양한 맥락에 요구되는 특수한 교육은 지침의 형식과 특정 기술에 대한 집중과 강도의 차별화를 필요로 한다.

학부 의학 교육

과정 기술 지침(The Process Skills Guide)은 원래 캘거리 대학의 학부 의사소통 교육과정에서 별도로 사용하기 위해 두 부분으로 구성된 지침으로 개발되었다
- 지침 1: 환자 면담하기, 지침 2: 설명하기와 계획하기 (부록 2를 참조하거나 다음 사이트를 참고하라 www.med.ucalgary.ca/education/learningresources).

지침1은 병력 청취와 관련된 모든 업무와 신체 검진이 시작되기 직전 상담을 종결하는 기술과 관련된 모든 과제를 포함하고 있다. 지침2는 설명하기, 계획하기 및 전체 상담 끝내기와 관련된 모든 기술이 포함되어 있다.

두 번째 지침은 단독으로 사용할 수도 있지만 두 가지 이유로 지침1과 함께 사용하는 경우가 많다. 그 이유는 첫째로, 의사들이 설명하기와 계획하기에서 마주치는 많은 문제들은 시작하기, 정보 수집하기, 관계 형성 과정에서 발생된 것에 기원을 두고 있기 때문이며, 둘째, 우리가 프로그램의 후반에 도달할 때쯤에는 학생들이 의사소통기술의 반복, 검토 및 심화를 필요로 한다는 것이 명백하기 때문이다. 그것들은 이미 프로그램의 초반에 배웠던 것들이다.

우리는 이 분할된 지침이 의과대학 학생들의 초기 단계 훈련에 더 적합하다는 것을 발견했다. 이를 통해 의과대학 학생들은 다음을 할 수 있다:

- 주어진 시간에 감당할 수 있는 분량의 기술을 학습할 수 있다.
- 그 프로그램의 첫 부분은 병력 청취하기와 관계 형성하기에 초점을 맞출 수 있다.
- 과정이 진행함에 따라 설명하기와 계획하기 기술을 추가할 수 있다.

병력 청취에서 학생들이 하는 일의 많은 부분이 환자에게 효과적인 설명을 하고 함께 계획을 세우기 위한 것이라는 것을 일찍 강조하고 싶기 때문에, 학생들은 의사소통 과정의 첫날에 두 가지 지침을 모두 받게 된다. 우리가 환자와 의사 사이의 관계-중심 진료와 파트너십에 초점을 맞추는 것은, 환자와 대화하는 모든 것이 진단을 얻기 위한 작업이라고 학생들이 잘못 생각하는 것을 막고 싶기 때문이다. 이것은 의과대학 학생들의 교육에서 너무 자주 강화되는 제한적인 관점(limited view)이다.

지침1 및 지침2는 모두 캘거리-캠브리지 내용 지침의 관련 부분을 사용한다. 학습자 및 촉진자는 소규모 그룹 과정에서 과정의 목표에 대한 간결한 요약을 하거나 분석 및 피드백에 집중하는 방법으로 과정 및 내용 지침을 모두 사용한다. 평가 도구는 학습자가 전체 과정 중 받은 피드백의 핵심이 되었던 지침을 직접 사용한다(평가 전략에 대한 자세한 내용은 11장 참조). 기타 임상 기술(예: 신체 검진, 문화/건강/복지 및 통합 과정)을 가르치는 교육자는 과정의 여러 부분을 준비하는 동안 이 동일한 지침을 사용한다.

과정 중에 메모를 할 수 있도록 지침의 종이 사본을 사용하는 것 외에도, 최근에는 다소 다른 목적으로 코팅된 휴대용 지침을 도입했다. 예를 들어, 케임브리지에서 우리는 지침1의 휴대용 버전으로, 내용 안내 및 신체 검진 단계에 대한 설명을 모든 학생, 과정 책임자 및 촉진자, 그리고 초기에 학생들을 가르치는 모든 임상의들에게 배포했다. 나중에 그들 모두 휴대용 안내2를 받았다. 우리의 목표는 모든 임상의들이 이러한 스키마를 계속해서 주머니에 넣고 병동이나 외래에서 같은 선율로 가르칠 수 있도록 하는 것이다. 이 세분화된 자료는 초기 학생이나 실습 학습 중인 학생, 그리고 그들의 강사진(의사소통과정 및 의과대학의 다른 곳에서 가르치는 전공의와 임상 교수진 모두를 포함) 모두가 의사소통기술이 전반적인 프로그램에 어떻게 적용되고, 어떻게 종합 임상 시험으로 조직되는지 이해하도록 돕는다.

6장의 현장 기술 교육(in-the-moment skills)과 모델링에서 논의한 것처럼 휴대용 지침을 활용하는 접근 방식의 장점은 실습 과정에서 더욱 중요할 수 있다. 특정 실습 일정에 의사소통을 위한 강의가 따로 없거나 피드백이 없는 관찰만을 하는 경우, 휴대용 지침은 학습자, 임상 강사진 및 교육 담당 전공의가 의사소통기술 레퍼토리를 유지할 수 있게 해주는 한 가지 방법을 제공한다. 이 모든 그룹에 휴대용 지침을 배포하는 것은 학생들이 초기에 배운 것들을 교육자들에게 알려주어 의사소통기술의 지속적인 탐구를 가능하게 한다. 최소한의 (하지만 필요한) 교육자의 지도만으로도, 휴대용 카드는 학습자가 자신의 의사소통기술과 동료나 교육자의 의사소통기술의 관찰 기회를 통해 학습할 수 있게 해준다.

전공의 교육과 연수 교육

전공의 교육과 연수 교육에서는 위에서 설명한 두 개의 별도 지침 또는 2장에 제시된 통합 버전을 사용한다.

전문의의 외래 진료 등 일부 상황에서는 두 가지 유형의 면담이 일반적이다. 첫째, 주요 초점은 병력 청취와 검사의 문제다. 여기에는 새로운 문제에 대한 평가뿐만 아니라 환자의 급성 또는 만성 문제의 진행 상황이나 치료 결과의 평가와 후속 조치가 포함된다. 일부 설명하기와 계획하기(예: 예비 의견이나 검사 준비를 설명하거나 '다음 단계'를 설명하는 경우)가 이루어지더라도 여기에서는 지침 1을 사용하는 것이 적절하다.

지침 2는 설명하기와 계획하기가 면담의 주요 목적인 두 번째 상황(예: 검사 결과를 논의하기 위해 환자가 두 번째 방문)에서 특히 유용하다. 단, 이러한 유형의 면담에서도 지침1의 모든 업무의 해당 지침에 나열된 많은 기술이 여전히 적용된다. 특히 환자의 참여 촉진하기, 관계 형성하기, 면담 시작하기 등의 과제는 효과적인 설명하기와 계획하기에 매우 중요하다.

예를 들어 가정의학과 전공의나 피부과, 류머티스 내과, 신경과, 유전자 치료 전문의, 심지어 심장 내과 전문의까지 동일한 내용을 가르쳐야 하는 다른 상황(외래 진료 내에서 심초음파 검사가 가능한지 첫 만남에서 즉시 답변을 제공할 수 있는 상황)들이 있기 때문에, 우리는 2장에 나오는 지침의 통합판을 만들었다. 이러한 면담의 상당수는 첫 정보 수집을 위한 만남에서 이미 확정적인 설명하기와 계획하기까지 진전되기도 한다. 이 때문에 이 결합 버전은 의료 면담의 모든 기술을 함께 다룬다.

주머니 크기의 카드 버전 지침은 개인의 기술 향상을 위한 자료로서 그리고 쉽게 접근할 수 있는 교육 도구로서 전공의와 교육자 모두에게 도움이 된다. 사실, 우리는 일반 종이 지침이 모델링과 현장 교육이 많은 전공의에게 불편했기 때문에 코팅된 주머니 크기 버전을 처음 제작했었다.

의학 교육의 모든 단계에 걸쳐
의사소통 교육과정을 어떻게 조정해야 하는가?

현재 학부, 대학원, 그리고 연수 교육에 걸친 의사소통 교육과정을 어떻게 조정하느냐는 아마도 의료 의사소통을 향상시키기 위한 우리의 노력 중에서 가장 약한 연결고리일 것이다. 여러 대학의 학부 의사소통 프로그램은 매우 다양하기 때문에 대학원 과정에서 새로운 전공의의 선행 학습에 의존하는 것은 어려우며, 그들이 얼마나 기술을 유지하고 있을 것인지도 전혀 예상할 수 없다. 전공의 프로그램은 전문 분야에 대한 것이나 각 전문 분야 사이의 관계에 관한 것이나 모두 훨씬 더 다양하지만 많은 프로그램들이 공식적인 의사소통 교육 요소를 전혀 제공하지 않는다. 따라서 이러한 의학 교육은 상이한 의사소통 을 가진 학습자 집단을 만들어 낸다.

Lipkin과 Lazarre(1999)는 의사소통 교육과정을 조정하려는 노력을 더욱 복잡하게 만드는 두 가지 '문화적' 딜레마에 대해 말하였다. 의과대학과 그들의 교육 프로그램(적어도 대학원/임상 실습 과정)은 전통적으로 학과의 평판의 척도인 학과별 교육과정 시간에 기반을 둔다. 이것은 모든 학과를 가로지르는 집중이 필요한 많은 문제들을 다루지 못하게 만들었다. 학제간 협력이나, 일반적 내용을 추가하는 것은 부서와 전통 모두에 위험이 된다. 동시에 예산 삭감이나 경쟁, 진료의 '기업화'는 교육자들이 새로운 교육 아이디어를 개발하거나 개별 학습자 또는 환자에 들이는 시간을 줄여야 한다고 생각하도록 변화시켰다.

그러므로 이러한 시스템과 관련된 이슈들은 여러 수준에 걸친 의사소통 프로그램으로 개발하고 조정하는데 있어서 우리를 방해하는 부분이 되었다. 그러나 우리는 개인으로서 갖는 두 번째 문제, 즉 의사소통과 그 교육에 대해 널리 퍼져 있는 오해로 인한 어려움이 계속 초래되는 것은 많이 극복할 수 있었다. 이러한 오해들 중 하나는 학습이 선형이라는 개념이다. 즉, 무언가를 한 번 배우면 충분하다고 생각하는 것이다. 이러한 오해는 의사소통 교육과정을 조정하려는 노력에 영향을 미치는 세 가지 잘못된 가정으로 이어진다.

- 다른 수준의 훈련에는 다른 모델들이 필요하다 - 우리는 학습자들이 임상 실습이나 전공의로 발전함에 따라 '새로운' 기술을 가르칠 필요가 있다.
- 다른 수준의 훈련에는 다른 방법이 필요하다 - 임상실습, 전공의, 연수 교육에서 우리는 실제 환자에 접근할 수 있기 때문에 시뮬레이션과 비디오 촬영은 더 이상 필요하지 않다.
- 협력 교육과정은 불필요하다 - 우리는 다른 사람들과 도움 없이 '개별적'으로 할 수 있다.

이러한 오해들은 스포츠를 비유하여 바로 잡는다. 선수 생활을 시작할 때 간단한 코칭을 받은 다음 그냥 나가서 게임을 하면 프로 테니스 선수가 될 수 있다고 생각하는 사람은 아무도 없다. 의사소통 능력 훈련에서도 다르지 않다. 전문적 수준의 역량으로 숙련되기 위해서는 반복, 기술 심화, 지속적인 반영 및 코칭이 필요하다. 즉, 나선형 모델을 효과적인 의사소통 교육, 학습의 모델로 삼아야 한다. 나선형 모형은 모든 의학 교육 수준에 걸쳐 교육 과정을 조정해야 하고 늘 이미 배운 것을 바탕으로 체계적으로 기술을 가르칠 필요성이 있음을 설명한다.

최근 교육 과정 디자인에서 한 전공의 교육 책임자는 전공의 교육에 다른 모델을 사용하는 새로운 기술 세트에 집중해야 한다고 제안했다. 캘거리-캠브리지 지침의 사용법을 학부 의사소통 과정에 가르쳐 본 한 신경과 고년차 전공의는 그 제안이 잘못되었다는 반응을 보였다. 전공의들이 필요로 하는 것은 학생 과정에서 숙달되기 시작했지만 전공의 프로그램의 새로운 맥락에서 그렇게 하기 위해서는 다시 확인하고 정확하게 심화시킬 수 있는 기회가 필요하다고 단호하게 말했다. 그녀는 심지어 학부 과정에서 경험했던 것과 정확히 같은 연습 면담, 소그룹 피드백, 학습 과정의 방법을 원한다고까지 말했다.

이 이야기는 반복을 해야 한다는 중요한 원칙을 보여준다. 학습자들이 훈련을 통해 발전하여도 맥락의 변화, 내용의 변화, 작은 과정 기술(hut process skills)은 본질적으로 동일하게 유지된다. 그렇다면 학습자들이 필요로 하는 것은 완전히 새로운 일련의 기술을 찾는 것이 아니라 더 발전된 의료 현장과 점점 더 복잡해지는 상황에서 핵심 과정 기술을 적용하는 방법을 배우는 것이다. 만약 당신이 어렸을 때 테니스를 잘 배웠다면, 대학 팀에 들어가기 위해 완전히 새로운 기술을 배울 필요는 없다 - 당신은 단지 당신이 이미 가지고 있는 기술을 다듬기만 하면 된다. 만약 당신이 눈이 잘 덮인 완만한 곳에서 스키를 배웠다면, 딱딱하고 더 가파른, 더 노출된 언덕에서 처음(그리고 두 번째, 세 번째)에는 아마 스키를 처음 타는 것처럼 느낄 것이다. 하지만 사실, 그 기술들은 이미 가지고 있으며, 당신은 단지 적응하는 법을 배워야 하고, 새로운 맥락에 맞게 그것들을 개선해야 하는 것이다.

다른 수준의 교육에서 새로운 방법을 도입하는 것에 관해서, 몇몇 기술은 가능하다. 회진 그룹이 겪은 구체적인 의사소통의 문제점이나 성공담을 검토하는 의사소통 회진 같은 방법이 유용하다 (Beckman과 Frankel 2003). 하지만, 비디오와 시뮬레이션은 발전된 수준에서도 계속 가치가 있다. 비디오 리뷰가 잘 진행된다면 학습자는 실제 환자와의 녹화 영상을 통해 상호 작용에 대한 큰 동기 부여를 갖게 될 수도 있다. 이 방법은 그러한 개인적인 자료를 공유하는 그룹에 일단 신뢰할 만한 편안함을 느끼게 된다면 높은 수준의 학습자들에게는 강요할 수밖에 없는 훌륭한 자료를 제공해 준다. 마찬가지로, 높은 수준의 학습자와 함께 시뮬레이션 환자를 활용하는 이점도 간과해서는 안 된다. 적절하게 활용되면 시뮬레이션 환자들은 매우 귀중하다. 예를 들어, 시뮬레이션 환자들은 여러 학습자가 공통적인 의사소통의 문제를 가지고 있다는 것을 발견하거나 특정 기술(예: 면담 시작하기)을 보다 심층적으로 연구하고 싶다고 결정할 때, 또는 학습자가 현재 직면하고 있는 특정 사례나 의사소통 과제를 연구하고자 할 때 유용하다 (예: 나쁜 소식 전하기).

일단 우리가 교육자들과 학습자들 사이의 이러한 문제들에 관해 서로 이해할 수 있는 공통점을 가진다면, 우리는 의학 교육의 연속선상에 일관성 있는 의사소통 교육과정을 개발할 수 있는 새롭고 흥미진진한 잠재력을 갖게 된다. 많은 관리자와 코스 주최자는 협업의 필요성을 인식하고 기관 내에서 협업을 위해 노력하고 있다. 일부에서는 각 단계를 대표할 수 있는 개인들이 관심을 가지고 위원회를 구성하였다. 이 그룹 내의 토론과 계획은 아이디어의 교류와 협력을 추구한다.

이를 위해 관심 있는 관리자, 전공의 및 임상 실습 책임자, 여러 기관의 의사소통 프로그램 담당자가 함께 모여 각 수준에서 의사소통 교육 및 학습을 구현하고 수준별로 조정하여 개선하는 방법에 대해 논의하는 모임을 갖는 것이 유용하다는 것을 알게 되었다. 캐나다 서부 5개 의과대학에서 조직된 그러한 모임은 임상 실습과 전공의 수준 교육 책임자들에게 실습 전 단계의 의사소통 과정의 기초를 다지는 것에 대해 더 잘 이해할 기회를 주었고, 동시에 서로의 기존 의사소통 프로그램 또는 계획 중인 과정에 대해 배울 수 있는 기회를 주었다. 임상 실습 프로그램을 개발하기 위해 컨소시엄으로 활동하던 미국 의과대학 3곳의 자원자들도 이 그룹에 참여했다 (Kalet 외 연구자 2004). 참여자 중 많은 수가 이전에는 상대적으로 고립된 상태에서 작업을 해 왔었기 때문에, 모임의 가장 중요한 결과 중 하나는 이 작업을 협력적이고 조정된 방식으로 지속해야 한다는 인식을 기관 내부와 여러 기관의 개인들이 집단적으로 갖게 된 것이었다.

세 수준의 인증 또는 면허 기관으로부터의 필수 요구 사항(mandates)은 의사소통 훈련과 평가를 필수 요건으로 만들고 있다. 이러한 요구 사항은 조정을 촉진한다 - 새로운 의사소통 프로그램이 등장하고 있고 그 책임자들은 아이디어와 조언을 위해 기존 프로그램의 책임자들과 접촉하고 있다. 일부 국가들은 학부 차원의 의사소통을 포함한 국가 의학 기술 교육 과정을 만들기 위한 위원회를 구성했다. 전공의 단계에서도 비슷한 계획이 시작되었다. 점점 더 많은 학습자들이 잘 운영되는 학부 과정을 수료하면서 전공의 및 연수 교육 수준에서 현재 진행 중인 발전에

도 영향을 미치고 있다.

   2년마다 열리는 Ottawa Conference on Teaching and Assessment of Clinical Skills와 같은 지역, 국가 및 국제회의는 매우 중요하다. 이해 당사자들이 모여 만든 Canadian Breast Cancer Initiative's Professional Education Strategy와 같은 전략도 교육 조정과 의사소통 교육 연구 추진에 상당한 영향을 미칠 수 있다. 합동 훈련은 상당한 가치가 있다. 예로서, Bayer Institute for Communication in Health Care(미국과 캐나다)는 세 의학 교육 단계 모두에서 워크샵을 이끌 촉진자를 양성하기 위한 교육과정을 제공하고 참가자들에게 의료에서 의사소통을 가르치는 방법에 대한 공통적이고 심층적인 이해를 제공한다(이와 관련한 논문으로는 여러 Bayer Institute workshop의 내용, Communication with Patients: 임상의 지침, 2001년에 발행된 임상 결과 관리 저널 특별 간행물, Baker 및 Keller 등의 연구진 2002; Kemp-White 외 연구진 2003을 참조하라). Kurtz 외 연구진(1999)은 모든 수준에서 프로그램 계획에 유용한 의사소통기술 훈련을 위한 자료표를 제공했다.

   점점 더 많은 의학 저널들이 의사소통 수업과 연구에 관한 논문을 받아들이고 또 요청하고 있다. 이와 같은 활동은 협력을 촉진하고 여러 수준에 걸친 공통적인 개념에 근거하고 캘거리-캠브리지 지침과 같은 모든 수준의 프로그램을 교육, 평가할 수 있는 일반적인 기술의 세트를 제공해 준다. The Dalhouse Medcom Collection(2004)은 교육 과정 계획을 조정하는데 또 다른 유용한 자원이다. 매년 갱신되는 이 데이터베이스는 의학 교육 및 진료에서의 의사소통기술 교육에 관한 연구 논문, 연구, 워크샵, 매뉴얼, 교육 과정 지침 및 교수 자료로 구성되어 있다.

11장
학습자의 의사소통기술 평가

소개

우리가 좋아하든 싫어하든, 평가는 종종 교육과정을 주도한다 - 평가되는 것은 가르치고 배우게 된다(Newble와 Jaeger 1983; Westberg와 Jason 1993; Pololi 1995; Southgate 1997). 평가는:

- 학생들이 배우도록 동기를 부여한다 - 불행히도, 학생들은 종종 그들의 직업에 더 유용한 다른 활동들을 소홀히 할 정도로 생존에 필요한 평가에 그들의 에너지를 집중한다.
- 학생들에게 주제가 중요하다는 의미를 부여한다 - 주제가 평가되지 않는 한, 학생들은 그것을 임상 실습의 필수 요건으로 인식하지 않고 중요성이 떨어지는 '부드러운' 과목으로 인식할 수 있다.
- 평가하지 않았으면 회의적이었을 교수진들도 평가를 하게 되면 그 과목을 수용하게 만든다 - 일단 어떤 과목이 인증 평가의 일부가 되면, 그것은 주류 임상 교육의 진정한 요소로 더 쉽게 받아들여진다.

평가가 전체 교과과정 내에서 과목을 정립하는데 있어서 그렇게 강력한 힘을 가진다면, 우리는 이러한 측면을 세심하게 생각하고 그 잠재력을 사용하여 의사소통 프로그램을 진행해야 한다. 만약 우리가 평가를 교육과 학습 과정의 필수적인 부분으로 받아들이고 학습자나 행정 기관도 같은 생각을 하도록 설득한다면, 우리가 다음과 같은 일을 할 수 있을 가능성이 더 높아진다:

- 실제로 학습을 적절하게 진전시키는 유용한 평가를 고안할 수 있다.
- 의사소통 프로그램의 범위를 정립하고 확대할 수 있다.
- 평가와 프로그램 모두에 필요한 자금을 확보할 수 있다.

이 장에서는 학습자의 의사소통기술을 효과적이고 효율적으로 평가하는 방법을 검토한다. 다음 질문을 살펴보라.

- 형성 평가(formative assessment)와 종합 평가(summative assessment)의 차이점

은 무엇인가?
- 우리는 의사소통에서 무엇을 평가하려고 하는가?
- 평가 도구(assessments instruments)의 중요한 특성은 무엇인가?
- 의사소통평가는 어떤 형식을 취해야 하는가?
- 형성 평가와 종합 평가 모두에서 사용할 수 있는 피드백의 형식은 무엇인가?
- 누가 평가를 하는가?

형성 평가(Formative assessment)와 종합 평가(summative assessment)

평가의 두 가지 유형은 잘 설계된 의사소통 교육과정의 중요한 구성 요소들이다: 형태 평가와 종합 평가

형성 평가(Formative assessment)

형성 평가는 비공식적이고 지속적인 평가로서 교육 및 학습 과정의 필수적인 부분이다. 그것은 과정 자체에서 일어나고 촉진자와 학습자 그룹 모두가 참여하게 되는 경향이 있다.

형성 평가의 의도는 판단적이지 않으며(non-judgemental) 위협적이지도 않은(non-threatening) 환경에서 학습을 지도하고 육성하는 것이다. 그것은 학습자를 지지하고, 교육의 질을 향상시키며, 학습 자체를 향상시킬 수 있는 잠재력을 가지고 있다. 형성 평가는 학습자에게 성적의 불이익을 받지 않고 문제 영역이나 약점을 발견할 수 있는 기회를 제공한다. 부족한 점을 고치거나 강점을 보강하는 데 도움이 되는 피드백, 지침 및 조치는 형성 평가의 근본적인 측면이다 (Rolfe 및 McPherson 1995).

형성 평가 목적의 특징은 학습자에게 자신의 어려움을 인정하고 자유롭게 토론할 수 있는 환경을 제공하여 솔직하게 마음을 열고 자기 평가를 할 수 있도록 장려하는 것이다. 학습자는 문제를 숨기지 않고 표현할 수 있는 능력을 가져야 부족한 부분을 바로잡는 건설적인 도움을 받을 수 있고, 교육자가 개별 학습자의 필요에 맞는 개인별 교육 계획을 만들 수 있다. 전통 의학 교육의 많은 부분에서 학습 문화는 판단적이고 징벌적이며 학습자들이 자신의 부족한 점을 인정하기 보다는 숨기도록 만들었다. 학습자들이 형성 평가의 혜택을 받으려면 동기 부여가 잘 된 교육자를 통하여 자신감과 지지를 느낄 필요가 있다 (Ende 외 연구진. 1983; Knowles 1984; Mckegney 1989; Westberg와 Jason 1993).

학습자에 대한 지속적인 분석과 피드백은 의사소통 교육 교수법의 필수적인 부분이며 주요한 형성 평가의 과정을 구성한다. 이 책의 앞 장에서 설명한 체험적 기술-기반 교육은 전통적인 교수법보다 훨씬 높은 수준의 형성 평가 개념을 포괄한다.

또한 학습자에 대한 주기적이고 약간 더 형식적인 형성 평가를 위해 코스 내에 여유를 만들어 지금까지의 진척 상황을 논의하고 추가 학습의 필요성을 정할 수도 있다. 이러한 정기적인 검토를 통해 촉진자와 학습자 모두는 과정 중에도 적절하게 보정할 수 있다. 이 보다 더 형식적인 형성 평가는 학습자가 최종 인증 시험의 스타

일을 경험할 수 있도록 하기 위해 학습자의 최종 종합 평가와 동일한 형식으로 수행될 수 있다 (이 장 뒷부분에서 설명한 OSCE 등). 그러나 여기서도 시험의 목적은 학습자에게 도움이 되는 (어느 정도 더 평가되기는 하지만) 피드백을 제공하는 것이다.

종합 평가(Summative assessment)와 인증 평가(certifying assessment)

종합 평가는 미리 정해진 중요 시점에서 이루어지며, 어떤 학습자가 추가적인 작업을 통해 앞으로 나아가도 되는지 결정하고, 궁극적으로는 학습자의 정식 인증 여부를 결정한다. 과정 주최자, 교수 위원회, 인증기관 및 지역 또는 국가 보건 당국은 이러한 평가를 설계할 책임을 진다.

형성 평가와 대조적으로, 종합 평가는 일반적으로 학습 경험의 마지막에 수집된 정보에 기초한다. 전통적으로 적용되는 것처럼, 학습자에 대한 피드백은 합격/불합격 또는 성적에 대한 단순한 판단으로 제공되며, 보통 이러한 피드백을 통해 평가 자체에서 학습할 가능성은 거의 없다. 마스터 제도(mastery learning)의 대안적 접근 방식에서, 교정 조치(remediation, 부족한 부분을 보완하기 위한 추가 도움말, 지침 및 조치)가 인증에 미달한 학습자에게 필요하며, 경계에 있는 학습자에게는 수행에 관한 최종 결정의 수준에 도달하기 위해 정해진 횟수의 재시험을 응시할 수 있는 기회가 제공되기도 한다.

이상적인 시스템에서는 형성 평가가 학습자의 자기 계발 노력을 결정하는 주요 요인이 될 수 있지만, 현실에서는 학습자들의 궁극적 성패는 합격 인증 평가에 달려 있다. 따라서 학습자들은 종합 평가에서 성공할 수 있게 해줄 수 있는 활동에 대해 주의를 다하고, 해당 목표와 당장 관련되지 않는 것으로 보이는 활동은 무시한다. 따라서 이처럼 학생들의 학습을 효과적으로 통제하는 종합 평가 제도를 책임지고 사람들은 그들의 평가가 교육 프로그램 전체에 미치는 영향을 반드시 고려해야 한다.

첫째로, 의사소통기술은 사실의 기억이나 술기 같은 낮은 수준의 학습보다 정량화하고 평가하기 더 어렵더라도 평가의 인증에 포함되어야 한다. 의사소통과 같은 복잡한 고차원의 학습을 평가하지 않는 한, 학습자들은 이러한 필수적인 과목을 공부하는 것을 중요하게 여기지 않을 것이다 (Westberg와 Jason 1993).

둘째로, 인증 평가는 의사소통기술 교육과정의 학습 목표와 일치해야 한다 - 그것은 의사소통 과정의 목표와 철학을 반영하는 명시적으로 발표된 목표에 기초해야 한다(Hobgood 외 연구진 2002). 학습되고 평가되는 기술은 교육과정과 평가가 모두 검증되어야 한다. 학습자와 교육자가 이러한 목표를 인지하여 평가가 의사소통 교육과정 중의 학습과 직결된다는 것을 알 수 있도록 할 필요가 있다.

셋째, 평가 방법은 교육 방법을 반영해야 한다. 종합 평가에 사용되는 방법은 검증된 학습 항목(content validity)만을 측정하는 것이 아니라 의사소통 교육과정 자체에서 사용된 학습 방법(consequential validity)을 이용하여 학습자가 시험공부를 하도록 장려하고 측정해야 한다(Holsgrove 1997). 이를 수행하지 않는 한, 학습자의 행동은 강수진이나 과정 책임자가 의도한 것과 반대 방향으로 변할 수 있다 (Newble 및 Jaeger 1983). 따라서 학습과 형성 평가에서 모두 직접 관찰을 채택한 경우에는 이를 종합 평가에도 활용해야 한다. 마찬가지로 형성 평가에 사용되는 동일한 평가 도구를 종합 평가에도 사용해야 한다. 사실 형성 평가와 종합 평가의 유일한 차이는 평가의 의도일 뿐 사용된 방법은 같다. 학습자는 종합 평가에 응시하기 전에 평가 방법(methods)과 기구(instruments)에 완전히 익숙해져야 한다(Kurtz와 Heaton 1987; Kurtz 1989). 우리는 이 장의 뒷부분에서 효과적인 의사소통기술 평가의 특성에 대해 논의하면서 평가의 교육적 영향이라는 중요한 부분으로 소개할 것이다.

정기적인 인증 평가가 있는 프로그램을 진행 중인 경우에는 만족스럽지 못하거나 반복적으로 능력의 부족함을 보이는 학습자를 위한 교정 및 재평가 규정이 포함되어야 한다. 평가는 나선형 학습의 추가 구성 요소로 여겨져야 하며, 교정 조치 후 재평가가 이루어지면 학습자는 다음 단계로 나아갈 수 있어야 한다. 이러한 과정을 위해 적절한 촉진 및 학습 시간이 필수적이다.

교정이 필요한 학습자와 함께 학습하는 데는 특별한 기술이 필요하지는 않다. 이 책 전반에 걸쳐 제시된 촉진 기법과 모델을 적용하면 된다. 시간이 지나면서 생기는 환자의 불만 사항에 따라 교정 조치가 필요하거나 정서적 불안정의 가능성이 있는 경우, 개인적 문제인지 근본적인 정신 질환의 문제인지 판단할 전문가를 참여시키는 것도 중요하다. 이 경우 교정 조치 이외의 지원이 더 적절할 수 있다.

캘거리-캠브리지 지침의 틀과 기술은 의사소통 교육과정과 평가 과정의 목표를 정의하고 형성 평가 및 종합 평가에 사용되는 기구를 표준화하기 위한 근거-기반, 출발점을 제공한다.

종합 평가의 목적은 무엇인가?

1. 인증. 의사소통 종합평가의 주된 목적은 학습자의 인증이지만, 실제 종합 평가는 의사소통 프로그램의 범위를 확장하고 평가의 가치를 확대하고자 하는 두 가지 추가 이유가 있다.
2. 교육과 학습 (세부적인 서술적 피드백, 검토 및 개선 작업, 과정 내 개인 상담 및 일부 새로운 자료에 대한 소개). 우리가 볼 때, 종합 평가는 평가이지만 교육하고 보강할 수 있는 두 배로 효과적인 학습이 될 수 있고 또 그렇게 되어야 한다(Kurtz와 Heaton, Heaton과 Kurtz 1992a). 우리 동료 중 한 사람의 아버지는 '돼지를 저울질한다고 살을 찌울 수는 없다'고 말했다 한다. 종합 평가는 실패하는 5%를 결정할 뿐만 아니라 합격하는 95%를 결정할 수 있는 좋은 기회가 될 수 있다. 평가를 의사소통 교육과정에 통합할 경우 이는 시간을 가장 효율적으로 사용할 수 있는 방법이 될 수 있다. 의사소통 및 기타 임상 기술에 대한 평가는 실제 비용과 시간이 많이 소요된다. 가능한 교육자, 표준화(standardized) 환자, 그리고 평가뿐만 아니라 학습을 위한 비디오 테이프를 사용해야 한다. Rose와 Wilkerson(2001)의 가장 최근의 작업은 이러한 생각을 확인시켜 주었다. 공식적인 교육 과정 몇 주 후에 인증 평가를 계획하는 것이 유용하다는 것을 알 수 있었다. 그렇게 함으로써, 학습자들에게 '추가' 시간이나 의사소통 재훈련의 기회 대신 교육 과정을 연장하여 우리는 학습자가 나선형을 한 바퀴 더 돌 수 있는 기회를 제공하였다 (부록 1 참조).
3. 통합 (다른 임상 기술 및 지식 기반과의 의사소통). 신체 검진의 절차, 의료 문제 해

결 능력, 지식, 윤리, 문화 등의 문제, 의사소통기술 등을 함께 평가하는 계획을 할 수 있다. 이것은 평가를 더욱 효율적으로 만들 뿐 아니라 실제 환자 문제와 일상 업무에 적용되는 의사소통의 중요성과 가치에 대한 학생과 교사의 인식을 확장시킨다(Kurtz와 Heaton 1987; Vu 외 연구진 1992, Nestel 등 연구진 2003).

우리가 평가하려는 것은 무엇인가?

의사소통 교육과정에서 평가를 설계하기 위한 좋은 출발점은 당신이 평가하려고 하는 것을 결정하는 것이다. 9장(상자 9.1 참조)의 첫 머리에 있는 틀의 유용함을 다시 확인 할 수 있다.

학습과 평가의 핵심

첫째, 다음 중 어떤 것을 측정하는 평가를 설계하고 있는지 고려하라.

- 지식(knowledge) - 알고 있는가?
- 역량(competence) - 보여줄(할) 수 있는가?
- 수행 능력(performance) - 실제로 수행(선택)하겠는가?
- 성과(outcomes) - 어떤 결과 얻으려 하는가?

학습자의 교육 수준이 이들 중 어떤 것을 시도할 수 있는가에 영향을 미치겠지만, 의료에서 의사소통기술에 대한 평가를 위해서는 인지적인 지식(즉, 학습자가 관련된 기술을 '알고 있는지' 여부)만을 평가해서는 충분하지 않다. 상담에서의 의사소통기술에 대한 지식과 이해도 중요하고, 의사소통기술에 관한 항목을 지필 지식 시험에 포함시키는 자리도 마련되어 있어야 하겠지만, 학습자에게 이 과목이 얼마나 중요한지 검증하는 자리 역시 마련되어 있어야 한다. 이런 종류의 평가는 종이와 연필로 하는 시험으로 저렴하게 수행될 수도 있지만, 이는 실제 의사소통기술을 사용하는 학습자의 기술과는 관련이 없다. 그 목표를 위해서는 최소한의 역량 평가와 가능한 성과, 수행 능력의 평가가 필요하다. 이러한 각 범주는 지식에 대한 간접적인 증거를 제공하지만 지식만으로는 나머지 세 가지에 대한 최소한의 통찰력만을 제공한다. 학습자에 대한 대부분의 평가는 역량(의료 교육의 모든 단계에서 가능)과 수행 능력(전공의 및 연수 교육 수준에서 가능)에 초점을 맞추고 있다 (Norman 1985; Rethans 외 연구진 1991).

광범위한 기술 범주

두 번째 중요한 고려사항은 어떤 의사소통기술을 평가하고자 하는가에 있다.

- 내용(content) 기술
- 과정(process) 기술
- 지각(perceptual) 기술

내용 기술은 환자로부터 수집되거나 환자에게 제공되는 정보가 얼마나 정확하고 적절하며 완전한 지와 관련이 있다.

과정 기술에는 지침의 핵심 기술 및 상담 시작하기, 정보 수집하기, 관계 형성하기, 상호 작용 구성하기, 신체 검진 중 환자와 대화하기, 설명하기와 계획하기, 상담 끝내기 및 의사소통 중의 문제 해결하기에 사용되는 방법이 포함된다.

지각 기술은 가설과 문제 목록, 감별 진단과 해석, 감정과 태도(환자와 자신의 것 모두)의 처리 등에 관한 생각으로 문제 해결과 관련이 있다.

특정 의사소통 문제

셋째로, 당신은 학생들이 나쁜 소식을 전하거나, 다른 문화에서 온 환자를 진료하거나, 우울증 또는 정신 질환 환자와 의사소통을 하는 등 당신의 과정과 관련된 특정 의사소통 문제에 어떻게 대처하는지를 평가에 포함시키고 싶은가?

평가 도구의 특성

이제 의학 교육 평가 도구의 설계에 있어 몇 가지 중요한 기본 개념을 살펴보고, 의사소통기술 평가와의 특별한 관련성을 탐구하려 한다. 여기서 평가의 심리학적 측면 전체를 다룰 수는 없지만, 기본적인 개념 일부를 미리 파악하는 것은 도움이 된다.

전통적으로 신뢰성(reliability)과 타당성(validity)은 평가 도구를 평가하는 특성이었다 (Streiner와 Norman 1995). 종합 평가의 교육 및 학습의 목표를 달성하기 위해, van der Vleuten(1996)은 평가 도구를 판단하는 세 번째 핵심 기준으로 교육적 영향(educational impact)을 포함하도록 목록을 확장하여, 수용성(acceptability)과 실현 가능성(feasibility)이라는 두 가지 특성을 추가로 고려해야 한다고 하였다.

van der Vleuten은 평가를 바람직한 것과 달성 가능한 것 사이에서 어떻게 절충할 지에 대해 설명하며, 위에 열거된 다섯 가지 요소 각각에 대한 가중치 사이에 대한 절충을 다루었다. 그는 도구의 '완벽한 효용'을 유토피아라고 설명하고, 실제로 평가를 담당하는 사람들은 평가의 맥락(context)과 목적(purpose)에 따라 각 요소에 다른 가중치를 부여할 필요가 있다고 말했다. 예를 들어, 외부 기관에서 합격 여부를 다루는 시험(high-stake examinations)의 경우, 응시자의 미래에 대한 중요한 결정이 내려지기에 신뢰성이 중심이 된다. 그러나 기관 내의 형성 평가의 경우 교육적 영향이 신뢰성보다 더 중요할 수 있다.

신뢰성(Reliability)

신뢰도는 평가의 정밀도(precision)와 획득한 점수의 재현성(reproducibility)을 말한다. 평가가 정확하고 재현 가능한 방식인가? 좋은 학생과 좋지 못한 학생을 일관되게 구분할 수 있는가? 점수는 평가자(rater), 질문(question), 사례(case) 및 각 상황(occasion)에 걸쳐 재현 가능한가?

모든 종류의 '잡음(noise)'은 평가에 영향을 미칠 수 있으며 따라서 신뢰성에 영향을 미칠 수 있다. 도구의 신뢰도를 추정하기 위해 신뢰성은 일반적으로 전체 범위를 0(신뢰성이 전혀 없음)에서 부터 1(완벽한 신뢰도)까지의 척도로 표현하고 이에 대한 각 변동성의 비율로 표현하는 계수(coefficient)를 인용한다. 따라서 여기서 평가하려는 것은 당신이 원하는 것이 아닌 다른 원천에 의한 변동성에 대한 진정한 각 학습자의 차이에 기인한 점수의 변동성의 비율이다.

신뢰성의 일반적인 척도는 다음과 같다.

- 내적 일관성(internal consistency, do items all contribute positively?)
- 평가자 간 신뢰도(inter-observer reliability)
- 평가자 내 신뢰도(intra-observer reliability)
- 검사-재검사 신뢰도(test-retest reliability)
- 사례 간 신뢰도(inter-case reliability)

의학 평가에서 사례 간 신뢰성

의학의 전문적 역량에 대한 평가(의사소통기술의 평가에 대한 평가뿐만 아니라)를 살펴보는 연구에서 일관되게 밝혀낸 것은 여러 과제에 걸쳐 응시자들의 수행 능력에는 변동성이 있다는 것이었다. 이러한 사례 간 변동성(inter-case variability)은 평가자 간 신뢰도(inter-observer reliability)보다 신뢰할 수 있는 평가를 설계하는 데 있어 훨씬 더 큰 문제로 보였다. 역량은 사례에 따라 차이가 나는 것으로 여겨진다: 한 영역에서의 역량이 다른 영역에서의 역량에 대한 좋은 예측 변수가 되지는 않는다. 따라서 내용 전반에 걸친 주제를 폭넓게 샘플링 하는 것이 필수적이다 (Vu와 Barrows 1994; von der Vleuten 2000a).

이러한 내용 특수성(content specificity) 문제는 평가자, 환자 및 평가 시간 등에 상당한 투자를 요하는 의학 교육에서, 긴 시간을 요하는 잠재적으로는 용인할 수 없는, 비용이 많이 드는 평가의 주요 원인이 된다. 이는 약 0.8의 신뢰성 계수를 생산하기 위해 약 4시간의 시험 시간이 필요한 임상 OSCE 평가에서 잘 연구되었다 (Van der Vleuten과 Swanson 1990).

의사소통 평가에서 이러한 주장이 사실인가?

따라서 의사소통 평가의 신뢰성에 관한 핵심 질문은 학습자의 의사소통 능력에 대한 신뢰할 수 있는 평가에 도달하는 데 필요한 문항의 수와 시간과 관련된 것이다. 다행히도 여전히 중요하기는 하지만 의사소통기술 평가에서 사례의 특수성은 그다지 문제가 되지 않는다. van Thiel 외 연구진(1991)은 내용과 별도로 의사소통 과정 기술에 대한 신뢰할 수 있는 평가를 하기 위해 필요한 시험 시간은 상당히 적다는 것을 입증했다. 신뢰성 계수 0.8을 만들기 위해 필요한 시간은 과정 틀을 단독으로 사용하는 경우 2시간, 내용과 과정 틀을 복합적으로 사용한 경우(the MAAS-R) 2시간 30분, 내용 틀만을 사용한 경우 7시간이 필요했다.

이러한 결과는 놀랍지 않다. 즉, 과정 기술은 일반적인 의사소통기술을 측정하는 반면, 내용은 지식과 임상 추론에 더 관련이 있다. 그리고 우리는 임상 추론이 매우 구체적이라는 것을 안다 - 전문가들은 문제 해결을 위해 매우 사례 의존적인 체계와 틀을 사용한다(Mandin 외 연구진 1997). 이 책은 캘거리-캠브리지 지침에 기술된 의사소통의 과정 기술이 모든 상황에서 요구되는 핵심 의사소통기술이라는 관점을 내내 취했다. 비록 상호 작용의 맥락이 변했고 의사소통 내용은 다르지만, 과정 기술 자체는 그대로 유지되었다.

일부 연구에서는 OSCE의 의사소통 문항 전체에 적용할 수 있게 일반화할 수 있는 의사소통기술의 집합은 단 한 개도 없으며, 이는 내용 특수성 때문이라고 제시하였다 (Hodges 외 연구진 1996). 우리가 선호하는 대안적 설명은 서로 다른 의사소통 영역과 도전은 공통의 핵심 과정 기술 집합에서 선택한 다른 기술들의 집합에 중점을 두어야 한다는 것이다. 의사소통 과정은 정보 수집, 설명, 계획 및 관계 구축을 포함한 몇 가지 광범위한 영역으로 구성된다. 그를 통해 나쁜 소식을 전하고, 성별과 문화 문제를 다루고, 예방에 동기 부여를 하는 등 매우 도전적인, 많은 상황들을 해결할 수 있다. 평가할 각 의사소통 과정 과제에 적합한 항목을 캘거리-캠브리지 과정 지침의 핵심 목록에서 어떻게 선택하여 도출할 수 있는지 부록 4에서 설명한다.

따라서 학습자의 의사소통기술에 대한 신뢰할 수 있는 평가는 의사소통기술 교육과정 전체에 걸쳐 광범위하게 표본이 되어야 한다. - 교육과정 전체를 시험할 수는 없다. 신뢰성 달성의 한 가지 열쇠는 의사소통기술 교육과정 전체에 걸쳐 가능한 한 광범위하게 표본을 얻기에 충분한 시험 시간을 확보하는 것이다. 시험이 길어질수록 신뢰성이 향상될 가능성이 높다.

이러한 광범위한 표본을 얻기 위해, 시험이 필요한 영역의 청사진을 구축하는 것은 학습자의 평가를 설계할 때 유용하다. 가장 간단한 청사진은 2차원 매트릭스로, 한 축은 시험할 광범위한 역량을 나타내고 다른 축은 이러한 역량이 입증될 임상 상황을 나타낸다. 성공적인 청사진은 교육과정 목표와 일치하는 평가를 설계하는 핵심이 된다(Newble 외 연구진. 1994). 평가 내용은 과정의 학습 목표와 일치해야 한다. 이러한 건설적인 조정을 달성하기 위해 평가 설계자는 프로그램의 학습 목표에 대해 알고 각 스테이션을 특정 학습 성과, 주제 영역 및 기술 범위에 맞추어 넣어야 한다. 효과적인 청사진은 사례나 질문이 이러한 영역에 그려지도록 하여 적절한 표본의 획득을 보장해야 한다.

신뢰할 수 없거나 잠재적 '소음'의 원천에 대비하기 위해 응시자의 성과에 대한 표본을 광범위하게 추출하는 것도 좋은 관행이다 (Humphris와 Kaney 2001c; Keen 외 연구진 2003). 평가의 신뢰성을 높이기 위해 응시자가 가능한 한 많은 사례, 상황, 평가자 및 환자를 만나도록 하여 도움이 되지 않는 오류의 확산을 방지하도록 하라.

신뢰도를 높이는 가장 효과적인 방법 중 하나는 가능한 한 많은 결과를 삼각 측량하는 것이며, 이것은 응시자의 차이에 기인하지 않는 변동성을 제거할 수 있게 한다. 따라서 시간 경과에 따른 다중 시험의 의도적인 순차성(sequencing)과 조정(co-ordination)은 하나의 '빅뱅 평가'보다 더 효과적이며 이는 의학 교육에서 이러한 평가가 지속적으로 인기가 있는 이유를 잘 설명한다.

이 책의 앞부분에서 우리는 내용과 과정의 통합, 그리고 의과대학 교육 과정의 다른 모든 측면과의 의사소통기술의 통합을 주장했다. 의사소통 과정에 대한 평가가 내용, 문제 해결, 임상 실기 능력 평가와 완전히 분리된다면 이러한 교육 전략에 부정적인 영향을 미칠 것이다. 이번 장의 후반부에 내용과 과정을 동시에 평가하지만 별도로 점수를 매기고 서로 다른 가중치를 부여할 수 있는 평가 설계에 대해 논의한다.

타당성(Validity)

타당성은 측정이 실제로 우리가 측정하고 있다고 생각하는 것을 측정하는 정도를 가리킨다. 평가 도구는 매우 일관적이고 신뢰할 수 있는 결과를 산출할 수 있지만, 우리가 탐지하기 원하는 속성(attributes)이나 특성(characteristics)을 측정하고 있다는 것을 어떻게 알 수 있는가? 타당성은 다양한 상호 관련 방식(interrelated ways)로 검토할 수 있다.

- 첫인상 타당성(Face validity)은 단순히 평가 도구가 평가 대상의 속성이나 특성을 올바르게 평가하는 것처럼 보이는지 여부를 나타낸다. 이는 예를 들어 해당 분야의 전문가 패널이 제공하는 주관적 견해다.
- 내용 타당성(Content validity)은 평가 도구가 해당 부분 또는 과정의 모든 관련 구성 요소를 평가하는지 여부를 검토하기 위해 사용하는 접근법이다. 전문가 패널로부터 얻은 주관적인 판단이다.
- 기준 타당성(Criterion validity)은 과거에 개발, 사용, 검증된 '표준'과 새로운 도구를 비교하는 것이다. 기존 도구와의 좋은 상관관계를 기대하는 것이다.
- 구조 타당성(Construct validity)은 서로 다른 수준을 보일 것으로 기대되는 잘 알려진 특정 영역의 초보자와 전문가 사이의 능력 차이를 구별할 수 있는 능력을 의미한다.

교육적 영향(Educational impact)

이 장의 맨 앞부분에서 언급했듯이, 평가는 학생들을 학습하게 만드는 핵심 원동력이다. 교육자들이 교과 과정을 발전시키기 위해 노력하는 동안, 학습자들은 평가를 통과하기 위해 노력을 다한다. 따라서 성공적인 평가의 핵심 결정 요인은 학생들의 학습에 적절히 그리고 긍정적으로 영향을 주는 것으로, 학생들이 무엇을 학습하는지 뿐만 아니라 어떻게 학습하는 지에 대해서도 영향을 미쳐야 한다는 것이다. 즉, 평가는 교육 과정 자체에 대한 내용과 접근법 모두를 바람직한 학습 행동으로 강화할 수 있어야 한다.

따라서 우리는 그러한 바람직한 학습 행동과 결과를 달성하기 위해 전략적으로 평가를 이용할 수 있다. 이 장의 앞부분에서는 교육과 학습이 어떻게 종합 평가의 정당한 목적인지에 대해 논의하였다. 더 최근에 van der Vleuten(1996)은 평가 도구의 이러한 핵심적 특성을 설명하기 위해 '교육적 영향'이라는 문구를 만들어냈다. 교육적 영향을 고려할 때에는, 내용, 형식 및 피드백에 주의를 기울여야 한다.

내용(Content)

만약 우리가 의사소통기술을 효과적으로 가르치고 싶다면, 단순히 인지되는 지식만을 평가하여 의사소통에 대해 상기시키는 역할만 해서는 안 된다. 그렇게만 해서는 학습자들은 우리가 알고 있는 체험적 학습 이상의 행동의 변화를 성취할 가능성이 적다.

형식(Format)

시뮬레이션 환자와의 면담 기술 학습을 강화하기 위해, 평가는 시뮬레이션 환자를 통한 교육과 동일한 형식으로 시행되어야 한다.

피드백(Feedback)

평가가 지금까지의 학습을 단순히 평가하는 것이 아니라 학습자가 발전할 수 있도록 돕는 것이라면, 피드백이 활용될 수 있어야 하고 가치 있는 형태로 제공되어야 한다. 최선의 평가는 단순한 의사 결정의 도구뿐만 아니라 교육적 영향(즉, 종합적 가치뿐만 아니라 형성적 가치)을 가진 학습 훈련이 포함되어야 한다.

수용성(Acceptability)

평가가 실제로 시행될 것이라면 많은 교육자가 평가 절차에 참여해야 하며, 평가자가 수용할 수 있는 평가가 되는 것이 필수적이다. 이것은 현대 교육 이론이나 연구에 기초하는 것이 아니라, 다른 사람들의 전통, 신념, 의견을 고려하는 것을 의미할 수 있다. 변화를 시도할 때, 교육자들은 평가자들보다 문제를 더 잘 이해할 수 있다 - 만약 전통적인 평가자들이 계속 참여하는 현대적인 평가 절차를 만들고 싶다면, 여러분은 원하는 것보다 더 느리게 움직여야 할지도 모른다. 이는 신뢰도, 타당성, 교육적 영향, 수용성 및 실현 가능성의 다섯 가지 요소 각각의 가중치 사이의 절충을 의미하며 바람직한 것과 달성 가능한 것 사이의 절충이 그 좋은 예이다.

실현 가능성(Feasibility)

모든 평가에서 재정적, 물리적, 인적 자원이 고려되어야 하는 것은 분명하며, 전체적인 방정식을 통해 실현 가능성을 고려해야 한다. 종종 실현 가능성은 연구 프로젝트에서는 잘 작동하는 평가 도구가 학습자의 학문적(또는 실제) 맥락에서 진척도를 평가하는 데도 사용이 가능한 지를 의미한다. 실현 가능성은 우리가 달성할 수 있는 신뢰성과 타당성을 제한할 수 있는 요인이다.

평가 도구의 특성 개요

임상 기술을 가르치고 평가하는 국제회의 기조연설에서 van der Vleuten(2000b)은 신뢰성, 타당성 및 다른 평가 도구의 특성은 개별 도구 자체보다는 교육 과정 내에서 전체 평가 프로그램 중의 매개 변수로 작용한다는 설득력 있는 주장을 하였다. 평가 관행의 변화를 요구하는 교육의 패러다임 변화에 관한 더 큰 논의에서, van der Vleuten은 임상 기술 평가 전반에 걸쳐 이러한 지적을 했다. 그의 결론은 특히 의사소통의 평가와 관련이 있어 보인다.

- 평가 도구의 효용성은 사용하는 맥락에 따라 달라진다. 즉, 평가의 질은 개별적인 도구보다는 전체 평가 프로그램의 문제라는 것이다.

- 일을 잘 하려면 학습자가 알고 있는지, 어떻게 하는지를 아는지, 어떻게 하는지를 보여줄 수 있는지, 실무에서 보여줄 수 있는지(선택) 등을 평가할 필요가 있다. 이러한 '방법의 칵테일'이 필요하고, 그 방법이 최선의 선택인지 아닌지는 맥락에 따라 달라질 것이다.
- 서술적(descriptive)이고 질적인(qualitative) 자료와 전문적인 판단에 현재보다 더 많이 의존할 필요가 있으므로, 어느 정도의 주관성은 불가피하다.
- 평가는 교육 설계의 문제라기보다는 심리학적 문제로서, 우리가 그 교육적 효과를 위해 어떻게 전략적으로 평가를 사용하는가에 대한 문제다.

평가는 어떤 형식을 취해야 하는가?

학습자의 의사소통기술을 평가하기 위해 어떤 접근법을 이용할 수 있는가? 이 장의 앞부분에서 논의한 바와 같이 의학의 평가는 다음 사항에 초점을 맞출 수 있다.

- 지식(knowledge)
- 역량(competence)
- 수행 능력(performance)
- 성과(outcomes)

지식의 평가

실무에서 의사소통기술을 사용하는 학습자의 능력을 평가하려면 적어도 역량의 평가는 필요하다. 지식을 평가하더라도 지원자가 관련 기술을 '알고 있는지'만 평가할 뿐, 사용할 수 있는지 여부는 평가하지 못한다. 그러나 이는 지식 평가가 의사소통의 평가에서 설 자리가 없다는 뜻은 아니다. 지식 평가는 기술사용의 결과에 대한 이해와 장점, 주제에 대한 이론 및 연구 배경, 그리고 대안적 전략의 고려와 같은 인지적 요소를 평가할 수 있다. 필기시험과 구두시험 모두 활용 가능하다.

지필 시험은 지식과 이해를 평가하는 데 사용되어 왔다. 예를 들면 다음과 같다.

- 객관식 질문(van Dalen 외 연구진 2002b) 및 관련된 확장 질문
- 에세이 시험(Love 외 연구진. 1993)
- 짧은 구술 문답 테스트(Weinman 1984)

이러한 시험의 장점 중 하나는 비용과 평가자의 시간 면에서 비교적 실현 가능성이 높다는 것이다. 비용 효율성이 높으면서 신뢰성과 유효성을 갖춘 평가 방법이 있다면, 엄청난 시장을 차지하게 될 것이다! van Dalen 외 연구진은(2002b) 의사소통기술에 대한 객관식 질문(MCQ) 테스트는 OSCE에서 측정된 바와 같이 이러한 기술들의 실력에 대해서는 어느 정도 예측하는 능력이 있지만, 실제 임상 기술에 대해서는 덜 뚜렷한 결과를 보여주었다. 물

론, MCQ는 교육적 영향이 적었다.

Humphris와 Kaney(2000년)는 OSVE(objective structured video examination)라고 불리는 의사소통기술에 대한 지식과 이해를 평가하는 흥미로운 중간 방법을 사용해 왔다. 이 접근 방식에서 학생들은 먼저 대형 강의실에서 10분 분량의 영상 3편을 본다. 그들은 영상에서 확인한 기술들을 서술하고 면담을 통해 그 기술들을 설명한다. 이 후 그들은 각각의 기술과 대안적인 의사소통기술의 결과에 대해 자유로운 형식으로 서술한다. 이 평가는 빠르고 효율적으로 관리할 수 있으며, 의사소통기술 OSCE 중의 면담 행위에 대해 중간 정도의 예측도를 가지는 것으로 확인되었다.

역량/수행 능력의 평가

객관적 구조 임상 평가 (Objective structured clinical examination)

역량과 수행 능력에 대한 종합 평가는 표준화된 행위(standardized behavior)를 제공하도록 훈련된 시뮬레이션 환자를 활용하는 객관적 구조 임상 평가(OSCE)의 한 형태에 더욱 의존해 가고 있다 (Harden과 Gleeson 1979; Stillman과 Swanson 1987; Langsley 1991: Grand 'Maison 외 연구진 1992; Vu 외 연구진 1992; Klass 1994; Vu과 Barrows 1994; Pololi 1995).

OSCE는 객관적(모든 지원자에게 일관적인 체계로 구조화된 동일한 평가를 제공함)이고, 구조화(특정 임상 기술 양식의 표준화된 형식으로 각 스테이션에서 평가됨)되어 있으며, 임상적(지식이 아닌 임상 기술을 평가한다 - 임상적으로 실제 상황에서 직접 관찰됨)이다. 학습자들은 일련의 스테이션을 순환한다. 각 스테이션에서 학생들은 정의된 임무를 수행하고 이를 미리 정해진 기준에 따라 각기 다른 평가자가 관찰하여 평가한다. 이와 같이 OSCE는 전통적인 평가 형식으로는 평가할 수 없는 다양한 임상 기술을 확인(sampling)할 수 있다.

OSCE 방법은 평가 방법이 교육 방법을 반영해야 한다는 개념에 잘 들어맞는다. OSCE는 우리가 의사소통을 가르치는 방식을 온전하게 논리적으로 확장한 형태이다. 학습자는 실제 임상과 최대한 유사하게 표준화된 평가 환경에서 시뮬레이션 환자와 의사소통하는 능력을 직접 보여주고 의료 실무에서 학습자가 직면하게 될 상황이나 문제의 맥락에서 평가받는다. 시뮬레이션 환자들은 학습 환경과 마찬가지로 특정 사례와 의사소통과제에 대해 일관적이며 정확하고 표준화된 묘사를 제공할 수 있도록 훈련을 받는다(평가에 참여하는 시뮬레이션 환자에 대한 교육의 세부 사항은 4장 참조, 특히 성과를 표준화하고 재생을 보장하는 방법과 개방형 질문에 적절하게 대응하도록 하는 방법). 사례와 평가의 성격에 따라 이러한 표준화 환자는 실제 환자, 학습자인 역할 환자, 평가자인 역할 환자, '일치(matched)' 환자, 지역 사회의 자원 봉사자 또는 배우일 수 있다.

일반적으로 평가는 여러 스테이션으로 구성되며, 각 스테이션은 다른 사례를 제시하거나 때로는 여러 스테이션에 걸쳐 하나의 사례를 따른다. 예를 들어, 이들은 첫 방문과 조사 결과를 제공받고 진단 및 치료 대안을 논의하기 위한 후속 방문, 그리고 며칠 또는 몇 주 후 합병증이 발병했을 수도 있는 세 번째 방문을 묘사할 수 있다. 평가자는 학습자와 표준화 환자 사이의 상담을 실시간으로 또는 녹화된 영상으로 시청하고 학습 및 평가할 기술에 대한 평가 도구를 사용하여 의견을 작성하거나 점수를 매긴다.

캘거리에서 교육과 학습을 평가 과정에 통합하기 위해 개발한 방법에서, 학생들은 짝을 지어 자격시험과 유사하게 실시한 술기에 대한 비디오 검토에 평가자와 함께 실제 참여했다. 의사소통과정 기술은 부록 5의 도구를 사용하여 평가했다. 평가자의 평가 이외에 동료나 자기 자신이 평가하도록 하여, 서로 다른 두 학생이 수행하는 동일한 시뮬레이션 환자와의 두 번의 면담에 대해 토론하고 대조하는 이 평가는 미니 개인 교습(tutorial)의 형태를 취하였고 이러한 수행은 평가 결과가 만족스럽더라도 현장에서 문제를 더 시정할 수도 있었다(Heaton과 Kurtz 1992a, b). 이 평가에 대한 그들의 오리엔테이션 동안, 학습자들은 비디오 검토가 합의에 도달하기 위한 것이 아니라는 것을 분명히 알게 된다 - 만약 학습자와 평가자가 합의하지 않는다면, 평가자의 관점은 유지된다. 평가가 진행됨에 따라 면담을 개선하기 위해 무엇이 효과가 있었는지, 무엇이 효과가 없었는지, 무엇을 할 수 있었는지에 대한 논의가 이루어졌다. 학생들에게는 동료들이 같은 상황에 어떻게 대처하는지 볼 수 있는 기회가 주어진다. 평가는 문제를 해결하고 대안을 시도하며 기술을 강화, 심화시킬 수 있는 이상적인 기회가 되었다. 동료와 함께 녹화된 기록, 표준화 환자(면담 직후 작성한 서면 의견을 통해)와 전문가의 평가를 확인하고 자신의 인식과 비교하는 것은 학습자에게 자신의 개인적 태도(attitudes)와 성찰(reflection) 능력을 인식하게 할 수 있다. 세션에는 내용, 문제 목록 및 가설 점수 서식 등을 사용할 수 있기 때문에, 비디오 검토를 통하여 면담의 중요한 부분에서 학습자가 가졌던 사고 과정을 상기시키고 고려하는데 유용하며, 과정 기술이 내용에 영향을 미치거나 인지 기술이 과정에 영향을 미치는 방식을 살펴보는 데도 유용하다. 여기서의 교육적 영향은 평가 절차의 설계에 큰 비중을 차지한다.

OSCE 평가는 시뮬레이션 환자와 평가자 및 행정 직원에 대한 자금 지원 이외에도 학생과 평가자의 많은 에너지와 시간을 필요로 한다. 물론, OSCE는 비디오 녹화가 평가에 귀중한 도움이 되므로 가능하면 항상 비디오로 녹화해야 한다. 이러한 녹화 영상은 언제든지 검토할 수 있으므로, 면담 평가 중에 의사소통 평가자가 출석할 필요도 없다. 평가자는 비언어적 행동을 식별하거나 첫 인상을 확인하기 위해 평가의 모든 부분을 원하는 대로 재생할 수 있다. 학습자는 자신의 녹화 영상을 나중에 검토하거나 위에서 설명한 대로 자신의 녹화 영상을 다른 학습자와 함께 검토할 수도 있다. 비디오 녹화는 또한 평가 중에 일어난 일에 대한 논쟁의 여지가 없도록 증거를 제공하므로 항소 문제를 피하거나 해결하는 데에도 도움이 된다(Heaton과 Kurtz 1992b). 특히, 우리는 15년 동안 위에서 설명한 평가 결과에 대해 이 비디오 검토 접근법을 사용하면서 한 명의 학생도 이에 이의를 제기하지 않았다.

OSCE는 현재 전 세계적으로 자격시험에 널리 사용되고 있다. OSCE는 많은 의과대학의 학부 및 전공의 과정의 일부가 되었고 (Vu 외 연구진 1992, Anderson 외 연구진 1994, Newble과 Wakeford 1994, Bingham 외 연구진 1996), 가정의학과 의사 면허 시험에도 사용 되었으며 (Grand 'Maison 외 연구진 1996), 해외 의사 교육 위원회, 국립 의학 검사원, 해외 의사들을 위한 종합 의학 평의회의 전문 및 언어 평가 위원회와 같은 국가 면허 시험에 도입되었다 (Langsley 1991; Klass 1994; Morrison과 Barrow 1994). 영국 왕립 의과대학 임상능력 시험(PACES)의 실기 평가, 영국 왕립 의과대학 임상 의사소통시험 등 전문의 자격시험에도 도입됐다. 이 같은 자격시험에 참여하는 표준 환자와 OSCE의 타당성, 신뢰성 및 실현 가능성을 연구하기 위해서 상당한 노력이 기울여졌다(van der Vleuten과 Swanson 1990; Case와 Bowmer 1994; Vu와 Barrow 1994).

의사소통기술 OSCE 스테이션 설계에서 중요한 문제는 내용과 과정의 균형점을 어디에 맞출 것인가에 대한 딜레마이다. 앞에서 우리는 다른 임상 기술이나 지식에 의사소통을 통합한 평가가 현실성과 적절성을 추가하는 데 도움이 된다고 주장하였다. 이는 앞선 예과(undergraduate) 과정뿐만 아니라 복잡한 현실을 재현해야 하는 본과(postgraduate) 과정에서 더욱 중요하다. 의사소통 OSCE의 통합은 다음을 통해 달성될 수 있다.

- 특정 의학 기술 지식을 평가하는 의사소통사례 구축하기
- 병력 청취의 일부로 신체 검진 포함시키기
- 학습자가 의사소통 스테이션에 이어 사례와 관련된 신체 검진을 수행하도록 하기
- 학습자에게 검사 및 신체 검진 결과를 주고 청취한 병력을 고려하여 결과를 해석하게 하기
- 학습자가 면담 중 사전 동의 획득과 같은 윤리적 문제를 다루는 사례를 선택하여 윤리와 의사소통을 통합하게 하기

그러나 단순한 병력 청취나 설명하기, 계획하기에서도 내용과 과정을 분리해야 한다는 주장이 강하다. 내용 점수가 과정 점수를 크게 초과하고 의사소통과정 기술이 실제 의사소통기술보다 의료에 대한 지식을 보상하는 점수를 표시하게 되는 늪에 빠지게 된다. 이것은 특히 엄격한 시간제한이 부과될 때 문제가 된다. 예를 들어, 저자들 중 한 명은 영국 의대 기말고사 OSCE에서 6분짜리 스테이션을 목격했는데, 그 시나리오에서는 자살을 목적으로 약을 과다 복용한 환자를 평가하는 수험자의 능력을 테스트했다. 과정과 내용 표시가 뒤섞인 채점표에는 '자존감이 낮으십니까?(Do you have low self-esteem?)와 같은 구체적인 폐쇄형 질문을 한 경우 점수의 4분의 3 이상을 받았다. 합격점을 얻기 위해 응시자들은 그들의 모든 의사소통기술을 무시했고 점점 더 위축되는 시뮬레이션 환자에게 급속도로 폐쇄적인 질문을 퍼부었다. 이러한 시나리오들은 북미에서도 여러 단계에서 매우 자주 목격되었던 것들이다. 학습자들은 그들에게 무엇을 기대하는지 금방 알 수 있고 무심코 시험 중심 접근법을 현실의 병력 청취에 잘못 적용하기 시작한다. 이는 교육의 부정적인 영향이다.

이러한 상황은 스테이션에 충분한 시간이 허용되고, 최종 점수에서 과정과 내용 채점표에 모두 적절한 가중치를 부여하며, 평가자들이 학습자들의 폐쇄형 질문을 통해서 알 수 있는 그들의 지식이 아닌 환자로부터 도출한 정보를 통해 평가하도록 한다면 피할 수 있다. 유사한 상황에 대해 우리가 설계한 스테이션에서, 과정과 표식점(marking grids)은 평가 도구를 통해 명백하게 구분되는데 예를 들어 3분의 2는 과정 기술에 3분의 1은 내용에 대해 부여된다. 또한 내용 표시는 질문이 아닌 획득

한 정보에 대해 부여되며, 따라서 적절한 폐쇄형 질문뿐만 아니라 개방형 질문과 관계 형성, 촉진이 장려된다. 그렇지 않으면 응시자들은 단순히 이 상황에서 필요한 정보를 얻는데 그치고 만다. 즉 지식은 연결된 지필 시험 형식의 확장 문항을 통하여 더 효과적으로 쉽게 평가할 수 있다 (부록 4 참조). 이 문제에 대한 또 다른 접근 방식은 과정 기술과 내용에 대한 채점표를 별도로 두고 이 두 가지 측면을 평가하는 별도의 평가자를 두는 것이다. 예를 들어 시험 당일에 한 무리의 평가자가 상주하여 병력 청취 스테이션을 평가하여 내용 및 신체 검진 기술을 평가할 수 있다. 또 다른 무리의 평가자들은 한 쌍의 학생과 함께 스테이션 녹화 영상을 검토하여 의사소통과정 기술을 평가할 수 있다.

내용과 과정 기술의 분리를 통해 평가자는 자신이 평가하고 있는 내용을 보다 명확하게 평가할 수 있으며, 최종 점수를 추가할 경우 각각에 그 가중치를 부여할 수 있다. 따라서 통합을 달성할 수 있고 내용과 과정 모두를 평가할 수도 있다.

다른 평가 형식

자격시험에 시뮬레이션 환자를 활용하는 다른 대안적 접근 방식은 실제 상담의 영상을 녹화하여 사용하는 것이다. 여기서는 진료실에 방문하는 실제 환자의 동의 하에 일련의 상담을 비디오로 녹화하여, 학습자가 평가를 위해 제출한다. 이 방법은 분명히 학생 교육보다는 전공의나 연수 교육에 더 적합하다.

비디오가 준비되는 방식은 역량이나 수행 능력 평가에 상당한 영향을 미칠 것이다. 예를 들어, 최근 도입된 종합 평가인 영국 일반의(general practice)의 최소 역량 평가와 좀 더 엄격한 영국 왕립 일반 실습 대학 영국 회원 자격 심사(UK Membership of the Royal College of General Practitioners, MRCP)에서는 역량에 집중하기로 결정했다 (Conference of Postgraduate Advisors in General practice 1995; Royal College of General Practitioners 1996). 전공의들은 다양한 문제들에 대한 자신의 역량을 입증하기 위해 그들이 선택한 상담 기록을 제출할 수 있다 - 평가는 '그들이 할 수 있는가?(Can they do it?)'를 평가하는 것이지 '그들이 일반적으로 하려고 할까?(Do they usually choose to do it?)'를 평가하는 것이 아니다. 특히 전체적인 평가를 할지 세부적인 기술이나 역량을 할지와 관련하여 실현 가능성, 비용, 신뢰성 및 타당성 문제에 대한 논의가 여전히 진행 중이다 (Campbell 외 연구진 1995a; Campbell과 Murray 1996; Pereira Gray 외 연구진 1997; Rhodes와 Wolf 1997).

수행 능력 평가가 보다 정확해지기 위해서, 평가자가 무작위로 고를 수 있도록 전공의나 개업 의사가 많은 연속적인 상담 영상 자료를 제출하여야 한다. 임상 의사와 전공의의 수행 능력을 평가하는 또 다른 접근법은 시뮬레이션 환자를 예고 없이 진료소에 보내고 이를 통해 의사의 수행 능력을 평가하는 것이다. 의사들은 시뮬레이션 환자가 지정된 기간 내에 올 것이라는 정보를 받고 이에 완전한 동의를 해야 한다(Burri 외 연구진 1976; Norman 외 연구진 1986; Rethans 외 연구진 1991). 세 번째 접근 방식은 한 의사의 여러 환자를 포함시켜, 비디오 분석과 면담에 대한 환자와 의사의 인식을 자기 서술 평가(self-administered paper-and-pencil)하여 결합하는 것이다 (Stewart 1997).

면허를 위한 국가 자격시험과 마찬가지로 재면허 및 재인증 목적의 개업의에 대한 대규모 평가는 이 책의 범위를 벗어난다. 다만, 여러 다른 형태의 평가에 대한 이번 논의에서 평가자가 개발한 임상 의사들의 진료 행위와 그 성과를 평가하기 위해 개발한 다양한 방법들을 살펴보는 것은 가치가 있을 것이다. MacLeod(2004a)는 최근 이 분야의 56개의 핵심 논문을 식별하여 문헌 검토를 실시했다. 그녀는 의사의 수행 능력 평가에 대한 다음과 같은 접근 방식을 보고하였고, 의사의 수행 능력 평가에는 의사소통기술의 평가가 포함되어야 하며, 그 중 일부는 교육 환경에도 적용될 수 있다고 보고 하였다:

- 위에서 설명한 바와 같이 의사와 그 환자를 함께 녹화한 비디오의 사용
- 무작위 진료 평가 또는 의무기록 검토
- 외래 환자 서신 또는 의사의 소견서 또는 회송 보고 서신 사용
- 포트폴리오의 사용
- 의사들의 자기-평가
- 동료 의사, 환자, 직장 동료 등 세 그룹의 인식을 바탕으로 이루어지는 다출처 피드백 및 도구(multi-source feedback and instruments '360도 평가')
- 의사 동료, 환자 또는 직장 동료 평가자 사용
- 수행 능력을 평가하기 위해 의사의 진료실을 방문한 시뮬레이션 환자의 활용 (사전 통보는 있지만 누가 또는 언제 오는지는 알 수 없음)
- 다단계 평가(예: 1단계 = 모든 의사에 대한 프로필 자료, 설문지 및 타인의 인식을 사용하는 주기별 모니터링, 2단계 = 대면 평가와 대화를 사용한 '중간 위험' 또는 '요구에 의한' 좀 더 세심한 의사 평가(평균 10-20%), 3단계 = 여전히 진료에 어려움이 존재하는 것으로 확인된 의사들에 대한 '최상의 해결책 찾기'(아마도 2%) (Daupene 1999)
- 의사가 온라인으로 시뮬레이션 환자를 면담하는 웹 기반 OSCE 평가(Novack 외 연구진 2002)

연구를 목적으로, 의사소통능력을 평가하는데 사용된 추가적인 두 가지 접근 방식은 RISA(Roter Interaction Analysis System)와 Medicode가 있다. RISA(Roter와 Larson 2002)는 임상의와 환자 사이의 상호 작용을 코딩하기 위한 잘 확립된 시스템으로 발생 빈도, 지속 시간, 질문 유형, 논평과 발언, 누가 가장 말을 많이 하는지 등을 다룬다. 사전 테스트가 막 완료된 유망한 새로운 접근 방식인 Medicode(Richard와 Lussier 2004)는 별도의 독백(즉, 한 사람이 내보내는 대화)이 아닌 치료와 의약품에 대한 대화(두 개인 간의 공동 생성 대화, 토론 참여 범위)를 측정하도록 설계되었다. 현재 진행 중인 연구는 참가자들이 치료에 대한 대화에 참여하는 정도가 만성 질환의 맥락에서 개선된 치료 성과와 관련이 있는지 여부를 살펴보고 있다.

형성 평가 및 종합 평가에서 피드백을 사용할 수 있는 형식은 무엇인가?

교육적 영향이 중요하다고 하는데, 어떻게 하면 더 나은 피드백을 줄 수 있을까. 형

성 평가 과정의 일부로서 그리고 종합 평가의 후속으로 주어지는 피드백을 효과적으로 구성하는 것은 무엇인가? 잠재적 형식을 설명하는 세 가지 연속체가 사용 가능하다:

양적(quantitative)	질적(qualitative)
평가 피드백(evaluative feedback)	서술 피드백(descriptive feedback)
점수(number scores), 우수/미흡(good/bad)	여기서 내가 확인한 것('here's what I see')
전체적인(global)	구체적인(detailed)

피드백 양식에는 다음 같은 것이 있다:

- 숫자(numbers)만으로 된 등급 척도(rating scales)
- 각 문제에 대한 설명(explanatory comments)이 첨부된 숫자(numbers)
- 등급(ratings)과 함께 세부 체크리스트(checklists):
    - 합격/불합격 또는
    - 만족(예)/ 만족스럽지만 유의한 수행 능력 부족('예, 하지만' 또는 '찾아오기 바람')/불만족(아니오)
- 등급 척도 또는 의견(comments)을 쓸 수 있는 공간이 있는 체크리스트
- 등급 없는 의견(comments)

상자나 리커트 척도(Likert scale)에 체크하여 '환자와 관계를 형성하는 능력(ability to relate to patient)' 또는 '대인 관계 기술(interpersonal skills)'과 같은 항목에 대해 몇 개의 전반적 평가(global ratings)를 평가하는 것이 한 때 의사소통능력 평가의 표준으로 받아들여졌었다. 이러한 방법들은 확실히 사용하기 쉽고 관리하는데 시간이 거의 걸리지 않았지만, 불행히도 그것들은 모호했고, 평가자들과 학습자들이 해석하거나 배우는 것이 어려웠고 잠재적으로 주관적이었다. 물론 이러한 접근법이 정식 임상 기술로서 의사소통에 대한 관심을 끌어내는데 도움은 되었지만, 연구와 평가의 진전은 우리에게 더 유용하고 구체적인 대안을 제시해 주었다.

따라서 형성 평가와 종합 평가 모두에 대해, 우리는 위의 연속체의 오른쪽에 있는 형식을 옹호하고 서면 논평의 여지가 있는 피드백 양식이나 평가 도구를 선택한다. 교육과 학습에 이러한 평가 과정 방식을 포함하도록 장려할 수 있다. 또한 형성 평가와 종합 평가 모두에 동일한 형식을 사용할 것을 권장하여 학습자가 어떤 기술이나 태도를 보여주어야 하는지 정확히 알 수 있고 시간이 지남에 따라 자신의 진행(또는 회귀)을 확인할 수 있도록 했다. 세부적인 기술 체크리스트는 학생과 평가자들에게 교육 과정을 명확히 알게 해준다.

학습자들에게 백분율 형태의 공식적인 평가를 통한 정량적 피드백은 일반적으로 도움이 되지 않는다. 학생을 그룹으로 나누는 것이 평가자들에게는 도움이 될

수 있지만(예: 만족스럽거나 만족스럽지 못하거나 또는 경계선에 있거나) 점수로 59%를 획득했다는 것이 학생에게는 큰 도움이 되지 않는다. 따라서 피드백은 백분율보다는 전체적인 범주로 제공되며, 서술적 서면 피드백이나 구두 피드백을 동반할 때 더욱 의미가 있다. 아마도 피드백은 학습자들이 생각하는 성과와 반대의 피드백을 실제와 연관시킬 수 있는 비디오 녹화 영상과 함께 제공될 때 가장 유용할 것이다.

OSCE와 비디오 상담 모두에 대해 다양한 일정에 맞출 수 있고, 등급 척도와 특정 기준을 가진 체크리스트 및 주요 영역이 식별되는 시나리오가 개발되었다 (Cox와 Mulholland 1993; Bingham 외 연구진, 1996; Fraser 외 연구진 1994; Rashid 외 연구진 1994; Humphris와 Kaney 2001a; Campion 외 연구진 2002).

의사소통기술 평가 도구에 대한 매우 유용한 두 개의 문헌 고찰이 발표되었다. Boon과 Stewart(1998)는 44개의 평가 도구를 그리드 형식으로 설명했다. 도구는 일차적 용도에 따라 두 가지 범주로 나뉘는데, 즉, 하나는 의사와 환자 사이의 의사소통기술에 대한 평가와 교육 도구이고, 다른 하나는 의사와 환자 사이의 의사소통에 대한 연구를 목적으로 하는 평가 도구이다. 각 도구에 대한 정보는 머리글(: 설명(description), 항목 수(number of items), 신뢰성(reliability), 유효성(동시성(concurrent), 구조(construct), 예측(predict), 첫인상(face)), 현재 사용 및 특수 상황 참고)에 맞추어 묶여져 있다. Cushing(2002)은 학부 및 대학원 과정에서 의사소통기술, 대인 관계 기술 및 태도를 평가하기 위한 도구와 방법을 검토했다.

우리는 이미 의사의 수행 능력 평가와 의사소통기술 관련 문헌에 대한 MacLeod의 귀중한 검토를 언급했다 (MacLeoD 2004a). 그녀는 또한 교육 및 연구 환경에서 사용되는 선별된 의사-환자 의사소통평가 도구에 대한 최신 설문 조사를 했다 (MacLeod 2004b).

체크리스트 대 전반적 평가(global ratings)

최근 OSCE 설계에 대한 사고방식이 전반적으로 변화하고 있으며, 위에서 표방한 구체적인 세부 체크리스트에 대한 일부 비판과 전반적 평가 체계로의 전환이 그것이다 (Norman 1991; Van der Vleuten 1991). 체크리스트는 역량보다는 철저함(thoroughness)에 적합할 수 있고, 전문가보다는 초보자에게 더 잘 작동할 수 있다는 의견이 제시 되었다. 따라서 체크리스트는 전문 지식을 많이 요하는 경우(예: 대학원 시험에서)에 덜 유용할 수 있다. 경험 많은 임상의와 초보자가 임상 문제를 해결할 때 서로 다른 전략을 사용한다는 증거가 많이 있다. 경험이 풍부한 임상의는 체크리스트 시스템에 반영되는 것보다 더 효율적인 알고리즘과 덜 상세한 접근법을 사용한다. 체크리스트는 또한 관찰할 수 있는, 의료의 복잡한 문제와는 다른 단순한 직무 역량에 대한 평가로 제한될 수 있으며, 공감(empathy), 관계(rapport) 및 윤리(ethics)와 같은 임상적 역량의 상위 구성 요소는 포함하지 못할 수 있다.

평가 척도(rating scale)로 측정한 정성적 판단(qualitative judgement)을 통해 이루어지는 전체적 판단(holistic judgement)도 상세한 행동 항목(behavioral items)을 통합한 체크리스트만큼 신뢰할 수 있다는 증거가 있다 (Tann 외 연구진 1997). 전반적 평가는 수술 기술 능력 평가와 전문 평가자(Regehr 외 연구진 1998)의 맥락에서 체크리스트와 같거나 더 나은 정신력 측정적(psychometric) 특성을 가지고 있는 것으로 나타났다. 체크리스트는 또한 전문 지식이 많이 요구되는 경우 학습자 차별화에 있어 전반적 평가만큼 유효하지 못한 것으로 나타났다 (Hodges 외 연구진 1999).

그러나 캐나다 의료 위원회(Medical Council of Canada, MCC)(Reznick 외 연구진 1998)는 전반적 평가가 특정 직무별 체크리스트를 일반화하여 대체할 만한 충분한 근거는 없다고 결론지었다.

더욱이 OSCE 평가에서 평가자 훈련이 그리드 설계보다 훨씬 더 중요한 것으로 나타났다. Wilkinson 외 연구진(2003)은 객관성에 대한 채점표의 기여도가 평가자의 기여도에 비해 상대적으로 경미한 것으로 나타났다고 하였다. 스테이션과 그 구성에 따른 신뢰도 변화는 10.1%를, 평가자 효과에 따른 신뢰도 변화는 89.9%를 차지했다. 확인된 가장 중요한 요인은 스테이션 구성에 평가자들이 관여하는 정도였다.

전반적 평가 체계(global marking schemes)와 세부 체크리스트를 비교하는 논쟁의 또 다른 중요한 측면은 이 두 가지 접근 방식을 인용한 문헌 사이의 혼란이다. 많은 문헌에서, 전반적 평가 체계(global schemes)는 '과정'의 표시 체계('process' marking schemes)라고도 하며, '일반화가 가능하다'('generalisable')고 묘사된다. 세부 체크리스트는 '내용'의 틀('content' grid)이라고 하며 '스테이션 특수'('station specific')하다고 설명된다(Regehr 외 연구진 1999a,b; McIlroy 외 연구진 2002). 동일한 속성을 평가하는 서로 다른 접근 방식이 아니라 두 가지 다른 역량을 측정하는 것일 수도 있다는 의미이다. 이는 OSCE의 정신력 측정적(psychometric) 특성에 대한 연구를 재분석한 결과 학생들의 행동이 그들이 어떻게 평가 받느냐에 따라 달라진다는 것을 알게 된 이유로 설명될 수 있다 (Hodges 외 연구진 1999). 체크리스트 활용을 예상한 학생들은 대부분 폐쇄형 질문을 던지며 집중도가 높은 면담을 진행했다. 전반적 평가를 기대했던 학생들은 더 많은 개방형 질문을 던졌고, 환자들과의 관계에 더 많은 관심을 기울이는 듯 보였다. 여기서 우리는 아마도 전반적인 틀(marking grids)을 쓸지 특수한 틀을 쓸지의 논쟁이 아닌 과정 대신 내용에 집중하는 평가 방법을 쓰는 경우의 차이를 다루고 있는 것인지도 모른다.

이 모든 것이 의사소통기술 평가와 어떻게 관련되는가? 의사소통기술 과정 평가는 본질적으로 내용 지식보다 높은 순위의 역량을 검토하므로 위에서 설명한 전반적 척도(global scales)에 포함된 속성으로 많이 평가하고 있다. 그러나 이것은 의사소통기술 평가가 얼마나 상세하고 구체적이어야 하는지에 대한 질문에 답이 되지 못한다. 아마도 평가자들이 효과적으로 훈련받거나 의사소통기술을 가르치고 배우는데 충분한 경험을 가지고 있지 않다면 그 평가자들에게 높은 수준의 의사소통 전문지식을 요구하기는 어려울 것이다. 일반적으로 현대적인 평가는 기성 의사들의 의사소통기술 관행을 앞지르고 있다. 따라서 세계적으로 평가자는 의사소통과정의 숙련도를 인식할 수 없을 것이다. 다른 분야의 전문가들이 수행 능력을 전반적으로 평가하는데 성공하고 있다면, 이는 그들이 요구되는 기술을 매우 잘 내실화하기 때문이라고 가정할 수 있으며, 전반적 평가는 그러한 이해에 의존할 수 있다. 의사소통과정 기술 평가는 물론 이 과제에 대해 높은 수준의 교육을 받은 평가자가 채점하는 것이 바람직하겠지만, 비전문가가 평가하기 위해서는 여전히 특수(specific)하고 세부적(detailed)인 과정 기술의 리스트를 필요로 한다. 물론, 객관성의 필요와 복잡한 기술의 과도한 세분화의 함정 사이의 균형을 유지해야 하고 이를 위해서는 임상의 복잡성에 대한 고려는 부족해질 수밖에 없게 된다(Norman 외 연구진 1991).

이 장의 앞에서 설명한 바와 같이, 과정과 내용 두 가지 모두에 대한 학생들의 능력을 적절히 평가하기 위해서는 두 가지 별도의 틀(grid)이 필요하다.

평가 도구로서의 캘거리-캠브리지 지침

우리가 사용하는 평가 도구는 원래 근거-기반 교육의 도구로 기억에 남고, 사용 가능한 기술의 레퍼토리를 정의하기 위한 방법으로 개발한 캘거리-캠브리지 지침에서 직접 도출한 것이다. 우리는 교육적 영향을 염두에 두고 지침을 설계했고 나중에 평가와 연구의 도구로 사용하기 위해 이를 채택했다. 부록2에 제시된 우리의 관찰 지침은 서술적 논평(descriptive comments)에 기초하여 피드백과 형성 평가를 구조화하는 방법의 예이다. 만족스럽게 하기 위해 기능이 부족한 부분에는 일부 내용을 더하였고, 불만족스러운 부분은 변경(삭제)하여, 이와 같은 지침을 자격시험용 지침으로 사용해 왔다. 그런 다음, 지침은 등급(rating)과 설명(comment)을 모두 갖춘 체크리스트가 되었으며, 영상 검토를 통한 본인 또는 동료 평가(Heaton과 Kurtz 1992b)와 학생들을 위한 구체적이고 서술적인 피드백의 기초로 만들어 졌다. 세 개의 열에 숫자를 할당하거나 '수용 불가'에서 '예외'까지의 5점 리커트형(Likert-type) 척도를 추가하여 결과를 정량화할 수도 있었다.

우리는 현재 OSCE에서 이 지침을 활용할 경우의 타당성, 신뢰성 및 일반화 (generalisability)를 평가하는 연구를 진행하고 있다. 지침의 첫인상 유효성(face validity) 및 내용 유효성(content validity)은 다음과 같다.

- 지침의 기술들은 문헌의 근거에 기반한다(동반 서적인 환자와의 의사소통하는 기술 참조).
- 기술은 현장에서 쉽게 이해할 수 있는 논리적인 기술들로 분류된다.
- 지침은 분야, 문화(언어학 포함), 국경 및 의학 교육 수준을 넘어 광범위하게 수용되어 활용되고 있다.
- 지침은 학습자가 본인의 수행 능력을 숙고하는 지침으로 쉽게 받아들여진다.

현재 신뢰성에 대한 자료는 시작하기, 정보 수집하기, 구조화하기, 관계 형성하기 및 끝내기에서 선별된 항목을 포함하는 부록 5에 제시된 지침 1(Guide One)의 평가 도구로 제한되어 있다. 이 도구는 병력 청취 면담을 평가하는데 적합하다. 네 개의 다른 평가(각각 다른 시뮬레이션 환자 사례를 활용한 1학년 학생들을 대상으로 한 두 가지 평가와 2학년 학생들을 대상으로 하는 두 가지 평가)에서 크론바흐의 알파 값(Cronbach's alpha)이 0.75, 0.76, 0.82로 얻어졌다. 각 시험에는 총 77명의 학생과 복수의 평가자들이 참여했다. 비록 평가자들은 종합 평가 도구로 사용하는 캘거리-캠브리지 지침에 대해 최소한의 훈련(30~45분)만을 받았지만 이들 모두는 이미 이 지침을 가지고 의사소통 기술을 교육하고 있었다(Kurtz 외 연구진 2000). 우리는 현재 지침 2(Guide Two)에 근거하여 설명하기 및 계획하기에 대한 평가 도구의 신뢰성 및 일반화 가능성에 대해 별도의 평가를 하고 있다.

우리는 이미 한 명의 평가자와 두 명의 학습자가 함께 영상 검토를 활용한 방법에 대해 설명했다. 전문 평가자의 종합 평가와 함께 본인 및 동료 평가를 통합한 이 과정은 우리 과정의 가장 좋은 강의 중 하나이다. 우리는 논의를 통해 의심 없이 통계적인 신뢰성 평가를 생략했지만, 특히 OSCE 시험에 필요한 비용과 시험 시간의 양을 고려할 때 교육적 영향에 대한 이러한 평가는 충분히 가치가 있다고 생각한다.

실제 평가는 누가 하나?

외부 평가자 또는 전문가, 과정 촉진자, 실제 및 시뮬레이션 환자, 동료 및 평가 대상 학습자는 종합 평가 또는 형성 평가를 위한 평가자 역할을 할 수 있다(Kurtz 와 Heaton 1987; Stillman 외 연구진 1990a; Westberg와 Jason 1993; Farnill 외 연구진. 1997). 동료 및 특히 자기-평가는 자격 시험에 사용될 때는 가중치가 적지만, 형성 평가에서는 상당한 가치가 있다(Jolly 외 연구진 1994).

사실, 자기-평가는 체험적 의사소통능력 교육과정과 관련하여 5장에서 설명한 것처럼 형성 평가에 있어 필수적인 단계이다. 자신에게 어려움이 있다는 것을 감사해 할 수 있는 학습자와 자신에게 문제가 있다는 것을 모르는 학습자 사이에는 엄청난 차이가 있다. 자기-평가 능력은 자립형 임상 실습에서 평생 학습자가 되기 위한 필수 조건이다 (Hay 1990).

Greco 외 연구진(2001)은 영국 및 호주에서 환자들이 참여하는 의사의 형성 평가를 위한 우수한 도구를 연구 개발했다 (Greco 외 연구진 2002). 그것은 일반의와 병원 의사들에게 상담 중 대인관계 기술에 대한 불특정 환자들의 피드백을 주기 위해 고안되었다. 각 환자에게 상담 후 환자 설문지(의사의 대인관계 능력 설문지(Doctors' Interpersonal Skills Questionnaire - DISQ)를 제공했다. DISQ는 의사들의 대인 관계 기술에 초점을 맞춘 12가지 항목으로 구성되어 있었으며, 의사들이 어떻게 하면 서비스를 개선할 수 있을 지에 대해 기술할 수 있는 여백도 주어졌다. 모든 설문지는 완료되면, 분석과 의사들에게 전달해 주기 위해 걷어졌다. 신뢰성과 유효성을 위해 각 의사는 최소 40명의 환자로부터 피드백을 받았다. DISQ는 수많은 신뢰성 및 유효성 연구의 주제가 되었다 (자세한 내용은 www.ex.ac.uk/cfep/ 참조).

특히 종합 평가에서 평가자를 위한 훈련의 제공은 매우 중요하다. 평가자 훈련은 시험 신뢰성의 주요 결정 요인이다. 평가자는 자신이 평가하고 있는 기술이 무엇인지 완전히 이해해야 할 뿐만 아니라 평가 도구의 사용에 대한 훈련도 필요로 하며 집단으로서 합리적으로 유사한 평가를 내릴 수 있도록 교정이 요구한다. 이전 평가의 비디오를 사용하여 평가자 그룹이 함께 채점하는 교육은 매우 중요하다.

12장
의사소통기술 교육을 위한 교육자 육성 강화

소개

우리의 경험상 성공적인 의사소통 프로그램을 구축하는데 있어 촉진자 훈련과 교육자 개발은 중요한 핵심 사항이다. 학습자를 위한 프로그램을 만드는 것 외에도, 한 걸음 뒤로 물러서서 우리의 촉진자들을 어떻게 훈련시킬 것인가를 고려해야 한다. 우리는 위험을 무릅쓰고 이 단계를 무시한다. 촉진자들이 교육에 숙련되고 편안해질 수 있도록 하는 훈련이 필요하다. 그러나 이 문제는 흔히 의사소통 교육과정을 개발하는 노력에서 거의 주목을 받지 못한다. 의사소통기술 교육과정이 잘 확립된 기관들에서도, 촉진자들에게 어떤 지식을, 어떻게 교육할지, 얼마나 훈련할지에 대해서는 많은 차이가 있을 수 있다 (Evans 외 연구진 2001; Buyck과 Lang 2002).

프로그램 책임자들은 각자의 분야(의학, 심리학 또는 의사소통 연구)에 경험이 매우 많은 촉진자들에게 그러한 훈련을 받게 하거나 그런 일에 시간을 할애하게 하는 것이 쉽지 않다는 것을 알게 된다. 그러나 우리의 경험에 따르면, 촉진자들은 종종 우리가 제공할 수 있는 의사소통 교육과 그 의의나 내용에 대해 바다 같은 느낌을 갖는다. 두 번째 요인도 이 딜레마에 기여한다. 체험적, 문제-기반 방법이 효과적으로 구현될 때 의사소통기술 교육이 유지될 수 있다는 일관된 근거에도 불구하고(3장의 Aspergren 1999 및 표 3.1 참조) 책임자들은 항상 그들을 재정적으로 지원하며 지지하는 기관들에 교육자들을 가르쳐 효과적인 이러한 방법들을 제대로 운영해야 된다는 것을 납득시키기 어렵다는 것을 알게 된다.

그러므로 우리는 의사소통기술을 가르치고 배우는 가장 좋은 방법과 관련하여 근거-기반으로 구축된 의사소통기술을 가르치기 위한 교육자 개발을 강화할 필요가 있다. 그리고 우리는 어떻게 교육자를 가장 잘 훈련시킬 수 있는가에 대해 고민할 필요가 있다. 그래서 교육자들이 교실에서 실제 일어나지 않더라도, 모범적인 사례를 수업에 적용할 수 있도록 해야 한다. 이 장에서는 다음을 수행하는 방법에 대해 살펴본다:

- 촉진자 자신의 의사소통기술을 향상시켜라
- 의사소통기술 이론과 연구에 관한 지식 기반을 강화하라
- 촉지자의 의사소통 교육 및 촉진 기술을 향상시켜라
- 이러한 교육의 위상과 그 보상을 극대화하라

촉진자를 위한 교육이 왜 그렇게 중요한가?

의사소통기술을 가르치기 위해서는 많은 수의 촉진자가 필요하다

의사소통기술 교육은 노동 집약적인 체험형 집단 작업으로, 이 교육에는 필수적으로 학습자 4명당 촉진자 1명이 필요하다. 일대일 수업은 훨씬 더 많은 촉진자를 필요로 한다. 게다가 좋은 의사소통기술을 가르치는 것은 지속적인 과정이다. - 관련된 수많은 촉진자로부터의 많은 교육이 필요하다. 일반적인 의과대학의 경우, 매년 70명에서 수 백 명의 학생들이 있을 수 있으며, 각 학생은 소그룹으로 여러 번의 수업을 받아야 한다. 전문의와 일반의, 전공의들뿐만 아니라 의사소통기술을 향상시키고자 하는 경험 많은 의사들도 또 하나의 대규모 학습자 집단을 이루고 있다. 따라서 많은 수의 유능한 촉진자가 필요하다.

의사소통기술 교육은 다르다

우리가 논의했듯이 의학에서의 의사소통기술 촉진은 다른 형태의 교육과는 다르다. 그것은 나름의 주제와 방법론을 가지고 있다. 의사소통은 다른 교육 분야보다 학습자의 자기 개념(self-concept), 자존감(self-esteem)과 더 밀접하게 연관되어 있다. 그리고 반대되는 근거에도 불구하고, 학습자들은 여전히 의사소통이 기술보다는 성격이나 태도의 문제이며, 가르칠 수 없다는 인식에서 출발할 수도 있다.

우리는 이 독특한 과목을 가르치기 위해 필요한 것이 이전의 교육 경험이나 의학 실습이 전부라고 생각하지 않는다. 단순히 다른 의학 분야의 기술이나 지식을 가르치는 동안 의사소통을 가르칠 수 있게 된다고 여기지 않는다.

의사소통기술은 교육은 어렵다.

의사소통기술을 가르치기 위해서는 상당한 지식과 기술이 필요하다. 촉진자는 다음 세 주요 영역에서 능숙해야 한다.

- 의사소통기술에 관해 '무엇'을 가르칠지
- 의사소통기술을 어떻게 가르칠지 '방법'
- 소그룹이나 일대일 촉진에서의 가르치는 '방법'

촉진자는 다음을 포함하여 '무엇을 가르칠 것인가'를 아는 데 상당한 도움을 필요로 할 수 있다.

- 가르칠 가치가 있는 기술
- 그 기술들을 일관성 있게 기억에 남도록 전체로 구성하는 방법
- 특정 의사소통 기술의 활용을 검증하는 연구나 이론적 근거
- 전반적인 의사소통기술 교육과정

의사소통기술 교육의 '방법'에는 면담을 분석하고 피드백을 제공하기 위한 구체적인 교수법과 소그룹 또는 일대일 촉진 중에 학습에 참여시켜 효과를 극대화하기

위해 필요한 보다 광범위한 핵심 기술들을 포함한다. 많은 의사들은 지지적인 그룹에서 활동한 경험이 거의 없고, 혼자 교육을 이끌며, 이에 요구되는 기술을 개발하는데 도움이 되는 훈련을 받은 경험이 거의 없다. 전통적인 의학 교육을 받으며 성장한 교육자들은 지지적인 조직의 원리를 이해하고 있다고 가정할 수 없으며, 설사 이해한다 해도 그들이 이해한 것을 실습에 옮기는 방법에 대한 교육은 거의 받지 못하였을 것이다.

촉진자 자신의 환자와의 의사소통기술 평가

우리는 의사들에게 의사소통기술 학습을 촉진하는 방법에 대해 지도할 때, 종종 촉진자 자신의 의사와 환자의 의사소통기술뿐만 아니라 그들의 교육 기술도 다루어야 하는 추가적인 복잡성을 경험한다. 많은 잠재적 촉진자들은 거의 또는 전혀 교육 기술에 대해 교육받지 못한 세대에 속한다. 따라서 우리는 의학적으로 훈련된 촉진자들이 학습자들보다 주제에 대해 더 잘 이해하고 있거나 의사소통에 더 뛰어나다고 가정할 수 없다. 우리는 2장에서 이 상황을 '부분 시력을 가진 자를 이끄는 장님'이라 묘사했다. 의사들이 훌륭한 의사소통자일 때조차도, 그들은 그들 자신이 하는 일을 제대로 분석하지 못했을 것이고 따라서 그것을 가르칠 수 없을 지도 모른다. 우리가 촉진자들이 자신의 의사소통 능력에 편안함을 느끼고 좋은 의사소통을 구성하는 것이 무엇인지 정확하게 분석할 수 있도록 도와주지 않는 한, 그들은 학습자들에게 적절한 기술을 가르치고 모델링 하는데 상당한 어려움을 겪을 수 있다. 좋은 테니스 코치나 피아노 선생님처럼, 의사소통 교육자는 두 가지 숙련된 기술을 가질 것과 다른 사람을 잘 가르치기 위해 무엇이 숙련됨을 구성하는지를 모두 알아야 한다.

촉진자의 기술 향상시키기

촉진자는 교육에서 다음과 같은 세 가지 의제에 직면한다.

- 그들 자신의 개인적인 의사소통 능력 향상시키기
- 의사소통기술 이론과 연구에 대한 지식 기반 쌓기
- 의사소통 교육 및 촉진 기술 향상시키기

시간은 분명히 주된 이슈이다. 첫째, 촉진자가 습득해야 하는 많은 기술과 많은 양의 지식이 있다. 그 과정에 시간이 필요하고 프로젝트에 재원이 적절하게 공급되지 않는 한 세 가지 영역 모두를 충실히 하는 것은 불가능하다. 의학적으로 훈련된 촉진자들이 다른 어떤 그룹의 학습자들보다 그들 자신의 의사소통기술을 탐구하는 데 더 적은 시간이 걸릴 것이라고 믿을 만한 이유는 없다. 그리고 그 과제를 완수하게 되면, 그 과목을 가르치는 방법을 배우는 과정에도 비슷한 시간이 걸릴 것이다. 둘째로, 촉진자 자신의 의사소통기술에 대한 나선형의 지속적인 훈련을 해야 할 뿐만 아니라 촉진 기술 또한 정기적인 검토, 반복 및 복잡성의 증가라는 동일한 경로를 따라 훈련해야 할 것이다. 촉진자들은 그들 자신의 학습 목표를 세우고, 상담과 교육 실력에 대한 피드백을 받고, 그에 대해 성찰하고, 그들의 기술을 전문적 수준으로 개발하고 통합하는 시간이 필요하다.

물론 의사도 임상의도 아닌 의사소통 촉진자도 많다. 교육학자, 심리학자, 의사소통 전문가들이 전 세계의 많은 의사소통 프로그램의 촉진과 교육 모두에서 중요한 역할을 하고 있다. 그들은 촉진자들만큼 그들의 기술을 발전시키는데 많은 도움이 필요할지 모른다. 환자 그룹 자체와 함께 작업하지 않는다면 의료 의사소통기술에 대한 도움을 필요로 하지 않겠지만, 임상의의 세계를 이해하고 의사소통에 생물학적 내용을 파악해야 하는 필요성이 증가함에 따라 균형을 이룰 수 있어야만 한다.

이것은 프로그램 책임자에게 너무 부담스럽게 보일지도 모른다: '어떻게 내가 그러한 촉진자 훈련 프로그램에 자원을 제공할 수 있을까? 어떻게 하면 나의 촉진자들이 바쁜 중에도 훈련을 하는데 필요한 시간을 자유롭게 가질 수 있을까?'라고 물을 수 있다. 그럼에도 불구하고 우리는 이러한 어려운 문제들이 은폐되기 보다는 거론될 것을 강력히 권고한다. 촉진자 훈련에 대한 관심이 없다면, 의사소통기술 프로그램은 그들의 진정한 잠재력을 발휘하는 데 실패할 것이다. 캐나다의 의과대학에 대한 두 번의 별도 조사(1994년, 1996년)는 이러한 주장을 뒷받침한다. 둘 다 훈련된 강사의 부족을 학부 의사소통 교육과정 개선에 대한 가장 큰 장벽으로 확인했다 (Cowan 외 연구진 1997). 물론 이 모든 것을 한꺼번에 해결할 필요는 없으며 진행 중인 학습자를 위한 프로그램과 함께 촉진자 프로그램을 구축할 수도 있다. 하지만 이러한 촉진자 훈련은 계속 진행되어야 한다 - 모든 학습이 잊혀지지 않도록 나선형 훈련 과정 사이의 간격이 크지 않도록 하여 가장 잘 효과적으로 운영하여야 한다.

촉진자 교육 프로그램의 예

종합적인 촉진 훈련 프로그램 구축에 걸림돌을 어떻게 극복할 것인가를 고민하기 전에, 의사소통기술 교육과 학습을 위한 강사진 개발의 몇 가지 다른 접근법을 살펴보는 것이 도움이 될 수 있다.

예 1

첫 번째 프로그램인 'the Cascade Communication Skills Projects'는 영국의 East Anglia 지역(East Anglian Region, 현 Eastern Deanery)에서 개발되었다. 이 프로그램의 목적은 높은 수준의 전공의 및 대학원 실습에서 지속적인 의료 교육을 받을 수 있도록 의료 촉진자 팀을 교육하여, 지역 일반의 교육자, 그 전공의 및 기존 가정의학과 의사에게 단계적으로 교육을 제공하는 것 이었다(Draper 외 연구진 2002).

이 훈련 프로그램은 다음 두 가지 요소를 기반으로 했다.

1. 자료와 방법. 먼저 의사소통기술 교육에 관한 지침을 통하여 의료 면담의 틀을 검증할 수 있는 이론적 지식과 연구 근거를 촉진자에게 제공 하였으며,

의제-주도, 성과-기반 분석(ALOBA)을 포함한 방법(Silverman 외 연구진 1996), 효과적인 의사-환자 의사소통을 구성하는 개별 의사소통기술(the Calgary-Cambridge Guide)과 특정 교육에 대한 자세한 설명을 제공하였다. 1998년부터 이 책과 동반 서적은 이 교육 프로그램의 주요 자료로 쓰였다.
2. 지속적인 체험 교육. 의사소통기술은 강의만으로는 가르칠 수 없으며, 관찰과 피드백, 연습 같은 체험적인 방법이 반드시 필요하다. 촉진자는 자신의 지식 기반을 향상시키고 자신의 기술 개발과 학습을 계속하면서 반복적으로 참고할 수 있는 참고 자료를 필요로 한다. 그러나 서면 자료만으로는 부족하다. 촉진자는 적절한 촉진 기술이 무엇인지 이해하는 것으로부터 기술을 교육에 통합하는 방법을 실제 연습해야 한다. 그들은 의사소통기술에 대한 촉진 방법을 연습하고 다듬어야 하며, 그들의 교육 능력을 계발하기 위해서는 건설적인 피드백을 필요로 한다.

1995년 이 프로젝트가 시작되었을 때, 촉진자 훈련 프로그램은 촉진자 자신의 의사소통기술을 확인하고 그들의 교육 기술을 평가하는 3일간의 집중적인 합숙 과정으로 시작하였다. 이후 4개월마다 정기적으로 후속 교육이 실시되었으며 동일한 그룹이 다음과 같은 목적을 달성하기 위해 하루 단위의 재교육 과정을 실시하였다.

- 자신의 의사소통기술 훈련함
- 자신의 교육 경험을 공유함
- 역할극이나 방문 프로그램에서 실제 교육의 비디오를 미리 촬영하여 서로 실제 관찰함으로써 나선형으로 학습을 전진시킴

이 프로젝트는 East Anglia 대학원 학장으로부터 후한 재정적 지원을 받았는데, 학장은 저자들 중 2명(JDS, JD)이 프로그램을 운영하도록 자금을 지원하고, 촉진자를 위한 여행비와 업무 대리 비용을 지불했다. 초기 단계에서 참여자들은 의사-환자간 의사소통기술을 배우는 과정을 직접 체험하였고 기존 촉진자를 관찰할 기회를 가질 수 있도록 하였다. 프로그램이 진행되면서 강조점은 점차 학습자가 환자와 자신의 의사소통에서 가르치는 능력으로 옮겨갔고, 의사-환자 기술보다는 자신의 교육에 대한 관찰, 피드백, 연습이 많아졌다. 그러나 두 과정 모두 함께 발생하여 나선형으로 반복하며 번창할 수 있도록 장려되었다.

이 프로젝트의 초기에는, 원래의 촉진자들이 프로그램을 함께 다니며 팀이나 코호트를 구성했고, 시간이 지남에 따라 각 개인이 그들의 문제를 서로에게 묻고, 토론하며 자극하는 안정적인 포럼이 만들어 졌다. 그룹은 그들의 면담 기술과 관련된 지침의 모든 부분을 계속 탐구했을 뿐만 아니라 학습자들을 위한 포괄적인 교육과정을 다루는 것의 중요성을 발견했다.

우리가 예상했던 대로, 촉진자들의 가장 중요한 요구 중 하나는 교육 기술을 연습할 기회였다. 이상적인 교육은 연습하는 날 이전에 경험했던 문제나 예상한 교육 상황의 비디오와 예시를 가지고 오는 것이었다. 그룹을 돕는 데 성공하는 비결 중 하나는 마치 상담을 가르칠 때 ALOBA를 사용하는 것과 같이 촉진자가 원하는 교

육 의제를 도출하여 탐구하고, 그 기대하는 성과를 도출하기 위해 노력하는 것이다 (6장 참조). 그룹은 대안적이고 보다 효과적인 교육 전략을 어떻게 역할극으로 표현할 것인가에 대한 제안을 하면서 촉진자들에게 서술적이고 지지적인 피드백을 주도록 장려되었다. 학습한 기술과 전략을 요약하고, 이를 작성하여 교육자 웹사이트에 게시하는 것은 교육 정보를 일반에 공개하여 사용할 수 있게 하는 훌륭한 방법이었다(www.SkillsCascade.com 참고).

지난 몇 년 동안, 일부 촉진자들은 그룹을 떠났고 다른 새로운 교육자들(일반의, 전문의, 간호사)이 합류했다. 일부 열성적인 '될 것 같은' 의사소통 교육자들이 함께 하였고, 다른 교육자들은 더 많은 촉진자가 필요한 East Anglia 지역에서 모집되었다. 최근 합류한 이들 대부분은 학생이나 전공의로 의사소통기술 훈련을 경험했었지만, 여전히 복잡한 과제의 해결을 위한 자신감을 갖기 위해서는 자신의 능력을 분석하고 향상시켜줄 도움을 필요로 하였다.

참가자 측면에서 그룹은 바뀌었지만, 그룹의 필요성은 대체로 유지되었다. 정기적인 연습은 여전히 같은 방식을 따라 운영되고 있으며, 코디네이터는 전화나 이메일로 일반적 도움을 주었고, 방문 교육자들은 함께 훈련하고 교육 기술에 대한 피드백을 제공한다. 이 프로젝트는 계속해서 Eastern Deanery의 자금을 지원을 받고 있다.

1999년 이후, Cascade programme은 캠브리지 대학의 임상 의학 학교에서 완전히 수정된 학부 의사소통기술 프로그램에 병행하여 진행 중인 촉진자 훈련 프로그램을 제공하기 위해 복제되었다. 촉진자에는 전문의, 일반의, 간호사, 교육자, 심리학자(일부는 이미 East Anglia cascade project에서 훈련받은 사람)들이 포함되었다. 이러한 교육자들을 위한 훈련 프로그램이 개발되었는데, 여기에는 그들 자신의 의사소통기술을 다루고 그들의 교육과 촉진 기술을 발전시키도록 설계된 3일간의 초기 과정이 포함되었다. 이 초기 과정은 새로운 촉진자들이 프로그램에 참여할 때마다 반복된다. 촉진자 과정은 학부 과정의 각 모듈을 위해 설계 되었으며 모든 교육 자료는 암호로 보호된 웹사이트에서 이용할 수 있다. 각 모듈을 시작하기 전에 모든 촉진자 및 시뮬레이션 환자를 위한 별도의 교육 일정이 제공되었다. 피교육 촉진자는 학부 교육을 스스로 이끌 수 있다는 자신감을 가질 때까지 프로그램에서 경험이 더 많은 촉진자와 함께 하였다.

흥미롭게도, Lang 등 테네시 주 출신의 연구진들은(2000) 교육자들을 훈련시키기 위한 교육자 접근법을 개발했다. 이 접근 방식은 소규모 그룹의 학생들에게 가르치는 것을 촬영하는 녹화 과정을 포함하지만 위에서 설명한 접근 방식보다 더 멀리 나아간다. 여기 학생들은 교육자들에게 실시간으로 순간적인 피드백을 제공한다. 그들은 유사한 결론에 도달했다 (예: 학생 본인의 의제를 정의하고, 거기에 구체적인 피드백을 제공하고, 대안을 제시하는 것이 중요하다). 그들은 면담을 수행하는 학습자의 명시적인 동의 없이 동료들이 피드백을 할 때 특히 주의를 기울여야 한다고 제안한다. 그들은 또한 교육자들에게는 명확한 목표를 가지고 문제에 대해 토의하고, 전반적인 교육 역량을 확보하게 해주는 정기적인 세션이 필요하다는 점을 지적한다.

예 2

두 번째 프로그램은 8개의 연계된 암센터에서 함께 시행한 의사들의 환자와의 의사소통기술을 개선하기 위한 보건 전문가와 의사가 짝을 이루어 진행하는 촉진자 훈련 프로그램이다 (Cowan과 Laidlaw 1997). 온타리오 암 치료 연구 재단(OCTRF, 현재 Cancer Care Ontario)이 후원하는 이 프로그램은 기관 내 의사소통기술 향상에 개인보다 팀으로 교육 받을 경우 더 큰 영향을 줄 것이라는 전제에서 시작했다. OCTRF는 각 센터에서 관심 있는 개인 한 쌍(의사 1명과 비의사 1명)을 바이엘 클리닉-환자 의사소통 연구소(Bayer Institute for Clinician-Patient Communication)가 운영하는 촉진자 양성 과정에 보냈다. 이후 참석자들은 워크샵과 의사소통 회진(communication rounds) 등 활동을 통해 각자의 센터 내 직원들에게 의사소통 교육을 제공했다. 이 워크샵에서 학습자들은 의사, 간호사, 약사, 심리학자, 방사선 치료사, 관리자, 전공의, 의과대학 학생, 실습 학생, 행정직원으로 구성된 혼합 그룹이었다. 이 다면적 집단의 구성원들은 환자와의 의사소통을 위한 서로의 노력을 도우면서 암센터 내 전체 의사소통에 영향을 미칠 수 있는 위치에 있게 되었다.

모든 센터의 촉진자들은 3개월마다 다 같이 만나 자료를 비교하며 일정 기간의 계획과 문제 해결을 위해 서로 도왔다. 1년간 380명(이 중 의사 49명, 전공의 48명)이 31개 워크샵과 후속 활동에 참여하였다. 기관의 최고 경영자가 참석하는 경우, 다른 모든 사람들에게 큰 영향을 주기도 하였다.

예 3

세 번째 전략 세트에는 의사소통 촉진자를 위한 현장 훈련(Kurtz 1985년)이 포함되었다. 이러한 전략은 공식적인 훈련 프로그램으로 만들어지지는 않았지만, 과정의 책임자들은 이 전략이 바로 전체 훈련 프로그램에 참여할 수 없는 촉진자를 지원하는 데 유용할 것이라 생각했다.

- 혼자 학습하기 위한 자료: 전체 과정과 개별 수업의 목표를 서술한 핵심 문서와 과정의 기초 모델(예: 캘거리-캠브리지 지침); 이 책자와 동반 자료 같은 기타 자료; Dalhousie Medcome Collection (Laidlaw 1997)과 같은 전산화된 의료 의사소통관련 데이터베이스 또는 온라인 자료 및 웹 사이트. 편리한 시간에 개최하는 간단한 세션(Brief session)(예: 촉진자가 학습자와 만나기 직전 또는 직후)은 촉진자를 안내하여 이야기를 시작하고 생각을 나누는데 도움이 된다.
- 직접적인 코칭과 지원: 전화 통화; 강의 전, 강의 중 그리고 강의 후에 이용 가능하기; 다른 그룹이 시도하고 있는 기술에 대한 정보를 촉진자에게 제공하기; 방문자 또는 초청된 참가자의 교육 기술 따라하기; 과정 촉진자에게 워크샵 제공하기; 의사소통기술 워크샵 및 기타 기술 촉진회의 준비(일부는 과정 책임자 또는 동료 촉진자에 의해 운영되며, 다른 일부는 외부 전문가에 의해 운영); 촉진자가 토론을 위해 모이도록 장려하기 위해 강의 장소 근처의 중앙 위치에서 음식을 제공하기.
- 조력자 명단 만들기: 시뮬레이션 환자에게 효과적인 피드백을 따라하도록(model) 가르치기; 경험이 부족한 촉진자와 뛰어난 촉진자 짝짓기; 학생들을

가르치고 학생들에게 배울 수도 있는 아이디어 제안하기.
- 기타: 시간이 지나도 핵심 경험을 개발하기 위한 과정에 촉진자가 계속 참여하도록 권장하기; 문제점에 대해 토론할 수 있는 과정을 통해 교육적(formative)이지만 서술적인 평가하기; 촉진자 훈련 과정을 보다 부흥시키기 위한 방법의 개발을 위한 촉진자와 관리자 관련 전략적 세션 만들기.

예 4

경험이 풍부한 의사소통 촉진자 또는 과정 책임자는 임상 교수진에게 의사소통 기술 시범과 회진 중에 의사소통을 가르치기 위해 다음과 같은 접근 방식을 구현할 수도 있다. 이것은 의사소통 기술 교육에 대한 홍보를 제공하고 또한 잠재적 지지자들의 네트워크를 넓힐 수도 있다. 우리가 발견한 첫 번째 접근법은 임상 교수진이 병동이나 진료실에서 환자를 돌보는 것을 관찰하고 피드백을 제공하는 것이다. 이는 임상 교수진뿐만 아니라 다양한 전문 분야의 숙련된 촉진자에 의해 이루어지고 있는 실습 교육 환경에 대한 통찰력을 얻을 수 있어 유용하다.

두 번째 대안은 의과대학 교수가 환자 진료, 회진 또는 학생, 전공의를 개인 지도하는 것을 관찰하는 것이다. 우리는 교수와 학습자가 무슨 활동을 하든지 그에 대한 의사소통의 강조점을 확인하고 덧붙인다. 관찰하는 동안 우리는 구체적인 예시를 이용하여 구체적인 강점이나 문제점을 설명할 수 있도록 상세한 메모를 한다. 우리는 의사소통 훈련이 정확성(accuracy), 효율성(efficiency), 지원성(supportiveness), 문제 해결(problem solving)을 향상시킬 수 있게 하기 위해 현장에서 바로 교육하고 있다. 회진 중 (그러나 머리맡에서 멀리 떨어져 있음) 전공의, 학생 및 교수의 의사-환자 의사소통기술을 관찰하고 그에 대한 피드백 과정을 진행한다. 또 이들의 의사소통 기술과 관계 조율(relational co-ordination with each other) 등에 대해서도 논의할 수 있다. 그리고 우리는 일상적인 강의와 환자 회진 중 환자나 서로 간 논의할 유용한 주제를 어떻게 찾아 의사소통을 시작하고 시간이 지나도 그 논점을 유지할 수 있는지 항상 물어본다.

회진이 끝날 때, 우리는 가끔 강의 기술과 접근 방법에 관하여 그룹을 이끌고 있던 의과대학 교수와 간단한 피드백 과정을 갖는다. 이것은 당연히 의과대학 교수와 사전에 조율해야 한다. 희망에 따라, 우리는 이것을 일대일 개인 교습으로 수행하거나, 학습자 그룹 전체와 함께 교수법에 관한 이 피드백 세션을 진행한다. 우리가 예상했던 것보다 더 많은 의과대학 교수들이 후자를 선택하였고 그들은 학습자들에게 피드백을 요청하고 배울 수 있는 기회를 즐겼다. 이 과정 동안 우리는 ALOBA와 촉진 기술을 보여주었다. 관찰을 구성하고 피드백을 하기 위해 캘거리-캠브리지 지침(참가자들에게 주머니 크기의 지침을 제공)을 사용하였다. 낯선 그룹과의 피드백을 용이하게 하기 위해서는 민감하고 숙련된 촉진 기술이 필요하며 지시 사항을 줄일 필요가 있다는 것은 의심의 여지가 없었다. 다행히도 우리는 다음과 같은 질문과 촉진을 하는 관계-중심의 접근법(the appreciative inquiry and relationship-cantered care approaches)을 흔히 사용한다(Cooperrider와 Whitney 1999; Williamson과 Suchman 2001). '이 피드백 과정 동안 어떠한 질문에 답을 얻고 싶습니까?' '여기서 일어난 어떤 것이 당신에게 도움이 되었나요 - 무엇이 당신을 환자의 진료 과정에 몰입할 수 있게 해주었나요? 교육 과정에 몰입 하였나요?' '당신은 무엇을 성취하고자 하였습니까?' '환자들은 무엇을 얻고자 한 것입니까?' 또는 '어떤 감정이 들었습니까?(당신 자신, 환자, 모임의 다른 참여자는)?'

예 5
AAP(American Academy on Physician and Patient) Facilitator Training Programme; www.physicianpatient.org

이 프로그램은 1978년부터 운영되어 왔으며, 시작부터 의사와 환자에 대한 교육과 연구에 집중함으로써 미국의 의료 개선을 위해 노력해왔다. 학습자-중심의 교육과 사람-중심의 임상 실습 교육이 아카데미 사명의 필수 요소였다. 3년에서 6년까지 시간이 걸릴 수 있는 촉진자 훈련 프로그램에는 세 가지 단계가 있다.

- 1단계 - 국가 과정을 포함한 AAP 과정의 참가자/관찰자로 참여하기; 사전 사후 교수진 회의 참석하기.
- 2단계 - 상급 아카데미 진행자와 함께 학습자 그룹을 공동으로 촉진하기
- 3단계 - 인증 전에 최소 한 번 이상 독립적으로 촉진하기

촉진자 훈련생들은 그들 자신의 교육 계획을 수립하고, 교육 일지를 관리하며, 개인적인 프로젝트를 진행하도록 권장된다. 개별적으로 특정 교육 환경과 학습자의 전문성, 수준을 고려하여 학습자에게 효과적이고 적절하다고 생각되는 상담 모델과 교수법을 사용하도록 권장된다. 아카데미는 교육 자원에 대한 기록이 잘 되어 있다. 주요 자료 중 하나가 〈The Medical Interview〉라는 책인데, 이 책에는 이 프로그램에 대한 설명이 들어 있다 (Gordon과 Rost 1995).

예 6
Bayer Institute for Health Care Communication workshops and courses for faculty development and facilitator training (미국 및 캐나다)

Bayer Institute는 12개의 잘 개발된 대화형 워크샵을 임상 의사들을 위해 제공한다. 주로 지식을 향상시키고 행동 변화와 기술 개발을 위해 설계된 이 워크샵은 2시간에서 7시간까지 걸리며 전공의와 의대생을 위해 활용될 수도 있다. 이 연구소는 또한 집중적인 기술 검토(40시간), 성과 향상을 위한 코칭(24시간), 그리고 학부 교육 과정(40시간)의 3개의 장기 과정도 운영하고 있다. 이 과정들은 자신의 의사소통 기술을 향상시키고자 하거나 학습 코칭 능력을 향상시키고 싶어 하는 개인이나 그룹을 지원하고, 학부 또는 전공의 수준의 교육 과정을 개발하기 위한 것이다. 이러한 과정은 각 조직 자체의 전문적인 교육자들을 양성하고자 진행하는 과정으로 조직 내 의사소통 프로그램과 촉진에 관심 있는 유능한 개인을 만드는 또 다른 가치 있는 방법이다.

의사소통기술 교사가 흔히 접하는 문제와 그에 도움이 되는 전략
문제들

이러한 어렵고 도전적인 형태의 교육을 시도하는 촉진자들이 종종 경험하게 되는 일반적인 문제들에는 어떤 것들이 있을까? 학습자가 환자와 상담할 때 나타나는 것과 같은 '패턴'인가?(8장 참조) 모든 교육 단계에서 임상의에게 수준 높은 의사소통기술 훈련을 제공할 수 있는 유능하고 열정적인 교육자 집단을 양성하기 위해 집중해야 할 문제는 무엇인가?

수년간 의사소통기술 교육자들을 위한 우리의 과정에 대한 참가자들의 비공식적인 피드백으로부터 얻은 우리의 경험은, 다음과 같은 기술이 특히 숙달하기 어렵고, 촉진자 훈련 프로그램에서 특별히 도움을 받고자 하는 것임을 알게 되었다(Draper 외 연구진 2002).

- 모든 강의 준비하기
- 신속한 상담 분석하기, 의사소통 문제의 정의 및 패턴 인식하기
- 학습자 의제의 전체 범위 확인하기
- 학습자를 중심으로 하되, 특히 학습자가 원하는 내용과 교육자가 중요하다고 여기는 주제가 불일치할 때의 의논하기
- 피드백 제공하기, 특히 '어려운' 피드백 하기
- 배우와 함께 그리고 배우 없이 역할극을 촉진하기
- 강의를 구조화하기 - 자신의 촉진 내용을 명시적으로 만들고, 자신의 사고 과정을 학습자와 공유함 - 촉진자의 강의 주제를 학습자와 공유하고, 다음에 무엇을 할지 의논하기
- 의사소통기술 사교육의 이론과 관련 연구 문헌에 정통하기
- 훈련 교육의 레퍼토리에 익숙해지기
- 적절한 순간에 학습을 확장하고 체험적 학습과 인지적 학습을 모두 활용하기
- 기회가 있을 때 적절하게 가르치고 관련 내용 제공하기
- '구매'를 원하지 않는 학습자와 함께 학습하는 것과 같은 일반적인 그룹 학습 문제나 어려운 그룹 구성원과 학습하기
- 시간 경과에 따라 교육 과정을 진행하며 구성하기

몇 가지 유용한 전략 및 솔루션

우리는 3장과 5장에서 효과적인 의사소통기술 학습은 개념 체계와 기술의 묘사, 문제-기반의 체험적 접근 방식을 활용한 실습의 직접적인 관찰, 비디오나 오디오 검토를 사용하여 선의의(well-intended), 상세하고 서술적인 피드백을 제공하기, 활동적인 소그룹 및 일대일 학습 등을 포함한 몇 가지 필수적인 요소가 필요하다는 것을 알았다. 의사소통기술 촉진자들을 훈련시킬 때도 교육에 관한 전문 지식과 체험을 바탕으로 그들의 역량과 자신감을 증가시키는 유사한 틀이 똑같이 중요하다. 정기적인 교육자 회의는 교육자들이 그들 자신의 의사소통기술 학습을 확인하고, 정보를 공유하며, 그들의 교육 경험에 대해 성찰하고, 특정 주제에 대한 교육 방법의 문제(예를 들어, 나쁜 소식을 전하는 학습자들을 위한 세션을 용이하게 하는 방법)에 대해 경험

적으로 수련할 구체적인 기회를 가질 수 있어 매우 가치있다. 위의 목록에 설명된 많은 문제를 해결할 수 있는 전략은 이미 5, 6, 7, 8장에서 다루어졌다. 그러나 촉진자 훈련의 세 가지 영역에는 더욱 특별한 주의가 필요하며 이는 지금까지 이 책에서 자세히 다루지 않은 부분이다.

1. 바쁜 교육자들이 쉽게 구할 수 있도록 편리하고 실용적인 형식의 교재를 제공하는 방법
2. '스팟팅(spotting)' 및 기술 분석하기와 가능한 강의 영역 파악하기
3. 촉진자를 위한 강의 체험 시간을 운영하고 개별 피드백을 제공하는 방법

교재의 제공

프로그램 책임자들이 해결해야 할 과제 중 하나는 진료에 대한 무거운 부담을 비롯한 다른 책임을 지고 있는 의사소통기술 과정을 운영하는 교육자들이 쉽게 접근할 수 있도록 교재를 제공하는 것이다. 우리는 두 책을 우리뿐만 아니라 (우리는 촉진하면서 끊임없이 그것을 언급한다!) '왜'와 '무엇' 그리고 '어떻게'에 관한 핸드북을 가지고 싶어 하는 교육자들을 위해 만들었다. 실제로 가르칠 때, 촉진자들은 손이 닿는 곳에 몇 가지 중요한 도구와 자료를 가지고 있어야 한다. 여기에는 캘거리-캠브리지 지침, 의제-주도, 성과-기반 분석(ALOBA)의 원칙 개요 및 이를 실제 적용하는 방법에 대한 개요(5장의 상자 5.1과 6장의 그림 6.1 참조), 의사소통기술 교육과 학습의 핵심 원칙(3장 참조), 중요 연구의 요약된 목록이 포함된다(제1장 참조).

특정 세션(예: 분노 학습자 또는 문화적 다양성에 관한 과정)에는 추가 자료도 필요할 것이다. 지난 몇 년 동안 모든 수준의 의사들을 위한 많은 상세한 교육 계획을 만들었다. 여러 수준의 경험이 많은 촉진자들에게 '상세한(blow-by-blow)' 자료(예: 학부생을 위한 상담 개시 과정, 시간 외 근무 중인 일반의를 위한 전화 교육과정 또는 3일 과정 강사들을 위한 의료 면담을 가르치는 방법)를 제공했다. 그러나 우리의 주요 메시지 중 하나는 우리의 문서화된 자료는 단지 안내자 역할만을 하도록 의도되었다는 것이다 - 촉진자들은 경험과 자신감을 가지고, 주어진 계획을 편집하고 다듬어 '그들에 맞게' 사용하기를 바란다.

촉진자가 지침, 교육 계획 및 유인물에 쉽게 접근할 수 있도록 하기 위해 파워포인트 시연 자료, 오버헤드 및 종이 유인물을 다운로드할 수 있는 웹사이트 www.SkillsCascade.com를 개발했다. 이 사이트는 또한 교사들이 새로운 교육 아이디어와 계획을 공유하기 위해 사용할 수도 있다.

'모임하기(spotting)' 및 기술 분석하기와 가능한 강의 영역 파악하기

경험이 부족한 촉진자들에게는 지침이 '살아서 움직이도록' 돕는 것이 중요하다. 이를 위한 유용한 방법은 모르는 사람이 수행하는 상담 영상을 보여주면서 매분마다 영상을 정지시키고 촉진자에게 관찰한 기술을 식별하여 이름 붙이도록 하는 것이다. 그런 다음에야 지침의 틀과 기술을 참조하여 촉진자가 '도구 상자에 도구를 꺼내 장착'할 수 있도록 할 수 있다. 모임 참석자들은 상담자의 수행 능력에 대해

쉽게 비판적으로 되기 쉽기 때문에, 이들에게 촉진자의 관점을 심어주기 위해 상담을 수행하는 사람이 교육자의 관점을 얻기 위해 발표한 것이 아니라는 것을 모임 참가자들에게 상기시키는 것이 필수적이다. 또한 이것은 가르치거나 피드백을 주기 위한 적절한 방법이 아니라는 사실도 강조하는 것이 중요하다 - 모임에 실제로 참여한 학습자는 5장과 6장에서 요약한 피드백에 대한 접근법을 필요로 할 것이다. 종종 모임을 이끄는 교육 책임자나 숙련된 교육자는 상담을 행하는 행동에 대한 지식과 태도의 수준이 크게 다를 수 있다는 것을 알게 될 것이며, 이 연습은 진단뿐만 아니라 모임을 이끄는 책임자에 의해 의사소통 전문성을 교정하는 데도 도움이 될 것이다. 현장 훈련 모임(skills-spotting exercise)은 자격시험을 준비하는 학생이나 의사를 준비시켜야 하는 촉진자들에게 특히 도움이 될 수 있다.

촉진자의 기술 수준 분석 경험이 많아지면 다음 질문에 대한 토론으로 넘어갈 수 있다.

- 상담에서 무슨 일이 일어나고 있는가?
- 무엇이 빠졌는가?
- 지금 이 순간 환자는 어떤 기분일까?
- 면담 진행자는 무엇을 생각하고 느낄까?
- 내가 여기서 어떤 피드백을 줄 수 있고 어떻게 말을 할 수 있을까?
- 여기서 가르칠 수 있는 것은 무엇이며 언제 어떻게 소개할 수 있을까?

이후 촉진자는 훈련하기 원하는 다양한 시나리오의 역할극을 수행할 수 있다.

촉진자를 위한 강의 체험 교실 운영 방법 및 개별 피드백 제공
　초보자나 심지어 전문 촉진자에게도 경험적인 수업 시간을 운영하는 것은 놀라운 일이 될 수 있다. 촉진자의 머릿속에는 너무나 많은 질문들이 흐르고 있다. 모임 구성원들이 흥미로워하고 관심을 가질까? 누군가 자진해서 영상을 보여주거나 역할극을 할까? 어떻게 하면 충분히 빨리 생각할 수 있을까? 상담 내용을 기록하고, 문제가 무엇인지를 어느 정도 알 수 있을까? 내 의제가 학습자의 의제와 거의 일치할까? 내가 뭘 가르칠 수 있을까? 관련 연구 근거를 기억해 낼 수는 있을까? 어떻게 연습할 수 있을까?
　초보 촉진자 멘토링을 위해 의제-주도 및 성과-기반의 체험 학습 방법을 정리했다. 이러한 '그림자' 접근법은 경험이 부족한 촉진자가 경험 많은 멘토를 따라다니며 교수 전략을 연습할 수 있게 한다. 멘토는 그룹을 운영하는 미숙한 촉진자 옆에 앉는다(보통 자신의 의사소통기술을 향상시키거나 의과대학 학생이나 전공의 역할을 담당하기 위해 일하는 평범한 또래 집단인 것처럼 행동하는 다른 촉진자들로 구성된다). 중요한 것은 정기적인 쉬는 시간이나 피드백, 토론 및 재강화가 가능하도록 세션을 구성하는 것이다. 촉진 훈련자 또는 경험이 풍부한 멘토 중 한 명이 언제든지 '일시 중지 버튼'을 사용할 수 있다. 멘토는 교육에 대한 모임의 피드백을 구조화하여 균형을 잡고, 상담하는 것이 관찰되고 있는 의사를 비롯한 모든 사람의 학습을 극대화해야 할 책임이 있다. 그림자 접근법(shadowing)은 공동 촉진(co-facilitation)과 다른, 경험이 풍부한 강사와 함께 소그룹을 이끌어 보며 기술을 익히는 매우 유용한 '현장 실습(on-the-job)' 방식이다.

학습 그룹의 평범한 구성원인 동시에 교육자 과정에 대해 알고 있는, 모임 참여자들의 학습과 교육 두 가지 수준을 염두해 두는 것은 종종 어려운 일이다. 모임이 어느 수준에서 작업하고 있는지 명확히 하기 위해서 경험이 풍부한 촉진자는 과정을 세심하게 구조화할 필요가 있다. 모임이 상당히 큰 경우, 한 두 명의 회원들이 그룹 밖에 앉아 적절한 시점에 메모를 하고 피드백을 하면서 수업 과정을 관찰하고 집중하도록 제안할 수도 있다 (이것을 '어항법(fishbowl technique)'이라고 한다).

우리가 '그림자 방법'을 위해 취하는 접근 방식은 ALOBA 방법을 사용한 의사소통기술 교육을 촉진하는 단계와 유사하므로 과정이 진행되는 동안 모범 사례를 모델링하게 된다. 그 시작은 다음과 같다.

- 학습자에게 강의 시간을 마무리하는데 동의구하기: '진행하면서 각각의 부분에 대해 토론합시다… 당신은 어떻게 생각하나요?'
- 대안으로, 만약 그들이 상대적으로 숙련되어 있다면: '그만하고 싶으면 알려주세요, 그렇지 않으면 문제가 생길 때까지 계속 진행하겠습니다.'

수업 전에 각 부분에 대해 토론하라, 나머지 모임 구성원의 문제(dilemmas)를 크게 다루기, 촉진자의 생각 언급하기.

- 당신은 이 수업 시간에 무엇을 목표로 하고 있니?
- 어떤 전략을 시도해 보고 싶으세요?

초보 촉진자가 시도해보도록 하라. 적절한 때 중지하고 피드백과 함께 논의하라;

- 어떻습니까?
- 무슨 문제가 있었나요?
- 당신이 원하는 것을 이루었나요?
- 어떤 대안이 도움이 될 수 있을까요?
- 다음에는 어떻게 하고 싶으신가요?

특히 교육자-학습자가 상대적으로 미숙하면 수시로 '모이는 것(chunk)'이 중요하지만, 학습자가 초보자든 경험이 많든 간에 너무 오래 방치하거나 너무 빨리 방해하지 않도록 주의하라.

특히 어떤 과정이든 한 번에 강의 과정을 완료하는 것이 어려울 수 있기 때문에 초보 촉진자와 면담을 진행하는 의사 모두의 자료가 공개되고 있으며, 노출감을 느낄 수 있다는 점을 반드시 설명하라. 촉진법 학습자, 영상이나 시뮬레이션에 나오는 사람과 학습 그룹을 배려하는 것은 중요하다.

만약 당신이 촉진법 학습자에게 그들의 생각을 공유하도록 요구한다면, 다시 한 번 조심하라 - 그들은 아직 명확한 그들 자신의 생각을 가지고 있지 않을 수 있고 동시에 그들의 의견이 영상이나 시뮬레이션을 통해 다른 사람에게 미칠 수 있는 영향을 고려해야 할 것이다. 가능한 경우 촉진을 돕는데 내부 모임뿐만 아니라 외부 관찰자들을 참여시켜라. 서로 다른 두 그룹은 다른 생각을 가질 수도 있다.

이 기술은 종종 '그림자(shadowing) 방법'보다 더 효과적이다. 먼저 촉진법 학습자가 토론 없이 학습 그룹을 촉진하고, 그 과정이 잘못되거나 특별히 효과적인 일이 발생할 때 과정을 중단하도록 허용한다. 성과-기반 방법은 촉진 과정을 보다 명백하게 만들고 모임 전체에 훨씬 더 효과적이다.

어떻게 하면 그런 교육을 하는 것에 대한 지위를 보장하고 보상을 극대화할 수 있을까?

촉진자 양성 프로그램이 번성하려면 그 시행에 방해가 되는 장애물을 어떻게 극복할지 세심하게 살펴야 한다. 촉진자 훈련에서 가장 중요한 문제는 시간과 돈이다. 많은 맥락에서, 의사들은 무료로 강의 시간을 자원하는데, 가르치는 그들 자신의 훈련에 대한 보상 메커니즘은 거의 없다. 의사들은 교육과 훈련을 위해 필요한 시간 동안 그들의 진료를 포기함으로써 상당한 잠재적 수입 손실이 발생할 수 있다. 교육에 신경 쓰는 모든 사람들은 흔히 교육이 너무 저평가되어 있는 현재의 풍토를 어떻게 바꿀 수 있을지 계속 노력하는 것이 중요하다.

전반적인 교육의 지위 향상

촉진자 훈련에 대한 재정 지원을 확보하는데 주요 장애물 중 하나는 학술 기관 내에서 연구나 행정과는 다르게 가르치는 것을 2등급 지위에 두는 것과 관련이 있다. 여러 해 동안 의학 훈련의 도제식 모델을 앞세워, 가르치는 특별한 기술은 높이 평가되지 않았다. 대학 학술 환경에서의 금전적 보상은 연구 성과나 행정 능력에만 따랐던 것이다.

탁월함을 가르치는 것에 대한 대가는 매우 적게 주어지지만, 가르침은 학자 인생의 중요한 책임이다. 따라서 교직의 위상을 높이기 위한 이러한 활동을 돕는 것은 정치적으로 중요하다. 교육이 진정으로 가치 있게 평가되어야만 재정적으로든 그 이외의 방법으로든 충분한 보상을 받을 수 있을 것이다. 다행히도 이미 이 방향으로 움직임이 일고 있다. 예를 들어, 전공의 교육은 점점 더 서비스 차원보다는 교육적인 방향으로 나아가고 있다. 정치적 움직임이 이 과정을 도왔다. 영국에서는 모든 전공 분야에서 전공의가 급여로 받는 돈의 절반이 병원 예산에서 대학원 학장 예산으로 옮겨졌다. 이 한 번의 변화로 전공의가 피교육자 지위를 확보하게 되어 학장은 더 큰 힘을 갖게 되었다. 질 높은 전공의 교육 과정을 보장해야 할 더 큰 책임감을 갖게 된 것이다. 많은 대학 환경에서, 중요한 정책 변화는 현재의 교육법(teaching), 교육 과정 개발, 교육 자원 개발(creating resources for teaching), 교육법에 대한 출판, 그리고 우수한 교육 능력을 성과와 진급을 위한 한 방법으로 하여 개인이 기술을 개발하게 하는데 중점을 두고 있다. 이러한 변화는 교직의 지위를 확보하기 위한 중요한 진전이다.

훈련된 촉진자에 대한 기타 보상 만들기

의사소통기술 촉진자가 되는 사람들에게 보상을 확보할 수 있는 몇 가지 다른 방법이 있다.

교육하는 방법을 배우기 위해 실시하는 교육과 훈련은 모두 연수 교육(continuing medical education, CME)의 일환으로 인정될 수 있다. 그 예로, 영국의 대학원 교육 수당(postgraduate education allowance, PGEA) 제도에서, 일반의들은 재정 지원을 받기 위해 연수 교육을 이수한다. 이 계획에 따라 의사소통 과정을 운영하는 것은 코스에서 강의하는 모든 사람에게 무료 PGEA 점수를 제공할 뿐만 아니라, 촉진자에게 그들의 서비스에 대한 비용을 청구할 수 있는 자격을 준다. CME credit은 캐나다에서도 같은 방식으로 운영되고 있으며, 우리는 학부 과정을 원활하게 도와주는 의사들을 위해 CME credit을 인정받게 하는데 성공했다. 캐나다와 미국의 가정의학과를 비롯한 다른 전문의는 환자와 의사소통을 하거나 의사소통을 가르치는 능력을 향상시키기 위한 교육을 받으면 CME 학점을 받았다. 미국의 특정 주에서 특정 의사소통기술 교육을 받는 경우 의료보험료 감면이 가능하다. 물론 이 과정을 촉진하기 위해 교육을 받은 자에게도 적용된다. 그래서 직간접적으로 의사소통 수업과 개인 기술 향상은 재정적인 혜택과 교육적인 혜택을 받을 수 있게 해준다.

의사소통 교육에 관련된 사람들에게 제공되는 가장 중요한 보상은 그들 자신의 의료 수행 능력의 개선이다. 우리는 이것이 여전히 우리의 많은 촉진자들에게 주된 동기 부여인 것처럼 보인다는 것을 보고하게 되어 기쁘다! 만족스럽게도 학습자들이 의사소통기술을 향상시킬 수 있도록 돕는 것에 대한 만족은 그 자체로 많은 재정적인 그리고 실제적인 어려움들을 뛰어넘게 해주는, 그 자체로 아주 특별한 보상이 된다.

13장
교육과정 만들기: 넓은 맥락

소개

9장에서 우리는 의사소통기술 교육과정을 실제로 구성하는 방법에 대해 탐구하였다 - 우리는 교육과정 설계의 중요한 기본 이슈들에 대해 조사하였고, 의학 교육의 세 가지 수준 모두에 그것들이 어떻게 관련되어 있는지 알아보았다. 이번 장에서 우리는 더 넓은 시야를 가지고 의학 교육 전체의 큰 맥락에서 의사소통기술 교육과정을 어떻게 개발할 수 있는지 알아보려 한다. 의학 교육 내에서 의사소통 교육과정의 추가 개발 및 적용은 어떻게 추진되고 있는가? 의사소통 프로그램이 의과대학 수준뿐만 아니라 전공의 과정과 연수 교육을 거쳐 의학 교육 전반의 확고한 교육 구성 요소가 될 수 있도록 하려면 어떠한 핵심 과제를 다루어야 하는가? 의사소통이 의학 교육의 중심에서 필수적인 핵심 주제로 자리 잡는 것을 막고 있는 장벽은 무엇인가? 이러한 장벽을 극복하기 위해 어떤 자원을 활용할 수 있을까? 그리고 앞으로의 의사소통 교육과정의 과제는 무엇인가?

이 책의 앞 장에서 우리는 이러한 질문에 답하기 위한 많은 노력이 진행되었음을 알 수 있었다. 우리는 분명히 많은 진전을 이루었지만 아직 할 일이 많이 남아 있다. 이 장에서 우리는 두 가지 관련 문제를 더 탐구하고자 한다.

1. 의료 교육 전반에 걸친 의사소통 교육과정의 추가 개발 및 적용:
   - 이미 포화된 교육 과정 속에서 의사소통 교육을 위한 적절한 시간과 자원을 어떻게 찾을 수 있을까?
   - 어떻게 하면 모든 전문 분야에 걸쳐 의사소통 교육이 확고한 위상을 가질 수 있을까?
2. 미래를 내다보는 것 - 그 다음은 어디인가?
   - 의사-환자 상담을 넘어서는 의료 분야의 의사소통 영역이란 무엇인가?
   - 우리는 지금 의사소통 교육과정의 개발 과정 중에 어디에 있으며 앞으로 어디로 가야 하는가?

의학 교육 내 의사소통 교육과정의 추가 개발 및 적용을 촉진하기

의료에서 효과적인 의사소통기술을 확립하는데 있어서 어떤 장애물이 있어 왔으며 이러한 어려움을 극복하기 위해 어떤 방법을 제안할 수 있을까?

이미 포화되어 있는 교육과정에서 의사소통 교육을 위한 적절한 시간과 자원 구하기

의사소통 교육을 위한 적절한 교육 시간을 찾는 것은 주요 쟁점이다. 우리가 지금까지 이 책에서 말한 모든 것, 의사소통기술 교육에 최선을 다하고 학습자의 의사소통기술에 실질적이고 오래 지속되는 변화가 이루어지기를 원한다면, 이것은 의사소통 프로그램에 상당한 시간을 할애할 필요가 있다는 것을 의미한다. '과정이 아닌 교육 과정(curriculum not course)', '선형 학습보다는 나선행 학습(helical rather than linear)'이라는 개념은 의료과정 전반에 걸쳐 적용되며, 교육과정에는 서로 다른 많은 요구가 있을 수 있다.

이러한 개념을 실천한 학부 과정의 한 예가 캘거리 의과대학의 의사소통 교육과정이다. 1970년대 진보적인 캘거리 의과대학에서 새롭게 만들어진 이 의사소통 프로그램은 16시간의 전용 시간을 시작으로 현재는 50시간의 전용 교육 시간 + 다른 의학 분야 실습 중의 추가 시간으로 점차 증가해 왔다. 부록 1에 이 프로그램을 더 자세히 설명하였다. 캘거리와 북미, 유럽의 다른 의과대학들은 현재 의사소통기술을 가르치고 배우는 데 상당한 시간과 자원을 할애하고 있다. 그들의 선구적인 연구는 우리 모두에게 이익이 되는 역사적 선례가 되었다 - 과정의 개발자와 촉진자는 다음과 같은 구체적인 자원을 활용할 수 있게 되었다.

- 프로그램 개발을 위한 틀 역할을 할 수 있는 교육, 학습 및 촉진자 교육에 대한 확립된 프로그램과 접근 방식
- 비디오테이프, 시뮬레이션 환자 사례, 평가 도구 및 설계, 인쇄물(논문 및 책자, 유인물, 과정 개요)을 포함한 자료
- 네트워크, 컨퍼런스 및 저널을 통한 인적 자원, 멀리 떨어져 있어도 문제 해결에 도움을 줄 수 있는 통찰력과 전략을 공유하고자 하는 경험과 노하우를 가진 동료들
- 강력한 연구 및 개념 기반
- 의학에서 의사소통 교육에 대한 그 어느 때보다 많은 수용(acceptance)과 옹호(advocacy)

이 모든 자원은 관련된 사람들의 시간과 에너지를 절약할 수 있게 해 준다 - 양질의 프로그램을 구축하는데 과거보다 오늘날은 훨씬 적은 시간이 걸릴 것이다. 하지만 그들의 전임자들과 마찬가지로, 의사소통 교육을 발전시키기를 원하는 의과대학들은 여전히 두 가지 중요한 도전에 직면해 있다. 첫째는 그들은 어려운 경제 환경에서 재정적 지원과 자원을 찾아야 한다(Preston-White, McKinley 1993). 둘째

로, 그들은 종종 이미 확립되어 있고 포화된 교육과정에서 의사소통기술을 가르치는 것에 대한 인정을 받아야 할 필요성에 직면한다(Sleight 1995). 놀랄 것도 없이, 이것은 다른 학문들과 기득권자들이 그들의 자리를 차지하기 위해 서로 싸우고 있는 상황이기 때문에 어려운 일이 될 수도 있다.

그렇다면 우리는 기관들이 의사소통기술 교육의 개념을 수용하도록 격려하며 이 주제에 최선을 다하기 위한 적절한 시간과 자원을 찾도록 돕기 위해 무엇을 할 수 있을까?

전문 의료 기구(professional medical bodies)의 압력을 의료 기관에 사용

지난 25년 동안 전 세계의 전문 의료 기구들로부터 의사들의 훈련과 평가를 개선하라는 상당한 압력이 있었다. 이러한 압력은 건전한 권고로 시작해서 의과대학에 대한 형성 평가로 점차 보다 위협적으로 전환되어 의과대학, 전공의, 그리고 심지어 연수 교육 수준의 의무 요구 사항으로 되면서 의료 기관들은 압박을 느끼게 되었다. 예를 들어, 1995년, 캐나다와 미국의 의과대학 인증기관(the Committee on Accreditation of Canadian Medical Schools, the Liaison Committee on Medical Education)은 인증의 기준으로 의사소통기술의 구체적인 교육과 평가를 요구하는 선언을 하였다 (Barkun 1995). 이 국가들의 전공의 교육을 관장하는 단체들도 비슷한 요구 조건을 선언하였다. 동시에, 학습자의 국가의 평가를 담당하는 중앙 기관들은 의사소통평가를 인증 시험에 통합하고 있다 (Langsley 1991; Klas 1994; Morrison과 Barrow 1994;Conference of Postgraduate Advisors in General Practice; Royal College of General Practice 1996). 의료 기관들은 학습자가 이러한 국가시험에 통과할 수 있도록 효과적인 의사소통기술 교육을 확립할 필요성을 인식하게 되었다.

이와 동시에 의과대학에서는 의학 관련 잠재적 지식 기반이 해마다 기하급수적으로 증가함에 따라 학습자의 실질적 부담을 줄여 달라는 요구를 받고 있다. 대학들은 교육 과정을 변경하여 학습자가 덜 필수적인 과목은 선택을 할 수 있도록 일련의 선택 과목을 제공하는 한편, 특정 핵심 기술 및 학습 영역(의사소통이 그 중 하나임)은 보다 철저히 집중할 수 있도록 권장하고 있다 (General Medical Council 1993, 2002; Metz 외 연구진/ 1994; World Federation for Medical Education). 캐나다와 미국의 인증기관(Royal College of Canada 1996, Bataldenr외 연구진 2002)은 전공의 수준에서는 의료 전문가로서의 의사소통에 대한 더 체계적인 교육 제공을 요구하고 있다. 그리고 재허가 또는 재인증을 위한 실무-기반 평가는 일차 진료와 전문 진료 모두에서 의사소통기술에 초점을 맞추고 있다.

이러한 변화 압력에 직면하여, 헌신적인 의사소통기술 프로그램 '판매원'은 두 팔 벌려 환영 받을 수 있다. 의과대학 당국은 그들이 무엇을 할 것이라 기대하고 있을 수도 있지만 어떻게 해야 하는지는 실제로 알지 못한다. 의사소통기술 강의는 비교적 새로운 과목이며, 권위 있는 위치에 있는 대부분의 의사들은 그들 자신의 수련 기간 동안 그러한 교육에 거의 경험을 갖지 못했을 것이다. 그들은 종종 의사소통기술을 어떻게 가르쳐야 하는지 거의 이해하지 못하며, 이 분야에 대한 문헌의 대부분을 알지 못할 수도 있다.

이 상황은 진보의 기회인 동시에 장애물이다. 비록 당국이 당신의 강좌 개설 의

지를 받아들일지 모르지만, 그들은 당신의 의사소통 교육과 다른 것을 생각하고 있고, 나선형 접근이 필요하다는 것을 알지 못하고, 의료 교육과정 전체에 퍼져야 한다는 것을 이해하지 못할 수도 있다. 의과대학 과정만으로는 충분하지 않다. 다른 사람이 효과적인 의사소통기술 프로그램을 위한 시간과 자원을 제공하도록 설득하려면 우리가 아는 사실과 연구 근거를 제공해야 한다.

의학 교육의 다른 혁신에 올라타기

의사소통 프로그램 책임자들에게 기회가 될 수 있는 다른 움직임이 의학 교육에 일고 있다. 점점 더 많은 의과대학들이 전통적인 교육 과정에서 문제-기반의 교육과정으로 옮겨가고 있다. 문제-기반 학습은 의사소통기술 훈련과 상당한 부분 겹치며 의사소통 교육과정을 확장시킬 수 있는 이상적인 기회를 제공한다. 학습자가 정보 수집에서 문제 해결로 이동하고 부족한 지식(knowledge gaps) 및 학습할 기회(learning opportunities)를 통해 연구한 다음 시뮬레이션 환자에게 알게 된 내용과 계획을 설명하는 것보다 더 문제-기반인 교육이 있겠는가? 캘거리 대학의 통합 과정(9장 설명)은 학습자들에게 바로 이러한 기회를 제공한다. 의과대학에 문제-기반 학습 또는 임상 프레젠테이션 교육과정이 구축될 때 또는 전통적인 프로그램이 임상 기술 교육에 새로운 학습 방법을 접목시키려 노력하던 기관에게 의사소통기술 프로그램 책임자는 새로운 학습 방법을 소개하고 유지함으로써 상당한 도움을 제공할 수 있었다.

학습자들이나 교육과정 위원회가 이미 발견한 딜레마를 해결하는데 도움을 줄 수 있는 부분을 찾아보라 (예: 기술과 지식 통합의 어려움, 학습자가 강의 및 평가에서 습득한 것처럼 보였던 기술을 실제에 적용하지 못하는 경우, 기술 교육과 평가 방법에 대한 불확실성). 의사소통 교육과정 개선뿐만 아니라 프로그램의 다른 측면에 대한 문제를 혁신적으로 해결할 수 있는 비디오 작업, OSCE 또는 시뮬레이션 환자의 활용과 같은 방법도 살펴보라.

의과대학에서 임상과 임상 전 교육을 결합하고 보다 지역사회를 기반으로 하는 의학 교육을 하려는 움직임도 의사소통 책임자에게 기회를 제공한다 - 교육과정을 공개할 때마다 조직 내에서 의사소통기술을 촉진할 기회는 증가할 것이다.

과체중 탑승(Getting the heavyweights on board)

의사소통기술 프로그램은 권한이 있는 사람들의 직접적인 지원을 받아야 한다. 당신의 기관이나 당신의 프로그램 책임자들의 적극적인 뒷받침이 없이 가치 있는 변화를 이루기 위해서는 당신은 고된 투쟁을 해야 할 것이다. 거기에 더하여, 권력의 위치에 있는 사람들이 의사소통 교육의 기초가 되는 개념들을 이해하고 공감하는 것이 중요하다. 그들에게 의학 교육에서 의사소통 교육을 확장하고 싶은 당신의 바람과 사용되어야 할 교육법들을 설득할 필요가 있을 것이다. 당신이 교육과정을 만들 수 있게 도움을 제공할 수 있거나 필요한 재정적 투자를 제공할 수 있는 사람들과 당신의 입장을 설명하기 위한 회의를 하거나, 의료 관련 법률 문제를 줄이거나 환자와 의사의 만족도를 높이는 것과 같은 논의를 의료 기관과 하거나 교육과정을 통해 가르칠 수 있는 명확하고 특별한 기술이나 이슈에 대해 널리 알릴 필요가 있다.

외부 자금의 가용성은 재정 균형을 맞추거나 당신이 필요로 하는 지원을 얻기 위해 흔히 요구된다. 제약회사들은 의약품의 안전한 판로를 확보하는 것뿐만 아니라 의료 시장의 윤리적 참여자로 그들의 프로필을 올리는 것이 중요하다고 생각하기 때문에 의사소통 프로그램에 재원을 제공해 왔다 (Carroll 1996). 마찬가지로, 의사들의 의사소통기술 향상은 대중의 눈높이에서는 높은 가치를 차지하고 있어, 개인적이거나 자선적인 기부를 통해 재정적인 지원을 받을 수도 있을 것이다.

또한 학교 전체에 걸친 공식적이거나 비공식적인 여러 토론에서 여러분의 프로그램에 대해 긍정적인 발언을 해줄 직원 전체의 존중을 받는 지도자들, 즉 여러분의 기관 내에서 챔피언과 오피니언 리더들의 지지를 얻는 것도 중요하다. 관리자들이나 임상 의사들의 지원 부족과 질 낮은 역할 모델링은 우리 성과의 많은 부분을 수포로 돌아가게 할 위험이 있다. 이 분야에서 교육을 거의 받지 못한 임상 의사들은 자신의 업무에서 이러한 측면을 중시하지 않을 수 있으며, 따라서 후학에게 가르치는 기술을 자신의 실무에서 보여주지 못할 수도 있고, 기관 내에서 의사소통기술 교육을 확대하기 위한 변화를 지지하지 않을 수도 있다. 이러한 부정적인 메시지는 의료계 내에서 존경받는 오피니언 리더들의 지지를 통해 극복될 수 있다.

확립된 우수한 기관의 외부 전문가를 초청하는 것은 의사소통 교육과정을 확장시킬 수 있는 권력 있는 사람들에게 영향을 줄 수 있다. 의료에서 의사 및 환자에 관한 의사소통기술에 관심이 있는 사람들의 조직은 현재 전 세계에 존재한다(예: American Academy on Physician and Patient in the ISA, the Bayer Institute for Clinician-Patient Communication in the USA and Canada, the European Association of Communication in Health Care and the Medical Interview Teaching Association in the UK). 방문 강연의 기회를 마련하고, 주요 인사들의 초청을 고려하라. 개척자, 오피니언 리더, 외부 전문가를 초청해 의사소통교육의 근거, 이를 뒷받침하는 연구, 이미 이런 프로그램을 실행에 옮긴 유사 단체의 행동 등에 대해 논의하는 심포지엄을 구성하라. 이러한 노력에 대한 후원자는 지역 기관, 국가 또는 주/지방 정부 보건 기관, 민간 재단, 제약 회사 및 암 관련 단체와 같은 건강 관련 협회 내에서 찾을 수 있다.

의심하는 사람들에게 동기 부여하기

권력과 영향력 있는 사람들의 투자와 당신의 포부 사이에 극복하기 어려워 보이는 벽에 존재한다면, 그런 의심쟁이들이 받아들이도록 설득하기 위해 또 무엇을 할 수 있겠는가? 여기서 우리는 이 책의 1장에서 제시했던 자료로 돌아간다. 설득을 위해 다음과 같이 의사소통을 소개하라.

- 신체 검진만큼 중요한 핵심적인 임상 기술
- 지식, 문제 해결 능력, 신체 검진과 같이 필수적인 임상 역량의 요소
- 단순히 '착하다'가 아니라 정확성, 효율성 및 지지성 향상으로 이어짐
- 효과적인 의사소통의 기술과 향상된 건강 성과와의 관계를 기술한 30년 이상 축적된 이론 및 연구 근거를 가진 과학

의사소통기술 프로그램 운영의 필요성을 의심하는 사람들을 설득하기 위해서,

우리는 환자-중심주의의 미덕을 찬양하는 것 이상을 해야 한다. 이를 통해 뜻을 잘 바꾸지 않는 사람들과의 관계를 개선해야 한다. 의사소통기술 프로그램이 학습자들을 더 효과적인 임상 의사로 만든다는 것이 실제 의사소통기술 프로그램의 중요한 포인트이다. 의사소통기술을 임상적으로 거의 이득이 없는 '부가적인 것'으로 보는 사람들이 이 기술에 관심을 갖고 임상적 수행 능력을 개선시킬 것이라 믿게 될 것이라고 확신한다.

일단 의사소통 프로그램이 구축되면, 의심하는 사람들을 참여하도록 장려하는 데 앞장서는 사람들이 생겨난다. 학습자들의 의사소통 능력을 평가하기 위한 공식적인 인증 평가에 시뮬레이션 환자를 사용하면 의사소통, 지식 그리고 기타 임상 기술을 하나의 재현 가능한 환경에서 통합 평가할 수 있다. 이는 학습자의 의사소통기술도 평가할 수 있지만 학습자의 기술을 평가하는 의사에게 질문을 할 수 있는 길을 열어주어 보다 효율적인 평가를 할 수 있는 방법이다. 환자의 관점에 대한 정보를 도출하거나 요약하는 것을 포함하는 표시 그리드를 접하는 것은 흥미와 학습에 대한 강한 자극이 될 수 있다.

프로그램에 효율성 제공하기

9장에서 개략적으로 설명한 의사소통을 다른 임상기술과 통합하기 위한 많은 전략들은 더 많은 의사소통 강의 시간을 얻기 위해 효율적인 방법을 제공한다. 이러한 전략에는 다른 임상 과정에 의사소통 내용을 포함시키기, 의사소통 프로그램 내에 다른 임상 기술을 통합하기(예: 임상 면담과 신체 검진 내용 가르치기), 의사소통 프로그램을 통한 윤리 교육, 의사소통과 문제-기반 학습의 통합 과정 시작하기 등이 포함된다. 그리고 평가도 다른 임상 기술들과 함께 해야 한다. 예를 들어 의료 면담의 내용과 과정을 한 가지 설정 내에서 가르치는 것이 다른 여러 단위로 따로 가르치는 것보다 교육적으로 우수할 뿐만 아니라 효율도 높다. 의사소통 단위 내에서 전통적인 교육 내용을 포함시키겠다고 제안하면 전체 교육과정 중 더 많은 시간을 제공받을 수 있다.

떳떳하게 학습자들에게 채찍과 당근 함께 사용하기

그밖에 우리가 선호하고 싶은 것으로, 종종 학습자들을 교육 프로그램에 참여하도록 동기를 부여하는 방법은 사심 없는 질문보다 강제적인 평가의 몽둥이가 될 수 있다는 것이다 (Newble과 Jaeger 1983). 인간의 본성을 감안할 때 경제적 유인은 당근과 똑같이 효과적인 동기 부여의 역할을 할 수 있다. 특히 대부분의 연수 교육이 자발적이므로 새로운 영역을 교과과정에 도입하는 것의 어려움은 교육과정 간 경쟁이 아닌 학습자의 헌신적인 노력이 요구된다는 것인 경우가 많다. 여기서 재인증이라는 채찍과 지속적인 의료 교육 평점, 보험료 인하라는 당근이 학습자에게 강력한 자극으로 작용하는 것 같다 (Carroll 1996).

이러한 방법으로 학습자에게 동기를 부여하면 의료기관에 교수법을 개선하도록 압력을 가할 수 있다. 예를 들어, 영국의 가정의학과 전공의 수련 종합 평가에 의사소통기술을 필수로 한 것이 학습자들로 하여금 개선된 교육과정을 요구하게 만들었다는 것은 의심할 여지가 없다. 의사소통기술 교육은 동기 부여가 잘 안 되는 학습자와 실력이 부족한 교육자들 간의 충돌로 혜택을 봤다. 결과적으로, 의사소통기술 프로그램은 추가적인 신뢰와 지원을 얻었다. 인증을 위해 체계적인 의사소통기술 교육이 요구되는 전공의 과정에서도 현재 유사한 과정이 진행 중이다.

모든 전문 분야에 진정한 임상 기술로 의사소통 교육의 지위 보장하기

전통적으로 의사소통은 다른 전문 집단의 투입 없이 주로 일반의와 정신과 의사들에 의해 가르쳐져 왔다. 이것은 모든 의료의 중심 임상 기술인 의사소통의 진정한 본성에 대해 학습자들에게 부적절한 메시지를 준다. 만약 전문가가 의사소통 교육에 관여하지 않는다면, 학습자들은 그것이 전문적 진료에 중요하지 않다고 결론 내릴 수 있다. 그렇다면 어떻게 하면 전문가들을 의사소통 프로그램에 참여시킬 수 있을까? 첫째, 우리는 그들을 우리 과정의 촉진자로 초대할 수 있다. 의과대학 전반에 걸쳐 의사소통 교육과정을 촉진하면 의과대학 전체에서 널리 인정받도록 활성화하는 것이 필수적이다.

마찬가지로, 다른 과정 내 의사소통 교육을 추가하는 것과 다른 임상 기술과 의사소통 과정의 통합 평가에 전문가를 참여시켜 의사소통의 중요성과 그것이 가르쳐지는 방법을 홍보해야 한다.

사실상 이 책에서 언급된 모든 제안과 전략은 모든 전문 분야에 걸친 진정한 기술로서 의사소통의 지위를 보장하는 데 기여한다. 캐나다에서는 지난 몇 년 동안 이 문제에 대해 상당한 진전이 이루어졌는데, 10장에 열거된 전략들, '의학 교육의 모든 수준에 걸쳐 의사소통 교육과정을 어떻게 조율할 것인가?'에 따른 결과이다. 이러한 특정 전략은 다른 분야의 문제를 다루는 데에도 유용한 출발점이 될 수 있다.

미래를 내다보기: 다음은 어디인가?

한 가지 문제가 더 남아있다 - 미래의 잘 발달된 의사소통 교육과정에는 무엇이 포함될 것인가? 이 질문에 답하기 위해, 우리는 의학에서 의사소통의 제목에 맞는 다양한 영역을 포괄적으로 살펴보고, 의사소통 교육 정을 개발하는 데 있어 현재 우리가 어디에 있는지를 평가하고, 미래에 대한 가능성을 예측해야 한다.

의학에서의 의사소통의 영역

의학에서의 의사소통의 개선은 명백히 의사-환자간의 일대일 의사소통기술 이상의 것을 포함한다. 다음을 참고하라.

- 가족 또는 중요한 다른 사람과 하는 제삼자와의 상담?
- 의사들 사이의 의사소통 혹은 의사들과 다른 의료 전문가들 사이의 의사소통?
- 팀 내 또는 다른 의료 서비스 제공자와의 협력
- 환자(종종 환자의 가족 구성원)와의 상호작용을 조율하는 의료 전문가 팀의 필요성?
- 전화나 컴퓨터 통신 또는 다른 원격 건강 기술(telehealth technologies)을 통해 원거리에서 의사소통하기?

- 진료실의 컴퓨터가 환자와의 의사소통에 어떤 영향을 미치는가?
- 의료 분야에서 환자의 의사소통기술 개발

이 넓은 그림을 가지고 미래를 생각한다면 어떤 분야를 고려해야 하는가? 의료 분야에서 효과적인 의사소통에 기여하는 영역은 무엇인가?

흥미롭게도, 북아메리카의 Kurtz(1996)와 영국의 Weatherall(1996)은 별도의 회의에서 이러한 질문에 거의 동일한 답을 했다. 우리는 여기서 그 목록을 나열하고 각 영역을 보다 완전하게 설명하기 위해 예를 제공함으로써 그들의 노력을 합치고자 한다. 그 목록은 현재와 미래의 계획을 위한 틀이 될 것이다.

1. 의사와 환자의 상호 작용:
   - 정확성(accuracy), 효율성(efficiency), 지지성(supportiveness)
   - 정보 수집하기
   - 설명하기 및 계획하기, 의사 결정하기(decision making), 협상(negotiation)
   - 관계 형성하기(relationship building), 관계 역량(relational competence)
   - 상담(counselling) 하기 및 정신사회 치료(psychosocial therapy)
   - 제삼자와의 의사소통(환자 가족, 기타 중요 관계자)
   - 의료 전문가 및 의료기관에서 환자의 의사소통능력 향상시키기
2. 의사소통 관심사(issues):
   - 문화(culture)
   - 윤리(ethics)
   - 성별(gender)
   - 특별한 도움을 요하는 환자(노인, 소아, 장애인, 저학력자)
   - 예방, 변화 동기 부여(motivation to change)
   - 감정 조절(dealing with feelings)
   - 대립(confrontation)
   - 나쁜 소식 전하기, 임종, 죽음
   - 중독(addiction)
   - 의료 과실(malpractice)
3. 자신과의 의사소통:
   - 사고 과정(thought processes)
   - 임상 추론(clinical reasoning)과 문제 해결(problem solving)
   - 태도(attitudes)
   - 감정(feelings)
   - 성찰(reflection)/자기 평가(self-evaluation)
   - 스트레스와 긴장감 조절(dealing with stress and tension), 개인적인 유연성(personal flexibility)
   - 실수 대처하기(handling mistakes)
   - 실패 대처하기(handling failures)
   - 편견(biases)

4. 다른 전문가와의 의사소통 - 팀 내부 및 팀 간 협력:
   - 의사 동료들
   - 간호직과 보건직의 동료들
   - 의료팀(팀 내 및 환자 간 대화)
   - 보완(complementary) 및 대체(alternative) 의료 제공자
   - 관리자
   - 연구자(논문 및 문헌을 통해)
   - 발표와 강연, 리더십 토론.
5. 원거리 의사소통하기
   - 전화
   - 의무 기록(서면 및 컴퓨터), 팩스, 편지
   - 컴퓨터를 이용한 면담 및 상담
   - 원격 의료(이미지 전송, 활력징후 등 포함)
   - 데이터베이스, 웹 사이트, 전자 네트워크(도서관부터 대화 그룹까지)
   - 신문, 인기 잡지, 과학 저널.
6. 대중 매체를 통한 건강 증진, 대중과 소통하기:
   - 전단지, 소책자, 포스터
   - 라디오와 텔레비전 캠페인
   - 광고하기
   - 'Edutainment'(건강 관련 오디오/비디오테이프, CD 및 비디오 게임)
   - 대중 연설하기
   - 언론과 대화하는 것
7. '시스템(정부, 지역 사회, 병원 등)'과 소통하기 :
   - 건강 정책에 영향을 미치기
   - 정부, 지역 사회 및 기관 대표들과 대화하기
   - 변화에 영향 주기와 대처하기

우리는 지금 어디에 있고 여기서 어디로 가야 하는가?

우리가 아는 한, 기존의 어떤 프로그램도 이 모든 영역을 완전히 다루지는 않으며, 이 모든 영역에 집중하려는 의도를 가지고 프로그램을 한 번에 실행하려고 한다면 분명히 역효과를 낳을 것이다.

우리는 주로 첫 번째 영역인 의사와 환자의 의사소통기술에 초점을 맞추기로 선택했다. 우리는 또한 의사-환자 간의 의사소통에 가장 즉각적으로 영향을 미치는 두 가지 다른 영역, 즉 '의사소통 이슈'와 '자신과의 의사소통'에도 많은 관심을 가진다. 우리는 다른 전문가들과 컴퓨터 대면 진료나 원격진료 기술에 대해 의사소통하며 협력하기 시작하고 있지만 이러한 분야의 연구와 교육에 대해서는 아직 해야 할 일이 많다.

의사소통 프로그램 개발의 첫 번째 단계

다음과 같은 이유로 첫 세 영역에 대한 우리의 강조는 현재에도 여전히 유

효하다.

- 환자와 의사 그룹 모두 환자-의사 사이의 의사소통을 발전시키고자 하는 욕구를 표한다. 현재 이 분야에 대한 관심과 옹호는 널리 퍼져 있다.
- 환자와 의사 사이의 의사소통과 관련한 부가적인 기반 연구가 지난 30년간 계속해서 발전해 왔다. 우리는 이미 현재 진료에서 하고 있는 것을 더 발전시킬 수 있는 방법에 대해 상당히 많은 것을 알고 있다.
- 환자와 의사 사이의 의사소통 기술을 발전시키는 것은 전반적인 개선을 위한 기반을 만들어 준다. 이 영역에 먼저 초점을 맞추는 것은 효과적인 환자와 의사 사이의 의사소통을 수립하는 것이 다른 모든 의사소통을 발전시키는데 적용할 수 있는 핵심 기술이기 때문에 의미가 있다.

첫 번째 영역의 한 부분으로, 우리를 포함한 많은 과정에서 별로 관심을 못주고 있는 것이 제삼자와의 의사소통 부분이다. 예를 들면:

- 아이들의 부모
- 노인 환자의 가족이나 이들을 돌보는 중요한 사람들
- 장기 질환자의 치료에 참여하는 사람들
- 시력이나 청력 장애를 가진 사람들의 동료들
- 문화적 장벽, 언어의 장벽을 넘어 의사와 다른 언어를 사용하는 사람들과 의사소통하는 것

이 영역에서 우리의 프로그램을 개선하는 것이 바로 논리적인 다음 단계이다.
빠른 기세로 발전하고 있지만 의사와 환자 사이의 의사소통 분야에서 덜 개발된 두 번째 측면은 환자들의 의사나 의료기관 사람들과의 관계에 대한 이해 또는 상담 중의 의사소통하는 기술을 개발하는 것이다. 연구자들은 환자가 의사들과 대화하며 보다 적극적으로 면담에 참여하는 방법에 대한 훈련을 받으면, 진료 성과가 향상된다는 것을 보여주었다 (우리의 다른 책 제6장). 이 연구에 의사들은 직접 기여하기 위해 노력하거나, 이 분야에서 활동하는 다른 사람들을 지원하며 적극적인 역할을 하였다. 의료 기관과 전문 그룹이 과정을 지원하였다 (Canadian Breast Cancer Initiative's Professional Education Strategy and the International Communication Association Division of Health Communication). 영국의 King 연구진(1985)과 Pantell 연구진(1986), Bernzwei 연구진(1997)과 미국의 Korsch와 Harding(1997)들은 환자들을 위해 이와 관련한 자료를 만들었는데 여기 쓰여진 내용은 의사가 읽어도 분명 도움이 될 가치 있는 것들이었다. 현재와 미래의 의사소통 프로그램에서 좀 더 관심을 기울여야 하는 분야이다.

의사소통 교과과정에, 특히 상급자 수준에서는 공유 의사 결정을 위한 기술을 개발하는 부분은 필수 부분으로 들어가야 한다. 특별한 기술과 함께, 프로그램은 의료 공급자와 함께 의사 결정을 하는 환자 사이의 협력적인 관

계의 역할을 특히 강조할 필요가 있다.

지난 몇 년간 대부분의 발전은 이 첫 번째 단계에 집중되어 왔다. 6년 전 우리가 처음 이 책과 동반 서적을 출판했을 때와 비교해보면 더 많은 프로그램들 특히 학생 수준의 프로그램들이 첫 번째 층에 해당하는 잘 개발된 교육 과정과 기술력 있는 교육을 필요로 하게 되었다. 이러한 진전은 또한 전공의 과정에서도 힘을 얻고 있다. 물론, 이루어야 할 것들 특히 설명하기와 계획하기 그리고 이러한 모든 기술의 상위 수준으로의 확장 등 더 많은 할 일이 남아 있다. 그럼에도 불구하고 최근의 연구와 의학의 발전 과정은 지금이 두 번째 단계에 진지하게 관심을 가질 적절한 시기라는 것을 알려주고 있다.

의사소통 프로그램 개발의 두 번째 단계

영역 4와 5는 논리적으로 개발 노력의 두 번째 단계와 한 부분이 될 수 있을 것이다. - 환자와 의사 사이의 의사소통에 적용되는 기술은 전문가 동료와의 의사소통에 적용되는 기술과 차이가 많지 않고 똑같이 적용될 수 있다. 대면으로 또는 원격으로 다른 전문가들과 의사소통 하는 것은 의사 진료의 일상적 측면이다 (문서, 전화, 이메일 등을 통해). 그러한 의사소통은 의료계에서 점점 더 중요해지고 있고 이러한 추세는 수년 내에 더 분명해 질 것이다. 최근 원격 의료 기술의 발전은 수년 전에는 상상하지 못할 정도의 연결을 가능하게 하여 원격 진료가 가능하게 되었다. 이러한 새로운 기술들을 어떻게 효율적으로 사용하여 의사소통할 것인가에 중점을 두는 것이 매우 필요해 졌다.

멀리 있든 마주 보든 개인으로서 다른 동료들과 잘 소통할 수 있는 능력은 영역 4와 5의 중요한 측면이다. 그러나 이 역량은 일대일 의사소통을 넘어선다. 현대의 의료는 다수의 의료 제공자, 환자 또는 환자의 중요한 관계자 사이의 협력을 요구한다. 이러한 발전은 관계를 형성하는 역량과 관리, 조정의 필요를 긴급하게 만들었다. 온라인을 통한 정보 교환과 소위 임상적 경과라고 하는 것은 이 과정에 도움이 될 수는 있지만 대면 의사소통 관계를 대체할 수는 없다. 우리가 볼 때, 동료 사이의 의사소통, 관계 형성 역량 및 관계 조정과 관련하여 우리의 능력과 기술을 향상시키는 것은 의료 분야에서 의사소통을 위한 다음 단계의 '큰 물결'이다. 이 두 영역 모두 연구할 준비가 되어 있어야 한다.

의사소통 프로그램 개발의 세 번째 단계

마지막으로, 영역 6과 7은 선택된 의사가 참여하는 중요한 세 번째 단계의 일부가 될 수 있다. 모든 의사들이 이러한 기술을 개발할 필요는 없을 것 같지만, 대중과의 의사소통은 의료 전문가들이 점점 더 관여하고 있는 분야다. 또한 의사들이 건강과 건강 증진에 관한 문제에 대해 소규모 또는 대규모 그룹과 대화해야 할 필요성은 명백하다. 모든 보건 의료가 겪고 있는 변화와 함께, 더 많은 의사들이 자신의 기관과 지역 사회 내에서 그리고 지방/주 및 국가 차원에서 단체와 개인, 민간과 공공 기관과의 의사소통을 통해 보건 정책에 영향을 미치는 전문 기술을 개발해야 할 필요가 있을 수 있다. 변화에 대처하는 데 필요한 기술을 개발함으로써 모든 사람들이 이득을 볼 것이 분명하기 때문이다.

부록 1
의사소통 교육과정의 예

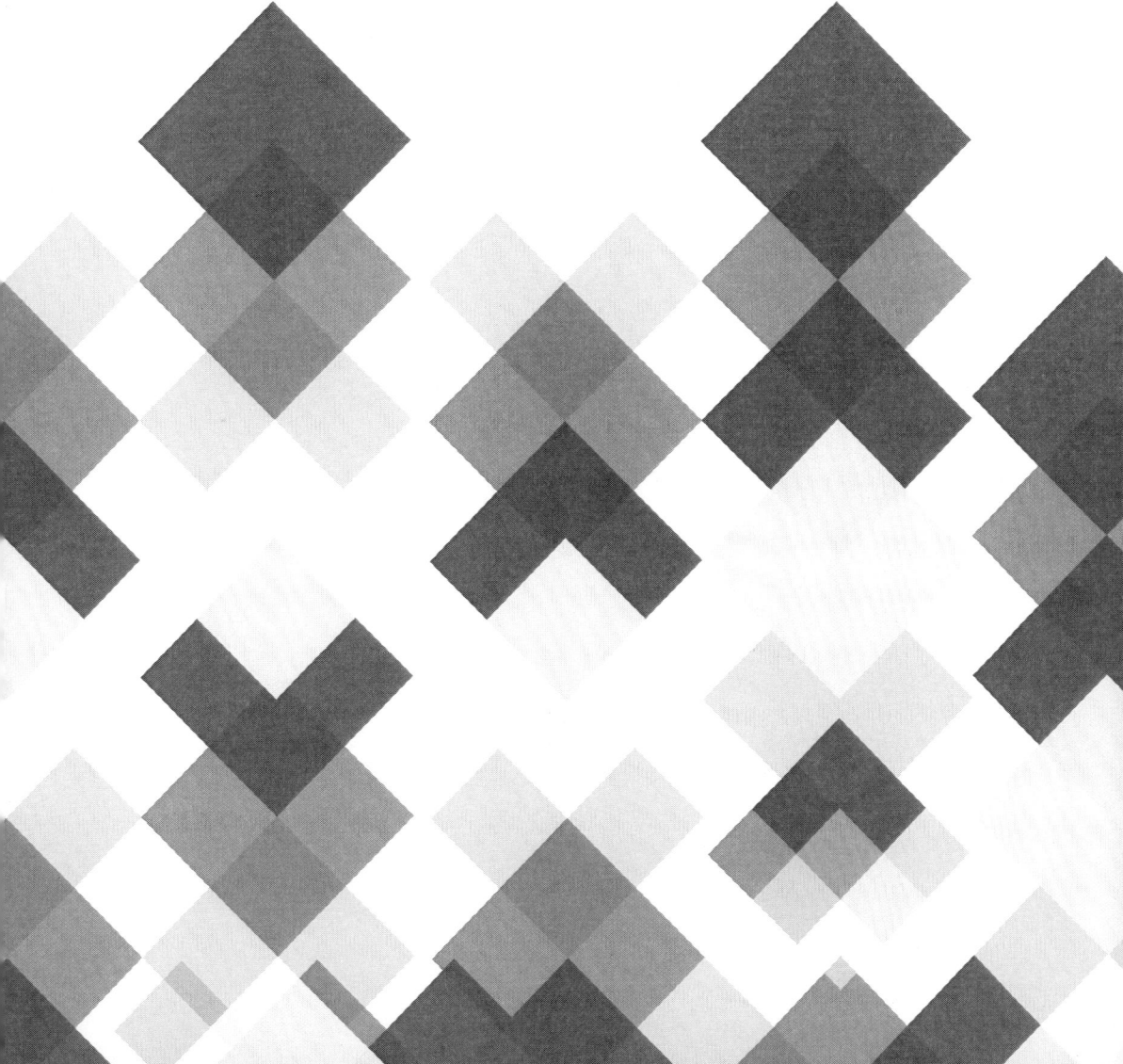

부록 1
의사소통 교육과정의 예

부록 1은 이 책과 이 책의 동반 서적의 자료를 실제 사용한 나선형 의사소통 교육 과정을 보여준다. 여기 제시된 의과대학 학생 교육과정은 폭넓은 목표를 가진다:

- 지지적인 분위기에서 정확하고 효율적인 정보 교환을 할 수 있도록 의사와 환자 사이의 협력과 동반자 의식 증진하기
- 의사소통기술을 전문가 수준의 역량까지 개발하기 위한 기반 다지기
- 실제 의사와 환자 사이의 의사소통 증진하기

의과대학 학생 의사소통 교육과정의 개요: Faculty of Medicine, University of Calgary, Alberta, Canada

공동 책임자: SM Kurtz PhD와 L Zanussi MD

이 책과 이 책의 동반 서적은 캘거리 대학의 의과대학 학생을 위한 의사소통 교육과정의 기반 구조, 원칙, 이론과 연구에 대해 기술하고 있다. 이처럼 지난 25년 동안 진화한, 캘거리 의사소통 교육과정은 최근 다음 요소들을 포함한다.

- 세 단계의 독립적인 의사소통 과정
- 두 부분의 종합 과정(Integrative Course)
- 두 개의 의학 기술 평가(Medical Skills Evaluations)
- 가정의학과 임상 실습과 평가

의사소통은 신체 검진, 윤리, 문화, 건강과 복지, 의사의 복지와 추가 임상 실습 로테이션에 대한 의과대학 학생 과정과 함께 다루어지기도 한다.

자료

이 단원에서 확인할 자료들은 지난 수년간 모아져 온 것들이다. 의사소통은 처음에는 단일 과정으로 이후에는 임상 기술(의사소통, 신체 검진, 행동 발달)과 의료 과정 원칙의 일부로 현재는 의학 기술 프로그램의 한 부분으로 되었다. 프로그램은 의사소통, 신체 검진, 윤리, 성, 건강과 복지, 의료 정보와 기술, 건강한 남녀, 건강한 의사를 통합하는 하나의 구조로 과정과 평가를 만들었다. 이러한 과정들의 프로그램 책임자들은 계획과 토론, 개선을 위해 주기적으로 만나야만 했고 과정과 평

가에 대해 협조하기 위해 지속적으로 노력해야 했다. 이는 개인 기술과 임상 기술의 발전을 강조하는 이들 과정과의 조화와 통합의 기회를 제공했다. 우리는 3학년 전체 실습 과정 전체의 다양한 전문 과목에 대한 임상 경험을 관리하며 결합하려 시도하였다. 이러한 프로그램은 의과대학 교육과정의 첫 2년에 이루어졌다.

캘거리-캠브리지 지침과 그 이전 판은: a) 기술의 내용과 교육 과정의 목적에 대해 기술하였고, b)1977년 우리가 프로그램을 시작한 이후 줄곧 지속성과 핵심을 제공하였다. 교육 과정이 이루고 있는 나선형 모델을 유지하면서, 우리는 교육과정에 진보적인 기술을 소개해준 다른 관점의 두 가지 지침을 사용하였다. 책의 전반부에 기술한 것처럼 첫 번째 지침은 정보 수집 면담에 초점을 맞추었고 두 번째 지침은 설명하기와 계획하기에 초점을 맞추었다. 우리는 학습자들이 대인 관계 형성에 활용할 수 있는 자세한 내용이 기록된 대한 캘거리-캠브리지 내용 지침을 제공하였다 (2장).

지침은 학생들의 학습을 돕는 의사들이 훈련, 관찰, 피드백, 그리고 그들의 경험과 문헌에 대한 논의나 구조화에 지속적으로 활용할 수 있는 일차적인 자원이 되었다. 지침은 부가적으로 '만족스러움', '만족스러우나 수행 능력이 유의미한 결핍이 있음', '불만족스러움' 등 인증 평가를 위한 기준을 제시한다(부록 5).

현재 자료의 다른 출처는 다음과 같다; 표준 환자 프로그램 (the Standardized Patient Program, 강사, 전공의, 학생 대상의 의사소통 과정에서 기원한 과정), 의학 기술 센터 (the Medical SKills Centre, 훈련, 환자 일정 관리, 환자 과정 관리 및 장소 제공 기관), 과정 코디네이터(a course coordinator, 의학 기술 과정 전체를 지원하기 위한 행정가). 교육과 평가를 위한 소그룹을 만들기 위해서는 단방향 거울(one-way mirrors)을 가진 이중 방, 컴퓨터 장비와 녹화 시설이 있는 Center를 만들어야 한다. 의사소통 교육과정에 대한 출력물, 녹화 자료는 Bacs Medical Learning Resource Center에 모아지고, the Medical Skill Program, Clerkship을 통해 출력물, 비디오, 컴퓨터 자료, 모델, 검체나 영상 자료가 제공된다. 당연히 이 책과 1998년과 이 이전에 Riccardi와 Kurtz가 편찬한 동반 서적은 그 과정에 대한 많은 내용을 다루고 있다 (1983).

학생들이 소통할 환자들은:

- 자원 봉사 프로그램이나 때로는 촉진자의 외래나 의과대학 관련 병원에서 온 실제 환자
- 지역 사회의 전문 연기자가 표준 환자를 맞는 경우
- 학생이나 공동 진행자가 개인 정보를 수정하고 행하는 역할극 환자

우리의 모든 시뮬레이션 환자 사례는 교육자와 지역 의사들이 수년간 겪은 실제 사례를 바탕으로 한다. 사례들은 자세한 병력이나 성격에 대한 설명, 감정, 특별한 의사소통 과제(Phase 1,2 참고)와 신체 검진 소견, 검사 결과, MRI나 방사선 검사 자료, 경과 등 더 복잡한 기록을 포함한다(Integrative Course and the evaluations 참고).

과정의 선구자는 의사소통 전문가와 신경정신과 의사(과거에는 가정의학과 의사)로

자율 학습을 포함한 3단계(three phase) 의사소통 과정의 공동 책임자이다. 그들은 과정과 자료의 조직, 촉진자 채용과 훈련, 시뮬레이션 사례나 실제 환자의 훈련 지원 및 개발, 평가와 개선을 책임진다. 공동 책임자는 또한 the Integrative Course, Medical Skills Evaluations, Medical Skills Program (Medical Skills Centre와 시뮬레이션 환자, 자원봉사 환자 프로그램을 포함하는 프로그램), 가정 의학 실습 (Family Practice Clerkship)을 시작하고 구현하는데 함께한다. Standardized Patient Program의 초창기 책임자는 전문 배우/감독/제작자였다. 프로그램은 현재 Medical Skills Centre의 책임자들에 의해 운용되고 있다.

소그룹 촉진자들은 중요한 선구자 역할을 하고 있다. 그들은 25개 지역 의사소통 과정의 의과대학 교수들이다 (대부분 가정 의학 전공으로 몇몇 신경정신과, 방사선종양학과 전공자도 포함되어 있다. 대부분 과정을 15년 이상 해오고 있다; 예외적으로 두 명의 전공의도 포함되어 있다). 각 Integrative Course의 소그룹들은 20명의 강사들이 이끌고 있다. 추가로 몇몇 의사들이 강사로 실습 과정이나 의학 술기 평가자로 봉사하고 있다. 다양한 전문가와 개업의들이 참여한 의사소통 개선 방법도 있다. 새로 참여한 촉진자들은 캘거리의 의과대학 학생으로 이전에 반복적으로 교육과정을 수료한 의사들이다.

교육 과정에 영향을 준 다른 사람들로는 Medical Skills Program의 의장, 의사소통 과정이 제공되는 다른 과정과 실습의 책임자들과 이 과정에 학생들과 함께 참여한 의사들이었다.

의사소통 교육과정의 구성 요소들

표 1은 캘거리 의사소통 교육과정의 구성 요소들을 시간 순서로 시간, 형식, 방법을 포함한 실행 계획으로 나타낸 것이다. 각 구성 요소들의 일차적 초점에 대한 개요, 그리고 교육 과정의 지속적 발달을 보장하고 다른 임상 기술들을 통합하면서 의사소통기술들을 발전시킬 수 있는 방식인 나선형 접근에 대해 간단히 기술하고 있다. 모든 교육 과정의 구성 요소들은 의무적이며 캘거리에서는 환자(실제, 시뮬레이션)가 참여하는 모든 과정(모든 소그룹 과정)의 참석을 요구하고 있다.

Components	When	Formats	Methods
Phase 1	1st year, Sept 3–Nov 6/03 11 wks × 2 hrs = 22 hrs	2 large group lecture/discussions 10 small group sessions Facilitators from family prac, psychiatry and surgery	CC Guide One and Content Guide Real patients Standardized patients (SP) – 13 cases Student role play VTR of student interview
Phase 2	1st year, Mar 31–April 9/03 5 wks × 2 hrs = 10 hrs	5 small group sessions Facilitators from family prac, psychiatry and surgery	CC Guide One and Content Guide Standardized patients – 10 cases VTR of student interviews
Medical Skills I Evaluation	1st year, May 6 and 7/04 Exam day: 45 minutes Tutorial: 1.5–2 hrs	Exam: student interviewing SPs Tutorial: 2 students and examiner	CC Guide One and Content Guide OSCE Stations Standardized patients Paper and pencil Video review/tutorial
Integrative 1	1st year, May 21–June 8/04 2.3 weeks – full time	Small group sessions (# determined by group) Facilitators from family prac and specialties	CC Guide One and Content Guide Standardized patients – 11 cases VTR of student interviews
Phase 3	2nd year, Nov 12/03–Jan 21/04 Total of 12 hrs	3 large group lecture/demo/discussion/practice (8 hrs) 2 small group sessions (4 hrs)	CC Guide One and Two, Content Guide Lecture/discussion/exercises Demo video tapes Standardized patients VTR of student interviews
Medical Skills II Evaluation	2nd year, January 29 and 30/04 Exam day: 45 minutes Tutorial: 1.5–2 hrs	Exam: Student interviewing SPs Tutorial: 2 students and examiner	CC Guide One and selected items of Guide Two OSCE Stations Standardized patients Paper and pencil Video review/tutorial
Integrative 2	2nd year Feb 23–Mar 9/04 2.3 weeks – full time	Small group sessions Facilitators from family prac and specialties	CC Guide One and Two, Content Guide Standardized patients- 17 cases VTR of student interviews

Communication also receives attention in:
– other Medical Skills Program courses – Culture, health and wellness; Ethics; Family in conflict; PE
– various clerkship evaluations.

표 1 실행 계획 (Logistics)

의사소통 과정 1단계(Phase 1)

이 과정은 완전한 병력 청취의 맥락(내용 지침)에서 의사소통 시작하기, 정보 수집하기와 환자와의 관계 형성하기(캘거리-캠브리지 지침 1 기술, 부록 2 참고)에 초점을 맞춘다. 동료와 자기 평가 기술 및 동료와의 협업이 모든 과정의 두 번째 초점이다. 1단계는 배경 연구와 이론을 포함한 의사소통 과정을 소개하는 오리엔테이션 강의로 시작한다. 따라서 하나를 제외한 모든 과정은 소그룹으로 진행된다. 우리는 115명의 학생들을 무작위로 다섯 그룹으로 나누어 리더십 강사인 의사와 1단계와 2단계 기간 동안 훈련 하였다. 학습 그룹이 관찰하고 기록하는 동안, 학생들은 돌아가면서 갑작스러운 문제나 지속되는 문제로 의료 기관을 찾은 실제 환자 또는 학생들이 의사소통 과정과 함께 진행되는 정규 과정 중 학습해야 하는 문제에 대한 연기를 하는 시뮬레이션 환자를 면담하게 된다(발열, 인후통, 정기 건강 검진, 혈액 질환, 근골격계 질환 또는 피부 질환, 환자와 의사 사이의 의료 윤리 문제). 때로는 학생이나 공동 책임자가 역할극에 환자로 참여할 수도 있다 (이 경우 사생활 보호를 위해 자세한 병력의 일부를 변경함). 만성 또는 급성기 진료 모두를 다룬다. 이 부분과 2단계에서 세션 중 있을 수 있는 부분적인 재검토와 학생 개인의 검토를 위해 모든 면담은 녹화된다.

각 면담 후 의사가 이끄는 소그룹은 면담자에게 피드백(ALOBA)을 하고, 피드백을 줄 환자를 초대하기도 한다. 이들은 면담 중 있었던 문제나 이슈에 대해 토론하고, 면담자에게 자신들의 피드백을 주기도 하며, 대안적 접근법을 모색하거나, 관련 경험, 이론, 문헌에 대해 토론한다. 그룹은 한 번에 모든 병력 청취를 다 시행하기보다, 시작하기를 먼저 하고 다음 현 병력, 과거력, 약물 복용력과 알레르기 관련 내용 등 전체 병력을 6 내지 8주에 걸쳐 진행한다. 지침 1의 기술들은 점진적으로 소개되어질 수 있다. 적절한 때에 학생들은 각 기술에 대한 이 책의 동반 서적을 읽도록 장려된다(전체 교육과정, 시작, 정보 수집, 관계 형성, 마치기 등). 참여를 독려하고 소그룹 기술의 향상시키기 위해 학생들은 의사인 공동 책임자와 노련한 소그룹이 시뮬레이션 환자에게 병력 청취를 하는 시연을 하는 대그룹 과정에 참여한다. 학습자가 참여하고 의사소통 전문가에 의해 촉진하는 피드백 세션은 지침 1과 내용 지침에 기반한다. 이와 같은 세션은 시연과 면담 및 기술 피드백에 대한 토론에 초점을 맞춘다. 신체 검진과 계통적 문진 과정은 의과대학 임상 교육과정에서 의사소통 과정과 함께 운영된다.

의사소통 과정 2단계

이 단계에서는 1단계 기술을 검토하고 다듬으며 의사와 환자 사이의 복잡하고 어려운 문제를 추가한다. 이 단계는 전적으로 시뮬레이션 환자에 의존한다. 아홉 개의 사례를 통해 시뮬레이션 환자들은 우리에게 다양한 시스템을 통해 선택된 의학 문제들과 특별한 의사소통 이슈(다른 문화의 환자 또는 원하지 않는 임신), 그리고 의사소통 과제들(통증, 분노, 응급 상황을 겪는 환자)을 학생들에게 소개해 주었다. 이를 통해 우리는 기본적인 정보의 환자를 의사소통과 관련시키는 방법에 대해 알기 시작 시작하였다. 우리는 훈련, 관찰, 피드백(때로 녹화 영상을 재생하여 도움을 받음), 토론, 그리고 대안에 대한 연습이라는 같은 패턴을 사용하였다. 전체 녹화 영상을 재생하는 것은 수업 시간 이외에 실시하였다. 우리는 학생들에게 1단계의 내용, 동반 서적의 8장의 내용, 이 책의 5장과 7장의 내용 등 기술에 대한 자료들을 검토하도록 하였고 이 시간에 그 기술들을 적용하여 환자를 교육하게 하였다. 더 많은 자료의 참고 목록은 학습 센터에서 제공하였다.

의학 기술 1 평가

여기서는 1단계와 2단계에서 강조한 의사소통기술을 평가하고 이 기술을 신체 검진, 증상과 임상 양상에 대한 지식, 제한된 정보에 대한 이해, 문제 해결 그리고 최근의 윤리와 문화에 대한 이슈 등을 통합할 첫 번째 기회가 제공된다. 의학 기술 평가는 세 가지 목표가 있는데, 인증 평가, 통합, 그리고 교육과 학습(검토와 강화가 포함)이 그것이다. 의사소통기술은 기본적으로 1-A, 1-B 스테이션에서 평가된다

(다른 스테이션은 의학 기술 프로그램의 다른 부분을 평가한다). 1-A 스테이션에서 학생들은 25분 동안 새로운 표준 환자에 대한 병력 청취를 완수해야 한다. 이 면담은 녹화된다. 생각하고 기록할 수 있도록 몇 분의 시간이 주어지고 학생들은 다음 1-B로 진행한다(최대 45분 이내). 우리가 가장 선호하는 이 스테이션의 내용은 학생이 평가자에게 병력을 설명하고, 문제 목록과 잠정적인 가설을 제시하며, 신체 검진에서 무엇을 확인할 것인지 말한다. 그러면 평가자는 학생에게 신체 검진의 중요한 부분을 해보게 한다. 다음, 신체 검진 소견과 검사 결과가 학생에게 주어지고 학생은 그 결과를 해석하여 문제 목록을 '업데이트'하며 감별 진단에 대해 토론하게 된다. 시험 중 표준 환자(standardized patient)와 평가자는 자세한 체크리스트와 워크시트를 사용하여 세 스테이션(1-B, 2와 3)을 평가한다. 스테이션 1-A의 병력 청취 면담은 시험이 끝난 뒤 녹화 영상을 개별 교육자가 재생하여 평가한다. 학생들은 녹화된 영상을 통해 그들의 의사소통 과정들을 관찰하고 토론하며 평가해 줄 의사소통 과정 평가자와 일대일로 짝 지워진다. 의사소통 과정 기술이 정보 습득이나 학생들의 임상 추론 과정 또는 신체 검진 해석 등의 질에 어떤 영향을 미쳤는지 토론할 수 있도록, 교육자들은 B-1 스테이션 시험 결과(평가와 피드백 용지 병력, 환자의 신체 검진 소견, 검사 자료의 해석과 문제 해결 자료)와 표준 환자들의 의견이 적혀 있는 파일을 받는다.

모두 세 명의 개별 수업 참가자가 의사소통의 강점과 약점, 문제 해결 능력, 기술 숙련도, 대안의 연습을 확인하기 위해 녹화한 영상을 보고 평가표를 작성하며, 스테이션에 대한 '만족', '불만족' 평가와 다음 단계로의 진급에 대한 평가를 하게 된다. 평가 위원회가 그 결과들을 검토한다. 이 평가는 필요는 하지만 증명을 해주지는 않는다. 그럼에도 불구하고 캘거리 의학 교육 프로그램에서는 불만족스러운 면담을 한 학생과 경계선 상의 학생은 의무적으로 재교육을 받아야 한다. 우리는 의사소통 과정 후 몇 주 동안 적절한 추가 검토와 의사소통 기술 강화의 기회를 제공하기 위하여 의도적으로 두 번의 의학 기술 평가를 준비한다. 우리는 의학 기술과 지식, 임상 기술의 통합을 점진적으로 평가하기 위해 의학 기술과 가정의학과 실습 평가를 함께 실시한다.

종합 과정 A

여기서는 의사소통, 신체 검진과 문제 해결 같은 임상 기술과 학생들이 지금까지 훈련을 통해 습득한 의학 기술과 지식을 통합하는 것, 학생들의 이해, 기술, 모든 영역에서의 전문적 행동의 심화에 초점을 맞춘다. 이 과정은 학생들에게 지침 1의 의사소통과 시뮬레이션 환자를 통해 습득한 다른 임상 기술을 검토하고, 의학 기술 평가 중 확인한 약점을 보완하며, 의사소통, 신체 검진, 문제 해결 사이를 연결하는 기회를 갖게 된다.

9장에서 자세히 기술한 것처럼, 학생들은 특수한 의학 문제들과 심리사회적 이슈를 재현한 11명의 시뮬레이션 환자들과 연습하며 다양한 의사소통 이슈(문화, 성, 다수 대상 면담, 연령, 죽음과 임종)들과 과제들을 소개받는다. 시뮬레이션 환자 사례들은 일정 기간 동안 여러 차례 방문하는 환자와의 의사소통 기회뿐만 아니라 만성, 급성 증상 진료 사례도 포함한다. 다섯 명에서 여섯 명으로 구성된 소그룹의 학생들은 의사인 교육자의 지도하에 모든 주어진 사례의 환자들을 나누어 맡는다. 예를 들어 그룹 구성원들은 한 학생이 병력 청취와 신체 검진을 하고, 다음 학생이 일차 상담하며(초기 소견, 검사 결과, 검사 과정), 세 번째 학생이 최종 상담(설명하기, 계획하기, 결정하기)을 하고, 마지막 학생이 추적 방문 진료를 하며 이 과정을 함께 관찰한다. 각각은 환자와의 소통 후에 또는 환자와 함께, 그룹은 기술에 대한 피드백, 임상 추론에 대한 토론, 이슈와 과제 탐구, 대안적 접근의 시도와 토론, '다음 단계'를 계획, 부족한 지식이나 학습 관심사에 대해 보완을 한다. 지역 사회와 협업을 하기도 한다. 이 모든 것이 사례별로 대게 이틀에서 닷새 정도의 시간에 진행된다.

의사소통 과정의 3단계

여기서는 1, 2단계의 기술을 검토하고 캘거리-캠브리지 지침 1과 병력 청취에 초점을 맞춘 내용 지침을 적용할 기회가 제공되고, 의사소통기술과 원칙, 정보 제공, 설명하기, 계획하기 그리고 함께 결정하기(캘거리-캠브리지 지침 2)와 관련한 연구를 소개한다. 여기서는 또한 나쁜 소식 전하기와 의사-환자 관계의 어려움을 해결하는 기술을 강조한다. 3단계는 두 개의 소그룹 세션(1, 2단계의 교육자, 소그룹과 동일함)으로 시작한다. 세션의 각 학습자들은 네 명의 다른 시뮬레이션 환자에게서 병력 청취를 하고 피드백을 받는다. 집중 병력 청취 대그룹 강의와 시연을 통해 학습자들에게는 토론을 위한 추가 정보와 시간이 주어졌다. 3단계는 1월까지 몇 명의 다른 환자들에게 암과 관련한 나쁜 소식 전하기 기술을 시연하는 녹화 영상의 시청과 토론을 하고 이어 설명하기와 계획하기를 한다. 이후 완화의료 전문가가 삼자 면담(three-part interview)을 통한 조직 검사의 필요에 관한 잠재적 나쁜 소식 전하기와 안 좋은 예후를 가진 간암이라는 나쁜 소식 전하기, 관계를 형성한 환자에게 나쁜 소식 전하기 시연을 보인다. 캘거리-캠브리지 지침과 관련된 피드백 세션을 통해, 학습자들은 설명하기와 계획하기의 특수한 사례로 나쁜 소식 전하기에 대한 이해를 깊이 하게 된다. 마지막으로 학습자들은 환자, 학생 의사, 관찰자 삼자간 나쁜 소식 전하기와 관련된 두 개의 짧은 역할극 시나리오(역할은 짧게 요약되어 기술된다)를 하게 된다. 우리는 학생들에게 동반 서적에 있는 설명하기, 계획하기 그리고 관계 형성에 관한 부분과 이 책 7장의 다른 기술에 대한 부분을 읽도록 한다. 단원 3은 Bayer Workshop on Difficult Physician-Patient Relationships와 환자의 웹 정보 이용에 관한 강의와 토론을 포함한다.

의학 기술 2 평가

여기서는 인증하기와 이전에 배운 기술의 검토를 포함한 의학 기술 1과 똑같은 목적과 패턴을 따른다. 이번에는 병력 청취하기, 설명하기와 계획하기에 단 20분만이 주어진다. 추가 스테이션에서는 다시 한 번 신체 검진, 윤리, 문화적 이슈와 건강한 의사와 관련된 의사소통기술에 대해 평가한다. 이 평가와 녹화 영상 검토 그리고 그 이어지는 개별 교육은 학생들에게 설명하기와 계획하기 기술을 훨씬 더 깊게 탐구하게 하는 the Integrative Course을 주요 목표로 한다. 더 높은 수준의 기술을 기대하는 동안 많은 학생들은 그들의 기술이 관심과 연습의 부족으로 인해 위축되기 시작하고 있음을 알아가게 되고 이것이 이 평가가 특히 중요한 이유이다.

종합 과정 B

여기서는 종합 과정 A와 동일한 패턴을 따르지만 의사소통과 관련하여 강조하는 바는 환자 관리와 지침 2의 설명하기와 계획하기 기술을 실험하고 발전시키는 것이다. 몇몇 사례는 종합 과정 A보다 더 복잡하고, 여러 계통에 걸친 문제들을 요구하는 내용을 포함한다. 이 과정은 임상 실습 시작에 앞서 진행되며 이 계통의 모든 과정과 임상 발표 사례는 이 시점에서 완료된다.

가정 의학 임상 실습 과정

여기서는 학생들에게 교수들의 진료를 관찰하고 감독 하에 실제로 환자를 진료할 기회가 제공된다. 이 실습을 위한 일곱 스테이션의 OSCE 평가를 통해 설명하기와 계획하기, 다음 단계의 검사 및 치료에 대한 의논하기와 이들의 통합을 강조한 지침 1과 지침 2의 기술들을 평가한다. 이 평가 형태의 한 예로, 집중 병력 청취와 관계 형성이라 일컫는 세 개의 집중 스테이션과 네 개의 스테이션으로 구성된 하나의 사례가 있는데 이것은 신체 검진과 추가 검사를 위해 환자와 계획을 의논하기, 의무 기록 작성하기 또는 감독자에게 사례 발표하기, 2주 후 추적 방문에서 검사 결과에 대해 논의하고 다음 단계 결정하기로 이루어진다. 이 면담 또한 모두 녹화된다. 각 스테이션 마다 임상 문제와 실습생의 수행 능력에 대해서 참가자, 촉진자 그리고 순환 책임자와 표준 환자가 참여하는 소그룹 토의하고 이를 통해 작성된 서면 피드백이 제공된다. 학생들은 각 평가 스테이션에서 얻은 의사-환자 상호작용에 대한 영상을 검토하는 자기-평가와 이상적인 강사와 동료 피드백에 대해 초점을 맞춘다.

다른 캘거리 의사소통 교육과정은 의사소통과 더 큰 의학 교육 과정이나 실습 과정의 다른 의학 기술 프로그램 과정과 통합되고 조화를 이룬다.

*전임 공동 책임자인 CJ Heaton과 M Simon이 행한 이러한 교육 과정의 발전을 위한 수년간의 헌신에 감사드립니다.

부록 2
두 가지 캠브리지
-캘거리 과정 지침 서식

실제 10장에서 논의된 부분을 확인하며 보라,
한 장의 표준 크기의 종이 양 면 위에 잘 맞게 구성되어 있다.

Student Name_____   Date_____

Calgary–Cambridge Guide One – Interviewing the Patient

Initiating the Session	Comments
ESTABLISHING INITIAL RAPPORT 1 GREETS patient and obtains patient's name 2 INTRODUCES self; role and nature of interview; obtains consent if necessary 3 DEMONSTRATES RESPECT and interest; attends to patient's physical comfort IDENTIFYING THE REASON(S) FOR THE CONSULTATION 4 IDENTIFIES THE PATIENT'S PROBLEMS or the issues that the patient wishes to address with appropriate OPENING QUESTION (e.g. 'What problems brought you to the hospital?' or 'What would you like to discuss today?' or 'What questions did you hope to get answered today?') 5 LISTENS attentively to the patient's opening statement without interrupting or directing patient's response 6 CONFIRMS LIST AND SCREENS for further problems (e.g. 'So that's headaches and tiredness – anything else?') 7 NEGOTIATES AGENDA taking both patient's and doctor's perspectives into account	
Gathering Information	
EXPLORATION OF PATIENT'S PROBLEM 8 ENCOURAGES PATIENT TO TELL STORY of problem(s) from when first started to the present in own words (clarifies reason for presenting now) 9 Uses OPEN-ENDED AND CLOSED QUESTIONING TECHNIQUES, appropriately moving from open-ended to closed 10 LISTENS ATTENTIVELY, allows patient to complete statements without interruption, leaves space for patient to think before answering, go on after pausing 11 FACILITATES PATIENT'S RESPONSES VERBALLY AND NON-VERBALLY (e.g. uses encouragement, silence, repetition, paraphrasing) 12 PICKS UP VERBAL AND NON-VERBAL CUES (i.e. body language, speech, facial expression); CHECKS OUT AND ACKNOWLEDGES as appropriate 13 CLARIFIES PATIENT'S STATEMENTS that are unclear or need amplification (e.g. 'Could you explain what you mean by light-headed?')	

14 Periodically SUMMARISES to verify own understanding of what the patient has said; invites patient to correct interpretation or provide further information 15 USES concise, EASILY UNDERSTOOD QUESTIONS AND COMMENTS; avoids or adequately explains jargon 16 ESTABLISHES DATES AND SEQUENCE of events ADDITIONAL SKILLS FOR UNDERSTANDING THE PATIENT'S PERSPECTIVE 17 Actively DETERMINES AND APPROPRIATELY EXPLORES: • PATIENT'S IDEAS (i.e. beliefs about cause) • PATIENT'S CONCERNS (i.e. worries) about each problem • PATIENT'S EXPECTATIONS (i.e. goals, help patient expects with each problem) • EFFECTS ON PATIENT: how each problem affects the patient's life 18 ENCOURAGES PATIENT TO EXPRESS FEELINGS	
Providing Structure to the Consultation	
MAKING ORGANISATION OVERT 19 SUMMARISES AT END OF A SPECIFIC LINE OF INQUIRY to confirm understanding and ensure no important data were missed; invites patient to correct 20 PROGRESSES from one section to another USING SIGNPOSTING, TRANSITIONAL STATEMENTS; includes rationale for next section ATTENDING TO FLOW 21 STRUCTURES interview in LOGICAL SEQUENCE 22 ATTENDS TO TIMING and keeping interview on task	
Building Relationship – facilitating patient's involvement	
USING APPROPRIATE NON-VERBAL BEHAVIOUR 23 DEMONSTRATES APPROPRIATE NON-VERBAL BEHAVIOUR • eye contact, facial expressions • posture, position, gestures and other movement • vocal cues (e.g. rate, volume, tone, pitch) 24 If READS, WRITES NOTES or uses computer, does IN A MANNER THAT DOES NOT INTERFERE WITH DIALOGUE OR RAPPORT 25 DEMONSTRATES appropriate CONFIDENCE DEVELOPING RAPPORT 26 ACCEPTS LEGITIMACY OF PATIENT'S VIEWS and feelings; is not judgemental	

27 USES EMPATHY to communicate understanding and appreciation of patient's feelings or situation; overtly ACKNOWLEDGES PATIENT'S VIEWS and feelings	
28 PROVIDES SUPPORT: expresses concern, understanding and willingness to help; acknowledges coping efforts and appropriate self-care; offers partnership	
29 DEALS SENSITIVELY with embarrassing or disturbing topics and physical pain, including that associated with physical examination	
INVOLVING THE PATIENT	
30 SHARES THINKING with patient to encourage patient's involvement (e.g. 'What I am thinking now is. . . .')	
31 EXPLAINS RATIONALE for questions or parts of physical examination that could appear to be non sequiturs	
32 When doing PHYSICAL EXAMINATION, explains process, asks permission	
Closing the Session (preliminary explanation and planning)	
33 GIVES EXPLANATION AT APPROPRIATE TIMES (avoids giving advice, information, opinions prematurely)	
34 GIVES ANY PRELIMINARY INFORMATION IN CLEAR, WELL-ORGANISED FASHION without overloading patient; avoids or explains jargon	
35 CONTRACTS WITH PATIENT REGARDING NEXT STEPS for patient and physician	
36 CHECKS PATIENT'S UNDERSTANDING AND ACCEPTANCE of explanation and plans; ensures that concerns have been addressed	
37 SUMMARISES SESSION briefly	
38 ENCOURAGES PATIENT TO DISCUSS ANY ADDITIONAL POINTS and provides opportunity to do so (e.g. 'Are there any questions you'd like to ask or anything at all you'd like to discuss further?')	
Additional comments:	

Student Name_____   Date_____

Calgary-Cambridge Guide Two – Explanation and Planning

Explanation and Planning	Comment
PROVIDING THE CORRECT AMOUNT AND TYPE OF INFORMATION 1 INITIATES: summarises to date, determines expectations, sets agenda 2 CHUNKS AND CHECKS: gives information in assimilatable chunks, checks for understanding, uses patient's response as a guide on how to proceed 3 ASSESSES PATIENT'S STARTING POINT: asks for patient's prior knowledge early on, discovers extent of patient's wish for information 4 ASKS patient WHAT OTHER INFORMATION WOULD BE HELPFUL (e.g. aetiology, prognosis) 5 GIVES EXPLANATION AT APPROPRIATE TIMES: avoids giving advice, information or reassurance prematurely AIDING ACCURATE RECALL AND UNDERSTANDING 6 ORGANISES EXPLANATION: divides into discrete sections, develops logical sequence 7 USES EXPLICIT CATEGORISATION OR SIGNPOSTING: (e.g. 'There are three important things that I would like to discuss. First, . . . Now we shall move on to . . .') 8 USES REPETITION AND SUMMARISING: to reinforce information 9 LANGUAGE: uses concise, easily understood statements, avoids or explains jargon 10 USES VISUAL METHODS OF CONVEYING INFORMATION: diagrams, models, written information and instructions 11 CHECKS PATIENT'S UNDERSTANDING OF INFORMATION GIVEN (or plans made) e.g. by asking patient to restate in own words; clarifies as necessary INCORPORATING THE PATIENT'S PERSPECTIVE – ACHIEVING SHARED UNDERSTANDING 12 RELATES EXPLANATIONS TO PATIENT'S ILLNESS FRAMEWORK: to previously elicited beliefs, concerns and expectations 13 PROVIDES OPPORTUNITIES/ENCOURAGES PATIENT TO CONTRIBUTE: to ask questions, seek clarification or express doubts; responds appropriately 14 PICKS UP AND RESPONDS TO VERBAL AND NON-VERBAL CUES (e.g. patient's need to contribute information or ask questions, information overload, distress)	

15 ELICITS PATIENT'S BELIEFS, REACTIONS AND FEELINGS re information given, decisions, terms used; acknowledges and addresses where necessary

PLANNING: SHARED DECISION MAKING

16 SHARES OWN THOUGHTS: ideas, thought processes and dilemmas

17 INVOLVES THE PATIENT
- offers suggestions and choices rather than directives
- encourages patient to contribute their own ideas, suggestions

18 EXPLORES MANAGEMENT OPTIONS

19 ASCERTAINS level of INVOLVEMENT PATIENT WISHES re decision making

20 NEGOTIATES MUTUALLY ACCEPTABLE PLAN
- signposts own position of equipoise or preference re options
- determines patient's preferences

21 CHECKS WITH PATIENT
- if accepts plans
- if concerns have been addressed

Options in Explanation and Planning

IF DISCUSSING OPINION AND SIGNIFICANCE OF PROBLEM

22 OFFERS OPINION on what is going on and names if possible

23 REVEALS RATIONALE for opinion

24 EXPLAINS causation, seriousness, expected outcome, short- and long-term consequences

25 CHECKS PATIENT'S UNDERSTANDING of what has been said

26 ELICITS PATIENT'S BELIEFS, REACTIONS AND CONCERNS e.g. if opinion matches patient's thoughts, acceptability and feelings

IF NEGOTIATING MUTUAL PLAN OF ACTION

27 DISCUSSES OPTIONS e.g. no action, investigation, medication or surgery, non-drug treatments (physiotherapy, walking aids, fluids, counselling), preventive measures

28 PROVIDES INFORMATION on action or treatment offered
- name
- steps involved, how it works
- benefits and advantages
- possible side-effects

29 ELICITS PATIENT'S UNDERSTANDING, REACTIONS AND CONCERNS about plans and treatments, including acceptability

30 OBTAINS PATIENT'S VIEW OF NEED FOR ACTION, BENEFITS, BARRIERS, MOTIVATION; accepts and advocates alternative viewpoint as needed 31 TAKES PATIENT'S LIFESTYLE, BELIEFS, cultural BACKGROUND and ABILITIES INTO CONSIDERATION 32 ENCOURAGES PATIENT to be involved in implementing plans, TO TAKE RESPONSIBILITY and be self-reliant 33 ASKS ABOUT PATIENT SUPPORT SYSTEMS, discusses other support available IF DISCUSSING INVESTIGATIONS AND PROCEDURES 34 PROVIDES CLEAR INFORMATION ON PROCEDURES including what patient might experience and how patient will be informed of results 35 RELATES PROCEDURE TO TREATMENT PLAN: value and purpose 36 ENCOURAGES QUESTIONS AND EXPRESSION OF THOUGHTS re potential anxieties or negative outcome	
Closing the Session	
FORWARD PLANNING 37 CONTRACTS WITH PATIENT re next steps for patient and physician 38 SAFETY NETS, explaining possible unexpected outcomes, what to do if plan is not working, when and how to seek help ENSURING APPROPRIATE POINT OF CLOSURE 39 SUMMARISES SESSION briefly and clarifies plan of care 40 FINAL CHECK that patient agrees and is comfortable with plan; ASKS if have any correction, questions or other items to discuss	
Additional comments:	

부록 3
시뮬레이션 환자 사례 개발 프로토콜

다음의 프로토콜은 우리가 캘거리-캠브리지에서 사용하고 있는 융합적(amalgamation) 접근 방식이다. 통합적으로 설계되었다 - 다음의 사항들 모두가 각 사례에 전부 포함되는 것은 아니다. 우리는 저자들에게 사례의 특성에 따라 각 사례의 활용 방식에 맞게 관련 프로토콜의 모든 부분을 완성하도록 요구했다.

표지

사례 저자:
최초 작성일:
최근 수정일:
환자 이름:
평가용 / 교육용?
학습자 수준:
사례 종류? (의사소통, 신체 검진, 신체 검진과 병력 청취, 윤리 등)
사례의 길이 (5분 스테이션 vs. 30분 병력 청취):
환자의 문제(들):
사례 목적 (objectives):
핵심 과제 (Key challenges):
특별 요구 사항 (special casting requirements):
감별 진단:
평가실 준비 사항:
자료 수집과 채점표: (시뮬레이션 환자의 피드백, 평가자의 평가표, 녹화 영상, 신체 검진 스테이션)

배우 지시 사항

현재 문제(들):
의사소통의 과제(들):

이름:
연령:
준비(setting):

환자 문제 관련 내용 (history of patient's problem)
1. 의학적 관점
    - 문제 목록
    - 사건 순서
    - 자세한 증상이나 문제
    - 관련 증상이나 관심사
2. 환자의 관점
    - 생각
        '문제를 일으킨 원인이 무엇이라고 생각하십니까?'
        '지금까지 알고 있는 내용은 무엇입니까?'
    - 걱정
        '무엇에 대해 걱정하십니까?'
        '두려운 것이 있습니까?'
        '현실적인 문제가 있습니까?'
    - 기대
        '무엇을 바라십니까?'
        느낌
        '그것에 대해 어떤 느낌인가요?'

과거 병력
    '입원을 했거나 수술을 받은 적이 있습니까?'
    '이전에 앓았던 병이 있습니까?'

복용 중인 약, 보조 식품, 피임약;

Medication name	How many?	Taken how often?	For how long?	Treatment for?

가족력
    '가족 중에 지병이 있는 사람이 있습니까?'
    흡연력:
    음주력:
    사회력:

- 결혼 여부
- 성적 취향
- 자녀
- 직업
- 배우자 직업
- 거주지
- 주거 형태
- 사회적 배경
- 지지 환경

정보 수집 스테이션

증상과 문제를 어떻게 제공할 것인가

상담을 시작하는 방법

- 면담자의 개방형 질문에 환자가 정확히 말함 ('오늘 외래에 방문하신 이유가 어떻게 됩니까?')
- 스크리닝 질문에 알려주어야 할 내용 (복통과 발열 이외 또 다른 증상이 있습니까?)

특수한(specific) 질문이나 접근에 반응하는 방법: 알아서 알려 줄 내용과 그러지 말아야 하는 내용

- 이어지는 개방형 질문에 환자가 할 이야기 ('증상이 처음 시작되어 지금까지 일어난 일에 대해 이야기해 보십시오. 그 통증에 대해 이야기해 보십시오.')
- 폐쇄형 질문에 환자가 할 이야기
- 감정적인 주제나 질문에 대한 반응
- 문제에 대한 환자의 생각, 걱정, 기대에 대한 질문의 반응

설명하기와 계획하기 등의 스테이션

- 학습자의 다양한 시작 발언에 어떻게 대응할지 정해주도록 하라
- 어떤 문제, 걱정 또는 이슈를 환자가:
- 알아서 꺼냄
    - 질문을 받으면 꺼냄
    - 힌트를 주거나 비언어적 실마리를 줌
    - 직접적으로 물어보는 경우에만 대답함

배우 지시 사항 (상세하게)

- 복장, 무드, 버릇, 감정, 자세, 기질, 행위
- 감정에 대한 주제나 질문의 반응
- 문제에 대한 두려움, 걱정, 믿음에 대한 질문의 반응
- 행동으로 보여야 하는 증상 (기침, 손 떨림)

신체 검진 소견: 무릎을 45도 밖에 구부리지 못함, 팔을 어깨 높이 이상 들어 올리지 못함. 발가락으로 소리굽쇠의 진동을 못 느낌 등.
검사 소견

환자 역할의 예

다음은 초기 캠브리지 의과대학 학생을 대상으로 한 의사소통과정 프로그램의 환자 역할 예이다.

직장 출혈 - 외래 - 시뮬레이션 환자 역할
이름: Paula Meeking
Age: 35 years

Setting
당신은 Addenbrooke 병원의 외래에서 대기 중이다. 15분가량 기다렸다. 첫 전문의 진료이다. 의뢰된 지 3주 만에 잡힌 약속이다. 침착하게 대기 중이다. 전문의 진료 전 의대생을 만나게 될 것이라고 간호사에게 설명을 들었고 당신은 이에 동의하였다.

환자의 문제 내용
1. 의학적 관점
   다소 스트레스가 있는 상황이지만 정상적, 이성적이다. 당신은 겨울에 흉부 감염이 있어 기침을 약간 한다. 당신은 담배를 많이 피운다. 당신은 수년간 과민성대장 증후군을 앓고 있으며 과거에 바륨 관장 검사를 받은 바 있다. 그 증상으로는 때로 뒤틀리는 양상의 복통, 전반적인 복부 팽만감 등이 있곤 한다. 커피 같은 음식을 피하려 노력 하는 등 증상에 대처하면서 살고 있다. 의사들은 큰 도움이 되지 않았다.
   4주전, 배변 중 밝은 선홍색 출혈이 생겼다. 배변 습관도 변하였다. 토끼 변처럼 나오다가 최근에는 무른 변이 나온다. 가끔 맑은 젤리 같은 것이 나오기도 한다. 늘 하루에 수차례 변을 보았으나 최근 약간 빈도가 늘었고 양은 많이 늘지 않았다. 가끔이지만 새로운 통증이 확실히 생겼다. 좌측 아랫배 부위이

고 이전하고는 다르다. 심하지는 않지만 쥐어짜는 양상으로 배변을 동반하며 배변 후에도 통증이 남아 있기도 한다. 항문 주위로 아린 통증도 생겼다.
지난 몇 개월 동안 점차 피로도가 증가한 것이 느껴지고 사춘기 자녀들을 상대하는 것이 버겁게 느껴지기도 한다. 지쳤다. 배고픔도 덜 느끼고 체중도 줄었다. 크게 아프다고 느끼지는 않는다.
3주전 의사를 만났고 직장 검진을 받았고 의사는 무엇인가 이상이 있고 확인해 보아야 한다고 말했으나 무슨 생각을 하는지에 대해서는 이야기 하지 않았다.

2. 환자의 관점
   - 생각 (ideas and thoughts)
   '당신의 문제가 생긴 이유가 무엇이라고 생각하십니까?' 확인을 많이 했었지만 들어본 적이 있는 크론병이 아닐지 걱정이고 물론 젊기는 하지만 암일 수도 있겠다 생각하고 있다.
   '지금까지 알고 있는 내용은 무엇입니까?' 당시의 주치의가 정말 아무런 이야기도 해주지 않았다. '안전을 위해 더 좋은 검사를 받고 싶다.'
   - 걱정 (concerns)
   '무엇에 대해 걱정하십니까?' 아프게 되면 누가 아이들을 돌보아 줄까? 어머니는 여의치 않고 전 남편에게 알리고 싶지도 않다.
   '두려운 것이 있으십니까?' 암은 아버지가 앓았던 무서운 병이다.
   '현실적인 문제가 있습니까?' 경제적 부담!
   - 기대 (Expectations)
   '무엇을 바라십니까?' 바륨 관장이 필요할 것이라 기대하고 왔지만 당신이 원하는 것은 원인이다. 대답을 얻지 못하면 실망스러울 것이다.
   - 감정 (feelings)
   '어떤 느낌이신가요?' 미래에 대한 불안함

과거력
'이전에 수술 받으신 적이 있습니까? 이십대에 몇 차례 질 부위 배농술을 받았었다. 17세에 맹장염 수술을 받았다.'
'다른 병 앓은 것은 없습니까?' 위 내용 참고

약물 복용력
'이것 때문에 복용하는 약이 있습니까?' 없음
'피임약이나 다른 복용 중인 약이 있습니까?' 하루에 두 번씩 장약으로 Fybogel sachets 을 복용함. 필요할 경우 다량의 paracetamols를 복용함

가족력
'다음과 같은 가족력이 있습니까?'

- 심장병: 어머니가 혈압이 높은 것 같다.
- 폐질환: 없음
- 암: 2년 전 아버지가 간암으로 심한 통증을 겪으며 비참하게 Arthur Rank 요양원에서 돌아가심
- 중증 질환: 어머니가 당뇨가 있고 형제 한 명이 뇌성마비가 있다.

흡연: 하루 한 갑
음주: 소량

사회력
결혼 여부, 결혼 했었다, 3년 전 남편이 떠났다.
자녀: 세 명 있다. 15, 12, 10세
직업: 동네의 몇 집 청소 일을 한다.
배우자 직업: 최근 실직했다. 경제적으로 도움이 되지 않고 그래서 팍팍하다.
거주지: 캠브리지 인근 Arbury.
      주거 형태: 임대 주택, 습하다.
사회 계층: 노동자 계층
기질: 냉정하지만 질병과 집안 사정으로 점차 지치고 있음. 경제적 문제로 더 스트레스 받고 있음. 우울하지는 않지만 많이 지쳤음.

증상과 문제를 어떻게 제공할 것인가

역할극을 시작하는 방법

- 면담자의 첫 번째 개방형 질문에 환자가 정확한 단어로 대답함. 의과대학 학생의 오늘 외래에 방문하신 이유가 어떻게 됩니까? 라는 질문에 화장실에서 피를 보았습니다. 주치의를 만났고 그 분이 방문을 의뢰해 주셨습니다.
- 만약 면담자가 스크리닝을 위한 질문을 하는 경우 (다른 하시고 싶으신 말씀이 있으신지요?)
다음 순서로 각 질문에 대답함

    1. 배변 습관의 변화
    2. 통증
    3. 피로감

특수한(specific) 질문이나 접근에 반응 하는 방법: 알아서 알려 줄 내용과 그러지 말아야 하는 내용

- 개방형 질문이나 이야기하기를 요구 받았을 때 환자가 이야기 할 내용 시간 순으로 병력과 걱정에 대해 대답하라. 학생은 병력을 알아내기 위해 개방형 질문을 몇 가지 할 것이다. 합리적인 정도로 이야기 하라. 폐쇄형 질문을 한다면 yes나 no로 짧게 대답하고 그 이상의 대답은 하지 말라.
- 폐쇄형 질문에는 다음 내용만 알려 주도록 하라
  - 식욕 감소
  - 체중 감소
  - 젤리 형태의 점액질 분비물
- 문제에 대한 환자의 생각, 걱정, 기대에 대한 질문의 반응
'검사를 더 받아야 하지 않을까요'로 시작하여 불확실하고 걱정스러운 모습을 보이면서 떠나라.

부록 4
OSCE 기록지 예

다음 네 개의 OSCE 채점표는 한 평가 도구 내에서 과정과 내용이 어떻게 명확하게 분리되는 지를 보여준다. 내용과 과정 기술의 감별은 평가자로 하여금 각 개별 스테이션에서 내용과 과정의 다른 가중치에 대해 채점할 수 있게 하거나 기술들을 더 명확하게 확인할 수 있게 해준다(11장을 확인해 보라).

School of Clinical Medicine, University of Cambridge
OSCE Station – Gathering Information: Maturity-Onset Diabetes

Process grid	Good Yes (2)	Adequate Yes but (1)	Not done/ Inadequate No (0)
1 Greets patient and obtains patient's name			
2 Introduces self, role and nature of interview; obtains consent			
3 Demonstrates interest and respect; attends to patient's physical comfort			
4 Uses appropriate opening question (e.g. "What problem brought you to hospital today?")			
5 Listens attentively, allowing patient to complete statements without interruption and leaving space for patient to think before answering or go on after pausing			
6 Checks and screens for further problems (e.g. "So that's headaches and tiredness – what other problems have you noticed?")			
7 Encourages patient to tell the story of the problem(s) from whom first started to the present in own words			
8 Uses open and closed questions, appropriately moving from open to closed			
9 Facilitates patient's responses verbally and non-verbally (e.g. use of encouragement, silence, repetition, paraphrasing, interpretation)			
10 Picks up verbal and non-verbal cues (body language, speech, facial expression, affect); checks out and acknowledges as appropriate			
11 Clarifies statements which are vague or need amplification (e.g. "Could you explain what you mean by light headed?")			
12 Periodically summarises to verify own understanding of what the patient has said; invites patient to correct interpretation or provide further information			
13 Uses clear, easily understood language; avoids jargon			
14 Actively determines patient's perspective (ideas, concerns, expectations, feelings, effects on life)			
15 Appropriately and sensitively responds to and further explores patient's perspective			
16 Demonstrates appropriate non-verbal behaviour (e.g. eye contact, posture and position, movement, facial expression, use of voice)			
17 Acknowledges patient's views and feelings; is not judgemental			
18 Uses empathy to communicate appreciation of the patient's feelings or predicament			
19 Provides support; expresses concern, understanding and willingness to help			
20 Progresses from one section to another using signposting; includes rationale for next section			
21 Structures interview in logical sequence; attends to timing; keeps interview on task			

Notes to student on performance:

Content grid	Yes (1)	No (0)
Symptoms		
1 Tired, few months		
2 Septic spots		
3 Rash		
4 Thirst		
5 Polyuria		
6 Weight loss		
Other symptoms		
7 Joint aches		
8 Blurred vision		
Relevant functional enquiry		
9 No loss of appetite		
Ideas and thoughts		
10 Diabetes		
11 Hep C		
Concerns		
12 Amputations or blindness		
Expectations		
13 Tests		
Feelings		
14 To be taken seriously		
Past medical history		
15 Migraines		
16 Hepatitis		
17 Asthma		
18 Vitiligo		
Drugs		
19 Aterason		
20 Two inhalers		
21 Steroids intermittently		

Overall impression: nb: this will not determine whether students pass or fail				
Excellent pass	Good pass	Clear pass	Borderline	Clear fail

School of Clinical Medicine, University of Cambridge
OSCE Station: Dealing With a Distressed Patient or Relative

Process grid	Good Yes (2)	Adequate Yes for (1)	Not done/ inadequate No (0)
1 Greets patient and obtains patient's name			
2 Introduces self, role			
3 Demonstrates interest and respect, attends to patient's physical comfort			
4 Listens attentively, allowing patient to complete statements without interruption and leaving space for patient to think before answering or go on after pausing			
5 Facilitates patient's responses verbally and non-verbally (e.g. use of encouragement, silence, repetition, paraphrasing, interpretation)			
6 Picks up verbal and non-verbal cues (body language, speech, facial expression, affect); checks out and acknowledges as appropriate			
7 Actively and sensitively explores patient's feelings (2 if explore difficulty not stated)			
8 Actively and sensitively explores patient's concerns (2 if explore difficulty not stated)			
9 Demonstrates appropriate non-verbal behaviour (e.g. eye contact, posture and position, movement, facial expression, use of voice)			
10 Acknowledges patient's views and feelings; is not judgmental			
11 Uses empathy to communicate appreciation of the patient's feelings or predicament (2 if verbal and non-verbal empathy)			
12 Avoids platitudes or false reassurance			
13 Provides support: expresses concern, understanding and willingness to help			

Notes to student on performance:

Content grid	Yes (1)	No (0)
1 Worried about lab		
2 Father was sent home from hospital and had final MI		
3 Wish husband was at home		
4 Husband's vasectomy		

Overall impression: tick this will not determine whether students pass or fail				
Excellent pass	Good pass	Clear pass	Borderline	Clear fail

School of Clinical Medicine, University of Cambridge
OSCE Station: Explanation and Planning re Chest Pain Investigations

Process grid	Good Yes (2)	Adequate Yes but (1)	Not done/ Inadequate No (0)
BUILDING A RELATIONSHIP			
1 Demonstrates interest and respect for patient as a person			
2 Demonstrates appropriate non-verbal behaviour (e.g. eye contact, posture and position, movement, facial expression, use of voice)			
3 Uses empathy to communicate appreciation of the patient's feelings or predicament (2 if verbal and non-verbal empathy)			
PROVIDING THE CORRECT AMOUNT/TYPE OF INFORMATION FOR THE INDIVIDUAL PATIENT			
4 Chunks and checks, using the patient's response to guide next steps			
5 Assesses the patient's starting point (2 if carefully tailors explanation)			
6 Discovers what other information would help the patient: seeks and addresses the patient's information needs			
AIDING ACCURATE RECALL AND UNDERSTANDING			
7 Organises explanation (2 if uses signposting/summarising)			
8 Checks patient's understanding (2 if asks patient to restate information given)			
9 Uses clear language, avoids jargon and confusing language			
ACHIEVING A SHARED UNDERSTANDING – INCORPORATING THE PATIENT'S PERSPECTIVE			
10 Relates explanations to patient's illness framework			
11 Encourages patient to contribute reactions, feelings, and own ideas (2 if responds well)			
12 Picks up and responds to patient's non-verbal and overt verbal cues			
PLANNING – SHARED DECISION MAKING			
13 Explores management options with patient (2 if expresses position of equipoise or own preference)			
14 Involves patient in decision making (2 if modulates level of involvement patient wishes)			
15 Appropriately negotiates mutually acceptable action plan			

Notes to student on performance:

Content grid	Yes (1)	No (0)
1 Appropriate gravity of explanations		
2 Discusses driving		
3 Discusses smoking		

Overall impression: nb: this will not determine whether students pass or fail

Excellent pass	Good pass	Clear pass	Borderline	Clear fail
[ ]	[ ]	[ ]	[ ]	[ ]

School of Clinical Medicine, University of Cambridge
OSCE Station: Breaking Bad News

Process grid	Good Yes (2)	Adequate Yes but (1)	Not clear/ Inadequate No (0)
1 Greets patient and obtains patient's name			
2 Introduces self, role			
3 Explains nature of interview (reason for coming to talk to patient)			
4 Assesses the patient's starting point: what patient knows/understands already/is feeling			
5 Gives clear signposting that belies important information is to follow			
6 Chunks and checks, using patient's response to guide next steps			
7 Discovers what other information would help patient, attempts to address patient's information needs (2 if attempts to address — shelve live are not is to know answer)			
8 Gives explanation in an organised manner (2 if uses signposting/summarising)			
9 Uses clear language, avoids jargon and confusing language			
10 Picks up and responds to patient's non-verbal cues			
11 Allows patient time to react (use of silence, allows for shut-down)			
12 Encourages patient to contribute reactions, concerns and feelings (2 if explores these effectively once stated)			
13 Acknowledges patient's concerns and feelings: values, accepts legitimacy			
14 Uses empathy to communicate appreciation of the patient's feelings or predicament (2 if verbal and non-verbal empathy)			
15 Demonstrates appropriate non-verbal behaviour (e.g. eye contact, posture and position, movement, facial expression, use of voice — including pace and tone)			
16 Provides support (e.g. expresses concern, understanding, willingness to help)			
17 Makes appropriate arrangements for follow-up contact			

Notes to studied on performance

Content grid	Yes (1)	No (0)
1 Appropriate gravity of explanations; avoids inappropriate reassurance		
2 States clearly the level of amputation		
3 In response to patient question about smoking, makes empathic non-judgmental comment		
4 Discovers patient is a coach driver		

Overall impression: nb: this will not determine whether students pass or fail			
Excellent pass	Good pass	Borderline	Clear fail
		Clear pass	

각 채점표는 캘거리–캠브리지 과정 지침의 의사소통 과정 과제를 평가하고 있다. 과정 항목은 각 시나리오의 특정 사례에 대한 내용 항목과 연관되어 있다.

부록 5
의학 기술 평가:
의사소통 과정 기술

다음 평가 도구는 캘거리-캠브리지 과정 지침에서 따온 것으로 병력 청취에 대한 평가에 적합하다. 여기에는 캘거리 병력 청취 평가의 모든 과정 기술이 활용되었다. 이 틀의 신뢰도에 대한 자료가 11장에 나와 있다. 표준 환자를 활용한 OSCE에 맞게 체크리스트의 내용이 준비되어 있다. 두 번째 체크리스트는 병력 청취와 관련된 캘거리-캠브리지 내용 지침 제목 아래의 항목을 정리하여 특수한 상황과 관련한 모든 내용을 담고 있다. 이 체크리스트는 또한 가설 리스트나 사례별 감별 진단과 같은 문제 항목도 포함하고 있다. 각각의 내용 항목은 'yes' 또는 'no'로 채점한다.

Station	Student ID	MEDICAL SKILLS EVALUATION COMMUNICATION UNIT PROCESS SKILLS			
		STATION 11		29 and 30 JANUARY 2004	
Comments:		Initiating the Session	No (0)	Yes, but (1)	Yes (2)
		1 Greets patient	O	O	O
		2 Introduces self and role	O	O	O
		3 Demonstrates respect	O	O	O
		4 Identifies and confirms problems list	O	O	O
		5 Negotiates agenda	O	O	O
		Gathering Information Exploration of Problems			
		6 Encourages patient to tell story	O	O	O
		7 Appropriately moves from open to closed questions	O	O	O
		8 Listens attentively	O	O	O
		9 Facilitates patient's responses verbally and non-verbally	O	O	O
		10 Uses easily understood questions and comments	O	O	O
		11 Clarifies patient's statements	O	O	O
		12 Establishes dates	O	O	O
		Understanding Patient's Perspective			
		13 Determines and acknowledges patient's ideas re cause	O	O	O
		14 Explores patient's concerns re problem	O	O	O
		15 Encourages expression of emotions	O	O	O
		16 Picks up/responds to verbal and non-verbal clues	O	O	O
		Providing Structure to Consultation			
		17 Summarises at end of a specific line of inquiry	O	O	O
		18 Progresses using transitional statements			
		19 Structures logical sequence	O	O	O
		20 Attends to timing	O	O	O
		Building Relationship			
		21 Demonstrates appropriate non-verbal behaviour	O	O	O
		22 If reads or writes, doesn't interfere with dialogue/rapport	O	O	O
		23 Is not judgemental	O	O	O
		24 Empathises with and supports patient	O	O	O
		25 Appears confident	O	O	O
		Closing the Session			
		26 Encourages patient to discuss any additional points	O	O	O
		27 Closes interview by summarising briefly	O	O	O
		28 Contracts with patient re next steps	O	O	O

Overall Evaluation: Unsatisfactory O   Satisfactory but O   Satisfactory O
(this is simply the examiner's overall impression – it is not used as the final score for the examination)

부록 6
캘거리
-캠브리지 지침을 사용한 노트

캘거리-캠브리지 지침을 활용한 다음의 아이디어 리스트는 진료실이나 병원, 교실 등에서 임상 의사, 전공의, 의과대학 학생 그리고 의학 교육자들이 의사소통 프로그램이나 교육 전략을 디자인 하는데 다양하게 활용할 수 있는 유용한 참고 자료이다.

1. 학습자들(전공의, 실습 학생, 팀 구성원 등)에게 휴대하기 쉽게 만들어진 참고 자료 지침을 진료실이나 병동에서 즉시 참고하여 사용하게 하고, 당신이 교육을 할 때에도 활용하라. 자습이나 코칭시에 활용하라.
2. 학습자가 실제 환자나 시뮬레이션 환자 또는 녹화된 영상을 관찰한 후 시행하는 의사소통에 대한 서술적 피드백을 보다 상세하고 구조화하는 방법으로 활용하라.
3. 핵심: 한 번에 모든 기술을 다 교육하려 하지 말라. 주로 다룰 기술 세트를 미리 고르거나 주어진 면담에서 가장 중요하게 보이는 기술 중에 선택하여 고르라(주어진 날, 또는 그 주에 초점을 맞출 지침의 단원 또는 소단원을 선택하라).
4. 전공의나 실습 학생에게 당신이 다양한 맥락에서 환자와 관계를 형성하는 것을 관찰하게 하고 지침을 사용하여 당신에게 피드백을 해보라고 하라. 만약 여러 명의 관찰자가 있다면, 각기 다른 것에 초점을 맞추어 보라고 하라. 예를 들어, 한 명은 구체적인 내용에 초점을 맞출 수 있고, 다른 사람들은 정보 수집하기나 설명하기, 계획하기 기술 등에 초점을 맞출 수 있다.
5. 어려운 의사-환자 관계를 마주하거나, 논쟁이 심한 스트레스가 많은 관계가 되는 경우, 또는 당신이 하는 행동이 잘 먹히지 않는 경우라면 의사소통의 대안에 대해 살펴보거나 혹시 간과했거나 잊고 있는 것이 있는지 고민해 보라.
6. 경험이 많은 학습자들과 훈련하는 경우라 하더라도, 자주 발생하는 의사소통 문제의 맥락이나 당신 또는 다른 사람들이 기술을 적용하는 상황과 마주한다면 그 특정 기술을 다시 연습하는 것이 도움이 될 수 있다는 것을 명심하라.

예를 들어:
- 새로운 맥락이나 새로운 내용 또는 새로운 의학적 상황들
- 더 어렵고 복잡한 상황(의학이나 정신사회적 관점에서)
- 과거에 당신에게 어려웠던 상황이나 감정적으로 겹쳐지는 상황
- 당신과 환자가 관계를 형성하기 어려웠던 상황
- 당신의 자신감이나 당신이 가르치는 다른 사람의 자신감이 흔들린 다음 시간

7. 지침이 문헌의 요약물로 사용되거나 당신이 사용하는 의사소통기술의 포괄적인 레퍼토리를 유지하는데 도움이 되는 참고자료라는 것을 명심하라.
8. 지침을 의사소통기술의 종합 평가와 형성 평가에 활용하라.
9. 지침을 프로그램이나 국가 차원의 의사소통 구술시험의 요소로 평가에 활용하라.
10. 몇몇 예외적인 기술이 있기는 하지만 대부분의 전문적 상호 관계에 똑같이 적용 가능하다. 예를 들어 '학습자', '동료' 또는 '팀 구성원'을 '환자'로 바꾸면 지침은 캐나다의 CanMEDS 의제나 미국의 ACGME/ABMS 인간관계 의사소통기술 역량에 유용한 기초로 쓰일 수 있다.
11. 학생, 실습생, 전공의 그리고 임상 의사 대상 임상 기술 교육을 통합하는 일관성 있는 의사소통 교육과정을 개발하기 위한 기초로 지침을 활용하라.
12. 지침을 연구 도구로 활용하라.

이 배포물은 처음 전공의 교육 책임자들이 전공의와 직원들에게 의사소통기술을 가르칠 목적으로 그들의 교육자 개발과 프로그램 계획에 의사소통 교육과정을 개발하는 것을 돕기 위해 캘거리 대학교 의과대학에서 준비하였던 것이다.

Second Edition
의료에서의 의사소통기술 교육과 학습
Teaching and Learning Communication Skills in Medicine

초판 1쇄 인쇄	2022년 02월 25일
초판 1쇄 발행	2022년 03월 01일
저자	Suzanne Kurtz
	Jonathan Silverman
	Juliet Draper
역자	박현수
교정자	장성호
펴낸곳	도서출판 아우룸
디자인	도서출판 아우룸
주소	서울시 마포구 월드컵로8길 72
전화	02-383-9997
팩스	02-383-9996
	www.aurumbook.com
	aurumbook@naver.com
ISBN	979-11-91184-70-9

■ 저작권법에 의해 보호를 받는 저작물이므로 무단전재, 무단복제를 금합니다.
■ 잘못 만들어진 도서는 교환 가능합니다.
이 도서의 국립중앙도서관 출판예정도서목록(CIP)은 서지정보유통지원시스템 홈페이지
(http://seoji.nl.go.kr)와 국가자료종합목록시스템(http://www.nl.go.kr/kolisnet)에서 이용하실 수 있습니다.
(CIP제어번호 : CIP 93330)